百校千课共享联盟护理学专业融媒体教材

妇产科护理学

翟巾帼　吴　斌　高玲玲◎主编

中国纺织出版社有限公司

图书在版编目（CIP）数据

妇产科护理学 / 翟巾帼，吴斌，高玲玲主编 . -- 北京 ： 中国纺织出版社有限公司，2025.6
百校千课共享联盟护理学专业融媒体教材
ISBN 978-7-5180-9245-1

Ⅰ . ① 妇… Ⅱ . ①翟 … ②吴…③高… Ⅲ . ①妇产科—护理学—成人高等教育—教材 Ⅳ . ① R473.71

中国版本图书馆 CIP 数据核字（2021）第 272507 号

责任编辑：傅保娣　　责任校对：高　涵　　责任印制：王艳丽

中国纺织出版社有限公司出版发行
地址：北京市朝阳区百子湾东里 A407 号楼　邮政编码：100124
销售电话：010—67004422　传真：010—87155801
http://www.c-textilep. com
中国纺织出版社天猫旗舰店
官方微博 http://weibo.com/2119887771
北京虎彩文化传播有限公司印刷　各地新华书店经销
2025 年 6 月第 1 版第 1 次印刷
开本：787 × 1092　1/16　印张：26
字数：570 千字　定价：78.00 元

百校千课共享联盟组织架构

理事会

理 事 长：严继昌　全国高校现代远程教育协作组　秘书长

副理事长：马国刚　中国石油大学（华东）教育发展中心　党委书记

副理事长：刘　明　宁夏大学终身教育学部、继续教育学院　部长、院长

副理事长：张　震　北京网梯科技发展有限公司　总裁

专家委员会

主　任：陈　庚　全国高校现代远程教育协作组　副秘书长

副主任：冯立国　国家开放大学出版传媒集团　党总支书记、董事长、总经理

副主任：陈　健　北京网梯科技发展有限公司　副总裁

副主任：武丽志　华南师范大学继续教育学院　副院长、博士、研究员

秘书处

秘 书 长：武丽志　华南师范大学继续教育学院　副院长、博士、研究员

副秘书长：王佳静　北京网梯科技发展有限公司终身教育事业部　总监

百校千课共享联盟护理学专业融媒体教材丛书编委会

《妇产科护理学》编委会

主　编

翟巾帼　南方医科大学护理学院

吴　斌　湖南医药学院

高玲玲　中山大学护理学院

副主编（排名不分先后）

刘文莲　南方医科大学南方医院

朱社宁　深圳市妇幼保健院

黄丽华　东莞市妇幼保健院

刘悦新　中山大学附属第一医院

朱燕妮　南方医科大学第五附属医院

王硕石　深圳市人民医院

郭红霞　深圳市宝安区妇幼保健院

唐灵芝　湖南医药学院第一附属医院

编　委（排名不分先后）

王　新　澳门理工大学

米　薇　湖南医药学院

梁　曼　东莞市妇幼保健院

朱凤明　东莞市妇幼保健院

郑月媚　东莞市妇幼保健院

朱建英　东莞市妇幼保健院

段冬梅　东莞市妇幼保健院

牛桂芳　山西中医药大学
吕海荣　西安市人民医院（西安市第四医院）
陈丽华　深圳市妇幼保健院
杨晓红　深圳市妇幼保健院
傅玛丽　深圳市妇幼保健院
徐　敏　中山大学附属第一医院
杨　晓　郑州大学护理学院
侯　睿　郑州西亚斯学院护理学院
李晓英　深圳市妇幼保健院
欧秀华　深圳市妇幼保健院
王桂敏　湖南医药学院
陆燕英　南方医科大学第五附属医院
赵冬梅　南方医科大学第五附属医院
董兰菊　南方医科大学第五附属医院
费秀英　深圳市妇幼保健院
何　芳　深圳市妇幼保健院
孙晓宁　广州中医药大学护理学院
陈　静　南方医科大学南方医院
王天慈　中山大学附属第一医院

数字主编

翟巾帼　南方医科大学护理学院

数字副主编（排名不分先后）

黄丽华　东莞市妇幼保健院
黎秋妹　广东医科大学附属东莞松山湖中心医院
王硕石　深圳市人民医院

丛书序一

20 世纪早期，熊彼特提出著名的“创造性毁灭”理论：一旦现有的技术受到竞争对手更新、效率更高的技术产品的猛烈冲击，创新就会毁灭现有的生产技术，改变传统的工作、生活和学习方式。今天，网络技术的影响波及全球，各种教育资源通过网络可以跨越时间、空间距离的限制，使学校教育成为超出校园向更广泛的地区辐射的开放式教育。而融媒体教材，正在以一种新型的出版形式影响着教育和教学。

随着社会的进步，人民大众对享有高质量的卫生保健需求日益增加，特别是目前国内外对高层次护理人才的需求增加，要求学校护理教育更快、更多地培育出高质量的护理人才。为加强高校优质课程资源共享，实现优势互补，共建共享高质量融媒体课程，推动我国护理专业教育质量的提升，针对远程教育的教学特点，我们组织全国三十余所高等院校有丰富教学经验的专家编写了这套“百校千课共享联盟护理学专业融媒体教材”。

融媒体教材建设的实质就是将纸质图书与多媒体资源进行链接，使资源的获取变得更加容易，使读者能高效、深度地获取知识。在本套教材中，我们以纸质教材为载体和服务入口，综合利用数字化技术，将纸质教材与数字服务相融合。学生可以随时随地利用电脑和手机等多个终端进行学习。纸质教材的权威、视频的直观以及其中设计的互动内容，可以让学习更生动有效。

另外，本套教材在编写中根据《国家中长期教育改革和发展规划纲要（2010—2020年）》《全国护理事业发展规划（2016—2020年）》提出的“坚持以岗位需求为导向”“大力培养临床实用型人才”“注重护理实践能力的提高”“增强人文关怀意识”的要求，注重理论与实践相结合、人文社科学与护理学相结合，培养学生的实践能力、独立分析问题和解决问题的评判性思维能力。各章前后分别列有“学习目标”“预习案例”“本章小结”

“学习检测”，便于学生掌握重点，巩固所学知识，能切实满足培养从事临床护理、社区护理、护理教育、护理科研及护理管理等人才的需求。

由于书中涉及内容广泛，加之编者水平有限，不当之处在所难免，恳请专家、学者和广大师生批评指正，以便再版时修订完善。

唐四元

2020 年 6 月

丛书序二

教材是学生学习一门功课最基本，也是最权威的学习资源。过去如此，“互联网 +”时代的今天也不例外。国家教材委员会认为“课程教材是学校教育工作的核心内容，集中体现了教育思想和理念、人才培养的目标和内容”。习近平总书记在2016年全国高校思想政治工作会议上明确提出“教材建设是育人育才的重要依托”，在2018年全国教育大会上更是明确地指出“要把立德树人融入思想道德教育、文化知识教育、社会实践教育各环节，贯穿基础教育、职业教育、高等教育各领域，学科体系、教学体系、教材体系、管理体系要围绕这个目标来设计”。足见教材在回答教育“培养什么人”“如何培养人”“为谁培养人”这一根本问题中的重要根本价值。

教材之于高等教育（无论是全日制高等教育，还是非全日制高等教育，即高等学历继续教育）同样意义重大。2016 年 10 月 15 日，教育部陈宝生部长在武汉高等学校工作座谈会上首次提出高等教育要实现“四个回归”，分别是“回归常识”“回归本分”“回归初心”“回归梦想”。当谈到“回归常识”时，他首先阐述的内涵就是“教育的常识就是读书”。当然，这里的“书”不仅仅是教材，还包括其他类型的“书”，甚至“社会书”“国情书”“基层书”，但首选是“教材”！这是毫无疑问的。

在高等学历继续教育领域，特别是师生多处于分离状态的远程高等教育领域，教材肩负着更加重要的使命——它不仅要呈现教的内容，而且要承担部分教师教的职能，也就是让学习者通过阅读教材产生“对话”，就仿佛学习者在与教师（编者）进行双向交流。这在远程教育领域叫做“有指导的教学会谈”。过去，由于教材受到表现形式的束缚，要实现这类“对话”，只能通过编写指导性文字的方式来实现。伴随以互联网为主的现代信息技术的发展，传统印刷教材可以通过二维码、配套学习卡等方式，与网络上的在线学习平台、微信小程序、多媒体资源、在线学习服务等建立链接。这不仅打破了传统图书内容封闭、无法更新的不足，还使学习者能通过教材获得相应的资源，服务更加便捷，获取知识更加高效、个性化，且更有深度。我们称这样的教材为“融媒体教材”。

显然，融媒体教材的编写不是一件简单的事情，编者既需要掌握扎实的学科专业知识，做到深入浅出；又需要丰富的媒体技术运用能力，尤其是要掌握在线学习资源的设计能力。融媒体教材已经不是简单的图文著述，而变成了一个相对完整的教学资源系统的开发。除了传统教材所需要的文字、图表等内容外，还需要作者配套相应的授课微视频、测试题、学习活动（如投票、讨论等）、拓展学习资料等。根据课程特点，还可以有动画、音频、VR(AR、MR)等更加富有表现力的资源。因此，开发高质量的融媒体教材，需要专业化的团队合作。

2018年，为贯彻落实党的十九大提出的“办好继续教育”要求，推动我国远程与继续教育事业健康、可持续发展，由全国高校现代远程教育协作组发起，在全国范围力邀了一大批志同道合的高水平大学、出版社，与北京网梯（技术支持）共同组建了“百校千课共享联盟”。很荣幸，我任联盟理事长。我们成立这个联盟的初心就是以开发融媒体教材为突破口，加强高校优质课程资源的共建共享，避免低水平重复建设，打破高校、出版社、企业的合作壁垒，实现优势互补，共建共享高质量课程，推动我国在线教育质量的提升。可喜的是，联盟得到了会员单位，以及各方面的大力支持，迅速发展壮大，已经有不少学科专业组建了专业编委会，成立了教材研发团队，启动了相关教材编写、资源制作工作，将传统图书与网络资源相融合成新型立体化融媒体教材。这套丛书有如下特点。

一是立德树人，育人为本。丛书注重知识、技能与价值观的综合，将学科知识与人文知识、人文精神有效融合，坚持以文化人、以文育人。丛书编写注重增进文化自信，在具体内容的取舍上，既瞄准世界前沿，又紧密结合国情，坚持古为今用，推陈出新。

二是语言活泼，对话风格。丛书改变传统教科书刻板、艰涩的语言风格，倡导使用轻松活泼的语言，以对话的方式，深入浅出地将要教给学生的知识点、技能点呈现出来，帮助图书使用者更好地学习。

三是既有内容，也有活动。丛书绝不是知识点的简单罗列，而是将要教的内容与教学的活动在技术的支持下有机组合，以实现传统教材与网络资源、学习平台的有效结合，实现学习者“学—练—测—评”一体化。

四是版面活泼，模块设计。丛书版面设计活泼，在适应读者阅读习惯基础上，注重提升读者的阅读舒适度和使用教材的便捷度（如可以方便地做笔记、扫码等）。此外，模块化的栏目设计让读者更容易区分不同内容的价值，有利于提升阅读。

五是链接资源，开放灵活。丛书通过二维码、学习卡等方式，实现了传统教材与在线学习课程、微信学习小程序的无缝链接。通过扫描教材内页的资源码，学习者能够轻松地访问配套学习资源。

丛书是多方面共同努力的结果和集体智慧的结晶。每一本融媒体教材的诞生，都有着至少 4 支队伍的共同贡献。第一支队伍是由主编带领的学科专业编写团队，这支团队往往由国内同领域多个大学的老师组成，共同编写、共同审校；第二支队伍是协助完成图书配套视频、动画、测试等资源建设的多媒体资源开发团队和北京网梯科技发展有限公司的平台、小程序研发团队，他们是立体化资源的建设者和技术研发者；第三支队伍是负责教材设计和图文资源审校的出版社工作团队，他们从出版的专业角度，为丛书的每一个细节进行把关；第四支队伍是“百校千课共享联盟”的所有成员单位及专家委员会，他们参与了需求研判、丛书设计、标准拟定、制作开发、推广应用等全过程。在此，一并表示衷心的感谢！

是以为序。

严继昌

2018 年 12 月于清华园

前 言

为促进融媒体教材的建设，由“百校千课共享联盟”发起，中南大学出版社牵头，中国纺织出版社有限公司参与的护理专业融媒体教材建设委员会，我有幸担任《妇产科护理学》主编，并邀请全国知名专家组成编委会，顺利完成了本教材的编写任务。在编委团队中，产科资深临床医疗专家和助产及护理专家强强联合，合力打造。该教材充分结合和发挥产科诊疗、助产特色及护理理念，以融媒体资源为媒介，使本教材有别于常规的妇产科护理学在线课程，充分保证其前沿性、先进性、实用性。

为了满足学生自主学习的需求，适应当代互联网及信息技术的高速发展，此融媒体教材将纸质图书与多媒体资源进行链接，注重对配套多媒体资源的打造，突出打造更精华的内容、更便捷的入口和更易于学习的形式，能够为读者提供高效、深度获取知识的途径，从而使图书内容更精准、更简洁、更便于碎片化学习。

在教学内容设计上，包括导学资料、教学大纲、课程教案、课程学习、习题模练等多个模块，强调“学—练—测—评”一体化，加强学员学习的成就感，培养学员的学习兴趣，能够激发学员的学习动力。同时，以问题导向、写作学习、混合式学习为特征对课程学习资源进行一体化设计，使各元素互相补充、促进，从教学规范性和临床实用性进行融会贯通、整体设计，能够为培养学生的自主学习能力创造良好的学习氛围，由浅入深地培养学生“发现临床问题、问题凝练、问题分析、问题解决”的临床思维和能力。

本教材主要面向护理专业学生，同时为助产士、产科医生及与妇女健康相关从业人员提供一本科学、实用的工具书；跟进临床最新技术，采用融媒体数字资源，注重信息化资源的配套，强调利用各种信息资源来支持教学。希望能成为妇产科护理发展的新征程，为满足国家需求和人民期望做出努力。

感谢本教材在编写过程中，中山大学附属第一医院、深圳市妇幼保健院、东莞市妇幼保健院及其他编委团队所付出的巨大贡献，再次表示衷心的感谢！

本教材设计专业范围广泛，时间及水平有限，书中难免存在不足和错误之处，恳请广大读者指正。

翟巾帼

2021 年 5 月

目 录

第一章 绪 论

绪论 PPT

学习目标

识记：妇产科护理学的基本理论。

理解：妇产科护理学的课程定位及目标确定；妇产科护理学的发展、现状及展望。

妇产科护理学是护理学专业的专科核心课程之一，是诊断与处理女性现存的或潜在的健康问题，并为妇女健康提供护理服务的重要课程，是护士执业资格考试的重要项目之一，也是成人高等教育重要的专科护理课程。

一、妇产科护理学的课程定位及目标确定

（一）课程定位

妇产科护理学是一门诊断并处理女性现有和潜在健康问题的学科，为妇女健康提供科学的服务，也是现代专科护理学的重要组成部分。

“以人的健康为中心”是本教材为培养护理学专业学生而树立的护理理念。通过本课程的学习，学生应具备良好的职业素养、扎实的专业知识和娴熟的职业操作技

能，能对孕产妇、常见妇产科疾病患者实施整体护理，对个体、家庭、社会进行有效的保健指导。

（二）目标确定

1. 目标的确立

根据以就业为导向，以素质教育为中心，以能力培养为主体的成人高等教育的人才培养目标，以及通过对专业能力、操作技术能力、社会能力、个人能力、沟通能力，职业道德、责任心、工作经验等调研，确立妇产科护理学的课程目标为培养具备综合素质和专业技术的技能型妇产科临床护理人员。

2. 目标内涵

妇产科护理学不仅具有医学特征，还具有独立且逐渐成熟的护理及相关理论体系，如家庭理论、赋能理论、奥瑞姆（Orem）自我护理理论、罗伊（Roy）适应模式、马斯洛需要层次论等护理理论的支撑。妊娠、分娩和产后康复是女性生命中一个特殊的生理过程。在此阶段，女性会有不同的个体化的需求。因此，妇产科护士应具有熟悉理论并在实践中应用的能力，具体包括：掌握孕产妇的生理变化、病理变化、妇科常见疾病的临床表现，熟悉疾病的护理评估、护理诊断及护理措施，计划生育指导和妇女保健指导；能够运用护理程序为存在不同健康问题的妇女提供妇产科的专业护理，熟练进行妇产科的专科操作；具备爱伤意识和人文关怀、评判性思维能力和独立思考、分析和解决问题的能力；具有良好的职业素质和专业行为准则，并具有团队协作能力。

二、妇产科护理学的发展简史

妇产科护理学的主要研究内容包括：妊娠期、分娩期、产褥期、围绝经期的女性存在的健康问题；胎儿、新生儿生理病理特点与护理；预防和治疗女性妇科疾病和产科疾病，以及妇幼保健指导。其教学内容涉及女性解剖学、心理学、生理学、妇幼保健学、与优生优育政策相关的社会学等综合性知识，是一门系统的、多学科参与的专科护理课程。在本课程的学习中，不仅要掌握女性疾病知识与护理，还要重视围生期母婴保健、性知识与计划生育、母乳喂养指导、辅助生殖健康和围绝经期妇女保健等健康教育内容，提高专科整体护理的能力。

（一）古代妇产科护理发展

在古代，由于各种因素影响和限制，护理学仅作为医学领域的一个组成部分。直到近代，护理学才逐渐从医学的二级学科成为医学领域内一门独立发展的学科。妇产科护理学作为护理学的一个亚学科，也逐渐形成了具有自身特色的专业特征，其理论或模式反映了当代妇产科护理发展的新趋势。

妇产科护理学最早源于产科护理。从人类发展史来看，自有人类以来，就有专人协助照顾妇女的生育过程，这就是早期的产科及产科护理的模式。自文字产生后，人类就结束了以口述形式流传经验的方式，医学也得以快速地流传。

大约在公元前 1500 年（距今约 3 500 年前），古埃及的埃伯斯（Ebers）纸草书中就有关于妇产科学的论著，描述了缓解产科分娩疼痛的相关处理，胎儿性别的判别及妊娠诊断的方法，以及关于分娩、流产、月经和部分妇科疾病的处理方法。著名的“医学之父”希波克拉底（Hippocrates）（公元前460～前337年）创立了“希氏医学”，在他的医学著作中描述了古希腊的妇产科学以及他强烈反对女性堕胎的誓言，同时记录了他实施阴道检查的方法和妇科疾病的治疗经验。公元前200年，印度医师Charack书写了一共120章的著作，其第13章第6节专论中描述了公元前1500年至公元前1000年古印度的妇产科学相关内容。公元前50年至公元25年，古罗马名医塞尔苏斯（Celsus）描述了子宫的解剖结构和处女膜无孔引起的阴道积血的病例，并记述了用烙术治疗宫颈糜烂的方法。公元500年，印度外科学家Susruta报道了产褥感染的病例，分析了感染的主要原因，从此强调助产人员在接生前必须修剪指甲和洗净双手，以降低产褥感染的风险。14世纪，埃及医学资料中有描述尿液检测妊娠的方法。至此，经历了一段长久的时间，随着妇产科学逐渐摆脱了以宗教和神明为主导的背景，女性逐渐转向以科学的医疗手段为主体的医疗机构就医。据古君士坦丁妇产科学记载，Rubbonla主教于公元前400年在Edssa创立了第一家妇人医院。1576年，P. Franco发明了安全有效的三叶产钳助产。1625年后，H. Van Roonhyze在《现代妇科和产科学》中描述了为子宫破裂和宫外孕者施行剖宫产及膀胱阴道瘘修补术。此后，剖腹探查术开始应用。W. Hunter（1718～1783年）提出结合妇产科学与外科学的观点。C. White（1728～1813年）提出产科无菌手术的概念和产褥感染的理论。1809年，美国外科医师McDowell在没有麻醉和消毒的情况下成功切除了巨大卵巢肿瘤。J. Simpson（1811～1870年）通过自身试验，创立了麻醉学，使外科及妇产科学的发展达到全新的阶段。妇产科护理学随着妇产科学的发展而发展。1848年，英国产科医师Simpson报道了产钳的结构及其使用。

在中国，医学发展较为悠久，诸多的中医护理方法、经验和理论在历史著作中都有记载。我国妇产科疾病的最早记录是在公元前1300～前1200年，在以甲骨文撰写的卜辞中曾记载了王妃分娩时染疾的事件。成书于2 000多年前的中医巨著《黄帝内经·素问》中有对女性生长、发育、月经疾患、妊娠诊断、妇产方向疾病的治疗的记载，此类妇产知识对后人有重要的启示。晋·王叔和（公元210～280年）所著的《脉经》记载了多种妇科疾病的诊断及护理的内容。隋·巢元方于大业六年（公元610年）奉诏主持编撰《诸病源候论》，这是当时中医病因病理学的巨著，极大地促进了当时中医的发展，其中有关于妇人杂病、妊娠病、产病、难产及产后病等妇产科病因、病理方面的进一步解释说明。唐·孙思邈（公元581～682年）著有《千金要方》，其中《妇人方》分为三卷。上卷论及妊娠与胎产，中卷论及杂病，下卷论及调经。孙思邈对养胎、妊娠等疾病的治疗，临产注意事项、产后护理都有详细的说明。书中还记载了使用葱管导尿排空膀胱的方法，是护理操作技术的一大突破点。唐·昝殷所著《经效产宝》是中国现存最早的一部中医妇产科专著，标志着中国古代产科与内科的分立。至宋朝嘉祐五年（公元1060年），产科成为独立的学科，为划分的九科之一。

（二）近代妇产科护理发展

我国清代以前，一直推行中医学，在引进西方科学的同时，也引进了西方医学。18世纪初西医传进中国，辛亥革命后，我国才逐渐培养早期的西医人才，一定程度上带动了妇产科学和妇产科护理学的发展。1892年，J.M. Sman在广东行第一例剖宫产。1901年，英国医生到福州开展工作，打破了家庭分娩的传统，住院分娩量增加。在近代，分娩场所逐渐从家庭转至医院。随着分娩场所的改变，参与产科护理的人员及工作结构发生了巨大的改变。最初只有有经验的女性才能参与妇女生育过程，这些人往往拥有较多子女，有着丰富的生育经验，所获得的接生技术通常以学徒的学习方式从他人处获得。分娩场所由家庭转至医院后，需要一批接受过医院或院校专业培训和具有特殊技能的护理人员参与产科的护理工作。1929 年在北平成立了第一国立助产学校，1930 年拟定《助产管理学》。但在 1920 ～ 1930 年，全国仍然有 20 多万旧式接产员，产妇死亡率为 1.49%，每天死亡人数达 500 人左右，婴儿死亡率为 25% ～ 30%，其中半数死于破伤风。中华人民共和国成立之后，党和政府把妇幼卫生工作、医疗工作和防疫列为社会主义卫生事业的三大支柱，取得了很大成绩。20 世纪 70 年代以来，我国开始引入围产医学，实行高危管理，宫内监测、胎盘功能检查等，“儿童优生、母亲安全”引起社会关注。21 世纪 20 年代以来，翟巾帼博士团队出版著作《中医助产技术概要》和《循证助产学》，注重传承中医并遵循科学依据。随着时代的发展和人们观念的改变，妇产科护理从“以疾病为中心”转向“以患者为中心”的护理理念。

（三）当代妇产科护理发展

当代产科学由“以母亲为中心”的母体医学转向“母胎统一管理”的观念。从引进和重视母胎医学再到细化学科的过程中，衍生出围生医学和胎儿医学。随着医学技术的进步，在 1978 年，世界第一例试管婴儿诞生。医学模式也随着时代发生了改变，从重视疾病的治愈到以患者为中心的治疗与护理，转变为生物—心理—社会医学模式。产科护理模式从“以孕产妇为中心的产科护理”转变为“以家庭为中心的产科护理”。

三、妇产科护理学的发展趋势

（一）以家庭为中心的产科护理

以家庭为中心的产科护理是一个整体的、个体化的、创造性的、有效的母婴护理和照顾，针对个案、家庭、新生儿在生理、心理、社会等方面的需要，为孕产妇提供安全、舒适的护理照料，强调以家庭为中心和维护母婴安全。

开展以家庭为中心的产科护理非常必要。①对孕产妇而言，以家庭为中心的护理目的就是让产妇在人性化的关怀中体会到家庭的温暖，有利于建立养育和亲密的家庭关系，易于完成和扮演称职父母的角色，并且能够在温暖中学会对新生儿喂养和护理知识。一般来说，产妇在分娩过程中会感受到极大的疼痛，为了减轻产妇的痛苦，必须采取有效的护理方式。以家庭为中心的优质护理能够调节产妇情绪，提高自然分娩率，并且还能提升产妇对护理工作的满意度，对于产褥期的产妇而言，可以降低产后抑郁的风险，提高母乳喂养的自我效能。②对妇产科医护人员而言，以家庭为中心的产科护理可以为医护人员提供更加全面的信息，如心理、社会、家庭关系、个人特质等因素；并为医护人员提供继续健康教育的途径，倡导“以家庭为中心”的健康服务宗旨，促进医护人员与孕产妇及其家人建立良好的医患关系；发挥护士的独立性角色功能，提高工作成就感。群组化母婴保健服务模式是以家庭为中心，以 8 ～ 12 名成员为一个小组，定期开展特定主题活动的群组保健模型（centering-based group care，CBGC）。其中，全球群组化保健（group care global，GCG）机构为其代表性机构之一。

翟巾帼博士作为中国首位GCG机构认证具备资质的GCG全球群组化母婴保健顾问和培训师，于2018年9月在深圳引入该项目，并由GCG派出师资，开展了我国首批全球群组化母婴保健人员培训。

（二）以循证护理支持的妇产科护理实践

随着医学信息的发展，以循证护理为指导的护理实践成为现今新兴的护理研究领域，妇产科护理实践也趋于发展为基于证据的妇产科护理模式，正在由传统经验医学向循证医学转变。

当前，我国妇产科护理的发展着手于发展适合我国国情的改革与尝试，如开展“家庭产房”“温柔分娩”“非固定式分娩中心”等。与此同时，也涌现出了一些新的妇产科护理模式及理念，如“以孕产妇为核心的整体护理”“以预防为主的健康教育与妇女保健”等。

本章小结

妇产科护理学主要是研究妊娠期、分娩期、产褥期、围绝经期的女性存在的健康问题；胎儿、新生儿生理病理特点与护理；预防和治疗女性妇科疾病和产科疾病；妇幼保健指导。教学内容涉及女性解剖学、心理学、生理学、妇幼保健学、与优生优育政策相关的社会学等综合性知识，是一门系统的、多学科参与的专科护理课程。本课程除了讲解女性疾病知识与护理外，同时重视围生期母婴保健、性知识与计划生育、母乳喂养指导、辅助生殖健康和围绝经期妇女保健等健康教育内容，以此提高临床妇产科护理人员的专科整体护理的能力。

（翟巾帼　郭红霞　王硕石）

练习题

第二章

女性生殖系统解剖

女性生殖系统解剖PPT

学习目标

识记：女性内、外生殖器官的解剖及特点；与女性生殖系统伴行的血管、淋巴管及神经；女性骨盆的组成和类型。

理解：女性生殖系统邻近器官和骨盆底的解剖特点及临床意义。

女性生殖系统包括内、外生殖器官及其相关组织。骨盆构成女性的骨产道，与分娩密切相关，且邻近器官与女性生殖系统互相影响，故在此章一并阐述。

第一节 外生殖器

女性外生殖器（external genitalia），是生殖器官的外露部分，又称外阴（vulva），前为耻骨联合，后为会阴，包括阴阜（mons pubis）、大阴唇（labium majus）、小阴唇（labium minus）、阴蒂（clitoris）和阴道前庭（vaginal vestibule），见图 2-1。

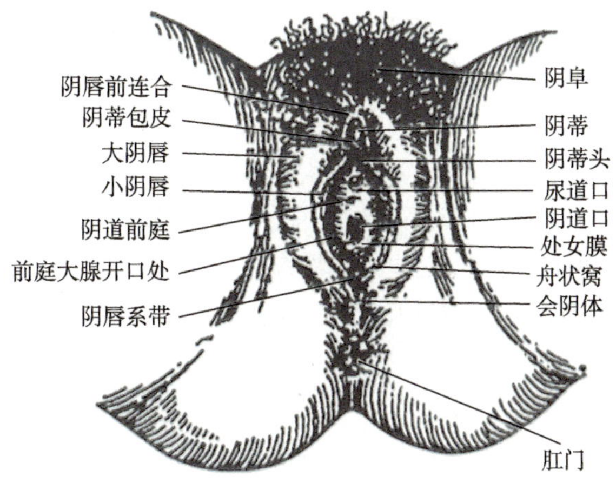

图 2-1 女性外生殖器

一、阴阜

阴阜为耻骨联合前方隆起的脂肪垫，青春期开始长有阴毛，呈倒置的三角形。阴毛的疏密和色泽存在种族和个体差异，为女性的第二性征之一。

二、大阴唇

大阴唇为靠近两股内侧的一对隆起的皮肤皱襞。自阴阜延伸至会阴。大阴唇外侧面为皮肤，含有皮脂腺和汗腺，青春期长出阴毛，同时有色素沉着；内侧面的皮肤湿润似黏膜。大阴唇皮下富含血管、淋巴管和神经，为结缔组织和脂肪组织，局部受伤后易形成血肿。未产妇两侧大阴唇自然合拢；经产妇因受分娩影响向两侧分开；绝经后妇女的大阴唇逐渐萎缩，阴毛稀少。

三、小阴唇

小阴唇位于大阴唇内侧，是一对薄皮肤皱襞，酷似黏膜，色褐、无毛发生长，富含神经末梢，非常敏感。两侧小阴唇在前端相互融合，分为前、后两叶，前叶形成阴蒂包皮，后叶形成阴蒂系带。小阴唇和大阴唇在后端会合，在正中线形成一条阴唇系带（frenulum of pudendal labia）。

四、阴蒂

阴蒂位于两侧小阴唇顶端的下方，由海绵体组成，类似于男性的阴茎海绵体组织，性兴奋时可勃起。阴蒂分为 3 部分，前部为阴蒂头，中部为阴蒂体，后部为两个阴蒂脚。

五、阴道前庭

阴道前庭为两小阴唇之间的菱形区域，前为阴蒂，后为阴唇系带。阴道口与阴唇系带之间有一浅窝，称为舟状窝，又称阴道前庭窝，经产妇此窝消失，主要是由于分娩影响。阴道前庭内包含以下结构。

（一）前庭球

前庭球（vestibular bulb）位于前庭两侧，由具有勃起性的静脉丛构成，又称球海绵体，与同侧的前庭大腺相邻，表面被球海绵体肌覆盖。

（二）前庭大腺

前庭大腺（major vestibular gland）位于大阴唇后部，是阴道口两侧的腺体，又称巴氏腺（Bartholin gland）。大小似黄豆，左、右各一；腺管细长，为1～2cm，向内侧开口于小阴唇与处女膜之间的沟内。正常情况检查时不能触及此腺。若因感染腺管口闭塞，可形成前庭大腺脓肿或囊肿，则能触及此腺。在性兴奋时，前庭大腺能分泌黄白色黏液起润滑作用。

（三）尿道外口

尿道外口（external orifice of urethra）为一圆形小孔，边缘折叠合拢，位于阴蒂头后下方。后壁两旁有一对腺体，称为尿道旁腺，开口小，常为细菌潜伏处。

（四）阴道口及处女膜

阴道口（vaginal orifice）位于尿道外口下方，其周缘覆有一层黏膜皱襞，称为处女膜（hymen）。膜中央有一开口，开口的形状、大小及膜的厚薄因人而异，多数呈圆形或新月形，少数为筛状或伞状，内含结缔组织、血管和神经。处女膜多在初次性交时破裂或由于其他损伤破裂，产后受分娩影响仅留有处女膜痕。

第二节　内生殖器

女性内生殖器（internal genitalia）包括阴道（vagina）、子宫（uterus）、输卵管（fallopian tube）及卵巢（ovary），后两者合称为子宫附件（uterine adnexa）。内生殖器位于真骨盆内，见图 2-2。

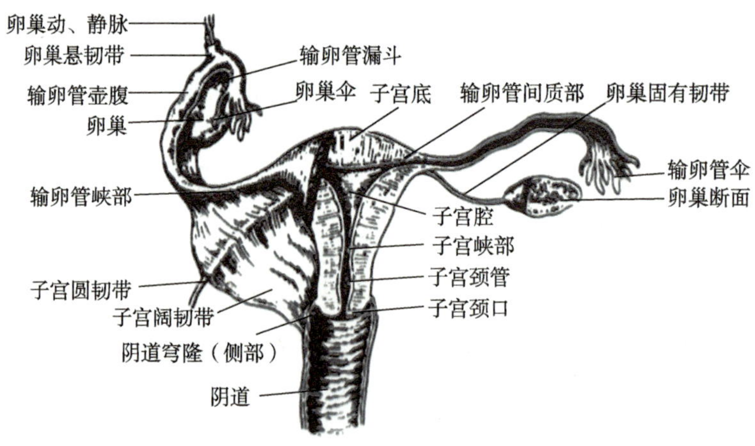

图 2-2　女性内生殖器（后面观）

一、阴道

阴道为性交器官，也是月经血排出与胎儿娩出的通道。阴道位于真骨盆下部中央，为一管道，呈上宽下窄，前壁长 7 ～ 9cm，与膀胱和尿道邻接；后壁长 10 ～ 12cm，与直肠靠近。上端包围宫颈阴道部，下端开口于阴道前庭后部。环绕宫颈周围的部分称为阴道穹隆（vaginal fornix），按位置可分为前、后、左、右 4 部分，其中后穹隆最深，其顶端与直肠子宫陷凹紧密相邻，后者为腹腔的最低部分，临床上可经此处进行穿刺或引流，此处可作为手术入路。

阴道壁自内向外由黏膜、肌层和纤维组织膜构成。黏膜层无腺体，淡红色，有很多横纹皱襞，故有较大的伸展性。肌层由两层平滑肌组成，内层为环状，外层呈纵形，与肌层紧密粘贴的是纤维组织膜。阴道上端 1/3 处黏膜受性激素影响呈现周期性变化。阴道壁富有静脉丛，因此局部受损伤容易出血或形成血肿。

二、子宫

子宫位于骨盆腔中央，是一腔壁厚的肌性器官，呈倒置的梨形，是产生月经及孕育胚胎、胎儿的场所。子宫的形态、大小与位置随年龄或生育情况而变化。成年妇女的子宫一般重 50 ～ 70g，长 7 ～ 8cm，宽 4 ～ 5cm，厚 2 ～ 3cm，容量约 5mL。子宫的上部较宽，为子宫体，顶部称为子宫底，子宫底两侧为子宫角。子宫下部较窄，呈圆柱状，为子宫颈。子宫体与子宫颈的比例因年龄和卵巢的功能情况而不同，婴儿期为 1 ∶ 2，生育期女性为 2 ∶ 1，绝经期女性为 1 ∶ 1（图 2–3）。子宫腔上宽下窄，呈三角形，两侧与输卵管相通，下端与子宫颈相连接。在子宫体与子宫颈之间形成最狭窄的部分称子宫峡部，在非妊娠期长约 1cm，妊娠期子宫峡部逐渐伸展延长，妊娠末期可长达 7 ～ 10cm，形成子宫下段。子宫峡部的上端在解剖上较狭窄，称为解剖学内口；下端称为组织学内口，因黏膜组织在此处由子宫腔内膜转变为子宫颈黏膜。子宫颈内腔呈梭形，称为子宫颈管，主要由结缔组织构成，成年女性长 2.5 ～ 3.0cm，其下端称为子宫颈外口，连接阴道顶端，故子宫颈以阴道为界分为两部分，即上部与下部（图 2–4）：上部占子宫颈的 2/3，称为宫颈阴道上部；下部占 1/3，伸入阴道内，称为子宫颈阴道部。子宫颈主要由结缔组织构成，含少量平滑肌纤维、血管及弹力纤维。子宫颈管黏膜为高柱状单层上皮细胞，黏膜层有许多腺体，能分泌碱性黏液，形成黏液栓堵塞宫颈管，将子宫颈管与外界隔开。子宫颈阴道部为复层鳞状上皮覆盖，表面光滑。子宫颈柱状上皮与鳞状上皮交接的部位是子宫颈癌的好发部位（图 2–5）。未产妇的子宫颈外口呈圆形；经产妇的子宫颈外口经分娩的影响形成大小不等的横裂，将子宫颈分为宫颈前唇和后唇（图 2–6）。

子宫体壁由 3 层组织构成，由内向外分别是子宫内膜层、肌层和浆膜层。子宫内膜层分为致密层、海绵层和基底层 3 层。基底层与肌层紧贴，对卵巢激素不敏感，无周期性变化；致密层和海绵层对性激素敏感，在卵巢激素的影响下发生周期性变化，统称功能层。子宫肌层是子宫最厚的一层，较厚，由大量平滑肌组织、少量弹性纤维及胶原纤维组成，也可分为 3 层：外层肌纤维呈纵行排列，较薄，是子宫收缩的起始点；中层肌纤维呈交叉排列，在血管周围呈“8”字形围绕血管，子宫收缩时，血管被压迫，有利于制止产后子宫出血；内层肌纤维呈环形排列，痉挛性收缩可形成子宫收缩环。子宫浆膜层为覆盖宫底部及其前后的脏腹膜，在前面向前反折覆盖膀胱形成膀胱子宫陷凹，在后面折向直肠形成子宫直肠陷凹（图 2–7）。

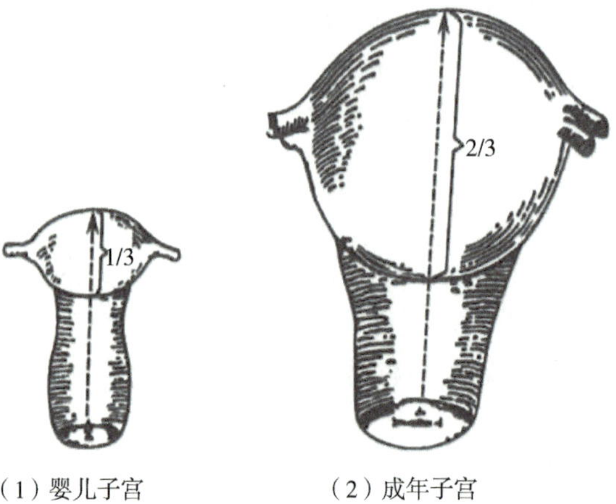

（1）婴儿子宫　　（2）成年子宫

图 2-3　不同年龄子宫体与子宫颈发育的比例

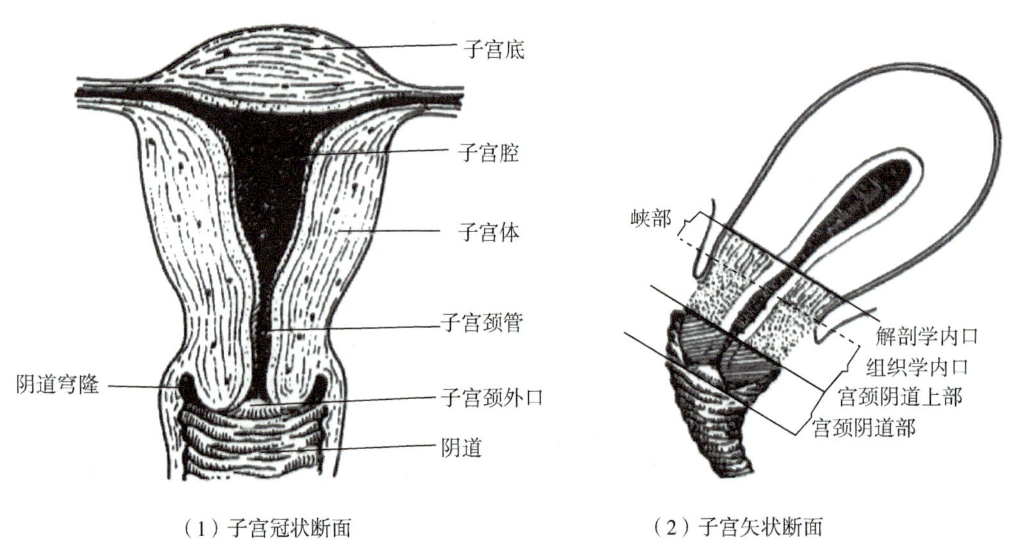

（1）子宫冠状断面　　（2）子宫矢状断面

图 2-4　子宫各部

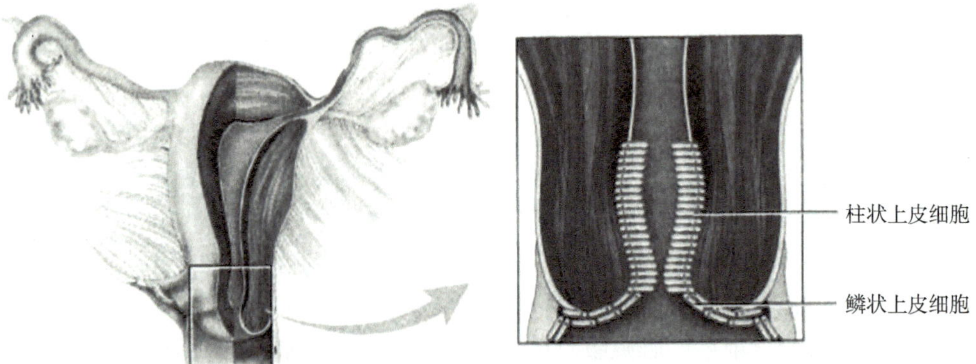

图 2-5　子宫颈癌好发部位

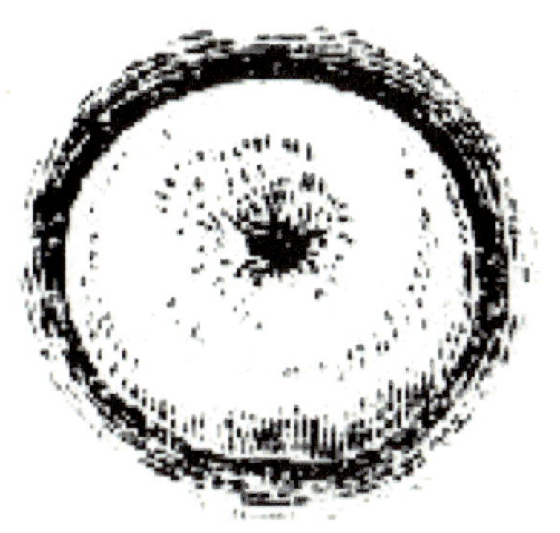

（1）未产妇的子宫颈外口

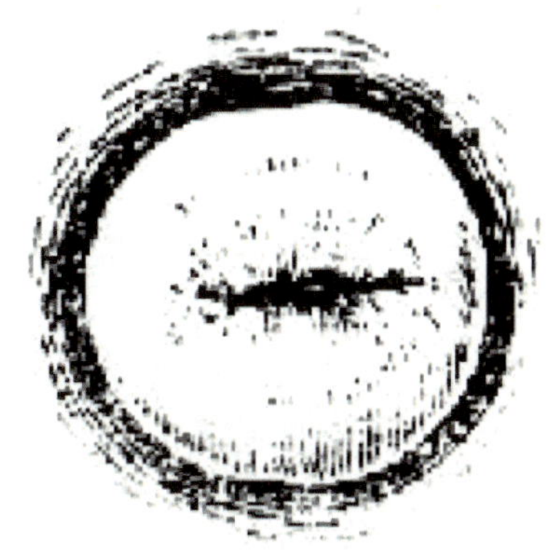

（2）经产妇的子宫颈外口

图 2-6　宫颈外口

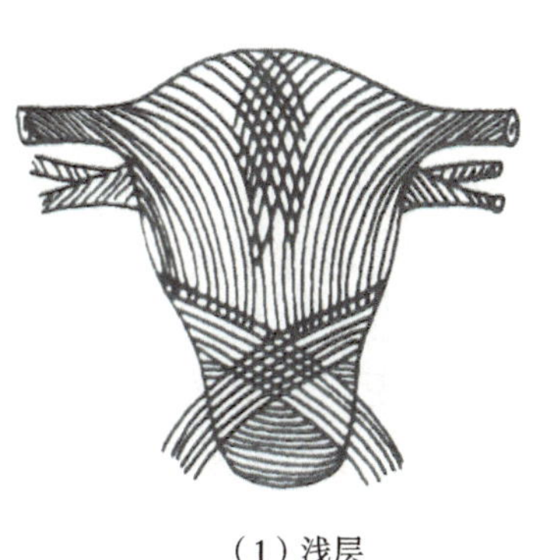

（1）浅层

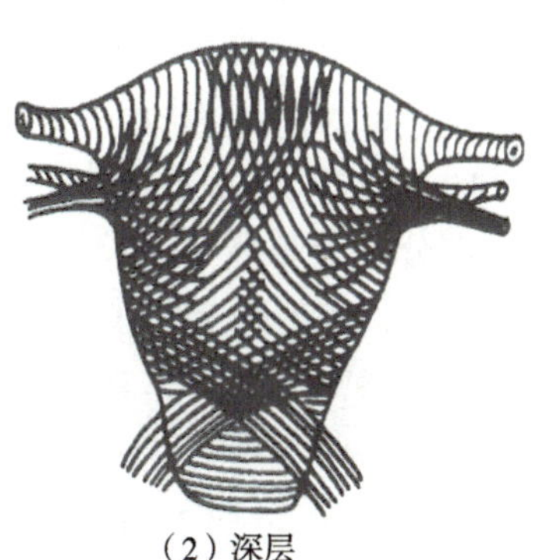

（2）深层

图 2-7　子宫肌层肌束排列

子宫借助 4 对韧带及骨盆底肌肉和筋膜的支托作用，来维持正常的位置（图 2-8）。①子宫圆韧带（round ligament of uterus）：因呈圆索形得名，由平滑肌和结缔组织构成，全长 12 ～ 14cm，起于两侧子宫角的前面，向前下方伸展达两边骨盆壁，再穿过腹股沟管终于大阴唇前端，有维持宫底保持前倾位置的作用。②子宫阔韧带（broad ligament of uterus）：为一对翼型双层的腹膜皱襞，起自子宫侧的浆膜层，止于两侧骨盆壁，有维持子宫在盆腔的正中位置的作用。阔韧带分为前、后两叶，其上缘游离，内 2/3 包绕输卵管，外 1/3 包绕卵巢动脉和静脉，形成骨盆漏斗韧带，卵巢内侧与宫角的阔韧带增厚形成卵巢固有韧带。宫体两侧的阔韧带中有丰富的血管、神经、淋巴管及大量疏松结缔组织，统称为宫旁组织，子宫动脉、静脉和输尿管均从子宫阔韧带基底部穿过。③子宫主韧带（cardinal ligament of uterus）：在子宫阔韧带的下部，横行于子宫颈两侧和骨盆壁之间，又称宫颈横韧带，为一对坚韧的平滑肌与结缔组织纤维束，有固定子宫颈位置的作用，可以防止子宫脱垂。④子宫骶韧带（uterosacral ligament），从宫颈后面的上侧方（相当于组织学内口水平）向两侧绕过直肠终于第 2、第 3 骶椎前面的筋膜内。韧带外覆腹膜，内含平滑肌、结缔组织和神经。子宫骶韧带短厚有力，将宫颈向后、向上牵引，维持子宫处于前倾位置。

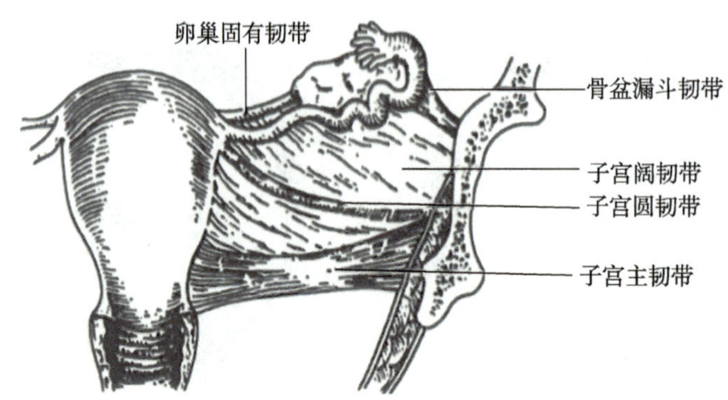

图 2-8 子宫韧带

三、输卵管

输卵管是精子与卵子相遇的场所，同时作为运送受精卵的通道。输卵管为一对细长而弯曲的肌性管道，位于子宫阔韧带上缘内，内侧与子宫角相连，外端游离呈伞状，全长一般为 8 ～ 14cm。输卵管根据形态分为 4 部分。①间质部（interstitial portion）：为通入子宫壁内的部分，管腔最窄，长约 1cm。②峡部（isthmic portion）：为间质部外侧的一段管腔，较狭窄，细而较直，长为 2 ～ 3cm。③壶腹部（ampulla）：在峡部外侧，管腔较宽大且弯曲，壁薄，内含丰富皱襞，为正常情况下的受精部位，长为 5 ～ 8cm。④漏斗部（fimbria）：又称伞部，为输卵管的最外侧端，开口于腹腔，游离端形似漏斗，有“拾卵”的作用，长为 1 ～ 1.5cm。

输卵管壁分 3 层：外层为浆膜层，为腹膜的一部分；中层为平滑肌层，可有节奏地收缩，肌肉收缩可协助拾卵、运送受精卵等；内层为黏膜层，由单层高柱状上皮组成，上皮细胞分为纤毛细胞、无纤毛细胞、楔状细胞和未分化细胞。输卵管肌层的收缩和黏膜上皮细胞的形态、分泌及纤毛摆动均受性激素影响从而出现周期性变化。

四、卵巢

卵巢为一对扁椭圆形的性腺器官，产生并排出卵子，同时分泌甾体激素。卵巢的大小因个体及处于月经周期阶段的不同而异，生育期妇女的卵巢约 4cm × 3cm × 1cm 大小，重 5 ～ 6g，呈灰白色。青春期前卵巢表面光滑，青春期开始排卵后表面逐渐凹凸不平，绝经后卵巢萎缩变小变硬，妇科检查一般不易触及。卵巢外侧以骨盆漏斗韧带连于骨盆壁，内侧以卵巢固有韧带与子宫连接，悬于盆壁和子宫之间。卵巢表面无腹膜，单层立方上皮覆盖，称为生发上皮，其下为致密纤维组织，称为卵巢白膜，再往内为卵巢实质，分为皮质与髓质两部。皮质在外层，其中含有数以万计的各级发育卵泡、黄体和它们退化形成的残余结构及间质组织；髓质位于卵巢的中心部分，与卵巢门相连，内无卵泡，含有疏松的结缔组织及丰富的血管、神经、淋巴管及少量平滑肌纤维（图 2-9）。

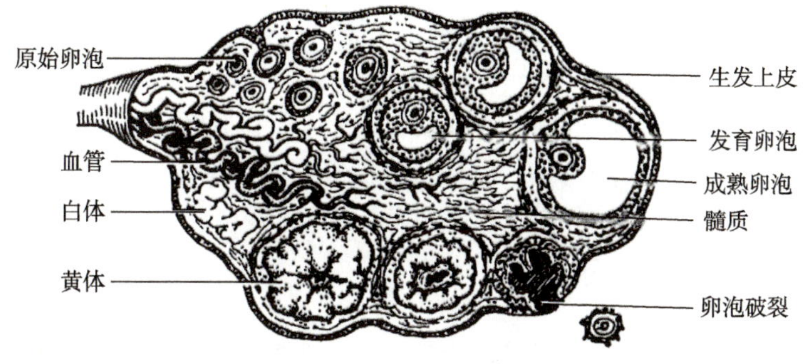

图 2-9　卵巢的结构（切面）

第三节　血管、淋巴和神经

一、血管

女性内、外生殖器官的血管与淋巴管相伴行，各器官间的静脉及淋巴管以丛状和网状吻合，血液供应主要来自4条动脉，分别是卵巢动脉、子宫动脉、阴道动脉与阴部内动脉，卵巢动脉自腹主动脉发出，子宫动脉、阴道动脉和阴部内动脉均为髂内动脉前干的分支。盆腔静脉均与同名动脉伴行，但在数量上较动脉多，并在相应器官及其周围互相吻合，形成静脉丛，所以盆腔静脉的感染容易蔓延。

二、淋巴

女性生殖器官具有丰富的淋巴管及淋巴结，淋巴结常伴随着相应的血管排列，成群或成串分布。淋巴液首先汇集进入沿髂动脉的各淋巴结，然后注入沿腹主动脉的腰淋巴结，最后汇入位于第 2 腰椎前方的乳糜池。女性生殖器官淋巴结主要分为外生殖器淋巴结与盆腔淋巴结两大组：外生殖器淋巴结分为深、浅两部分，包括腹股沟浅淋巴结和腹股沟深淋巴结；盆腔淋巴结分为 3 组，包括髂淋巴结、骶前淋巴结和腰淋巴结。当内、外生殖器官发生感染或肿瘤时，往往沿各部回流的淋巴管扩散或转移。

三、神经

女性内、外生殖器由躯体神经和自主神经共同支配。外生殖器主要由阴部神经支配，阴部神经由第Ⅱ、Ⅲ、Ⅳ的骶神经分支组成，含感觉和运动神经纤维，与阴道内动脉走行相同，在坐骨结节内侧下方分成 3 支，即会阴神经、阴蒂背神经及肛门神经（又称痔下神经），分布于会阴、大小阴唇和肛门周围。内生殖器主要由交感神经和副交感神经支配。交感神经纤维自腹主动脉前神经丛分出，下行入盆腔后分为卵巢神经丛和骶前神经丛，分布于卵巢、输卵管、子宫及膀胱上部等。临床上可见低位截瘫的产妇能顺利完成自然分娩，原因在于子宫平滑肌有自主节律活动，完全切除其神经后仍具备节律性收缩，能完成分娩活动。

第四节　邻近器官

女性生殖器官与盆腔各邻近器官不仅位置相邻，而且血管、淋巴及神经也相互联系。女性生殖器官发生病变时，如创伤、感染、肿瘤等，经常累及邻近器官，增加诊断和治疗的难度；反之亦然。

一、尿道

尿道（urethra）位于阴道前、耻骨联合后，为一肌性管道，长 4 ～ 5cm，直径约 0.6cm。尿道始于膀胱三角尖端，穿过泌尿生殖膈，止于阴道前庭的尿道外口，由黏膜层和肌层组成。女性尿道短而直，同时与阴道相邻，故易发生泌尿系统感染。

二、膀胱

膀胱（urinary bladder）位于耻骨联合后、子宫前，为一空腔器官，其大小、形状可因其盈虚以及邻近器官的情况而变化，成人膀胱容量一般为 350 ～ 500mL。膀胱充盈时可凸向盆腔甚至腹腔。膀胱分为顶、底、体和颈 4 部分，膀胱壁由浆膜层、肌层及黏膜层 3 层构成。膀胱充盈可影响子宫的位置，在手术中容易损伤，并影响盆腔检查，故妇科检查及手术前必须排空膀胱。

三、输尿管

输尿管（ureter）起自肾盂，开口于膀胱，为一对肌性圆索状长管，长约 30cm，粗细不一，最细部分的直径仅 3 ～ 4mm，最粗可达 7 ～ 8mm。输尿管在腹膜后，自肾盂开始沿腰大肌前面偏中线侧下行，于子宫阔韧带底部向前内方行走，于子宫颈外侧约 2cm 处，在子宫动脉下方穿过，之后再经阴道侧穹隆顶端绕向前方进入膀胱壁。在施行结扎子宫动脉、卵巢血管及打开输尿管隧道时，要避免损伤输尿管（图 2–10），同时在盆腔手术时要注意保护输尿管血运，避免由于缺血形成输尿管瘘。

四、直肠

直肠（rectum）位于盆腔后部，前为子宫及阴道，后为骶骨，上接乙状结肠，下接肛管，全长 15 ～ 20cm。在其周围有肛门内括约肌、肛门外括约肌和肛提肌。直肠上段有腹膜覆盖，至直肠中段腹膜折向前上方，覆盖于宫颈及子宫后壁，形成直肠子宫陷凹，直肠下部无腹膜覆盖。直肠前面与阴道后壁相连，盆底肌肉损伤时常与阴道后壁同时膨出。妇科手术及会阴切开缝合时要避免损伤直肠。

五、阑尾

阑尾（vermiform appendix）通常位于右髂窝内。为连接于盲肠的盲端细管，远端游离，其位置、长短、粗细个体差异较大，有的下端可达右侧输卵管及卵巢部位。因此，女性患阑尾炎时有可能累及子宫和右侧附件。妊娠期，增大的子宫将阑尾的位置向上外方移位，容易延误诊断。

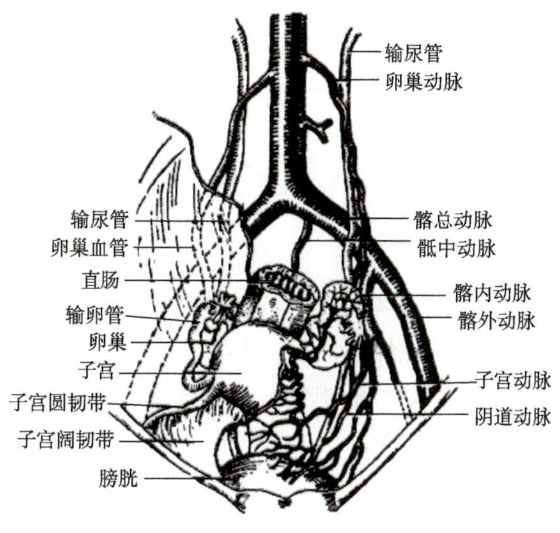

图 2-10　输尿管及其血液供应

第五节　骨　盆

女性骨盆（pelvis）是保护盆腔脏器的重要器官，同时是胎儿阴道娩出时必经的通道，具有保护内脏、承受并传导重力等作用，其大小、形状影响分娩过程，一般来说女性骨盆宽而浅，有利于分娩。

一、骨盆的组成

（一）骨盆的骨骼

骨盆由左、右 2 块髋骨和骶骨、尾骨组成。每块髋骨又由髂骨、坐骨及耻骨融合而成；骶骨由 5 ～ 6 块骶椎融合而成，呈三角形，上缘向前突出形成骶岬，是妇科腹腔镜手术和产科骨盆的重要标志之一；尾骨由 4 ～ 5 块尾椎合成（图 2-11）。

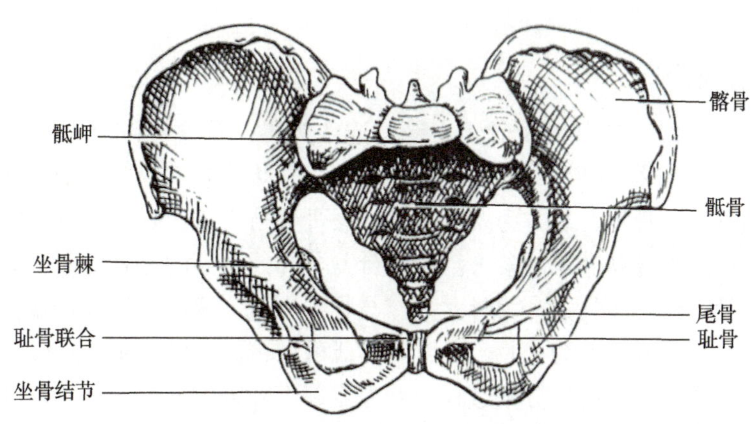

图 2-11　正常女性骨盆（前上观）

（二）骨盆的关节

骨盆的关节包括耻骨联合（pubic symphysis）、骶髂关节（sacroiliac joint）和骶尾关节（sacrococcygeal joint）。耻骨联合是指骨盆前方两块耻骨之间的纤维软骨连接，妊娠期容易松动，可出现耻骨分离，部分孕妇出现疼痛情况，有利于胎儿娩出。骶髂关节位于骶骨和两髂骨之间，在骨盆后方。骶骨与尾骨相连形成骶尾关节，有一定活动度。

（三）骨盆的韧带

骨盆各关节和耻骨联合之间有两对韧带较为重要。一对是骶结节韧带，位于骶骨、尾骨与坐骨结节之间；另一对是骶棘韧带，位于骶骨、尾骨与坐骨棘之间（图 2–12）。骶棘韧带宽度即坐骨切迹宽度，是判断中骨盆是否狭窄的重要指标。妊娠期受性激素影响，韧带松弛，各关节的活动性增加，有利于胎儿的娩出。

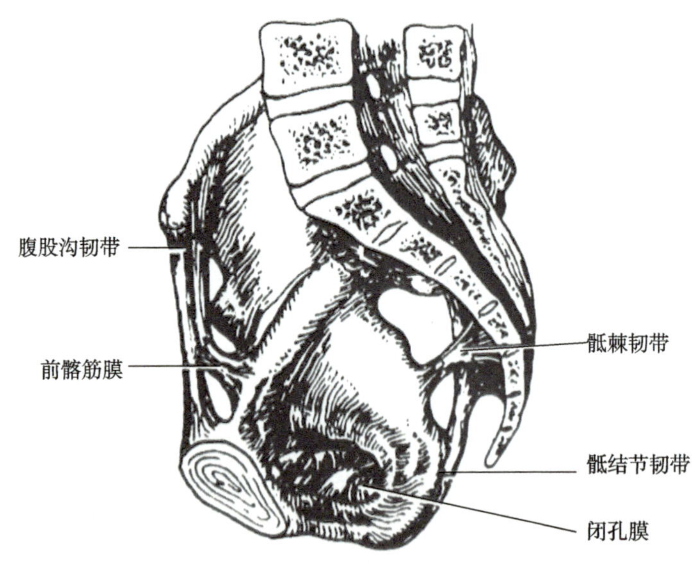

图 2–12　骨盆的韧带

二、骨盆的分界

以耻骨联合上缘、髂耻缘及骶岬上缘的连线为界，骨盆可以分为假骨盆和真骨盆（图 2–13）。位于骨盆分界线之上的是假骨盆，又称大骨盆，为腹腔的一部分，前面为腹壁下部，两侧为髂骨翼，后方为第 5 腰椎。假骨盆与产道无直接关系，但假骨盆某些径线的长短可作为真骨盆大小的参考。位于骨盆分界线之下的是真骨盆，又称小骨盆，是胎儿娩出的骨产道。真骨盆分为骨盆入口与骨盆出口。两口之间为骨盆腔。骨盆腔的后壁是骶骨与尾骨，两侧壁为坐骨、坐骨棘、骶棘韧带，前壁为耻骨联合和耻骨支。坐骨棘位于真骨盆中部，是衡量分娩过程中胎先露部下降程度的重要标志，可经直肠指检或阴道检查触诊到。

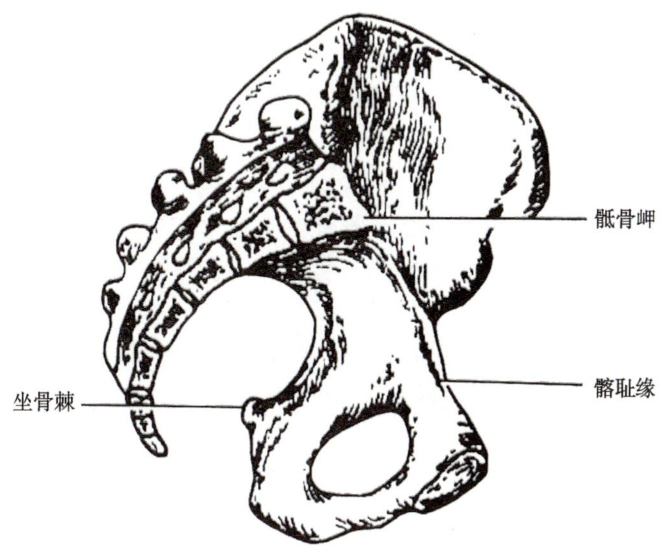

图 2-13　骨盆的分界（侧面观）

三、骨盆的类型

根据形状骨盆分为 4 种基本类型（图 2-14）。

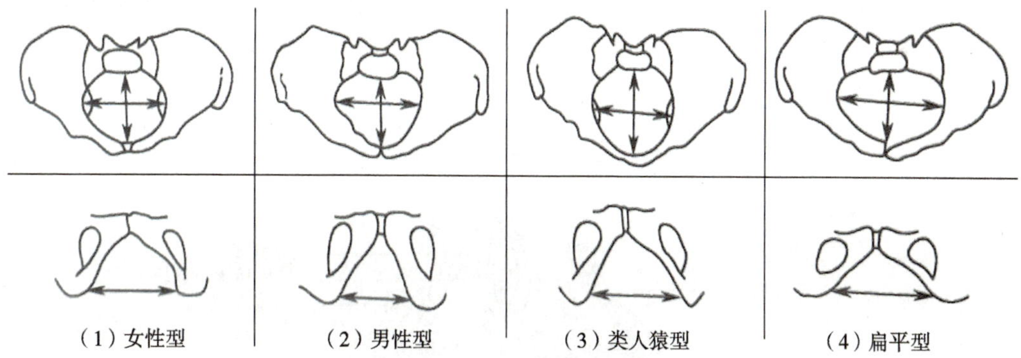

图 2-14　骨盆的 4 种基本类型

（一）女性型

骨盆入口呈横椭圆形，髂骨翼较宽，入口横径较前后径稍长，耻骨弓较宽，坐骨棘间径≥ 10cm，有利于胎儿的娩出，是女性正常骨盆，最常见，此型骨盆在我国女性中占 52.0% ～ 58.9%。

（二）男性型

骨盆入口略呈三角形，两侧壁内聚，坐骨棘突出，耻骨弓较窄，骶骨较直而前倾导致出口后矢状径较短，呈漏斗形易导致难产。男性型骨盆较少见，在我国女性中仅占 1.0% ～ 3.7%。

（三）类人猿型

骨盆入口呈长椭圆形，两侧壁稍内聚，坐骨切迹较宽，坐骨棘较突出，耻骨弓较窄，骶骨向后倾斜，所以骨盆前部窄而后部宽，入口前后径大于横径，此型骨盆在我国女性中占 14.2% ～ 18.0%。

（四）扁平型

骨盆入口呈扁椭圆形，耻骨弓宽，骶骨失去正常弯度，变直向后翘或深弧型，故骶骨短而骨盆浅，入口前后径短于横径，较常见，此型骨盆在我国女性中占 23.2% ～ 29.0%。

骨盆的形态、大小除种族差异外，其生长发育还受遗传、营养和性激素的影响，上述 4 种基本类型只是理论上归类，临床上多为混合型骨盆。

四、骨盆底

骨盆底（pelvic floor）由多层肌肉和筋膜组成，封闭骨盆出口，作用是保持盆腔脏器位于正常位置。若骨盆底的结构和功能发生异常，则可影响盆腔脏器的位置与功能，导致盆腔脏器脱垂或引起功能障碍，同时分娩也可损伤骨盆底或影响功能。骨盆底包括外层、中层和内层 3 层组织。

（一）外层

外层由会阴浅筋膜及其深部的 3 对肌肉（球海绵体肌、坐骨海绵体肌和会阴浅横机）和肛门外括约肌组成。位于外生殖器、会阴皮肤及皮下组织的下面，外层肌肉的肌腱汇合于阴道外口与肛门之间，形成中心腱（central tendon），见图 2-15。

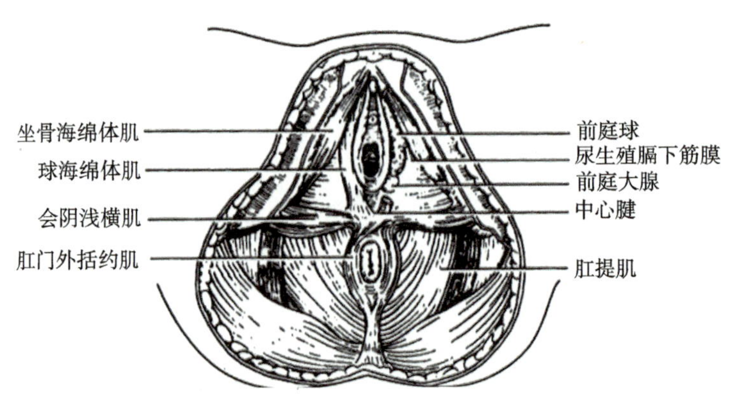

图 2-15　骨盆底外层肌肉

（二）中层

中层为泌尿生殖膈（urogenital diaphragm）。由上、下两层筋膜及其间的一对会阴深横肌和尿道括约肌组成（图 2-16）。

（三）内层

内层为盆膈（pelvic diaphragm），是骨盆底最坚韧的一层，由肛提肌及其内外各覆盖的一层筋膜组成，尿道、阴道及直肠从前向后依次从中穿过。肛提肌由耻尾肌、髂尾肌和坐尾肌 3 部分组成，呈漏斗形（图 2-17）。肛提肌是骨盆底肌肉中起最重要作用的一块肌肉，其肌纤维在阴道及直肠周围交织，故有加强肛门与阴道括约肌作用。

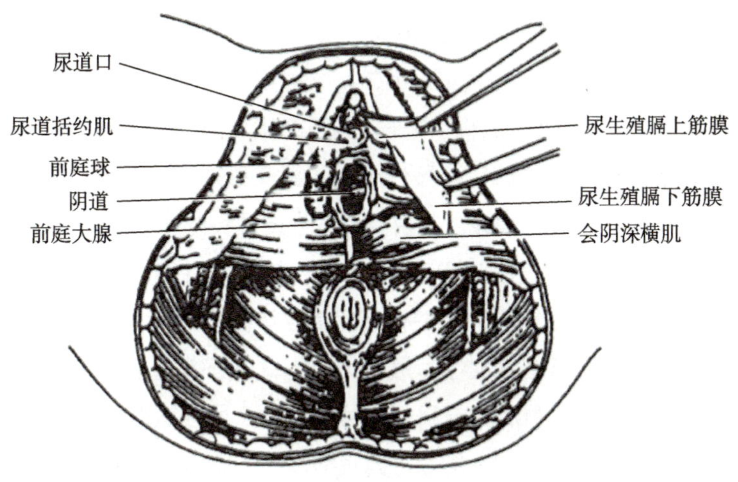

图 2-16　骨盆底中层肌肉及筋膜

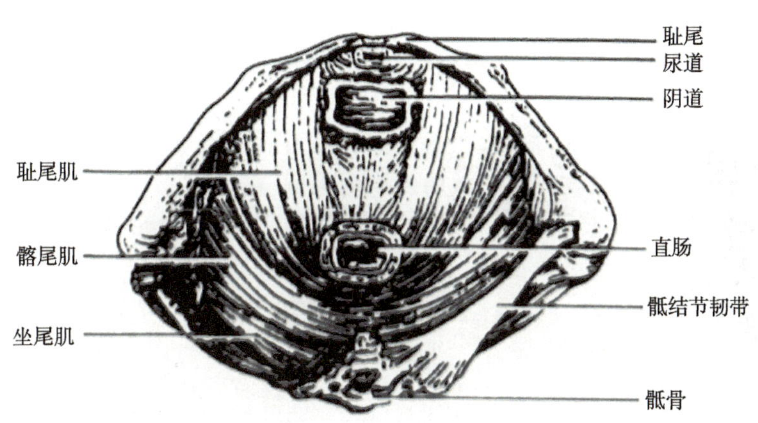

图 2-17　骨盆底内层肌肉

会阴（perineum）有广义和狭义之分，狭义的会阴又称会阴体（perineal body），是指阴道口与肛门之间的楔状软组织，是骨盆底的一部分，厚 3 ～ 4cm，由外向内逐渐变窄，由表及里分别为皮肤、皮下脂肪、筋膜、部分肛提肌和会阴中心腱。会阴的伸展性很大，妊娠晚期会阴组织变松软，有利于分娩，分娩时要注意保护会阴，以免造成会阴裂伤。

本章小结

女性外生殖器包括阴阜、大阴唇、小阴唇、阴蒂和阴道前庭，统称外阴。内生殖器包括阴道、子宫、输卵管及卵巢，后两者称为子宫附件。阴道壁有较大伸展性，利于分娩。阴道后穹隆最深，紧贴子宫直肠陷凹，后者为盆腹腔最低部位，临床上可作为手术入路。子宫分为子宫内膜层、肌层和浆膜层。不同年龄子宫体与子宫颈发育的比例不同。子宫颈柱状上皮与鳞状上皮交接部，是子宫颈癌的好发部位。子宫靠 4 对韧带、骨盆底肌肉组织维持正常的位置。输卵管可分为间质部、峡部、壶腹部和伞部，壶腹部是正常情况下的受精部位，伞部有拾卵作用。卵巢产生并排出卵子，同时分泌甾体激素，表面无腹膜，卵巢实质分为皮质和髓质。

骨盆由左、右 2 块髋骨和骶骨、尾骨组成，坐骨棘、骶岬、耻骨联合是重要的骨性标志。骨盆可分为假骨盆和真骨盆。骨盆有 4 种基本类型，女性型最常见，为女性正常骨盆，临床多见是混合型骨盆。骨盆底由外层、中层、内层 3 层组织组成。

女性生殖器官的邻近器官有尿道、膀胱、输尿管、直肠和阑尾，经常互相影响。

（郭红霞　王　新）

练习题

第三章 女性生殖系统生理

女性生殖系统生理 PPT

学习目标

识记：月经期的临床表现；卵巢的功能及周期性变化。

理解：女性一生各阶段的生理特点；子宫内膜的周期性变化；月经周期的调节。

运用：根据临床表现提出月经期的健康问题。

女性一生根据年龄和生理特点可分为胎儿期、新生儿期、儿童期、青春期、性成熟期、绝经过渡期和绝经后期7个阶段，各阶段具有不同的生理特征。女性生殖系统的功能、生理变化与其他系统的功能息息相关，且互相影响。

第一节　女性一生各阶段的生理特点

一、胎儿期

胎儿期（fetal period）是指从受精卵形成至胎儿娩出。受精卵是由来源于父系和母系的 23 对染色体组成的新个体，其中性染色体（sex chromosome）X 与 Y 在性发育中起决定作用，决定着胎儿的性别，即 XY 合子发育为男性，XX 合子发育为女性。

二、新生儿期

新生儿期（neonatal period）是指出生后 4 周内。女性胎儿在子宫内受到母体性腺和胎盘产生的性激素影响，其子宫、卵巢及乳房等均有一定程度的发育，外阴较丰满。出生后数日内，血液中女性激素水平迅速下降，乳房稍隆起甚至分泌少许乳汁，可出现少量阴道流血。这些生理现象在短期内会自然消退。

三、儿童期

儿童期（childhood）是指从出生 4 周到 12 岁左右。儿童早期（8 岁以前），由于下丘脑—垂体—卵巢轴处于功能抑制状态，生殖器呈幼稚型，阴道狭长，无皱襞，细胞内缺乏糖原，阴道内酸度较低，抗感染能力较弱，容易出现感染。子宫、卵巢及输卵管均位于腹腔内。儿童后期（8 岁之后），下丘脑促性腺激素释放激素（gonadotropin releasing hormone，GnRH）抑制状态解除，卵巢内的卵泡开始有一定的发育并分泌性激素，但此时卵泡不成熟。皮下脂肪开始在胸、髋、肩及耻骨前面等部位堆积；乳房开始发育，子宫、输卵管及卵巢逐渐向骨盆腔内下降，女性特征开始显现。

四、青春期

青春期（adolescence or puberty）指从儿童向成人过渡的转变期，是生殖器、内分泌、体格逐渐发育至成熟的阶段。世界卫生组织（WHO）提出青春期为 10 ～ 19 岁。青春期的发动时间主要取决于遗传因素，也与个人体质、营养状况、居住地的地理环境及心理精神因素有关，通常在 8 ～ 10 岁开始发动。这一时期的生理特点是在促性腺激素作用下，卵巢逐渐增大，卵泡开始发育和分泌雌激素，生殖器变为成人型，阴阜隆起，阴道变宽变长；子宫增大，宫体和宫颈比例逐渐变为 2 ∶ 1；输卵管增粗，弯曲度变小，黏膜出现许多皱襞与纤毛；卵巢增大，卵巢表面呈现凹凸不平，卵泡出现不同程度发育。除生殖器官外，女性第二性征形成，出现音调变高，乳房发育，出现阴毛及腋毛，骨盆横径的发育大于前后径，胸、肩部的皮下脂肪增多等。青春期会按照先后顺序经历乳房萌发、肾上腺功能初现、生长加速和月经初潮 4 个阶段，4 个阶段会有重叠，大概需要 4.5 年时间。女性第一次月经来潮称为月经初潮（menarche），是青春期的一个重要标志，一般晚于乳房发育 2.5 年时间。

五、性成熟期

性成熟期（sexual maturity）指卵巢功能最旺盛的时期，又称生育期。自 18 岁左右开始，持续 30 年左右。此期女性性功能旺盛，卵巢分泌性激素，有周期性排卵，生殖器官和乳房在性激素作用下发生周期性变化。

六、绝经过渡期

绝经过渡期（menopausal transition period）指从妇女开始出现绝经趋势直至最后一次

月经的时期。可从 40 岁开始，持续时间短至 1 ～ 2 年，长至 10 余年。此期由于卵巢功能逐渐衰退，卵泡发育不全且卵泡数量明显减少，因而出现月经不规则，表现为无排卵月经。最终由于卵巢内卵泡自然消耗完或剩余卵泡对激素丧失反应，导致卵巢功能衰竭，出现月经永久停止，称为绝经（menopause）。我国女性绝经年龄大部分在 44 ～ 54 岁，平均绝经年龄为 49.5 岁。1994 年 WHO 将卵巢功能开始衰退至绝经后 1 年内的时期称为围绝经期（perimenopausal period）。围绝经期由于雌激素水平下降，可出现潮热、出汗、失眠、情绪不稳定、抑郁或烦躁等血管舒缩障碍和神经精神症状，称为绝经综合征（menopausal syndrome，MPS），激素补充治疗可以有效缓解绝经综合征的相关症状。

七、绝经后期

绝经后期（postmenopausal period）是指绝经后的生命时期。在绝经后期的早期阶段，卵巢停止分泌雌激素，但是卵巢间质仍能分泌少量雄激素，后者可转化为雌酮成为体内主要的雌激素。一般女性 60 岁以后机体逐渐老化进入老年期（senility）。此期卵巢功能进一步衰退，最终完全衰竭，由于雌激素水平低落，难以维持第二性征，生殖器逐渐萎缩老化，骨代谢异常导致容易发生骨折。

第二节 卵巢的功能及周期性变化

卵巢是女性的性腺，能产生卵子并排卵，称为卵巢的生殖功能；同时能分泌女性激素，称为卵巢的内分泌功能。

一、卵泡发育及排卵的周期性变化

胚胎 16 ～ 20 周生殖细胞数目达到高峰，两侧卵巢共含有 600 万～ 700 万个，至出生后 6 个月，始基卵泡形成，这是女性的基本生殖单位，同时也是卵细胞储备的唯一形式。胎儿期卵泡不断闭锁，出生时剩余 200 万个左右，儿童期多数卵泡退化，至青春期仅剩下约 30 万个。

从青春期到绝经前卵巢形态和功能会发生周期性变化，称为卵巢周期（图 3-1）。进入青春期后，在促性腺激素的刺激下卵泡由自主发育推进到发育成熟。生育期每月发育一批卵泡，一般为 3 ～ 11 个，其中一般只有一个优势卵泡可完全成熟并排卵。女性一生中仅 400 ～ 500 个卵泡发育成熟并排卵，其余的卵泡发育到一定程度即自行退化，称为卵泡闭锁。

卵泡的生长过程根据卵巢的形态、大小、生长速度和组织学特征，可分为以下 4 个阶段：始基卵泡、窦前卵泡、窦卵泡和排卵前卵泡。

卵细胞及其周围的结构从卵巢一起排出的过程称为排卵（ovulation）。排卵前，卵泡分泌的雌二醇达到高峰，对下丘脑产生正反馈调节作用，促进 LH/FSH 峰出现，LH 峰是即将排卵的可靠标志，排卵多发生在下次月经来潮前 14 日左右。卵子可由两侧卵巢轮流排出，也可由一侧卵巢连续排出。

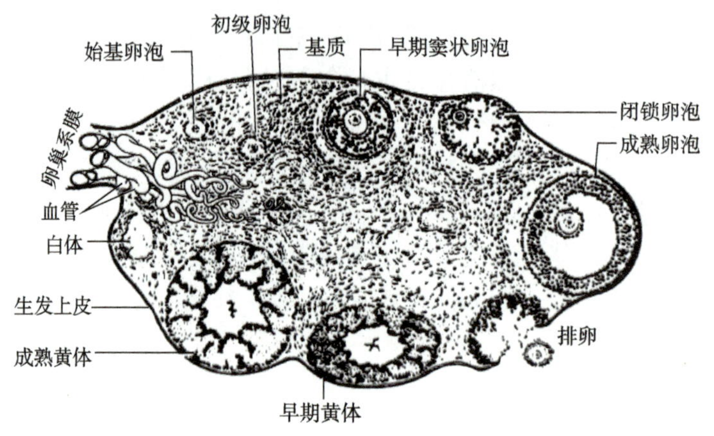

图 3-1　人类卵巢的生命周期

排卵后卵泡腔内压力下降，卵泡壁塌陷，形成许多皱襞，卵泡颗粒细胞和卵泡内膜细胞向内侵入，被卵泡外膜包围形成黄体（corpus luteum）。排卵后 7 ～ 8 日黄体体积和功能达最高峰，直径 1 ～ 2cm，外观黄色。若排出的卵子受精，黄体在胚胎滋养细胞分泌的绒毛膜促性腺激素的作用下增大，转变为妊娠黄体，直至妊娠 3 个月末退化。若卵子未受精，黄体在排卵 9 ～ 10 日开始退化，退化时黄体细胞逐渐萎缩变小，周围的结缔组织及成纤维细胞侵入黄体，被结缔组织替代，组织纤维化，外观白色，称为白体（corpus albicans）。

二、卵巢分泌的性激素及其周期性变化

卵巢主要合成及分泌的激素有雌激素（estrogen）、孕激素（progesterone），以及少量雄激素（androgen）。这 3 种激素均为甾体类激素。

（一）雌激素

卵泡开始发育时，雌激素分泌的量很少，随着卵泡的发育成熟，分泌量逐渐增多，月经第 7 日迅速增加，至排卵前达到高峰；排卵后由于雌激素释放到腹腔导致循环中雌激素稍减少，在排卵后 1 ～ 2 日黄体开始分泌雌激素，使循环中雌激素水平又开始逐渐上升。在排卵后第 7 ～ 8 日黄体成熟时，循环中雌激素水平达到第二高峰。此后，随着黄体萎缩，雌激素水平下降，于月经期达到最低水平。

雌激素的主要生理功能有：①促进子宫肌细胞增生使肌层变厚，增加血运、促进和维持子宫发育，同时增加子宫平滑肌对缩宫素的敏感性；②促进子宫内膜增生和修复；③使宫颈口扩张、松弛，宫颈黏液分泌增加，同时性状变稀薄，富有弹性，易拉成丝状，有利于精子通过；④促进输卵管发育及分泌功能，同时可增强输卵管肌肉节律性收缩的振幅；⑤促进阴道上皮细胞增生及角化，同时使细胞内糖原含量增加，维持阴道酸性环境；⑥促进外生殖器发育，使阴唇丰满、色素加深；⑦促进第二性征发育，使乳腺管增生，乳头、乳晕着色等；⑧与 FSH 一起促进卵泡发育；⑨对下丘脑和垂体起正负反馈调节作用，控制促性腺激素的分泌；⑩促进体内钠水潴留，降低血液中胆固醇水平，促进

肝脏高密度脂蛋白合成，同时抑制低密度脂蛋白合成；促进钙、磷重吸收及骨代谢等。

（二）孕激素

黄体酮（孕酮）是卵巢分泌的具有生物活性的主要孕激素。卵泡期的卵泡不分泌黄体酮；排卵前，成熟的卵泡在 LH 排卵峰作用下黄素化，开始分泌少量黄体酮；排卵后，黄体酮分泌逐渐增加，排卵后 7～8 日黄体成熟时黄体酮的分泌量达到最高峰；之后随着黄体的萎缩逐渐下降，至月经期前降至卵泡期水平。

孕激素通常是在雌激素作用的基础上发挥效应，其主要生理功能有：①降低子宫肌肉兴奋性及其对缩宫素的敏感性，使子宫肌肉松弛，有利于胚胎及胎儿在子宫腔内生长发育；②使子宫内膜从增生期转化为分泌期，为受精卵着床做好准备；③使宫颈口闭合，黏液分泌减少且变黏稠，阻止精子及微生物进入；④抑制输卵管节律性收缩的振幅；⑤使阴道上皮细胞加快脱落；⑥促进乳腺腺泡发育；⑦月经中期孕激素增强雌激素对垂体 LH 排卵峰释放的正反馈作用；黄体期对下丘脑垂体的负反馈作用抑制促性腺激素的分泌；⑧孕激素通过兴奋下丘脑体温调节中枢使女性在排卵后基础体温可升高 0.3～0.5℃，可以此作为判定排卵日期的标志之一；⑨促进体内水钠排泄。

（三）雄激素

女性雄激素主要来源于肾上腺，卵巢也能分泌少量的雄激素，包括睾酮、雄烯二酮和脱氢表雄酮。

雄激素的主要生理功能有：①促进阴蒂、阴唇和阴阜的发育，以及阴毛和腋毛的生长，雄激素过多会对雌激素产生拮抗作用，如减缓子宫及内膜的生长发育，抑制阴道上皮增生和角化，雄激素长期使用可出现男性化表现；②促进蛋白合成和肌肉生长，同时刺激骨髓中红细胞增生。在性成熟前可促进长骨的骨基质生长和钙的沉积；在性成熟后可引起骨骺的闭合、生长停止；可促进水钠的重吸收并保留钙。

第三节　月经及其临床表现

月经（menstruation）是生育期女性重要的生理现象，指随着卵巢周期性变化出现的子宫内膜周期性脱落及出血，规律月经的建立是生殖功能成熟的重要标志。月经初潮指的是月经第一次来潮，初潮年龄多在 13～14 岁，最早可至 11 岁，最晚至 16 岁。若 16 岁以后月经仍未来潮，应引起重视。月经初潮的年龄受遗传、营养、体重、气候及环境等因素影响。近年来，月经初潮年龄有提前趋势。

一、月经血的特征

月经血颜色暗红，除血液外，还含有脱落的阴道上皮细胞、子宫内膜碎片及宫颈黏液。月经血中含有大量纤维蛋白溶酶和前列腺素，纤维蛋白溶酶对纤维蛋白有溶解作用，所以月经血一般不凝，在量多或出血速度快的时候可出现血凝块。

二、正常月经的临床表现

正常月经有周期性和自限性。月经持续的时间为月经期，一般为 2～8 日，平均 4～

6日。一次月经的总失血量称为月经量，正常月经量为20～60mL，多于80mL称为月经过多。出血的第1日为月经周期的开始，两次月经第1日的间隔时间称为一个月经周期（menstrual cycle），月经周期一般为21～35日，平均28日。月经属生理现象，一般无特殊不适，但由于盆腔充血以及月经血中含有前列腺素，有的人可出现下腹和腰骶部酸胀、子宫收缩痛等不适。个别女性会有头痛和轻度神经系统症状。

第四节　其他生殖器官的周期性变化

一、子宫内膜的周期性变化

卵巢周期性变化可引起其他生殖器官发生相应的变化，其中以子宫内膜的变化最明显（图3-2）。以一个月经周期28日为例，根据子宫内膜的组织学变化可将月经周期分为增殖期（proliferative phase）、分泌期（secretory phase）和月经期（menstrual phase）。

（一）增殖期

月经周期的第5～14日，对应卵巢周期的卵泡期。月经期后子宫内膜仅留下基底层，在雌激素影响下，内膜表面上皮、腺体、间质和血管均出现增殖性变化，所以称为增殖期，内膜逐渐生长变厚，由0.5 mm增生至3～5 mm。又分为增殖早期（月经周期第5～7日）、增殖中期（月经周期第8～10日）和增殖晚期（月经周期第11～14日）。

（二）分泌期

月经周期的第15～28日，对应卵巢周期中的黄体期。排卵后，卵巢内形成黄体，分泌的雌激素、孕激素，使子宫内膜继续增厚，血管迅速增加，更加弯曲，间质疏松、水肿，腺体增大弯曲出现分泌现象。此期子宫内膜很厚且松软，含有丰富营养物质，为孕卵着床做准备。整个分泌期又分为分泌早期（月经周期的第15～19日）、分泌中期（月经周期第20～23日）和分泌晚期（月经周期第24～28日）。

（三）月经期

月经周期的第1～4日。子宫内膜的功能层从基底层崩解脱落，是孕激素和雌激素共同撤退引起的结果。月经来潮前24小时，子宫内膜螺旋动脉发生节律性收缩与舒张，随后出现血管痉挛性收缩，导致血管壁和组织缺血坏死、剥脱，子宫内膜碎片和血液一起流出即月经来潮。

二、宫颈黏液的周期性变化

子宫颈腺细胞分泌黏液受卵巢分泌的雌、孕激素影响，呈现明显的周期性变化。月经干净后，体内雌激素水平低，子宫颈分泌的黏液量少；随着激素水平不断增高，刺激分泌细胞的分泌功能，到排卵期子宫颈黏液分泌量增多，同时变得稀薄透明，拉丝可长达10cm以上。此时取黏液涂于玻片上，干燥后镜下可见羊齿植物状结晶，一般在月经周期的第6～7日开始出现，至排卵期最典型。排卵后受孕激素影响，黏液分泌量逐渐减少，同时变黏稠、浑浊，拉丝度差，易断，涂片干燥后镜下结晶逐渐模糊，取而代之的是成排的椭圆体。因此宫颈黏液检查可了解卵巢的功能状态。

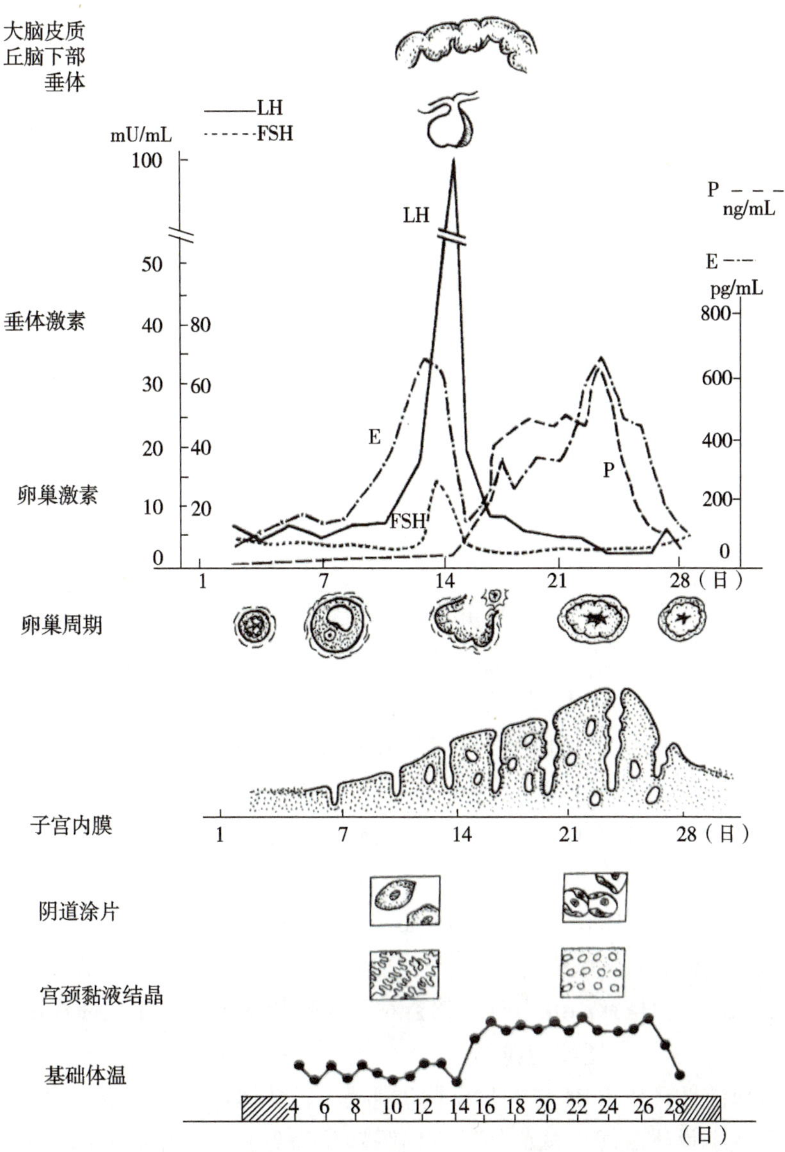

图 3-2　月经周期中激素、卵巢、子宫内膜、阴道涂片、宫颈黏液及基础体温的周期性变化

三、输卵管的周期性变化

输卵管的变化包括形态和功能两方面。在雌激素的作用下，输卵管黏膜上皮纤毛细胞生长、体积增大；非纤毛细胞的分泌功能增加，为卵子提供运输和种植前的营养物质。输卵管的肌层节律性收缩振幅在雌激素作用下增强。孕激素则抑制输卵管收缩的振幅，同时抑制输卵管黏膜上皮纤毛细胞的生长，降低分泌细胞的分泌功能。在雌、孕激素的协同作用下，受精卵才能在输卵管正常运行。

四、阴道黏膜的周期性变化

阴道黏膜随着卵巢周期性变化而变化，这种变化以阴道上段最明显。排卵前，受雌激素影响，阴道上皮底层细胞增生，使阴道上皮增厚；表层细胞出现角化，排卵期最明显。阴道上皮细胞内有丰富的糖原，经寄生在阴道内的阴道杆菌分解为乳酸，维持阴道正常的酸性环境，防止致病菌繁殖。排卵后，受孕激素影响，阴道表层细胞脱落。因此，临床上可根据阴道脱落细胞的变化，间接了解雌激素水平及排卵情况。

第五节　月经周期的调节

月经周期的调节是一个复杂的过程，主要涉及下丘脑、垂体和卵巢。下丘脑分泌促性腺激素释放激素（gonadotropin releasing hormone，GnRH），通过调节垂体分泌促性腺激素，从而调控卵巢功能；卵巢产生的激素反过来可影响下丘脑和垂体的功能，三者相互调节、相互影响，形成一个完整而协调的神经内分泌系统，即下丘脑—垂体—卵巢轴（图 3–3）。此轴的神经内分泌功能受大脑高级中枢的影响，其他内分泌腺与月经也有关系。

下丘脑神经分泌细胞分泌的 GnRH 直接通过垂体门脉系统进入腺垂体，其生理功能是调节垂体促性腺激素的合成和分泌，使垂体释放促卵泡激素（follicle stimulating hormone，FSH）、黄体生成素（luteinizing hormone，LH）及催乳素（prolactin，PRL）。FSH 和 LH 均为糖蛋白激素，共同促进卵泡发育及成熟，促进卵巢排卵并形成黄体，对 GnRH 的脉冲式刺激起反应，同时自身也呈脉冲式分泌。GnRH 的分泌受垂体促性腺激素和卵巢性激素的反馈调节，包括起促进作用的正反馈和起抑制作用的负反馈调节。

随着雌激素水平逐渐增高，其对下丘脑的负反馈作用增强，从而抑制下丘脑分泌 GnRH，引起垂体分泌并释放的 FSH 与 LH 减少。随着卵泡发育，成熟卵泡分泌的雌激素达 200pg/mL 以上且持续 48 小时，就会对下丘脑和垂体产生正反馈作用，形成 FSH 和 LH 两者的高峰，从而促使卵泡排卵。

排卵后血液循环中 FSH 与 LH 水平急剧减少，黄体形成并逐渐发育成熟，黄体主要分泌孕激素及少量雌二醇，从而使子宫内膜转化为分泌期。排卵后第 7 ～ 8 日体内孕激素水平达高峰，雌激素也达到第二高峰，雌激素、孕激素及抑制素 A 的共同负反馈作用促使垂体分泌 FSH 和 LH 减少。黄体逐渐萎缩，雌、孕激素分泌减少，子宫内膜因失去性激素支持发生剥脱出血，从而月经来潮。卵巢性激素及抑制素 A 的减少解除了对下丘脑和垂体的负反馈抑制，垂体分泌 FSH 增加，卵泡开始发育，下一个月经周期开始，如此周而复始。

月经周期主要受下丘脑—垂体—卵巢轴的神经内分泌调控，同时也受抑制素系统和其他腺体内分泌激素等调节和影响。下丘脑—垂体—卵巢轴的生理活动受神经中枢的影响，因此月经周期会受环境和精神等因素影响。大脑皮质、下丘脑、垂体和卵巢任一环节出现障碍，都会出现卵巢功能紊乱，从而引起月经异常。

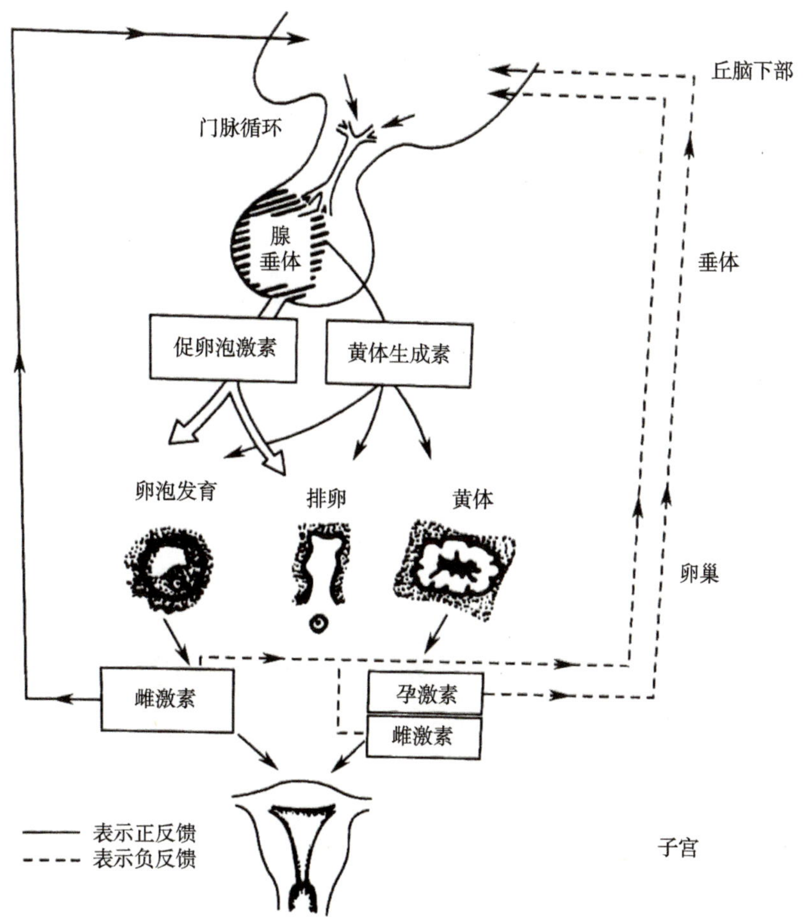

图 3-3　下丘脑—垂体—卵巢轴之间的相互关系

本章小结

女性一生根据年龄和生理特点分为胎儿期、新生儿期、儿童期、青春期、性成熟期、绝经过渡期和绝经后期 7 个阶段，每个阶段都有各自不同的生理特点。

规律月经的建立是生殖功能成熟的重要标志。月经的周期、经期、经量和经血特征是临床问诊的主要内容之一。每个月经周期卵巢通常只有一个优势卵泡发育完全成熟，排卵一般发生在下次月经来潮前 14 日左右，排卵后卵巢形成黄体，排卵后 7 ～ 8 日黄体成熟。如未受精，于排卵后 9 ～ 10 日黄体开始萎缩，变为白体。

卵巢主要分泌雌激素和孕激素，两者共同作用于子宫内膜、宫颈黏液、输卵管及阴道黏膜等生殖器官，从而也出现周期性变化。

月经的调节主要受下丘脑—垂体—卵巢轴的控制。下丘脑释放促性腺激素释放激素（GnRH）到脑垂体，刺激脑垂体分泌促卵泡激素（FSH）和黄体生成素（LH）并作用于卵巢，卵巢分泌雌激素和孕激素，雌、孕激素又通过正、负反馈作用影响下丘脑及脑垂体的分泌功能。

（郭红霞　王　新）

练习题

第四章

妊娠期妇女的护理

妊娠期妇女的护理 PPT

学习目标

识记：胎儿附属物的结构与功能；妊娠期母体的生理变化；妊娠及各期的概念与诊断，妊娠期护理措施，先兆临产的概念。

理解：受精与着床的过程，胎儿发育的特点；妊娠早、中、晚期孕妇的护理评估；妊娠期管理。

运用：能运用所学知识判断胎方位，指导妊娠、产前运动与分娩有关自我护理技巧。

妊娠（pregnancy）是女性自然的生理时期，也是一个家庭的重要事件。女性角色的转变包括了生理、心理和社会方面的变化；随着妊娠的进展，孕妇和家庭成员将要进行相应的调适，迎接新生命的到来，妊娠期护理对促进母婴健康有着重大的意义。

第一节　妊娠生理

妊娠是胚胎和胎儿在母体内生长发育的过程。从成熟卵子受精开始，到胎儿及其附属物自母体排出，整个过程变化复杂而又极其协调。

一、受精与受精卵着床

（一）受精

受精（fertilization）是精子与卵子的结合过程，通常发生在排卵后 12 小时内，整个过程约 24 小时。精子与卵子相遇后，精子释放出顶体酶，溶解放射冠和透明带，使精子与卵子的表面接触，开始受精。随后发生透明带反应，精原核与卵原核逐渐融合形成受精卵，完成受精过程。

（二）受精卵的输送与发育

受精卵进行有丝分裂，同时借助输卵管蠕动和上皮纤毛摆动作用向宫腔方向移动，约在受精后第 3 日，分裂成 16 个细胞的桑葚胚，也称早期囊胚。受精后第 4 日，早期囊胚进入宫腔。受精后第 5 ～ 6 日，早期囊胚的透明带消失，继续分裂发育成晚期囊胚。

（三）受精卵着床

受精后第 6 ～ 7 日开始，晚期囊胚逐渐侵入到子宫内膜的过程，称为受精卵着床，又称孕卵植入（implantation）（图 4–1），并于 11 ～ 12 日完成。着床需经过定位、黏附和侵入 3 个阶段。着床须具备的 4 个条件：①透明带消失；②囊胚滋养层分化出合体滋养层细胞；③囊胚和子宫内膜同步发育并相互协调；④孕妇体内有足够量的黄体酮。

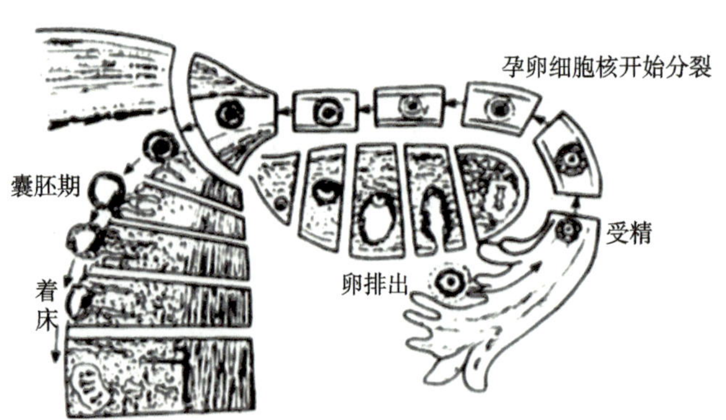

图 4–1　受精与植入

（四）蜕膜的形成

受精卵着床后，子宫内膜迅速发生蜕膜样改变。按照蜕膜与囊胚的位置关系分为底蜕膜（decidua basalis）、包蜕膜（decidua capsularis）和壁蜕膜（decidua vera）（图 4–2）。

1. 底蜕膜

与囊胚及滋养层接触的蜕膜。以后发育成胎盘的母体部分。

2. 包蜕膜

覆盖在胚泡表面的蜕膜。随囊胚的发育逐渐凸向宫腔，约在妊娠 12 周与壁蜕膜贴近并融合，子宫腔消失。

3. 壁蜕膜

除底蜕膜、包蜕膜以外，覆盖子宫腔表面的蜕膜，又称真蜕膜。

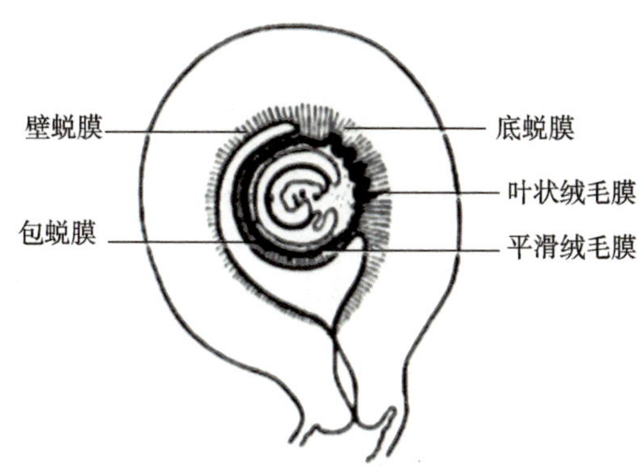

图 4-2　早期妊娠绒毛与子宫蜕膜的关系

二、胎儿的发育特征及胎儿生理特点

（一）胎儿的发育特征

受精后 8 周（妊娠第 10 周）的人胚称为胚胎，此时主要器官分化、形成；受精第 9 周（妊娠第 11 周）起称为胎儿，此时各器官进一步发育成熟。

胚胎、胎儿的发育特征

（二）胎儿的生理特点

1. 循环系统

（1）解剖学特点：1 条脐静脉，含氧含量较高、营养较丰富的血液进入胎体。2 条脐动脉，含氧含量较低的混合血。动脉导管位于肺动脉与主动脉弓间，出生后 2～3 个月闭锁成动脉韧带。卵圆孔位于左、右心房之间。

（2）血液循环特点：来自胎盘的血液经胎儿腹前壁分 3 支进入体内，一支直接入肝，一支与门静脉汇合入肝，此两支血液最后由肝静脉入下腔静脉；还有一支静脉导管直接注入下腔静脉。卵圆孔开口处位于下腔静脉入口，故下腔静脉入右心房的血液绝大部分直接通过卵圆孔进入左心房。肺循环阻力较高，肺动脉血大部分经动脉导管流入主动脉，只有约 1/3 的血液通过肺静脉入左心房。

2. 血液系统

（1）红细胞：妊娠早期主要来自卵黄囊，妊娠 10 周时来自肝脏，以后骨髓、脾具有造血功能，妊娠足月时，约 90% 由骨髓产生。其总数约为 6.0×10^{12}/L，胎儿期红细胞体积较大，红细胞的生命周期约为成人的 2/3。

（2）血红蛋白：包括原始血红蛋白、胎儿血红蛋白和成人血红蛋白。随着妊娠的进展，血红蛋白的种类从原始类型向成人类型过渡。

（3）白细胞：妊娠 8 周后，胎儿循环中出现粒细胞，12 周出现淋巴细胞，妊娠足月时可达（15 ～ 20）× 10^9/L。

3. 呼吸系统

母儿血液在胎盘进行气体交换。但胎儿在出生前必须完成呼吸道、肺循环及呼吸肌的发育。妊娠 11 周时可通过 B 超观察到胎儿的胸壁运动，16 周时可见胎儿的呼吸运动，呼吸频率为每分钟 30 ～ 70 次，时快时慢。当发生胎儿窘迫时，可出现呼吸停止或大喘息样呼吸。

4. 消化系统

妊娠 11 周时小肠即有蠕动，16 周时胃肠功能已基本建立。胎儿可吞咽羊水，排出尿液以控制羊水量。胎儿肝脏功能并不健全，特别是如葡萄糖醛酸转移酶、尿苷二磷酸葡萄糖脱氢酶的缺乏，不能结合因红细胞破坏后产生的大量间接胆红素。胆红素主要经胎盘由母体肝脏代谢后排出体外，仅有小部分在肝内结合，通过胆道氧化成胆绿素排出肠道。胆绿素的降解产物使胎粪呈黑绿色。

5. 泌尿系统

妊娠 11 ～ 14 周胎儿的肾脏已有排泄功能，14 周的胎儿膀胱内已有尿液。妊娠后半期，羊水主要来源于胎尿。

6. 内分泌系统

甲状腺是胎儿期发育最早的内分泌腺。妊娠 12 周甲状腺即能合成甲状腺素。胎儿肾上腺的重量与胎儿体重之比远超过成年人，肾上腺皮质能产生大量的甾体激素，与肝脏、胎盘、母体共同完成雌三醇的合成与排泄。

第二节　妊娠期母体变化

一、生理变化

妊娠期在胎盘产生的激素的作用下，母体各系统发生了一系列的生理变化，以满足胎儿生长发育和分娩的需要，也为分娩后哺乳做准备。

（一）生殖系统

1. 外阴

外阴皮肤增厚，局部充血，大、小阴唇有色素沉着。大阴唇内血管增多，结缔组织松软，伸展性增加，有利于分娩时胎儿通过。妊娠时由于增大子宫的压迫，盆腔及下肢静脉血液回流受阻，部分可有外阴或下肢静脉曲张。

2. 阴道

阴道黏膜水肿充血呈紫蓝色，黏膜增厚、皱襞增多，结缔组织变松软，伸展性增加，有利于分娩时胎儿的通过。阴道上皮细胞糖原增加，乳酸含量增加，阴道的 pH 降低，有利于防止感染。

3. 子宫

（1）子宫体：增大变软，妊娠 12 周时在耻骨联合上方可触及。容积由非妊娠时约 5mL 增加至足月时约 5 000mL，体积增大至足月时的 35cm×25cm×22cm，重量增至 1 100g。且子宫的循环血量逐渐增加，妊娠足月时，子宫血流量为 450 ～ 600mL/min，其中 5% 供应肌层，10% ～ 15% 供应子宫蜕膜层，80% ～ 85% 供应胎盘。

（2）子宫峡部：可由非妊娠期的 1cm 增加至临产时的 7 ～ 10cm，峡部逐渐被拉长变薄，形成子宫下段。

（3）子宫颈：妊娠早期因充血、组织水肿，宫颈外观肥大、着色，呈紫蓝色，质地软。宫颈黏液分泌增多，形成黏液栓，保护宫腔不受外来感染的侵袭。

4. 卵巢、输卵管

卵巢略增大，停止排卵。妊娠 10 周后，黄体功能由胎盘取代。妊娠 3 ～ 4 个月时，黄体开始萎缩。妊娠期输卵管伸长，黏膜可见到蜕膜样改变。

（二）乳房

妊娠早期乳房开始增大，孕妇自觉乳房发胀；乳头增大，乳晕着色，乳晕上的皮脂腺增生形成散在的小隆起，称为蒙氏结节（Montgomery' s tubercles）。妊娠期间并无乳汁分泌，与大量雌、孕激素抑制乳汁生成有关。在妊娠末期，挤压乳房时可有少量初乳分泌。

（三）血液循环系统

妊娠 6 ～ 8 周起母体血容量开始增加，妊娠 32 ～ 34 周达高峰，增加 30% ～ 45%，平均约 1 500mL。其中，血浆增加多于红细胞增加，血液稀释，出现生理性贫血。血液中的白细胞、纤维蛋白原、凝血因子也增加，血液黏稠处于高凝状态，红细胞沉降率加快。

妊娠期心排血量增加，心率增快，于妊娠 20 ～ 28 周达高峰，心率可以增快 10 ～ 15 次 / 分。妊娠晚期，增大的子宫使膈肌上抬，心脏向左前上方移位，大血管扭曲，故心尖部和肺动脉瓣区可听到柔和的吹风样收缩期杂音。如孕妇合并心脏病，在妊娠 32 ～ 34 周、分娩期（尤其是第 2 产程）及产褥期最初 3 日之内，因心脏负荷较重，需密切观察病情以防止心力衰竭。

妊娠期收缩压不变，舒张压因外周血管扩张而降低，脉压稍增大。随着妊娠进展，增大的子宫压迫下腔静脉使血液回流受阻，孕妇易发生下肢和外阴静脉曲张、痔疮。若孕妇长时间仰卧，子宫压迫下腔静脉，使回心血量和心排血量减少，血压下降，称为仰卧位低血压综合征（supine hypotensive syndrome）。

（四）泌尿系统

妊娠期肾脏负担加重，略增大。肾血浆流量及肾小球滤过率于妊娠早期均增加，并在整个妊娠期维持高水平；肾小球滤过率增加，但是肾小管对葡萄糖再吸收能力没有相应增加，约 15% 孕妇餐后出现生理性糖尿。增大的子宫压迫膀胱会引起尿频，妊娠晚期，胎先露进入盆腔导致尿频，甚至出现尿液外溢现象。

（五）呼吸系统

妊娠早期，孕妇的胸廓横径加宽、周径加大，横膈上升，呼吸时膈肌活动幅度增加。妊娠中期，由于肺通气量增加大于耗氧量，有过度通气现象，有利于提供孕妇和胎儿所需氧气。妊娠晚期，孕妇以胸式呼吸来维持气体交换，呼吸次数不超过 20 次 / 分，但呼吸较深；呼吸道黏膜充血、水肿，易发生上呼吸道感染；因膈上升，平卧后有呼吸困难感，睡眠时稍垫高头部可减轻症状。

（六）消化系统

妊娠6周左右，约半数孕妇会出现晨起恶心、呕吐、食欲减退、喜食酸物或偏食，称为早孕反应。一般于妊娠12周左右自行消失。由于雌激素影响，牙龈充血、水肿、增生，易出血，常有唾液增多，有时流涎。由于孕激素导致胃肠平滑肌张力下降，胃肠蠕动减少、减弱，易有上腹部饱胀感；妊娠中、晚期，由于胃部受压及幽门括约肌松弛，胃内酸性内容物可回流至食管下部，产生灼热感。

（七）内分泌系统及新陈代谢

妊娠期脑垂体、甲状腺、肾上腺等内分泌都是增加的，但无功能亢进的表现。妊娠中期后，基础代谢率加快，蛋白质和脂肪合成增加，血糖偏低，钙、铁需要量增加，如不足可发生肌肉痉挛、缺铁性贫血。妊娠中期则应开始补充维生素D、钙及铁剂。

二、心理—社会变化

妊娠期，孕妇及家庭成员的心理会随着妊娠的进展而有不同的变化。

（一）常见的心理反应

1. 惊讶和震惊

妊娠初期，几乎所有的孕妇都会产生惊讶和震惊的反应。

2. 矛盾

在惊讶和震惊的同时，孕妇可能会出现爱恨交加的矛盾心理，尤其是未计划妊娠的孕妇。

3. 接受

妊娠早期，孕妇对妊娠的感受仅仅是停经后的不适反应，并未真实感受到“孩子”的存在。妊娠中期，随着胎动的出现，孕妇会开始适应和接受母亲角色。妊娠晚期，孕妇可能出现睡眠障碍、腰背痛等症状，大多数孕妇期盼孩子的到来。随着预产期的临近，孕妇常因胎儿将要出生而感到愉快，又因即将面临的分娩疼痛、能否顺利分娩、胎儿有无畸形而焦虑。

4. 情绪波动

妊娠期因为激素水平的波动，孕妇的情绪变化较大，易激动，常为一些小的事情而生气、哭泣，常使配偶觉得茫然不知所措。

妊娠期抑郁

5. 自省

妊娠期，孕妇表现出以自我为中心，变得专注于自己及身体，注重穿着、体重和一日三餐，同时也较关心自己的休息，这种专注使孕妇能计划、调节、适应，以迎接新生儿的来临。

（二）孕妇的心理调适

美国妇产科护理学专家鲁宾（Rubin）提出妊娠期孕妇为接受新生命的诞生，维持个人及家庭的功能完整，必须完成4项妊娠期母性心理发展任务。

1. 确保自己及胎儿能安全顺利地度过妊娠期、分娩期

孕妇的注意力集中于胎儿和自己的健康以确保安全，寻求良好的专科知识。

2. 促使家庭重要成员接受新生儿

孕妇逐渐接受了孩子，并开始寻求家庭成员对孩子的接受和认可。此过程中，配偶的支持和接受尤为重要。

3. 学习为孩子贡献自己

妊娠期，孕妇必须发展自制能力，调整自己，以适应胎儿的成长，学习延迟自己的需要，以迎合另一个人的需要，从而顺利担负起产后照顾孩子的重任。

4. 情绪上与胎儿连成一体

妊娠期，孕妇和胎儿逐渐建立起亲密的感情，特别是胎动产生以后，孕妇常通过抚摸等行为表达对胎儿的情感，为日后与新生儿建立良好情感奠定基础。

第三节　妊娠诊断

临床上根据妊娠不同时期的特点，将妊娠分为 3 个时期：妊娠 13 周末以前称为早期妊娠；第 14 ～ 27 周末称为中期妊娠；第 28 周及以后称为晚期妊娠。

一、早期妊娠诊断

（一）症状与体征

1. 停经

月经周期正常的育龄期妇女，有性生活史，月经过期 10 日及以上，应首先怀疑早期妊娠。若停经已达 8 周，则妊娠的可能性更大。哺乳期妇女的月经虽未恢复，仍可能再次妊娠。

2. 早孕反应

约 50% 的妇女，在停经 6 周左右出现晨起恶心、呕吐、食欲减退、喜食酸物或偏食，称为早孕反应。多数于妊娠 12 周左右消失。

3. 尿频

妊娠早期因增大的子宫压迫膀胱而引起，12 周后子宫进入腹腔，尿频症状自然消失。

4. 乳房变化

孕妇自觉乳房轻度胀痛、乳头刺痛，乳房增大，乳头及周围乳晕着色，有深褐色蒙氏结节出现。哺乳期妇女妊娠后乳汁明显减少。

5. 妇科检查

子宫增大变软，妊娠 6 ～ 8 周时，阴道黏膜及子宫颈充血，呈紫蓝色，双合诊见宫颈变软，子宫峡部极软，感觉子宫体与子宫颈似不相连，称为黑加征（Hegar sign）。子宫随停经月份而逐渐增大，妊娠至 8 周，子宫约为非妊娠时的 2 倍，妊娠 12 周时，子宫约为非妊娠时的 3 倍，在耻骨联合上方可以触及。

（二）辅助检查

1. 妊娠试验

受精卵着床后滋养细胞分泌人绒毛膜促性腺激素（HCG），并经孕妇尿中排出，使用免疫学方法测定受检者的血或尿中 HCG 含量有变化，协助诊断早期妊娠。

2. 超声检查

超声检查是检查早期妊娠快速又准确的方法。最早在妊娠 5 周时见有节律的胎心搏动，可确诊为早期妊娠、活胎。通过在增大的子宫区内用超声多普勒仪听到有节律的胎心音，胎心率多为 110 ～ 160 次 / 分，可确诊为早期妊娠。

3. 基础体温测定

双相型体温、停经后高温相持续 18 日不下降的女性，早孕可能性大；如高温相持续 3 周以上，则早孕可能性更大。

二、中、晚期妊娠诊断

（一）症状

有早期妊娠的经过，子宫明显增大，孕妇自觉腹部逐渐增大。初孕妇于妊娠 20 周开始自觉到胎动，经产妇略早于初产妇。可触及胎体，听诊有胎心音。

（二）症状与体征

1. 子宫增大

随着妊娠进展，子宫逐渐增大。手测子宫底高度或尺测耻上子宫高度，可以判断子宫大小与妊娠周数是否相符（图 4–3）。

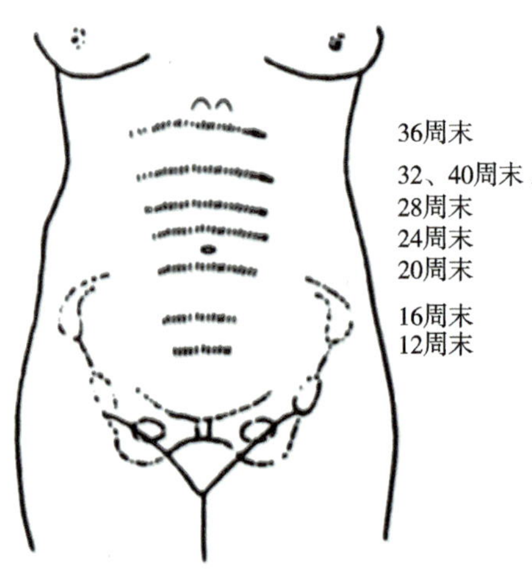

图 4–3　宫底高度与妊娠周数的关系

不同妊娠周数的子宫底高度及子宫长度

2. 胎动

胎儿在子宫内的活动称为胎动（fetal movement，FM）。妊娠 28 周以后，胎动计数< 10 次 /2 小时或减少 50% 提示有胎儿缺氧可能。腹壁薄且松弛的孕妇，经腹壁可见胎动。

3. 胎体

妊娠 20 周后，经腹壁可触及胎体，24 周后可用四步触诊法区分胎儿身体各部分，以此判断胎产式、胎先露和胎方位。

4. 胎心音

妊娠 12 周后，可用多普勒胎心听诊仪经孕妇腹壁探测胎心音，妊娠 18 ～ 20 周时经孕妇腹壁能听到胎心音。胎心音正常频率为 110 ～ 160 次 / 分，但须与子宫杂音、腹主动脉音及脐带杂音等相鉴别。

（三）辅助检查

1. B 超检查

B 超能显示胎儿的数目、胎方位、胎心搏动、胎盘位置、羊水量，评估胎儿体重，测定胎头双顶径、股骨长等径线，了解胎儿生长发育情况。超声多普勒可探及胎心音、胎动音、脐带血流音及胎盘血流音。

2. 胎儿心电图检查

妊娠 12 周后能显示较规律的图形，且妊娠 20 周后的成功率更高。对诊断胎心异常有一定价值。

三、胎姿势、胎产式、胎先露、胎方位

妊娠 28 周以前，羊水较多、胎体较小，胎儿在子宫内的活动范围较大，胎儿位置和姿势易改变。妊娠 32 周后，羊水相对减少，胎儿与子宫壁贴近，胎儿在宫内的位置和姿势相对恒定。

（一）胎姿势

胎儿在子宫内的姿势，称为胎姿势。整个胎体为适应子宫的形态而成为头端小、臀端大的椭圆形。胎头俯屈，颏部贴近胸壁，脊柱略前弯，四肢屈曲交叉于胸腹部前方为正常胎姿势。

（二）胎产式

胎儿身体纵轴与母体身体纵轴之间的关系称为胎产式。两轴平行者称为纵产式，占妊娠足月分娩总数的 99.75%。两轴垂直者称为横产式，仅占妊娠足月分娩总数的 0.25%。两轴交叉者称为斜产式，在分娩中可转为纵产式或少数转为横产式（图 4–4）。

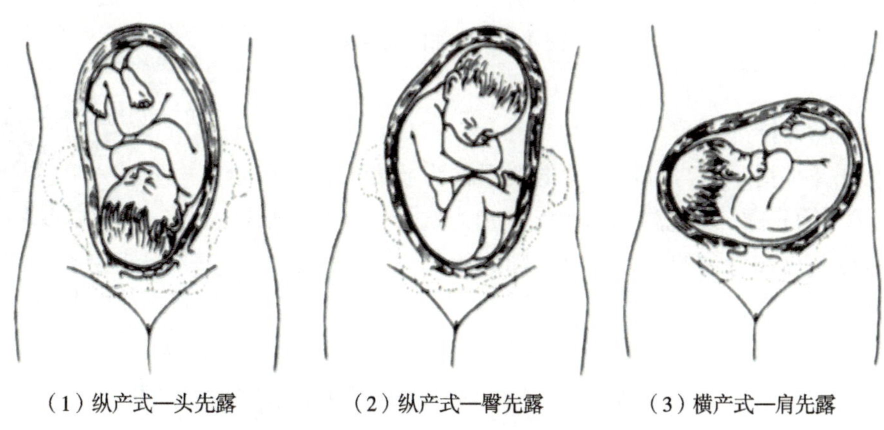

（1）纵产式—头先露　（2）纵产式—臀先露　（3）横产式—肩先露

图 4–4　胎产式和胎先露

（三）胎先露

最先进入骨盆入口的胎儿部分称为胎先露。纵产式有头先露、臀先露，横产式有肩

先露。头先露可因胎头屈伸程度不同分为枕先露、前囟先露、额先露、面先露（图 4-5）。臀先露可因入盆先露不同分为混合臀先露、单臀先露和足先露（图 4-6）。偶见头先露或臀先露与胎手或胎足同时入盆，称为复合先露。

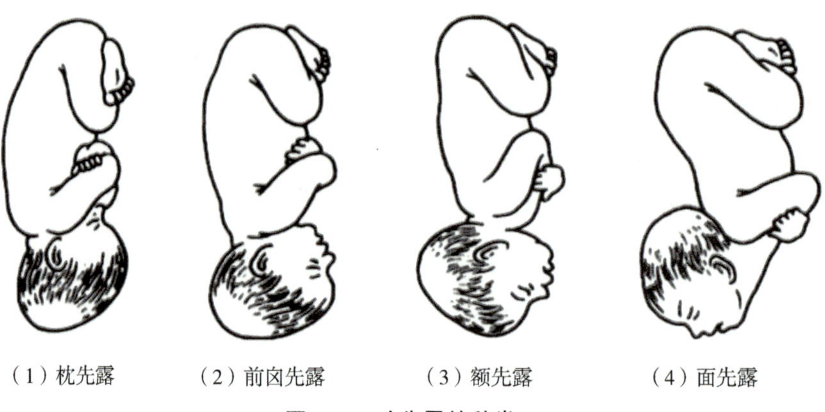

（1）枕先露　（2）前囟先露　（3）额先露　（4）面先露

图 4-5　头先露的种类

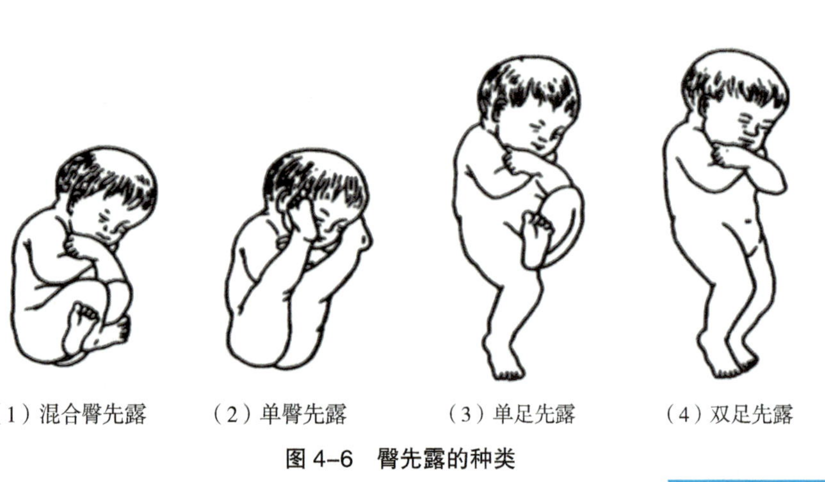

（1）混合臀先露　（2）单臀先露　（3）单足先露　（4）双足先露

图 4-6　臀先露的种类

（四）胎方位

胎儿先露部指示点与母体骨盆的关系称为胎方位，简称胎位。枕先露、面先露、臀先露的指示点分别为枕骨、颏骨、骶骨。根据指示点与母体骨盆的关系而有不同的胎位。正常的胎方位为枕前位。

胎产式、胎先露和胎方位的关系

第四节　胎儿附属物的形成和功能

胎儿附属物包括胎盘、胎膜、脐带和羊水，对维持宫内胎儿的生命及生长发育起着重要作用。

一、胎盘

（一）胎盘的形成

胎盘由羊膜、叶状绒毛膜和底蜕膜构成，是母体与胎儿间进行物质交换的重要器官（图 4–7）。

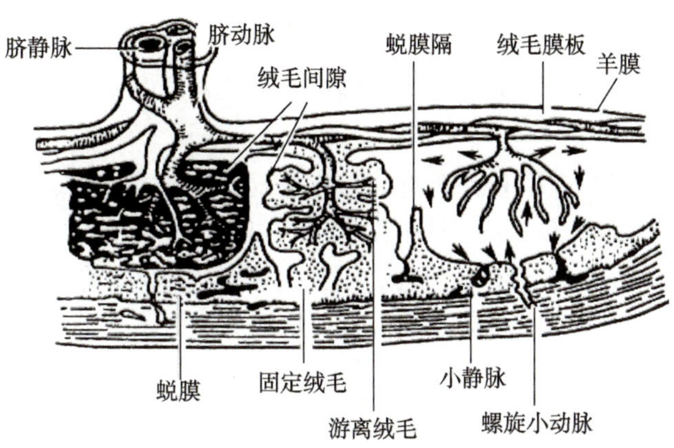

图 4–7　胎盘模式图

1. 羊膜

羊膜是胎盘最内层，附着在胎儿面的半透明薄膜。光滑，无血管、神经和淋巴，有一定弹性。

2. 叶状绒毛膜

叶状绒毛膜是胎盘的主要部分，构成胎盘的胎儿部分。受精后约 12 日，滋养层表面即可见到绒毛，继续发育称为绒毛膜；与底蜕膜接触的称为叶状绒毛膜，是构成胎盘的主要部分；其余的称为平滑绒毛膜，将发育成胎盘膈。

3. 底蜕膜

构成胎盘的母体部分，由孕卵与子宫肌层之间的蜕膜发育而成，为胎盘的母体面。

（二）胎盘的结构

足月胎盘为圆形或椭圆盘状，重 450 ～ 650g，重量约为足月初生儿的 1/6，直径 16 ～ 20cm，厚 1 ～ 3cm，中间厚，边缘薄。胎盘分为母体面和胎儿面，母体面粗糙，由 18 ～ 20 个胎盘小叶组成，呈暗红色。胎儿面光滑，表面为羊膜，中央或稍偏处有脐带附着，呈灰白色。

副胎盘、轮状胎盘

（三）胎盘的功能

1. 气体交换

母体和胎儿之间，氧气及二氧化碳通过简单扩散进行交换，替代胎儿呼吸系统的功能。因为二氧化碳通过血管合体膜的扩散速度比氧气快 20 倍左右，所以二氧化碳易自胎儿向母体迅速扩散。

2. 供应营养物质

胎儿体内需要的葡萄糖以易化扩散方式通过胎盘来自母体。胎血内氨基酸浓度高于母血，并以主动转运方式通过胎盘；脂肪酸以简单扩散方式通过胎盘；电解质及维生素大部分以主动转运方式通过胎盘。胎盘中含有多种酶，可将简单物质合成（如葡萄糖合成糖原、氨基酸合成蛋白质等）后供给胎儿，也可将复杂物质分解为简单物质（如脂质分解为自由脂肪酸）后供给胎儿。

3. 排泄废物

胎儿的代谢产物如尿酸、尿素、肌酐等经胎盘进入母血，由母体排出体外。

4. 防御功能

各种病毒（如风疹病毒、流感病毒、巨细胞病毒等）易通过胎盘侵袭胎儿；细菌、弓形虫、衣原体、螺旋体等可破坏绒毛结构，感染胎儿；分子量小、对胎儿有害的药物也可通过胎盘，导致胎儿畸形甚至死亡。因此，胎盘的屏障功能极有限。母血中部分免疫物质可通过胎盘，使胎儿出生后短期内有一定的免疫力。

5. 合成功能

胎盘能合成多种激素和酶，包括蛋白激素（如绒毛膜促性腺激素和人胎盘生乳素等）、甾体类激素（如雌激素和孕激素等）、缩宫素酶和耐热性碱性磷酸酶等。

二、胎膜

胎膜（fetal membrane）是由绒毛膜和羊膜组成。胎膜外层为绒毛膜，发育过程中因缺乏营养供应而退化为平滑绒毛膜，妊娠晚期与羊膜紧贴，但两者可完全分开。胎膜内层为羊膜，为半透明的薄膜，与覆盖胎盘、脐带的羊膜层相连接。

三、脐带

脐带（umbilical cord）是由胚胎发育过程中的体蒂发展而来。足月胎儿的脐带长为30～100cm，平均55cm，直径0.8～2.0cm，脐带的表面由羊膜覆盖，内有1条脐静脉和2条脐动脉，为保护脐血管，血管周围有胚胎结缔组织，称为华通胶。通过脐带血液循环，胎儿与母体进行营养和代谢物质交换。若脐带受压，可致胎儿窘迫，甚至危及生命。

四、羊水

羊水（amniotic fluid）为充满于羊膜腔内的液体。

（一）羊水的来源

妊娠早期的羊水由母体血清经胎膜进入羊膜腔的透析液，妊娠中期后，羊水主要来自胎儿尿液。

（二）羊水的吸收及平衡

约50%的羊水吸收由胎膜完成，通过进行液体交换，羊水在羊膜腔内可维持动态平衡。羊水不断更新以保持母体、胎儿、羊水三者间液体平衡。

（三）羊水量、性状及成分

羊水的量随着胚胎发育而逐渐增加，妊娠8周，羊水量为5～10mL，妊娠36～

38 周可达 1 000 ～ 1 500mL，此后逐渐减少，正常足月妊娠羊水量为 800 ～ 1 000mL。妊娠早期羊水为无色澄清液体，足月妊娠时，羊水略浑浊，不透明，pH 为 7.20，呈中性或弱碱性。内含大量上皮细胞及胎儿代谢产物。通过羊水穿刺，可早期诊断部分先天性畸形。

（四）羊水的功能

胎儿在羊水中可自由活动，起到保护作用；防止胎体粘连和直接损伤；保持羊膜腔内恒温；有利于胎儿体液平衡；避免胎儿局部受压；临产后，破膜后羊水冲洗和润滑阴道可减少感染的发生机会。

第五节　妊娠期的管理

妊娠期的管理对孕妇和胎儿的健康至关重要，通过健康史评估、体格检查、高危因素评估，对妊娠期作出护理诊断，进而为孕妇提供妊娠期相应的护理措施，促进妊娠期母儿健康。

一、护理评估

（一）健康史

1. 个人资料

（1）年龄：年龄过小易发生难产；年龄过大（＞ 35 岁）的初孕妇容易并发妊娠期高血压疾病、产力异常和产道异常等。

（2）职业：应避开理化因素的影响，如放射线能诱发基因突变，造成染色体异常。尤其是妊娠早期接触放射线者，可造成流产、胎儿畸形等。铅、汞、苯及有机磷农药、一氧化碳中毒等，可致胎儿畸形。

（3）其他个人资料：籍贯、家庭住址、文化程度、宗教信仰、婚姻状况、经济状况、联系方式等。

2. 目前健康状况

询问孕妇饮食习惯、休息睡眠情况及大小便情况、日常活动和有无特殊嗜好。

3. 既往史及家族史

（1）既往史：了解有无高血压、糖尿病、心肺疾病、肝肾疾病、血液病、传染性疾病、胃肠道疾病、内分泌疾病等，以及疾病的发生时间和严重程度；了解有无剖宫产及其他手术史，药物、食物过敏史。

（2）家族史：了解家族中有无高血压、糖尿病等慢性病史，有无精神疾病、遗传病史，有无双胎及多胎妊娠史。

4. 月经史及婚育史

（1）月经史：了解初潮年龄、月经量、月经周期、末次月经日期；了解月经周期和末次月经日期，可帮助推算出孕产妇的预产期。

（2）婚育史：了解结婚次数、是否近亲结婚、生育史（包含足月产数、早产数、流产数、现存子女数）；了解有无难产、死胎、死产、产后出血。

5. 本次妊娠经过

（1）停经后有无恶心、呕吐、头晕、头痛、阴道出血、发热等症状，有无病毒感染史及用药情况。

（2）胎动出现的时间及目前的胎动情况。

（3）是否接触过可能导致胎儿畸形的因素，如放射性物质、有毒物质、服用孕期禁忌药物等。

6. 配偶健康状况

了解配偶有无吸烟、饮酒、吸毒等不良嗜好，有无遗传病、传染病史等。

7. 推算预产期（expected date of confinement，EDC）

（1）计算法：从末次月经（LMP）算起，如为阳历，月份加 9 或减 3，日期加 7。如为农历，月份加 9 或减 3，日期加 15。

（2）估计法：如记不清末次月经时间，可根据早孕反应出现的时间、胎动开始的时间、手测或尺测宫底高度和 B 超检查妊娠囊的大小、头臀长度、胎头双顶径及股骨长度综合判断。

（二）体格检查

1. 一般检查

（1）外观检查：观察孕妇的身高、精神状态、发育、营养及步态。身材矮小的孕妇（＜ 145cm），应警惕骨盆狭窄。

（2）生命体征检查：测量血压，正常孕妇血压应＜ 140/90mmHg。血压≥ 140/90mmHg 或超过基础血压 30/15mmHg，都应警惕是否有妊娠高血压相关疾病。妊娠晚期每周体重增加不应超过 500g，超过者应警惕水肿或隐性水肿的发生。妊娠期体重增加范围的建议，见表 4–1。

表 4–1　妊娠期体重增加范围的建议

妊娠前 BMI（kg/m^2）	妊娠期体重增加范围（kg）	妊娠中、晚期平均每周体重增长的速度
体重过低（＜ 18.5）	12.5 ～ 18.0	0.51（0.44 ～ 0.58）
正常体重（18.5 ～ 24.9）	11.5 ～ 16.0	0.42（0.35 ～ 0.50）
超重（25.0 ～ 29.9）	7.0 ～ 11.5	0.28（0.23 ～ 0.33）
肥胖（≥ 30.0）	5.0 ～ 9.0	0.22（0.17 ～ 0.27）

（3）其他检查：听诊心肺功能有无异常，检查乳房发育及异常情况，身体外观有无畸形，如脊柱侧弯等。

2. 专科检查

专科检查包括腹部检查、骨盆测量、阴道检查、直肠指检和绘制妊娠图。

（1）腹部检查：排空膀胱后，孕妇仰卧于检查床上，头部稍抬高，露出腹部，双腿略屈曲分开，使腹肌放松。检查者站于孕妇的右侧。

1）视诊：观察腹部的形状、大小、皮肤情况（如有无妊娠纹、瘢痕等）。腹部过大，可能为双胎或多胎、羊水过多、巨大儿；腹部过小，可能为胎儿生长受限、孕周推算错误等，腹部两侧向外膨出伴宫底位置较低者，胎儿可能是肩先露，若初产妇为尖腹或经产妇为悬垂腹，应考虑可能伴有骨盆狭窄。

2）触诊：触诊腹壁的紧张度，有无腹直肌分离，羊水量的多少及子宫肌的敏感度。用软尺测量宫高及腹围，宫高是指从宫底到耻骨联合上端的距离，腹围是指绕脐 1 周的数值。随后进行四步触诊法，检查胎产式、胎先露及是否衔接、胎方位。进行前三步手法时，检查者面向孕妇头端，第四步手法时，检查者应面向孕妇足端（图 4–8）。

第一步：检查者双手分别置于宫底部，测宫底高度，根据宫底高度评估胎儿大小与妊娠周期是否相符。然后两手指腹相对交替轻推，若为胎头，则硬而圆且有浮球感，若为胎臀，则柔软且形状不规则。

第二步：检查者双手分别置于腹部左、右两侧，轻轻地深按进行检查。触到平坦饱满部分为胎背，并确定胎背朝向（向前、向侧方或向后）。可变形、高低不平部分为胎儿四肢，有时可感到胎儿肢体在动。

第三步：检查者右手拇指与其余四指分开，置于耻骨联合上方握住胎先露部，进一步查清是胎头还是胎臀，左右推动以确定是否衔接。若可推动，则未衔接。

第四步：检查者双手分别置于胎先露部的两侧，沿骨盆入口向下深按，进一步核实胎先露部是胎儿哪个部位，并确定入盆程度。

腹部四步触诊法
微课

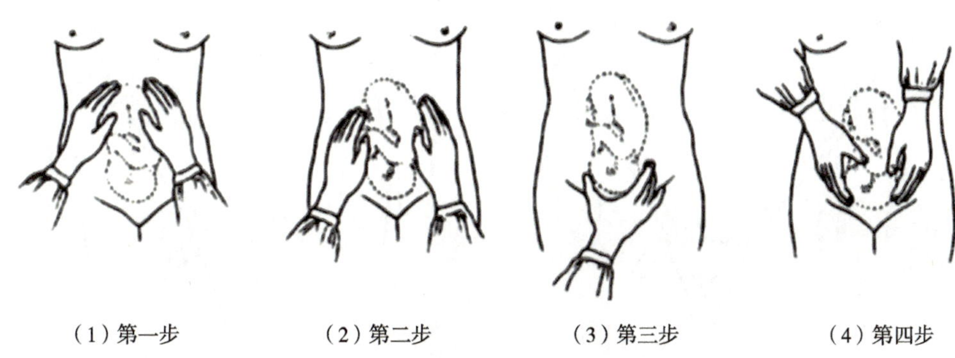

（1）第一步　（2）第二步　（3）第三步　（4）第四步

图 4–8　四步触诊法

3）听诊：胎心音在靠近胎背侧上方的孕妇腹壁上听得最清楚。24 周以后，枕先露听诊时，胎心音在脐下方右侧或左侧；臀先露时，胎心音在脐上方右侧或左侧；肩先露时，胎心音在脐部下方听得最清楚。当腹壁紧、子宫较敏感、确定胎背方向有困难时，可借助胎心音和胎先露综合分析判断胎方位。

（2）骨盆测量：骨盆的大小与形态是否异常决定了分娩的快慢和顺利与否。初孕妇及有难产史的孕妇，初次产前检查时应常规做骨盆测量。

1）骨盆外测量径线：包括髂棘间径、髂嵴间径、骶耻外径、出口横径、出口后矢状径和耻骨弓角度。

髂棘间径：正常值为 23 ～ 26cm。协助孕妇伸腿仰卧位于检查床上。触清两侧髂前上棘，测量两侧髂前上棘外侧缘间的距离（图 4–9）。此径线可间接了解骨盆入口横径长度。

髂嵴间径：正常值为 25 ～ 28cm。协助孕妇伸腿仰卧位于检查床上，测量两侧髂嵴外缘间的最宽距离（图 4–10）。此径线可间接了解骨盆入口横径长度。

骶耻外径：正常值为 18 ～ 20cm。为耻骨联合上缘中点至第 5 腰椎棘突下凹陷处的距离（图 4–11），相当于米氏菱形窝上角或两侧髂嵴连线中点下 1.0 ～ 1.5cm 处。孕妇取左侧卧位，右腿伸直，左腿屈曲测量。此径线可间接推测骨盆入口前后径长度，是骨盆外测量中最重要的径线。

出口横径（坐骨结节间径）：正常值为 8.5 ～ 9.5cm。协助孕妇呈仰卧位，两腿弯曲双手紧抱双膝。测量两侧坐骨结节内侧缘间的距离（图 4–12）。

出口后矢状径：正常值为 8 ～ 9cm。指坐骨结节间径中点至骶骨尖的距离。出口横径与出口后矢状径之和大于 15cm 者，一般足月胎儿可以娩出。

耻骨弓角度：用两拇指尖斜着对拢，放置于耻骨联合下缘，左、右两拇指平放于耻骨降支上面，测量两拇指间的角度，正常值为 90°，小于 80° 为不正常。

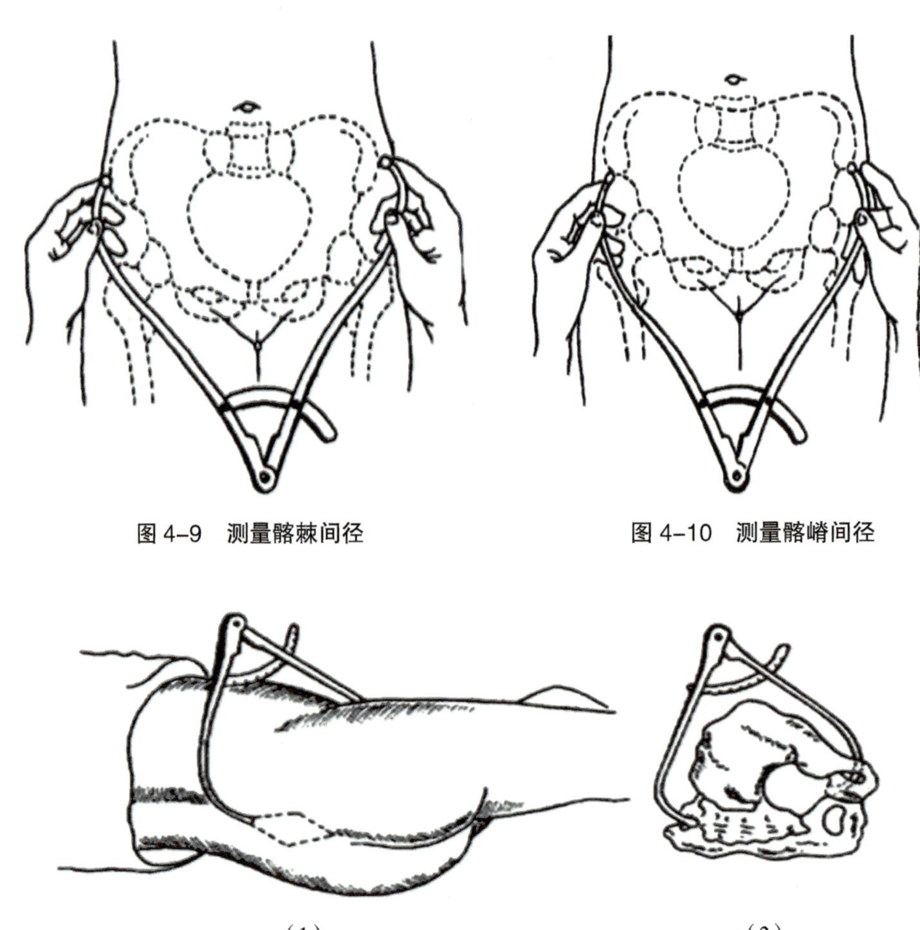

图 4–9　测量髂棘间径

图 4–10　测量髂嵴间径

（1）　（2）

图 4–11　测量骶耻外径

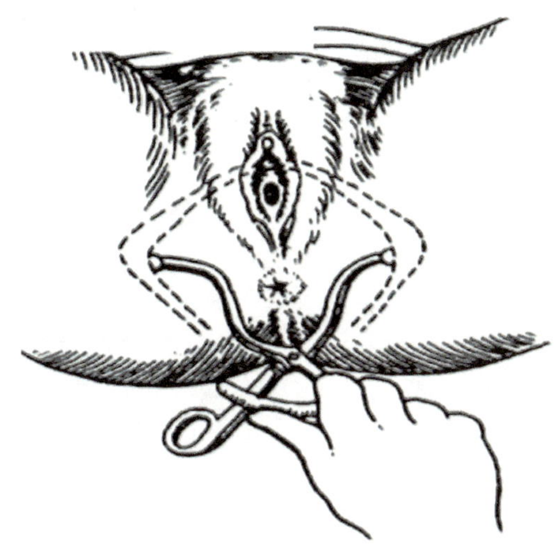

图 4–12　测量坐骨结节间径

2）骨盆内测量：凡有骨盆狭窄或初孕妇预产期前 2 周胎头尚未入盆者及多次难产史者均应做此项检查。常用的测量径线有骶耻内径、坐骨棘间径和坐骨切迹宽度。

骶耻内径（对角径）：测量时，将伸入阴道的中指尖触到骶岬上缘中点，使示指上缘紧贴耻骨联合下缘，用另一手的示指标记此紧贴点后，测量中指尖至此标记点的距离（图 4–13）。

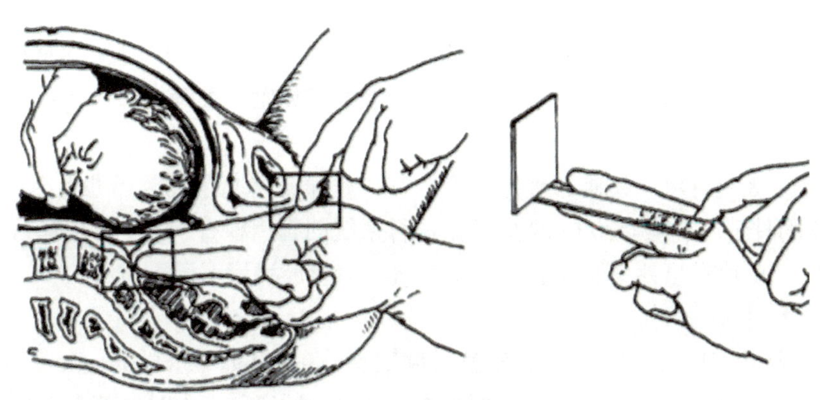

图 4–13　测量骶耻内径

坐骨棘间径：两坐骨棘间的距离，正常值约 10cm（图 4–14）。

坐骨切迹宽度：为坐骨棘与骶骨下部间的距离，即骶棘韧带的宽度。正常能容 3 横指，为 5.5 ～ 6.0cm，否则为中骨盆狭窄（图 4–15）。

（3）阴道检查：确诊早孕时即应做此项检查。妊娠最后 1 个月以及临产后，要避免不必要的阴道检查。检查时需消毒外阴及戴手套，以防感染。

（4）直肠指检：以了解胎先露部、骶骨前面弯曲、坐骨棘、坐骨切迹宽度及骶骨关节活动度。

（5）绘制妊娠图：将血压、体重、身高、腹围、胎位、胎心率等各项检查结果绘制于妊娠图中成曲线图，观察动态变化，及早发现并处理母儿的异常情况。

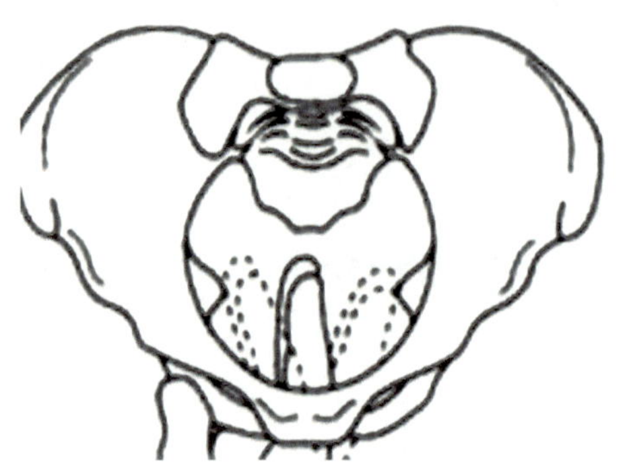
图 4-14　测量坐骨棘间径

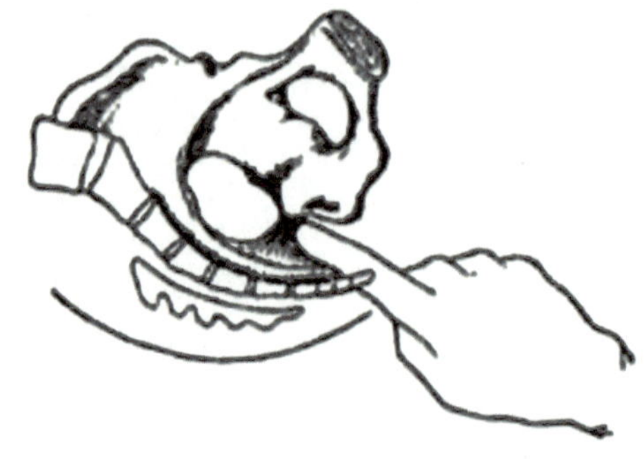
图 4-15　测量坐骨切迹宽度

二、高危因素评估

（一）病史

重点评估孕产史（特别是不良孕产史如流产、早产、死胎、死产史），生殖道手术史，有无胎儿畸形或幼儿智力低下，孕前准备情况，孕妇及配偶的家族史和遗传病史。注意有无妊娠合并症。本次妊娠有无阴道出血，有无可能致畸的因素。

（二）辅助检查

1. 常规检查

血常规、尿常规、血型（ABO 和 Rh 血型）、肝功能、肾功能、空腹血糖水平、HBsAg 筛查、梅毒血清抗体筛查、HIV 筛查和地中海贫血筛查等。

2. 超声检查

妊娠 6 ～ 8 周行超声检查，确定是否为宫内妊娠，诊断孕周、胎儿是否存活、胎儿数目、子宫附件情况。妊娠 20 ～ 24 周开始进行系统的超声检查，筛查胎儿有无严重畸形。妊娠晚期的超声检查可评估胎儿大小、羊水量、胎盘成熟度、胎方位等。

3. 妊娠期糖尿病筛查

有条件者可直接行 75g 口服葡萄糖耐量试验（oral glucose tolerance test，OGTT），正常上限为空腹血糖 5.1mmol/L，1 小时血糖为 10.0mmol/L，2 小时血糖为 8.5mmol/L。

三、常见护理诊断 / 问题

（一）孕妇

1. 舒适度改变

与子宫增大压迫周围器官及组织有关。

2. 便秘

与妊娠引起的肠蠕动减弱有关。

3. 焦虑

与担心母儿安危及不适应身体变化等有关。

4. 知识缺乏

缺乏妊娠期保健知识。

（二）胎儿

有受伤的危险：与遗传、感染、中毒、胎盘功能障碍有关。

四、护理措施

（一）一般护理

建立孕妇保健手册，告知孕妇产前检查的重要性、检查内容，预约下次产前检查的时间。WHO（2019年）发布的孕期保健指南，产前检查次数增加到7～11次，分别为：妊娠6～13^{+6}周、14～19^{+6}周、20～24周、25～28周、29～32周、33～36周、37～41周。

（二）症状护理

1. 恶心、呕吐

半数左右妇女在妊娠6周左右出现早孕反应，12周左右消失。在此期间应少量多餐，避免空腹；进食清淡食物，避免油炸、难消化的食物；给予精神鼓励和支持。若妊娠12周后仍呕吐严重，甚至影响孕妇营养，应考虑妊娠剧吐的可能，须住院治疗，纠正水电解质紊乱。

2. 尿频、尿急

常发生在妊娠最初3个月及末3个月。一般不必处理。孕妇在有尿意时应及时排空膀胱，此症状产后可逐渐消失。

3. 白带增多

妊娠最初3个月及末3个月明显，是正常的生理变化。嘱孕妇每日清洗外阴，保持外阴部清洁，但严禁阴道冲洗。分泌物过多时及时更换衣物，增加舒适感。

4. 水肿

妊娠后期易发生下肢水肿，经休息后可消退，属正常现象。若下肢明显凹陷性水肿或经休息后不消退者，应警惕妊娠期高血压疾病，及时就诊。嘱孕妇左侧卧位，解除右旋增大的子宫对下腔静脉的压迫，下肢稍垫高，避免长时间地站或坐，以免加重水肿的发生。适当限制孕妇对盐的摄入，但不必限制水分的摄入。

5. 下肢、外阴静脉曲张

孕妇应避免两腿交叉或长时间站立、行走，并注意时常抬高下肢；指导孕妇穿弹力裤或袜，避免穿妨碍血液回流的紧身衣裤。会阴部有静脉曲张者，可于臀下垫枕或抬高髋部。

妊娠水肿与下肢静脉曲张的预防微课

6. 便秘

嘱孕妇养成每日定时排便的习惯，多吃水果、蔬菜等富含纤维素的食物，每日增加饮水量，适当活动。

7. 腰背痛

指导孕妇穿低跟鞋，在俯拾或抬举物品时，保持上身直立，弯曲膝部，用双下肢的力量抬起，避免长时间弯腰。

8. 下肢肌肉痉挛

指导孕妇饮食中增加钙的摄入，告知孕妇下肢肌肉痉挛时，背屈肢体或站直前倾或局部热敷按摩，直至痉挛消失。必要时遵医嘱口服钙剂。

9. 仰卧位低血压综合征

嘱孕妇左侧卧位后可缓解。

10. 失眠

每日坚持户外活动，头部按摩、温水洗脚、睡前喝热牛奶等方式均有助于睡眠。

11. 贫血

孕妇应适当增加含铁食物的摄入，需补充铁剂时，应用温水或果汁送服，以促进铁的吸收，且应在餐后服用，以减轻对胃肠道的刺激。服用铁剂后大便可能会变黑，应向孕妇解释属正常现象。

12. 焦虑或抑郁

了解孕妇心理状况，鼓励其抒发内心的感受和想法，找出症结所在，给孕妇提供心理支持，缓解不良情绪。

（三）健康教育

1. 营养指导

妊娠期根据妊娠前体重指数、体质状况、生活和饮食习惯，以及是否有妊娠期糖尿病、妊娠期高血压疾病等并发症的不同情况进行个体化的营养指导，以保证营养均衡和母儿健康，使每周体重增长维持在 0.5kg 左右。

2. 运动指导

妊娠期运动强度和持续时间，遵循个体化和循序渐进的原则。目前，国内外的推荐标准是，妊娠期可选择中等强度的有氧运动，每周 3 ～ 4 次，最好是间歇性运动。

3. 外阴清洁

妊娠期阴道分泌物增多，指导孕妇保持外阴清洁，发现阴道分泌物的颜色、性质、味道异常时，应及时就诊。

4. 乳房及乳头护理

妊娠期乳腺发育乳房增大，要选择合适的胸罩，同时注意乳头及乳房的清洁卫生。

5. 舒适及安全

妊娠期衣服应宽松、柔软、舒适，穿轻便舒适防滑的鞋子，避免穿高跟鞋，以防腰背痛及身体失衡。

6. 孕期用药

妊娠期除出现合并症、并发症时必须用药治疗外，应减少用药次数。妊娠前 2 个月须在医生指导下用药。

7. 胎动计数

妊娠 18 ～ 20 周开始自测胎动，每日早、中、晚各数 1 小时胎动，如发现胎动异常，应警惕胎儿缺氧的可能。

8. 性生活指导

妊娠前 3 个月及末 3 个月，均应避免性生活，以防流产、早产及感染。

9. 识别先兆临产

临近预产期的产妇，如果出现阴道血性分泌物或规律宫缩（间歇 5 ～ 6 分钟，持续 30 秒），应尽快到医院就诊。若胎膜早破，应嘱孕妇平卧，立即送往医院，以防脐带脱垂危及胎儿生命。

第六节　分娩的准备

孕妇尤其是初产妇，由于对分娩过程中自身和胎儿安全的担忧、缺乏分娩方面的知识及对分娩疼痛的错误理解等，多数会产生焦虑甚至恐惧心理，而心理问题又会影响产程的进展和母子安全。因此，做好分娩的准备非常重要，有利于孕妇树立分娩的信心，顺利通过分娩。

一、先兆临产

分娩发动前，出现一些预示即将临产的症状，称为先兆临产（threatened labor）。

（一）假临产

假临产指在妊娠晚期子宫出现不规律收缩。特点为：宫缩间隔时间、持续时间不规律，一般不超过 30 秒；孕妇只感到下腹部有轻微胀痛；不伴有宫颈缩短和宫口扩张，并可被镇静药缓解。

（二）胎儿下降感

胎儿的先露部下降衔接及羊水量减少，造成子宫底位置下降，使子宫对膈肌的压力降低。此时，孕妇自觉呼吸较以前轻快，上腹部比较舒适，食欲改善，妊娠期的水潴留也开始减轻。由于先露部下降衔接的时间不同，故从轻快感的出现至分娩发动的时间间隔也不同。

（三）见红

在产程发动前 24 ～ 48 小时，不规律的子宫收缩牵动宫颈，使宫颈内口附近的胎膜与子宫壁分离，导致毛细血管断裂，宫颈黏液栓脱落，使血液与宫颈黏液混合在一起从阴道流出，称为见红，是分娩即将开始的比较可靠的征象。

二、护理程序在分娩准备中的应用

（一）护理评估

（1）评估孕妇分娩准备及分娩的知识掌握程度。

（2）评估影响孕妇学习的因素（如理解和接受能力、学习态度、环境以及丈夫和主要家庭成员的支持等）。

（二）常见护理诊断 / 问题

1. 知识缺乏

缺乏分娩准备及相关知识。

2. 焦虑

与担心分娩疼痛不适有关。

（三）预期护理目标

（1）孕妇能正确陈述与分娩有关的知识。

（2）孕妇能正确示范应对分娩期疼痛及不适的技巧。

（四）护理措施

（1）采用健康教育手册等形式向孕妇宣传有关分娩准备方面的知识。

（2）采用示范、角色扮演的形式向孕妇讲解有关减轻分娩不适的应对技巧。

（3）鼓励孕妇在讲座或学习中提出问题，由专业人员纠正错误的认知。

（4）鼓励孕妇表达心中的焦虑等不良情绪，给予针对性的心理支持。

（5）协助其配偶及其他重要家庭成员参与分娩准备的过程，让妊娠和分娩成为更有意义的家庭体验。

三、减轻分娩不适的方法

目前有很多种方法可协助减轻分娩时的疼痛，常用的减轻分娩不适的方法如下。

（一）拉梅兹分娩法

由法国医师拉梅兹博士提出，因此称为拉梅兹分娩法。此方法通过对神经肌肉控制、产前体操及呼吸技巧训练的学习过程，使产妇分娩时将注意力集中在对呼吸的控制上，转移疼痛，适度放松肌肉，在分娩过程中保持镇定，加快产程并让胎儿顺利娩出。具体方法如下。

1. 廓清式呼吸

所有的呼吸运动在开始和结束前，均深吸一口气后再完全呼出，目的是减少快速呼吸造成过度换气，保证母体内胎儿的氧气供应。

2. 放松技巧

可通过想象美好事物或听轻音乐，达到对某些肌肉进行放松的目的，然后逐步对全身肌肉进行放松练习，使孕妇分娩时不会因紧张而造成肌肉用力和疲惫感。

3. 意志控制的呼吸

（1）宫口开大 3cm，胸部呼吸法：随子宫收缩开始，用鼻深吸一口气，吸气、呼气，反复进行，直到阵痛停止才恢复正常呼吸。 胸部呼吸是一种不费力且舒服的减痛呼吸方式，每当子宫开始或结束剧烈收缩时进行。

（2）宫颈开 3 ～ 7cm，嘻嘻轻浅呼吸法：孕妇首先让身体完全放松，眼注视着同一点，用嘴吸入一小口空气，保持轻浅呼吸，让吸入及呼出的气量相等，完全用嘴呼吸，保持呼吸高位在喉咙，就像发出“嘻嘻”的声音。当子宫收缩强烈时，需要加快呼吸，反之就减慢。练习时由连续 20 秒慢慢加长，直至一次呼吸练习能达到 60 秒。

（3）宫颈开 7 ～ 10cm，喘息呼吸法：这一阶段产程最激烈、最难控制，宫缩每次维持 30 ～ 90 秒。孕妇先将空气排出后，深吸一口气，接着快速做 4 ～ 6 次的短呼气，如在吹气球。练习时由一次呼吸练习持续 45 秒慢慢加长至一次呼吸练习能达 90 秒。

（4）第一产程末，哈气运动：阵痛开始，孕妇先深吸一口气，接着短而有力地哈气，如浅吐 1、2、3、4，接着大大地吐出，就像在吹一样很费劲的东西。孕妇学习快速、连续以喘息方式急速呼吸如同哈气，直到不想用力为止，练习时每次需达 90 秒。

（5）宫口开全，憋气运动：即将看到婴儿头部时，孕妇下巴前缩，略抬头，长吸一口气，憋气，用力使肺部的空气压向下腹部，用力推将婴儿娩出。需要换气时，完全放松骨盆肌肉，保持原有姿势，下次宫缩时继续憋气和用力，当胎头已娩出产道时，孕妇可使用短促的呼吸（如快速哈气运动）来减缓疼痛。每次练习时，至少要持续 60 秒用力。

4. 划线按摩法

孕妇用双手指尖在腹部做环形运动。按压力度不宜太大，以免引起疼痛，也不宜太小，引起痒感。也可以单手在腹部用指尖做横“8”字形按摩，也可按摩大腿两侧。

（二）瑞德法

由英国医师迪克·瑞德提出，其原理为恐惧会导致紧张，从而加重疼痛，若能打破恐惧—疼痛的链环，便能减轻分娩时因宫缩而引起的疼痛。此方法包括放松技巧和腹式呼吸技巧。

1. 放松技巧

孕妇侧卧，头下垫一小枕，让腹部的重量施于床垫上，身体任一部位均不交叠。

2. 腹式呼吸

孕妇平卧，可转移孕妇注意力，减轻全身肌肉的紧张性，同时迫使腹肌升起；使子宫在收缩时轻松而不受限制，以维持子宫良好的血液供应。在分娩末期，当腹式呼吸不足以应付时，可改用快速的胸式呼吸。

（三）布莱德雷法

由罗伯特·布莱德雷医师提出，又称丈夫教练法。其放松和控制呼吸的技巧同前，主要强调在妊娠、分娩和新生儿出生后最初几日内丈夫的重要性。在分娩过程中，丈夫可以鼓励产妇适当活动来促进产程，也可以指导产妇用转移注意力的方法来减轻疼痛。

四、分娩前护理

（一）物品准备

1. 产妇的用物准备

产前检查记录本、会阴垫、数套可替换的衣服等。

2. 新生儿的用物准备

婴儿包被、衣物等。

（二）产前运动

产前运动可减轻孕妇不适，缓解分娩焦虑和恐惧，伸展会阴部肌肉，使产妇顺利通过分娩。

1. 孕早期运动

进行简单又不激烈的伸展运动，如腿部运动、腰部运动、抬腿运动、股部肌肉伸展运动、蹲距运动，有利于促进血液循环、刺激肠蠕动、预防便秘、增强会阴与阴道的肌肉弹性及张力等作用。

2. 孕中期运动

如盘坐运动、盘腿坐式、脊椎伸展运动、骨盆及背部摇摆运动、腰背肌肉运动、会阴收缩运动，能缓解孕期不适症状，对有效控制孕期体重有重要作用。

3. 孕晚期运动

如膝胸卧式、腹式呼吸运动、哈气运动、腹压运动，可缓解紧张情绪，促进产程进展。

本章小结

妊娠（pregnancy）是女性自然的生理时期。女性角色的转变包括生理、心理和社会方面的变化。生理方面，包括生殖系统、乳房、血液循环系统、泌尿系统、呼吸系统、消化系统及内分泌系统的改变。同时，孕妇在妊娠期也会出现惊讶和震惊、矛盾或接受等心理变化，需要进行合理调适。掌握妊娠不同时期的特点，胎儿附属物的形成和功能，进行科学化的管理，能够为孕妇提供适当的妊娠期护理措施，促进妊娠期母儿健康。

（吴 斌 米 薇）

练习题

第五章

分娩期妇女的护理

分娩期妇女的护理 PPT

学习目标

识记：影响分娩的四大因素。

理解：临产及第一、第二、第三产程的临床表现和处理；分娩期妇女的焦虑与疼痛情况，并采取适当的护理措施。

运用：运用护理程序对分娩各期妇女采取适当的护理措施。

第一节　影响分娩的因素

预习案例

王女士，28 岁，G_1P_0，孕 39 周，见红、规律性宫缩 3 小时入院。

思考：

1. 该孕妇的护理评估重点内容有哪些？
2. 主要的护理诊断是什么？
3. 每个阶段采取哪些护理措施？

影响分娩的因素包括产力、产道、胎儿及精神心理因素。

一、产力

将胎儿及其附属物从子宫内逼出的力量称为产力。产力包括子宫收缩力（简称宫缩）、腹壁肌及膈肌收缩力（统称腹压）和肛提肌收缩力。

（一）子宫收缩力

子宫收缩力是临产后的主要产力，贯穿整个分娩过程。临产后的宫缩能使宫颈管缩短直至消失、宫口扩张、胎先露下降、胎儿和胎盘娩出。临产后正常子宫收缩有节律性、对称性和极性、缩复作用的特点。

1. 节律性

宫缩的节律性是临产的重要标志。每次宫缩都是由弱至强（进行期），维持一定时间（极期），一般 30 ～ 40 秒，随后从强逐渐减弱（退行期），直至消失进入间歇期，一般为 5 ～ 6 分钟（图 5–1）。当宫口开全时，间歇期仅 1 ～ 2 分钟，宫缩可以持续达 60 秒。如此反复，直至分娩结束。宫缩极期时宫腔压力于第一产程末达 40 ～ 60mmHg（1mmHg = 0.133kPa），于第二产程期间增至 100 ～ 150mmHg，而间歇期仅为 6 ～ 12mmHg。宫缩时，子宫肌壁血管及胎盘受压，子宫血流减少，但间歇期子宫血流恢复对胎儿血流灌注有利。

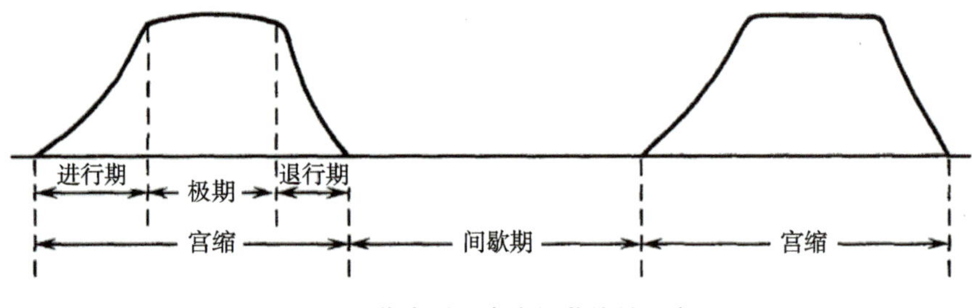

图 5–1　临产后正常宫缩节律性示意图

2. 对称性和极性

正常宫缩起自两侧子宫角部，迅速向子宫底中线集中，左右对称，再以每秒 2cm 速度向子宫下段扩散，约 15 秒均匀协调地遍及整个子宫，此为宫缩的对称性。宫缩以子宫底部最强最持久，向下逐渐减弱，此为宫缩的极性，子宫底部收缩力的强度是子宫下段的 2 倍（图 5–2）。

3. 缩复作用

每当宫缩时，子宫体部肌纤维缩短变宽，间歇期肌纤维虽然松弛变长变窄，但不能恢复到原来的长度，经反复收缩，肌纤维越来越短，这种现象称为缩复（retraction）。子宫体肌纤维的缩复作用可使宫腔容积逐渐缩小，迫使胎先露部下降，宫颈管消失及宫口扩张。

（二）腹壁肌及膈肌收缩力

腹壁肌及膈肌收缩力（简称腹压）是第二产程时娩出胎儿的重要辅助力量。宫口开全后，每当宫缩时，前羊水囊或胎先露部压迫骨盆底组织和直肠，反射性引起排便的动作，产妇主动屏气向下用力，腹壁肌及膈肌强有力地收缩使腹压增高。腹压在第二产程末期配合有效的宫缩时运用最有效，能迫使胎儿娩出。第三产程能迫使已剥离的胎盘娩出。过早运用腹压易使产妇疲劳和宫颈水肿，致使产程延长。

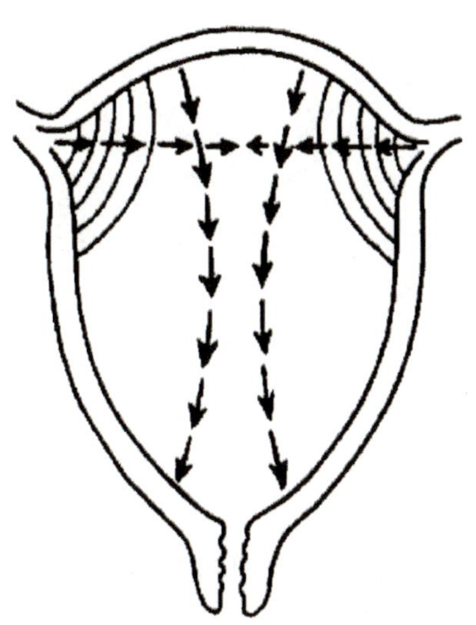

图 5-2　子宫收缩力的对称性和极性

（三）肛提肌收缩力

宫口开全后，胎先露部压迫盆底组织，从而引起肛提肌收缩。肛提肌收缩力有协助胎先露部在骨盆腔进行俯屈、内旋转的作用。胎头枕部位于耻骨弓下时，能协助胎头仰伸及娩出。胎儿娩出后，当胎盘降至阴道时，肛提肌收缩力有助于胎盘排出。

二、产道

产道是胎儿娩出的通道，分为骨产道和软产道两部分。

（一）骨产道

骨产道指真骨盆，其大小、形态与分娩顺利与否密切相关。分娩过程中骨产道变化较少，因重力和产力的作用，各骨骼之间可能会有轻度的移位，使骨盆容积稍增加。为了方便理解，将骨盆腔分为 3 个平面，每个平面由多条径线组成。

1. 骨盆入口平面（plane of pelvic inlet）

其前方为耻骨联合上缘，两侧为髂耻缘，后方为骶岬骨上缘。在入口平面有 4 条径线（图 5-3）。

（1）入口前后径：即真结合径。耻骨联合上缘中点至骶岬前缘正中间的距离，平均值约为 11cm。

（2）入口横径：两髂耻缘间的最大距离，平均值约为 13cm。

（3）入口斜径：左、右各一。左侧骶髂关节至右侧髂耻隆突间的距离为左斜径，右骶髂关节至左髂耻隆突间的距离为右斜径，平均值约为 12.75cm。

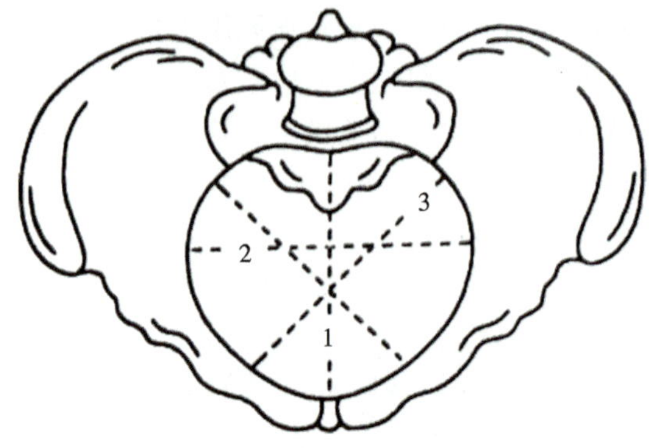

1—入口前后径 11cm；2—入口横径 13cm；3—入口斜径 12.75cm

图 5-3　盆骨入口平面各径线

入口平面呈前后径略短、横径长的横向类椭圆形，因此，骨盆入口平面影响分娩多因为前后径狭窄，入口前后径的长短与分娩关系密切。

2. 中骨盆平面（plane of pelvic mid）

其为骨盆最小平面，在产科有重要临床意义。其前方为耻骨联合下缘，两侧为坐骨棘，后方为骶骨下端。有 2 条径线（图 5-4）。

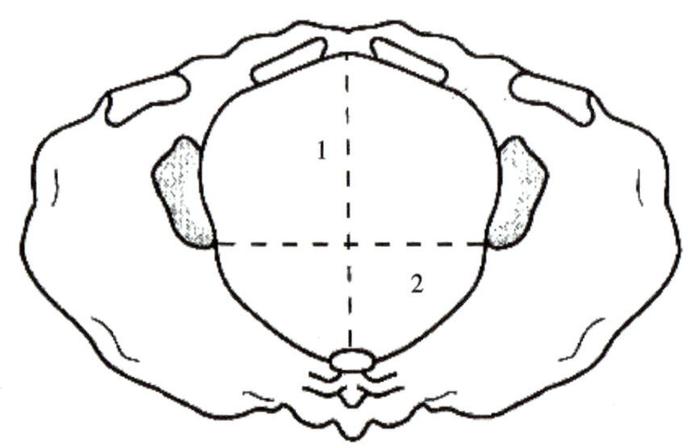

1—中骨盆前后径 11.5cm；2—中骨盆横径 10cm

图 5-4　中骨盆平面各径线

（1）中骨盆前后径：耻骨联合下缘中点通过两侧坐骨棘连线中点至骶骨下端间的距离，平均值约为 11.5cm。

（2）中骨盆横径：又称坐骨棘间径。为两坐骨棘间的距离，平均值约为 10cm。

中骨盆平面呈前后径略长、横径略短的纵椭圆形，因此，在此平面上多因为横径狭窄影响分娩，中骨盆横径是衡量胎先露部能否通过中骨盆的重要径线。

3. 骨盆出口平面（plane of pelvic outlet）

由两个不在同一平面的三角形组成：前三角平面顶端为耻骨联合下缘，两侧为耻骨降支；后三角平面顶端为骶尾关节（又称骶骨尖），两侧为骶结节韧带。其共同的底边称为坐骨结节间径。有 4 条径线（图 5-5）。

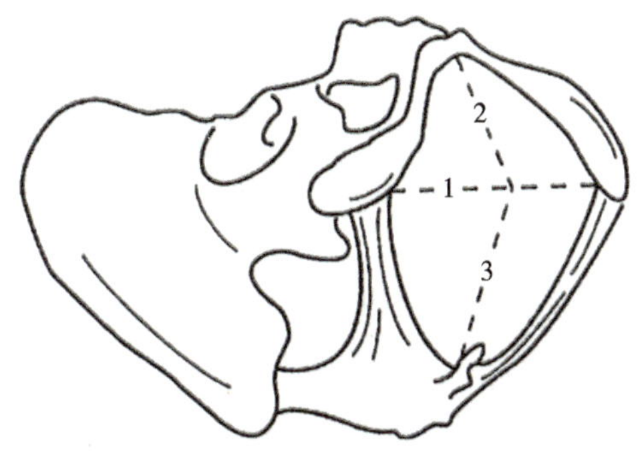

1—出口横径 9cm；2—出口前矢状径 6cm；3—出口后矢状径 8.5cm

图 5–5　骨盆出口平面各径线（斜面观）

（1）出口前后径：耻骨联合下缘至骶尾关节间的距离，平均值约为 11.5cm。

（2）出口横径：两坐骨结节间的距离，又称坐骨结节间径，平均值约为 9cm。出口横径是胎先露部通过骨盆出口的径线，出口平面造成分娩困难多由于此径线狭窄所致，与分娩关系极为密切。

（3）出口前矢状径：耻骨联合下缘至坐骨结节间径中点间的距离，平均值约为 6cm。

（4）出口后矢状径：骶尾关节至坐骨结节间径中点间的距离，平均值约为 8.5cm。当出口横径稍短，而出口横径与后矢状径之和大于 15cm 时，一般正常大小胎儿可以通过后三角区经阴道娩出。

4. 骨盆轴与骨盆倾斜度

（1）骨盆轴：连接骨盆各平面中心点的假想曲线。此轴上段向下向后，中段向下，下段向下、向前（图 5–6）。分娩时胎儿沿此轴娩出，助产时也应按此轴方向协助胎儿娩出。

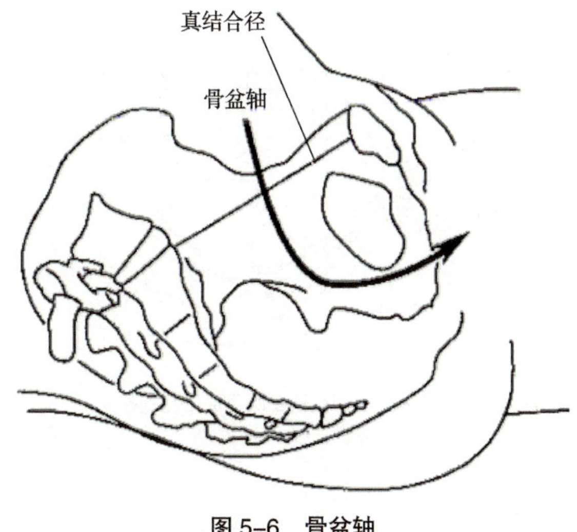

图 5–6　骨盆轴

（2）骨盆倾斜度：妇女直立时，骨盆入口平面与地平面形成 60°～70° 的骨盆倾斜度。若骨盆倾斜度过大，常影响胎头衔接。产妇在分娩时采用的体位不同也会影响骨盆倾斜度。

（二）软产道

软产道是由子宫下段、宫颈、阴道、外阴及骨盆底软组织构成的弯曲通道。

1. 子宫下段的形成

子宫下段由非妊娠时长约 1cm 的子宫峡部伸展形成。子宫峡部于妊娠 12 周后逐渐扩展成为宫腔的一部分，至妊娠晚期逐渐被拉长形成子宫下段。临产后的规律宫缩进一步拉长子宫下段达 7 ～ 10cm，成为软产道的一部分。由于子宫肌纤维的缩复作用，子宫上段肌壁越来越厚，子宫下段肌壁被牵拉越来越薄（图 5–7），子宫上下段的肌壁厚薄不同，在两者间的子宫内面形成一环状隆起，称为生理缩复环（physiological retraction ring）（图 5–8）。正常情况下，此环不易自腹部见到。

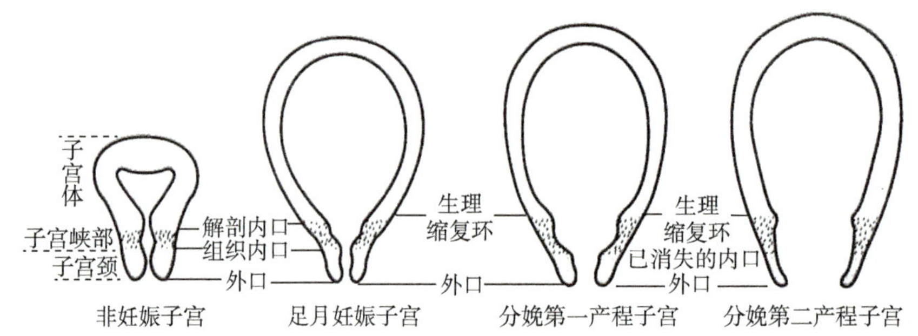

图 5–7　子宫下段形成及宫口扩张

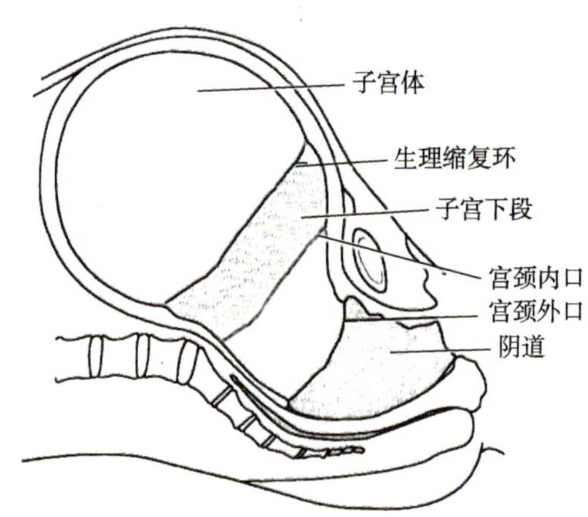

图 5–8　软产道在临产后的变化

2. 宫颈的变化

（1）宫颈的软化成熟：由于雌激素、前列腺素、缩宫素等激素及炎性细胞因子的作用，宫颈间质中胶原蛋白分解，胶原纤维重新排列，透明质酸及含水量明显增加，同时硫酸表皮素量下降，使宫颈软化成熟。

（2）宫颈管消失：临产前宫颈管长 2 ～ 3cm，初产妇较经产妇稍长。临产后规律宫缩及缩复作用向上牵拉，同时胎先露部衔接使前羊水于宫缩时不能回流，而子宫下段的蜕膜发育不良，胎膜容易与该处蜕膜分离而向宫颈管突出形成楔状前羊膜囊，从而使宫颈内口向上、向外扩张，宫颈管形成漏斗状。随着产程的继续，宫颈管逐渐变短直至消失。初产妇多是宫颈管先消失，宫口后扩张；经产妇多是宫颈管消失与宫口扩张同时进行（图 5-9）。

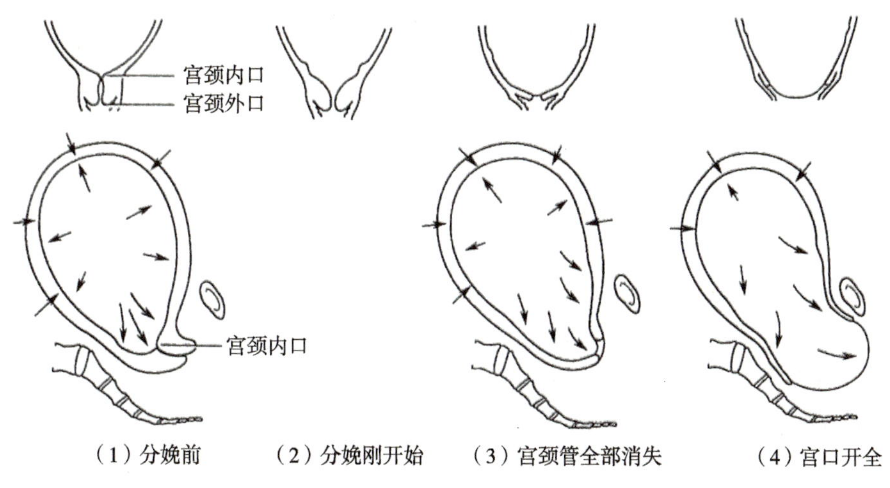

图 5-9　宫颈消失与宫口扩张步骤

（3）宫口扩张：临产后宫口扩张主要是子宫收缩及缩复作用向上牵拉的结果，楔状前羊膜囊也有协同作用。胎膜多在宫口近开全时自然破裂。破膜后，胎先露部直接压迫宫颈，扩张宫口的作用更明显。

3. 骨盆底组织、阴道及会阴的变化

前羊膜囊及胎先露部先扩张阴道上部，破膜后胎先露部下降直接压迫骨盆底组织，使软产道下段形成一个向前弯曲的长筒形，前壁短后壁长，阴道外口开向前上方，阴道黏膜皱襞展平，阴道扩张。肛提肌向下及向两侧扩展，肌纤维拉长，使约 5cm 厚的会阴体变薄为 2 ～ 4mm，以利于胎儿通过。阴道及骨盆底的结缔组织和肌纤维于妊娠期肥大，血管增粗，血运丰富，使临产后的会阴体可承受一定的压力，但若产力使用不当，分娩时也易造成会阴裂伤。

三、胎儿

胎儿是否能够顺利通过产道，还取决于胎儿大小、胎位以及有无造成分娩困难的胎儿畸形。

（一）胎儿大小

胎儿大小是决定分娩难易的重要因素之一。胎儿越大，越容易造成分娩的困难。与成人不同，对于胎儿而言，胎头是最大、最不易变形的部分。因此，衡量胎儿大小最重要的是衡量胎头的大小。分娩时，即使骨盆大小正常，若胎头径线过大，仍可造成相对

性头盆不称导致难产。为了更好地理解胎头对分娩的影响，需要了解胎头的颅骨组成和重要径线。

1. 胎头颅骨组成

胎头颅骨由 2 块顶骨、2 块额骨、2 块颞骨及 1 块枕骨构成。颅骨间缝隙称为颅缝，两顶骨间为矢状缝，顶骨与额骨间为冠状缝，枕骨与顶骨间为人字缝，颞骨与顶骨间为颞缝，两额骨间为额缝。两颅缝交界空隙较大处称为囟门：位于胎头前方的囟门呈菱形称为前囟（大囟门），位于胎头后方的囟门呈三角形称为后囟（小囟门）。颅缝与囟门之间均有软组织覆盖，使胎头具有一定的可塑性。在分娩过程中颅缝及颅骨轻度重叠使头颅体积缩小，有利于胎头娩出。过期儿颅骨较硬，胎头不易变形，可因此导致难产。

2. 胎头径线

胎头径线主要有 4 条（图 5–10）。①双顶径（biparietal diameter，BPD）：两顶骨隆突间的距离，妊娠足月时平均值约为 9.3cm，临床以超声测此值判断胎儿大小。②枕额径（occipito–frontal diameter）：鼻根至枕骨隆突的距离，胎头多以此径线衔接，妊娠足月时平均值约为 11.3cm。③枕颏径（occipito–mental diameter）：颏骨（下颌骨颏部）下方中央至后囟顶部间的距离，面先露时胎头以此径线通过产道，妊娠足月时平均值约为 13.3cm。④枕下前囟径（suboccipito bregmatic diameter）：前囟中央至枕骨隆突下方的距离，与枕额径及枕颏径相比，枕下前囟径是胎头侧面观的最小径线，胎头俯屈后以此径线通过产道，分娩将更容易完成，妊娠足月时平均值约为 9.5cm。

（二）胎位

产道为一纵行管道。纵产式时，胎体纵轴与骨盆轴相一致，容易通过产道。头先露时，胎头先通过产道，其余胎体较易娩出。其中枕前位更利于完成分娩机转，其他胎位会不同程度地增加分娩的困难。臀先露时，因胎臀较胎头周径小且软，产道不能充分扩张，当后面胎头娩出时头颅无变形机会，使胎头娩出困难。肩先露时，胎体纵轴与骨盆轴垂直，足月活胎不能通过产道，对母儿威胁极大。

异常分娩（难产）的病因和危险因素

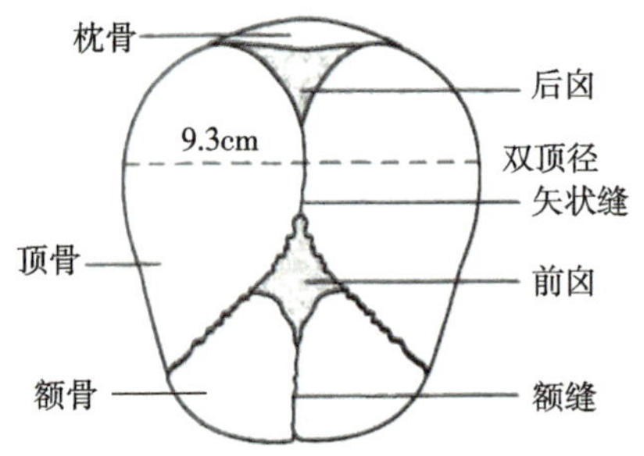

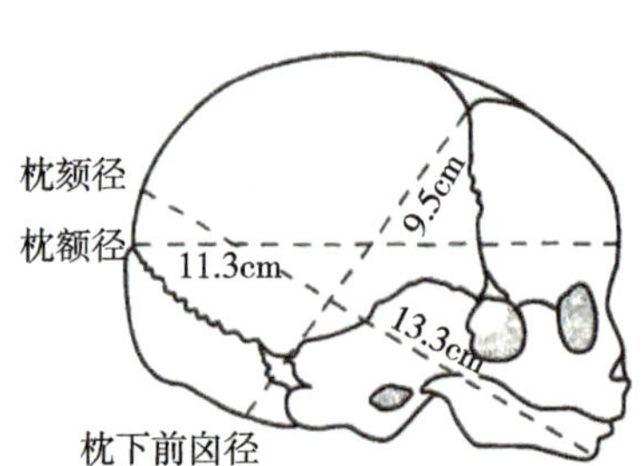

图 5–10　胎头颅骨、颅缝、囟门及径线

（三）胎儿畸形

胎儿畸形体现在某一部分发育异常，如脑积水、联体儿等因为胎头或胎体过大，使

其通过产道困难，造成难产。

四、精神心理因素

分娩虽然属于生理过程，但对产妇却是一种持久而强烈的应激源，不仅可对产妇产生生理上的应激，也可对其产生精神心理上的应激。产妇一系列的精神心理因素会影响机体内部的平衡和适应力，从而影响产程进展。

随着医学模式的转变，人们越来越重视社会及精神心理因素对分娩过程的影响。一些初产妇通过多种渠道了解了有关分娩时的负面信息，害怕和恐惧分娩的过程，害怕疼痛、出血以及可能会发生难产，担心自己不能坚持，害怕胎儿性别不理想、胎儿畸形等，致使其临产后情绪紧张，处于焦虑、不安和恐惧的精神心理状态。通常表现为不能理解医护人员的解释，不配合相关的分娩动作。在分娩过程中，产妇的上述情绪改变可导致子宫收缩乏力、宫口扩张缓慢、胎先露下降受阻、产程延长、产妇体力消耗过多，同时也促使产妇神经内分泌发生变化，交感神经兴奋，释放儿茶酚胺，导致心率加快、血压升高、呼吸急促、肺内气体交换不足，严重者可能因此出现胎儿窘迫。因此，产科医生和护士必须认识到精神心理因素是影响分娩的重要因素之一。

系统的心理干预非常重要，从产前即开始，包括产房环境介绍、向产妇讲解分娩过程及相应的医疗措施、及时告知产程进展、耐心解释产妇提出的问题、适当应用抚摸等肢体语言，教会产妇掌握分娩时必要的呼吸技术和躯体放松技术，使产妇精神状态良好，并允许丈夫或有经验的人员陪伴分娩（导乐陪伴分娩）。医护人员、孕产妇及其家属的积极参与，可以增强孕产妇对分娩的信心，提高分娩舒适度，有效增加阴道分娩率，减少医疗干预，降低各种母婴并发症，并减少不必要的医疗纠纷发生。

前列腺素等激素对情绪和产程的影响

第二节　正常分娩妇女的护理

预习案例

梁女士，28岁，G_1P_0，因停经38^{+2}周，无明显诱因下腹阵发性疼痛2小时，于13：00入院。查体：生命体征正常，宫高36cm，腹围97cm，可扪及规则宫缩，每5～6分钟宫缩30～40秒，强度中等，胎心率135次/分。经阴道检查所示，宫口开大1cm，胎膜未破，先露头，先露坐骨棘上3cm，余无异常。

思考：

1. 该产妇处于第几产程？可出现哪些临床表现？
2. 该产妇分娩过程中，应注意哪些事项？

分娩发动后，产妇出现各种临床表现提示产程的开始。在各个产程中，需注意正确评估及观察母儿情况，给予正确的护理措施，保障母儿的安全。

一、分娩机制

（一）定义

分娩机制（mechanism of labor）指胎儿先露部在通过产道时，为适应骨盆各平面的不同形态及骨盆轴的走向，而被动地进行一系列适应性转动，以其最小径线通过产道的全过程。

（二）枕先露的分娩机制

临床上枕先露占 95.55% ～ 97.55%，以枕左前位最多见，因此以枕左前位的分娩机制为例进行说明（图 5–11）。整个过程可分解成衔接（engagement）、下降（descent）、俯屈（flexion）、内旋转（internal rotation）、仰伸（extension）、复位（restitution）及外旋转（external rotation）、胎肩及胎儿娩出等动作。分娩机制各动作虽分别进行描述，但实际是一个连续的过程。

1. 衔接

衔接指胎儿双顶径进入骨盆入口平面，颅骨最低点接近或达到坐骨棘水平（图 5–12）。胎头多数呈半俯屈状态进入骨盆入口，以枕额径衔接。由于枕额径大于骨盆入口平面前后径，胎头矢状缝落在骨盆入口右斜径上，胎头枕骨在骨盆左前方。初产妇多在预产期前 1 ～ 2 周内胎头衔接，经产妇多在临产后才衔接。若临产开始后，胎头仍不能良好的衔接，应警惕有无头盆不称或其他异常的可能。

2. 下降

下降指胎头沿骨盆轴前进的动作，是胎儿娩出的首要条件。下降贯穿分娩全过程，并与其他分娩动作相伴随。下降动作呈间歇性，在子宫收缩时胎头下降，间歇时胎头又稍退回。子宫收缩力是造成下降的主要动力，其主要通过以下方式促使胎头下降：①宫缩时子宫通过羊水传导，压力经胎轴到达胎头；②宫缩时子宫底部直接压迫胎臀；③宫缩时胎体伸直伸长有利于压力的向下传导；④腹肌膈肌收缩使腹压增加，压力经子宫传至胎儿。临床上以观察胎头下降程度作为判断产程进展的重要标志之一。初产妇因宫口扩张缓慢且软组织阻力较大，胎头下降速度比经产妇慢。

3. 俯屈

当胎头继续下降至骨盆底时，处于半俯屈状态的胎头枕部遇到肛提肌阻力，使胎头进一步俯屈，胎儿的颏部更加接近胸部，使胎头衔接时较大的枕额径（11.3cm）变为较小的枕下前囟径（9.5cm）（图 5–13），有利于胎头进一步下降。

4. 内旋转

枕先露时胎头枕部最低，胎头下降至骨盆底部时遇到肛提肌阻力，肛提肌收缩使胎头枕部推向阻力小、部位宽的前方，胎头枕部向母体中线方向旋转 45° 达耻骨联合后方，这时胎头为适应骨盆纵轴而旋转，使矢状缝与中骨盆的出口前后径相一致的动作称为内旋转（图 5–14）。产妇一般在第一产程末完成内旋转动作。

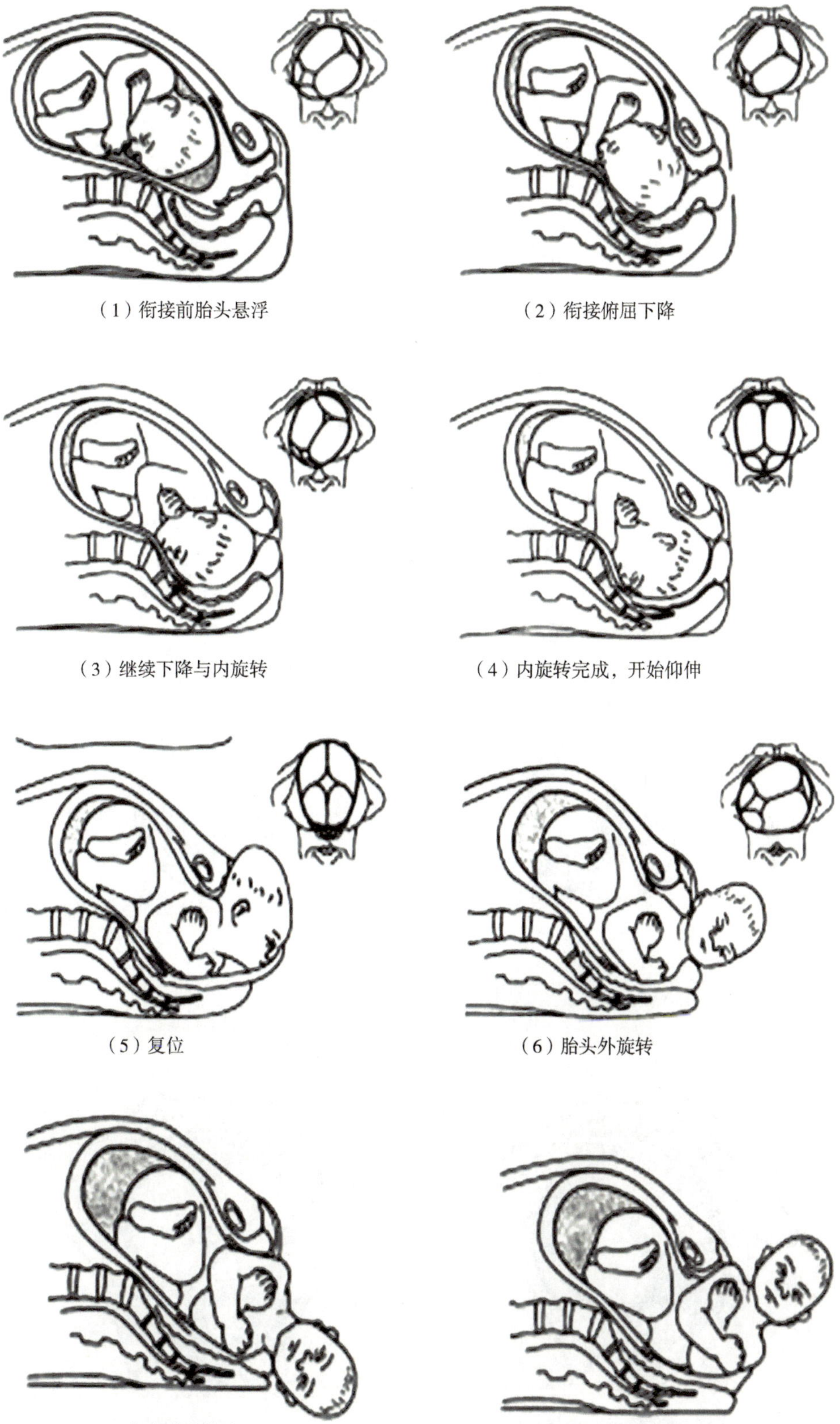

（1）衔接前胎头悬浮

（2）衔接俯屈下降

（3）继续下降与内旋转

（4）内旋转完成，开始仰伸

（5）复位

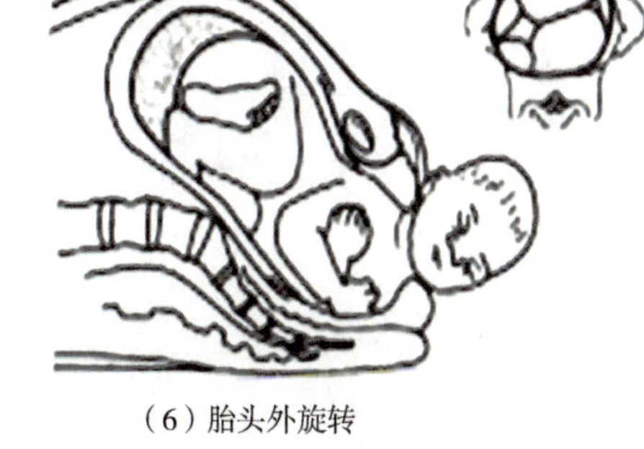

（6）胎头外旋转

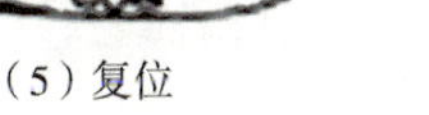

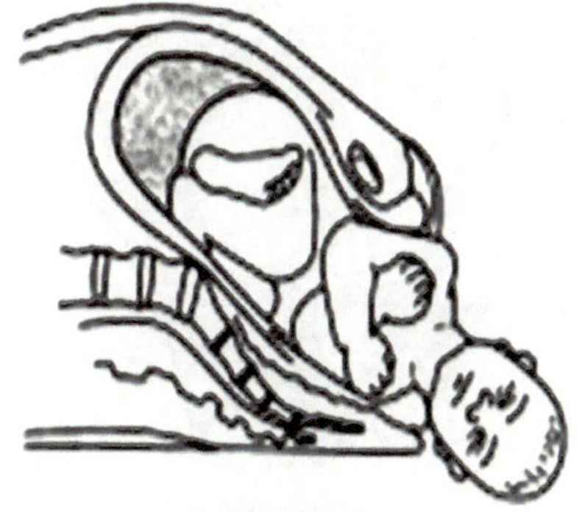

（7）前肩娩出

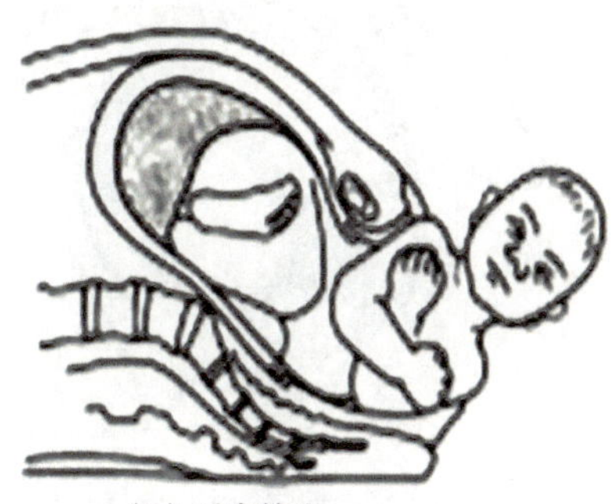

（8）后肩娩出

图 5-11　枕左前位分娩机制示意图

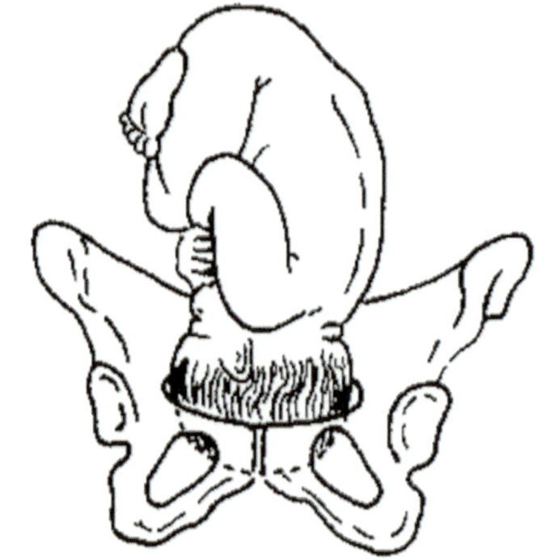

图 5-12　胎头衔接

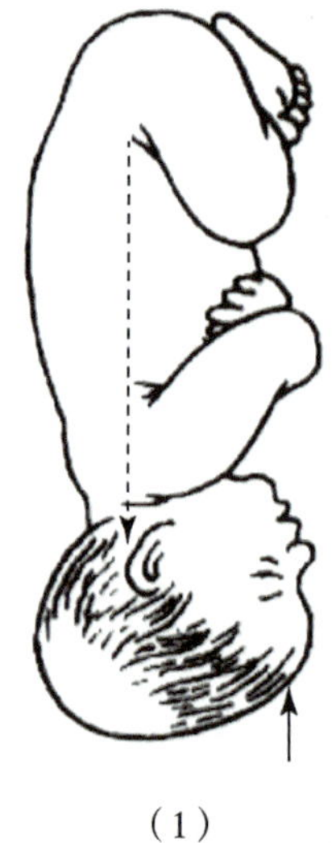

（1）

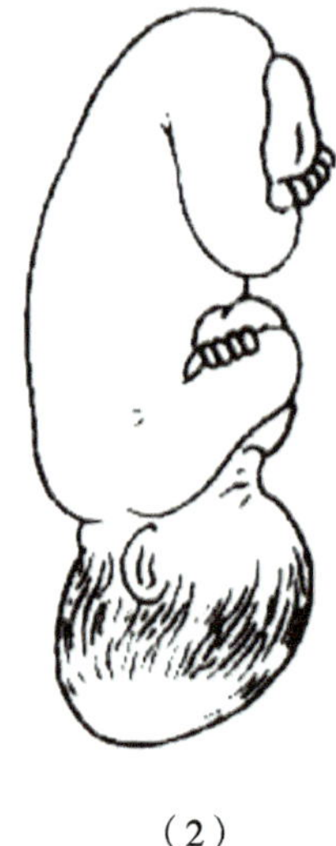

（2）

图 5-13　胎头俯屈

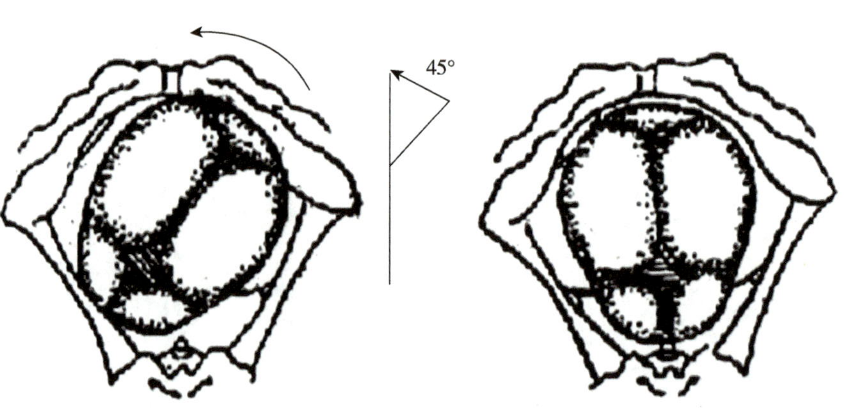

（1）枕左前位抬头向前旋转45°　　（2）后囟转至耻骨弓下

图 5-14　胎头内旋转

5. 仰伸

胎头完成内旋转后，俯屈的胎头下降达阴道口。宫缩、腹压迫使胎头下降，而肛提肌收缩又使胎头向前推进，两者的合力逼使胎头沿骨盆轴下段向下向前的方向前进。第二产程时，胎头拨露后着冠，胎头枕骨下部达耻骨联合下缘，并以耻骨弓为支点向上转动，胎头逐渐仰伸，此时胎头的顶、额、鼻、口、颏相继娩出。当胎头仰伸时，以枕左前位为例，此时胎儿双肩径在骨盆入口平面的左斜径上进入骨盆入口。

6. 复位及外旋转

胎头娩出时，胎儿双肩径沿骨盆入口左斜径下降。胎头娩出后，胎头为了与胎肩恢复正常解剖关系，胎头枕部向母体左外旋转 45°，称为复位。随后胎肩在骨盆内继续下降，到达中骨盆平面，为适应中骨盆平面的特点，前后径长、横径短，在产力及盆底部软组织阻力的合力作用下，胎儿前肩向前向母体中线旋转 45°，使得胎儿双肩径与骨盆出口前后径一致，此时胎儿枕部需在母体外继续向母体左外侧旋转 45°，以保持胎头与胎肩的垂直关系，称为外旋转。

7. 胎肩及胎儿娩出

胎头外旋转后，在产力的作用下胎儿继续下降，胎儿前肩在耻骨弓下先娩出，后肩从会阴体前缘娩出，胎体及下肢随之娩出，完成分娩全部的过程。

二、先兆临产及临产的护理

（一）先兆临产及临产

分娩发动前，出现的预示孕妇不久即将临产的症状，称为先兆临产，常见的症状有不规则宫缩、胎儿下降感及见红。

规律且逐渐增强的子宫收缩伴有进行性宫颈管消失、宫口扩张及胎先露部下降，子宫收缩持续 30 秒以上，间歇 5 ～ 6 分钟，称为临产。用镇静剂不能抑制子宫收缩。需要强调的是，临产要有进行性宫颈管消失、宫口扩张及胎先露部下降，而不仅仅是规律宫缩。即使宫缩是规律的但为无效宫缩，仍不能称为临产。

（二）护理评估

1. 不规则宫缩

不规则宫缩又称假临产（false labor）。分娩发动前，不规则宫缩的出现是子宫肌层敏感性增强的原因。其特点是：宫缩时间较短、间歇时间较长且无规律，宫缩频率也不一致；宫缩的强度并未逐渐增强；多出现于夜间并于清晨消失；并未伴有宫颈管消失及宫口扩张等；给予镇静剂可抑制。

2. 胎儿下降感

胎儿下降感是胎先露部下降、入盆衔接使宫底降低的原因。孕妇可自觉上腹部较之前舒适，下降的先露部压迫膀胱，可引起尿频的症状。

3. 见红

在分娩发动前 24 ～ 48 小时，宫颈内口附近的胎膜与该处的子宫壁分离，毛细血管发生破裂而少量出血，与子宫颈管内的黏液混合形成淡血性黏液经阴道排出，称为见红，是分娩即将开始比较可靠的征象。但若阴道流血量达到或超过月经量，可能为病理性产前出血，如胎盘早剥或前置胎盘。

4. 胎膜破裂

足月妊娠胎膜破裂被认为是一个比较确切的临产指征。一般在破膜 24 ～ 48 小时内临产分娩，足月妊娠胎膜破裂，在排除感染因素后，应允许产程自然进展。

5. 其他症状

有的产妇感到食欲大增，或不想吃；有的产妇感到精神兴奋好动；有较多产妇会感到宫底下降，胃部受压感减轻；不少产妇临产前出现便秘和（或）腹泻，有的产妇有轻度感冒症状，多不需要治疗。可能是临产前激素变化引起。有的产妇自觉胎动活动的幅度减少，可能是胎头入盆后活动受限所致。

（三）常见护理诊断 / 问题

1. 知识缺乏

缺乏临产及分娩相关知识。

2. 焦虑

与知识缺乏、害怕临产及担心分娩是否能顺利进行有关。

（四）护理目标

（1）产妇能正确识别先兆临产与临产。

（2）产妇情绪稳定，有信心正常分娩。

（五）护理措施

1. 临产前健康教育

产妇，特别是初次分娩的产妇，经常感到紧张、焦虑，不断出现的身体变化常令产妇紧张、无所适从，对于可能的分娩过程的猜测和道听途说的信息，可能干扰产妇正常的思维过程，导致过度的心理压力。通过孕妇学校授课、健康教育网络课程、电话咨询、书面学习资料等建立有效的沟通渠道，提供健康教育信息；通过助产士门诊等对孕产妇进行个体化的心理指导和临产分娩知识的教育，有助于帮助产妇正确认识是否临产，提高正常分娩的信心，有利于促进正常分娩。

2. 临产前监护

指导产妇进行自数胎动，定期进行健康查体。有异常腹痛（没有间隔的持续腹痛、伴有呕吐或其他不适）、阴道流血较多且大于月经量、有阴道流液、阴道分泌物有异常气味、发热等要及时就诊。

（六）护理评价

（1）产妇能理解先兆临产的表现和需要就诊的异常情况。

（2）产妇能判断先兆临产与临产的意义，自觉地接受临产指导。

三、产程分期

分娩的全过程即为总产程（total stage of labor），是指从规律宫缩开始至胎儿、胎盘娩出的全过程。临床上分为 3 个产程。

（一）第一产程

第一产程又称宫颈扩张期，是从临产开始到宫颈口完全扩张的过程。初产妇的第一产程往往需 11 ～ 12 小时，经产妇多需 6 ～ 8 小时。以宫口开大 6cm 作为标志，第一产程又分为潜伏期和活跃期。

1. 潜伏期

自临产到宫口开大 6cm 称为潜伏期。其特点是宫口扩张和先露下降较慢。通常初产妇不超过 20 小时，经产妇不超过 14 小时。

2. 活跃期

活跃期是指宫口开大 6cm 至宫口开全（10cm）。活跃期以宫口扩张和先露下降较快为特点。

（二）第二产程

第二产程又称胎儿娩出期，是从宫口开全（10cm）到胎儿娩出的过程。初产妇通常需要 1 ～ 2 小时，不应超过 3 小时，对于实施硬膜外麻醉镇痛的产妇不应超过 4 小时；经产妇多在数分钟内完成，也有长达 1 小时者，但不应超过 2 小时，实施硬膜外麻醉镇痛者不应超过 3 小时。第二产程与第一产程一样，可分为潜伏期和活跃期。第二产程潜伏期指宫口开全至产妇还没有开始自主用力的一段时间，此时胎先露还未到达盆底，产妇未产生屏气用力的反射；第二产程活跃期指宫口开全，至胎头开始拨露，产妇无意识不由自主想用力，以及胎儿下降。

（三）第三产程

第三产程又称胎盘娩出期，是胎儿娩出到胎盘娩出的过程。需 5 ～ 15 分钟，一般不超过 30 分钟。

四、第一产程的护理

（一）临床表现

第一产程主要表现为规律宫缩、宫口扩张、胎先露下降、胎膜破裂及产妇自觉症状。

1. 规律宫缩

第一产程开始时，产妇出现规律且伴有疼痛的子宫收缩。第一产程初期子宫收缩力较弱，持续时间较短，一般为 20 ～ 30 秒，间歇时间较长，一般为 5 ～ 6 分钟。随着产程进展，宫缩强度的增加，持续时间逐渐延长到 50 ～ 60 秒，间歇时间缩短为 2 ～ 3 分钟。当宫口开全时，宫缩持续时间可超过 1 分钟，间歇时间 1 ～ 2 分钟。这时不仅要应用胎心监护监测宫缩，还要亲自触诊评估至少 2 次宫缩。

2. 宫口扩张

宫口扩张程度可经阴道检查评估，其是临产后宫缩逐渐频繁且不断增强的结果。表现为宫颈管逐渐变软、变短直至消失，宫颈展平后逐渐扩张。宫口于潜伏期扩张速度较慢，进入活跃期后速度加快。当宫口开全（10cm）时，子宫颈边缘消失，成为子宫下段的一部分与阴道共同形成软产道。当宫口扩张无进展时，需积极查找可能存在的原因。

分娩前阴道检查评估技术微课

3. 胎先露下降

在宫口扩张的同时，胎先露也逐渐下降。阴道检查时以胎头颅骨最低点与骨盆坐骨棘平面的关系为标志进行评估，可判断胎先露下降的程度，判断产程进展。通常在宫口扩张 4 ～ 5cm 时，胎头骨质部分最低点应达坐骨棘水平。胎先露能否顺利下降为决定胎儿能否经阴道分娩的主要观察指标。

4. 胎膜破裂

胎儿先露部衔接后，羊水被分隔为前、后两部分，胎先露前面的羊水称为前羊水，约 100mL，其形成的囊称为前羊膜囊。前羊膜囊在宫缩时楔入宫颈管内，达到扩张宫颈的作用。随着宫缩增强，羊膜腔内压力逐渐增强，达到一定程度时，胎膜自然破裂，前羊水流出。在第一产程后期接近开全时多发生胎膜破裂。

5. 自觉症状

主要表现为疼痛、紧张及恐惧等情绪引起的各种症状。产妇临产入院后由于对环境的陌生、缺乏分娩知识、担忧自身和胎儿安全等，易产生不良情绪，可能出现频繁呼叫医护人员、大声叫喊、反复询问等行为。医护人员要多关注产妇心理状况，缓解其不良情绪，增强其分娩的信心。

（二）护理评估

产妇入院后，护理人员要详细了解其产前检查相关资料，全面评估母胎情况，严密监测产程进展，及时识别异常情况，予以处理。

1. 入室评估

（1）一般资料：如产妇的年龄、身高、孕前体重指数（BMI）、孕期增重、休息与睡眠、饮食与排泄情况等。

（2）妊娠期资料：是否规律产检、有无妊娠期合并症和（或）并发症、产科检查情况。了解实验室及 B 超检查结果是否正常。需重点关注有产后出血、器械助产等不良分娩经历的产妇。

（3）入室时情况：生命体征是否正常，着重了解宫缩、胎方位、宫颈扩张等情况，并评估心理状态、社会支持度等。

2. 产程评估

（1）胎心率：胎心率是产程中极为重要的观察指标。正常胎心率为 110 ～ 160 次 / 分。可用听诊器、胎心多普勒及胎儿电子监护仪监测胎心。

胎儿电子监护微课

（2）子宫收缩：通过腹部触诊及仪器检测能够评估子宫收缩的强度、频率、持续和间歇时间。最常用的是电子胎心外监护，操作者将压力探头放置于近宫底部，并用胎监带固定于腹壁上，连续描记 20 ～ 30 分钟。如 10 分钟内有 3 ～ 5 次宫缩即为有效产力；若 10 分钟内有超过 5 次宫缩，则可能子宫收缩过频；如子宫收缩失去极性、对称性，收缩高峰期压力不稳定，宫腔静止压力增高＞ 15mmHg，间隔时间长短不一，则称为高张性子宫收缩；若子宫收缩压力的峰值＜ 15mmHg，持续时间＜ 45 秒，间隔时间＞ 5 分钟，称为低张性子宫收缩。

（3）宫口开大及胎先露下降：宫口开大、胎先露下降的速度及程度是评估产程进展的重要指标，通常经阴道检查评估。

以宫口开大 6cm 为标志，将第一产程分为潜伏期和活跃期。潜伏期宫口开大较缓慢，活跃期宫口开大速度显著加快（表 5-1）。

表 5-1　初产妇与经产妇第一产程宫口开大及第二产程平均时间和第 95 百分位时间

产程	类别	初产妇		经产妇	
	宫口开大程度（cm）	平均时间（小时）	第 95 百分位时间（小时）	平均时间（小时）	第 95 百分位时间（小时）
第一产程	4 ～ 5	1.3	6.4	1.4	7.3
	5 ～ 6	0.8	3.2	0.8	3.4
	6 ～ 7	0.6	2.2	0.5	1.9
	7 ～ 8	0.5	1.6	0.4	1.3
	8 ～ 9	0.5	1.4	0.3	1.0
	9 ～ 10	0.5	1.8	0.3	0.9
第二产程	分娩镇痛	1.1	3.6	0.4	2.0
	未行分娩镇痛	0.6	2.8	0.2	1.3

胎先露下降程度是决定胎儿是否能够经阴道分娩的重要观察指标。临床上可通过阴道检查评估胎先露下降程度。以颅骨最低点与坐骨棘水平的关系作为标示，当胎头颅骨最低点平坐骨棘水平时，以“0”表示；当处于坐骨棘水平上 1cm 时，以“-1”表示；当处于坐骨棘水平下 1cm 时，以“+1”表示，依次类推（图 5-15）。另外，在骨盆入口平面（真假骨盆分界）上方，通过腹部触诊可触及胎头剩余部分，通常用国际五分法来表示，也可用于初步判断胎先露下降的程度。当双手掌于胎头两侧触及骨盆入口平面时，双手掌指尖于胎头下方能相互触碰，为胎头部分剩余 5/5；双手掌指尖于胎头两侧有汇集但不能相互触碰，为胎头部分剩余 4/5；双手掌于胎头两侧平行，为胎头部分剩余 3/5；双手掌于胎头两侧外展，为胎头部分剩余 2/5；双手掌在胎头两侧外展的同时手腕能相互触碰，为胎头部分剩余 1/5。

骨盆入口平面触诊胎头入盆情况的国际五分法示意图

（4）胎膜破裂：评估胎膜是否破裂。胎膜未破时，阴道检查可触及有弹性的水囊；胎膜已破，宫缩时或阴道检查推动胎先露可见羊水流出。确定破膜时间，评估羊水颜色、性质及量。可用 pH 试纸检测是否破膜，试纸变蓝则视为阳性，胎膜早破的可能性极大。

3. 生命体征评估

产程中，心率和血压可随着宫缩增加，宫缩时，血压可升高 5 ～ 10mmHg，间歇期恢复。

4. 疼痛评估

询问产妇对分娩疼痛的感受，观察其面部表情，了解疼痛的性质、部位及程度。依据产妇的病情及认知水平选择合适的疼痛评估工具，如数字评分法、面部表情疼痛评定法、文字描述评分法等。

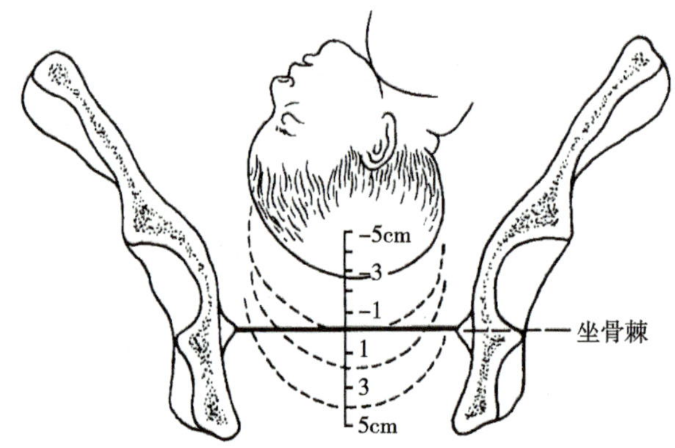

图 5-15　阴道检查判断胎头高低示意图

5. 心理社会状况评估

与产妇沟通交流，了解其心理、社会支持状况，观察其是否存在焦虑、紧张及恐惧等心理。

（三）常见护理诊断/问题

1. 疼痛

与临产后逐渐加强的子宫收缩有关。

2. 舒适改变

与子宫收缩及环境改变有关。

3. 焦虑

与知识缺乏、担心分娩是否能顺利进行有关。

（四）护理目标

（1）产妇情绪稳定，有信心正常分娩。

（2）产妇表示疼痛及不适的程度减轻。

（3）产妇能描述正常分娩过程，并表现出主动参与和控制的行为。

（五）护理措施

1. 心理护理

向产妇及其家属耐心讲解分娩相关知识，帮助产妇了解分娩的过程、可能出现的情况及变化。及时告知分娩进展，鼓励产妇说出内心感受并耐心倾听及给予详细的解释，缓解产妇焦虑、紧张及恐惧心理，增加其安全感及对经阴道分娩的信心；协调产妇家属与产妇关系，鼓励家属给予产妇更多关爱与支持，如开展导乐陪伴分娩、丈夫陪伴分娩、设立温馨产房等。对精神过度紧张不能缓解者，按医嘱给予镇静治疗，有利于分娩的顺利进行。

分娩中心灵呵护
技术微课

2. 观察生命体征

临产后，需要注意生命体征的监测并及时记录，一般每 4 ～ 6 小时测量 1 次。如果发现血压明显升高或者为高危人群，应酌情增加测量次数。产妇一般体温变化不大，但是胎膜破裂者应预防宫内感染的发生，给予每 2 ～ 4 小时测量 1 次体温。

3. 观察产程进展

（1）胎心监测：可用听诊器或多普勒仪在宫缩间歇期听诊胎心，潜伏期一般每 1 ～ 2 小时听诊胎心 1 次，进入活跃期后每隔 15 ～ 30 分钟听诊 1 次，每次听诊 1 分钟或以上。也可用胎儿电子监护仪监测胎心，一般每 2 ～ 4 小时进行 1 次胎心监护。

（2）子宫收缩：密切观察子宫收缩强度、频率、持续时间及间歇时间，可通过腹部触诊及仪器检测进行观察。每次至少观察 3 次宫缩，一般每隔 1 小时观察 1 次，并做好记录。

（3）宫口开大及胎先露下降：通常通过阴道检查判断宫口开大及胎先露下降情况，阴道检查主要的内容包括内骨盆、宫口开大、胎先露下降情况及胎方位等。无特殊潜伏期每 2 ～ 4 小时检查 1 次，活跃期每 1 ～ 2 小时检查 1 次，可根据宫缩及产妇实际情况缩短检查时间。注意宫缩与非宫缩时检查的区别，宫缩时往往宫口开大大小及胎先露下降程度会比非宫缩期大。若胎方位异常，产程进展良好则可继续观察，若产程进展差，应了解宫缩情况，宫缩好则改变体位以帮助改变胎方位，若宫缩差，应加强宫缩。

（4）胎膜破裂：当胎膜破裂时，立即监测胎心，观察羊水颜色、性质和量，记录胎膜破裂时间，并定期观察羊水情况，做好卫生宣教，及时协助更换护理垫。若羊水有异味，提示可疑宫内感染；若羊水持续较多流出，可能胎头未完全衔接，应注意有无脐带脱垂；若羊水浑浊，应注意浑浊程度，密切观察胎儿宫内情况。胎膜破裂者还需注意体温的变化，若破膜超过 12 小时未分娩，应给予抗生素预防感染。另外，胎膜破裂者需观察产妇的生命体征及自觉症状，警惕羊水栓塞的发生。

4. 体位与活动

母婴情况良好且产程进展顺利的情况下，一般建议采取自由体位，即产妇自由采取自感舒适且可缓解疼痛的卧、坐、走、跪、趴、立、蹲等姿势，而不是一直静卧于床上或固定某种体位。需注意的是，并非某种体位对于任何时候或任何情况都适用的。当产程长时间没有进展时，应尝试更换体位，指导产妇选择较为舒适且有益的体位，勿长时间停留于一种体位。在指导产妇变换体位及活动的时候也要关注产妇的主诉及胎心率的变化。

5. 疼痛护理

见本章第三节。

6. 一般护理

提供安静、整洁、舒适的环境，避免让产妇听见其他人员的哭喊声，避免让产妇目睹抢救的场面，以免给产妇造成不良刺激；鼓励产妇产程中少量多次进食清淡、易消化且富有营养的食物，摄入足够水分，保持体力；鼓励产妇每 2 ～ 4 小时排尿 1 次，以免膀胱充盈影响产程进展；做好卫生宣教，预防感染的发生，出汗多、外阴分泌物及羊水溢出等使产妇不适，应

自由体位在枕后位难产中的应用微课

及时协助更换衣物、床单等；鼓励产妇在室内适当活动，加快产程进展，疲惫者指导其休息。

（六）护理评价

（1）产妇表示疼痛、不适程度减轻，能保持适当的摄入及排泄。

（2）产妇能描述正常分娩过程知识。

（3）产妇能主动参与并积极配合分娩的过程，适当休息、活动。

五、第二产程的护理

（一）临床表现

第二产程是胎儿娩出期，主要表现为子宫收缩频率和强度增加、阴道血性分泌物增多，产妇出现不自主的屏气用力，会阴膨隆变薄后出现胎头拨露、胎头着冠，进而胎儿娩出。

1. 宫缩频而强

宫口开全后，宫缩可持续1分钟及以上，间歇1～2分钟。胎膜于此时多已自然破裂，如胎膜未破，应在宫缩间歇期予以人工破膜，避免其影响胎头下降。

2. 阴道血性分泌物增加

随着宫口的持续开大，子宫颈内口附着处的蜕膜与胎膜分离面积增大，阴道血性分泌物较前会增多，此时要注意阴道流血的量。

3. 屏气用力

当胎先露下降达盆底并且压迫直肠时，产妇可产生反射性便意感及不自主做出向下屏气用力的动作，从而增加腹压，协同子宫收缩的作用，促进胎先露的下降。

4. 胎头拨露

当胎头下降达骨盆出口时，会阴部逐渐膨隆及变薄，肛门括约肌松弛且张开。宫缩时胎头露出阴道口外，宫缩间歇期胎头又回缩至阴道内，这种现象称为胎头拨露（head visible on vulval gapping）（图5-16）。

5. 胎头着冠

随着产程进展，露出的胎头部分逐渐增多，当胎头双顶径越过骨盆出口，胎头在宫缩间歇期不能缩回到阴道内，称为胎头着冠（crowning of head）（图5-17）。非妊娠状态下的会阴一般为3～4cm，此时会阴极度扩张变薄，可被拉长变薄至2～4mm，因此在胎头着冠后应注意保护会阴。

6. 胎儿娩出

胎头着冠后，随着产程继续进展，出现仰伸动作，接着胎头复位及外旋转，前肩、后肩及胎体随后相继娩出。此时，子宫逐渐缩小下降至脐部水平。

（二）护理评估

1. 健康史

了解产妇第一产程的经过及处理、产妇及胎儿的安危情况。

2. 身心情况

了解子宫收缩情况；产妇使用腹压情况；胎先露下降情况，观察胎头拨露与着冠；

评估会阴部情况，并结合产妇及胎儿情况，判断是否实施会阴切开术；评估产妇目前的心理状况。

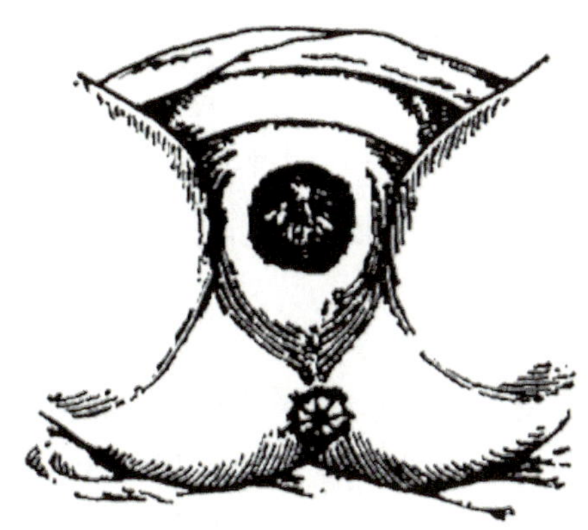
图 5-16　胎头拨露

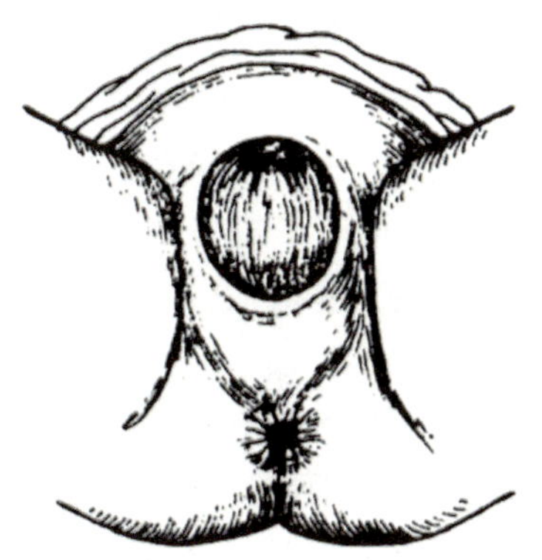
图 5-17　胎头着冠

3. 相关检查

用胎心多普勒、胎儿监护仪严密观察胎心率及其基线变化，及时发现异常并进行处理。

（三）常见护理诊断 / 问题

1. 焦虑

与缺乏顺利分娩的信心及担心胎儿健康有关。

2. 疼痛

与宫缩及会阴部伤口有关。

3. 有受伤的危险

与行会阴切开或发生会阴裂伤、胎儿产伤有关。

（四）护理目标

（1）产妇情绪稳定，有信心配合分娩。

（2）产妇及新生儿没有产伤。

（3）产妇正确使用腹压，积极参与、控制分娩过程。

（五）护理措施

1. 心理护理

第二产程时间虽短，但产妇的恐惧较第一产程加剧，产科护士应陪伴在旁，及时告知产程进展情况，鼓励产妇，给予安慰和支持，增强其信心。

2. 观察产程进展

（1）子宫收缩：此期子宫收缩强度及频率增加，持续时间可达 1 分钟以上，间歇时间缩短至 1 ～ 2 分钟。子宫收缩的有效性同第二产程的时限密切相关，必要时可刺激乳头、静脉滴注缩宫素等加强宫缩。

（2）胎心：每次宫缩后 30 秒或每 5 分钟监测胎心音 1 次，每次听诊至少 30 秒。在有条件情况下，高危产妇建议连续电子胎心监护。如若发现胎心异常，应立即行阴道检查，综合评估母胎及产程进展情况，尽快结束分娩。

（3）阴道检查：无异常一般每小时进行阴道检查 1 次，有异常则随时进行阴道检查，以评估羊水情况，明确胎方位、胎先露下降、胎头变形情况及产瘤等。

3. 指导产妇用力

正确用力使用腹压是缩短第二产程的关键，应在适当的时机，指导产妇正确的用力方法，避免过早或不正确的用力，以免过早消耗产妇体力引起疲劳，导致子宫收缩乏力，影响产程的进展。一般建议产妇在有向下屏气用力的感觉之后再屏气用力。目前，硬膜外麻醉镇痛分娩的产妇逐渐增多，其在宫口开全初期往往无反射性自主屏气感，可活动变换体位，待便意感增强后再自主用力。

4. 会阴切开

适时的会阴切开具有避免严重会阴裂伤、缩短第二产程时间、在早产时可预防胎儿颅内出血等作用。但应严格掌握会阴切开的指征，在充分评估母胎情况，如评估母亲全身情况、局部会阴情况、骨盆底情况及胎儿孕周、大小、胎方位等情况后，再综合判断是否需要行会阴切开术。会阴切开的时机不宜过早或过迟，以胎头拨露后、着冠前、会阴高度扩张变薄时，在宫缩开始会阴部张力增加时进行切开，估计切开后 1 ～ 2 次宫缩即能娩出胎儿为宜，从而避免切口暴露时间长、增加感染的风险及避免严重会阴撕裂发生等。会阴切开的类型中，以会阴左侧后—斜切开居多，会阴正中切开术有切口延裂至肛门括约肌的风险，因此，当胎儿过大或接产者技术不熟练时不宜采用该法（图 5–18）。

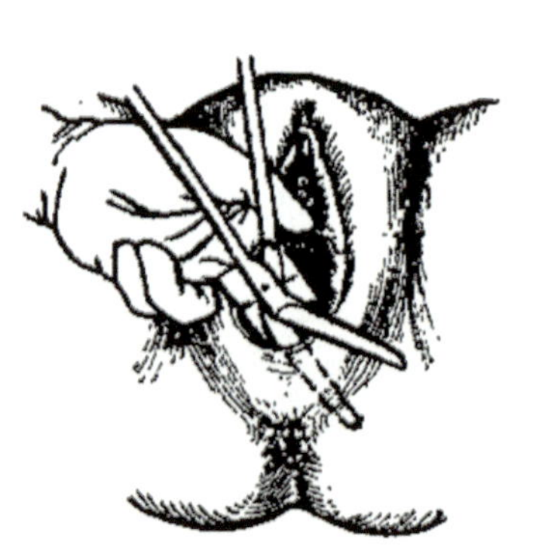

（1）会阴左侧后—斜切开

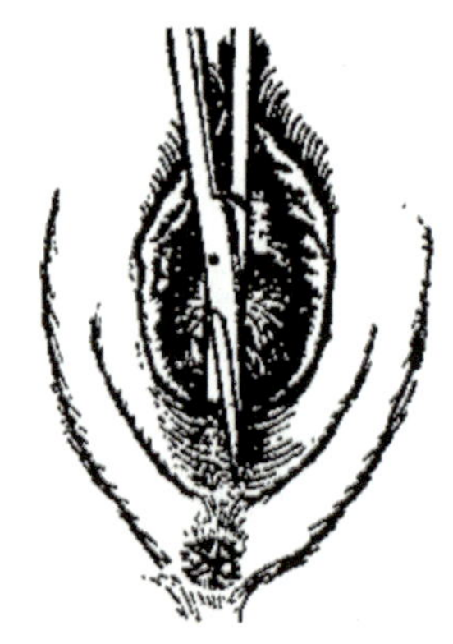

（2）会阴正中切开

图 5–18　会阴切开

5. 接产

（1）接产准备：将产妇送上产床做接产准备的时机，一般为初产妇宫口开全、经产妇宫口开大 6cm 以上且宫缩规律有力时。预计在分娩前 10 ～ 30 分钟时，应做好外阴清洁和消毒，先用温水或肥皂水清洁后，臀下垫消毒垫巾，再按护理常规用消毒液消毒外阴 2 ～ 3 次，消毒顺序依次为大小阴唇、阴阜、大腿内上 1/3、会阴及肛门周围（图 5–19），现已不提倡常规剔除阴毛。初产妇胎头拨露 3 ～ 4cm 或经产妇宫口近开全后，会阴体膨隆紧张时，应准备接生。助产人员按无菌操作实施外科洗手、穿手术衣、戴无菌手套、打开产包，铺好消毒巾，合理放置器械准备接产。

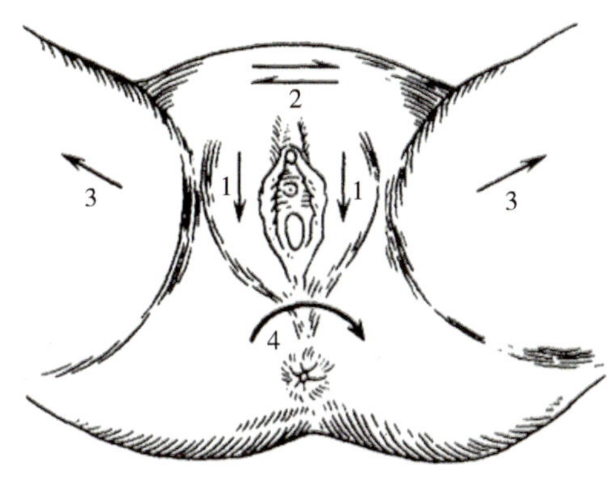

图 5-19　外阴部擦洗顺序

（2）接产体位：产妇分娩时不同的体位均有其优点与缺点，可根据产妇个体情况，选择合适的分娩体位。

（3）接产要领：提前向产妇做好解释工作，取得其配合。接产时预防会阴撕裂的关键是适度保护会阴的同时协助胎头俯屈，使胎头以最小径线（枕下前囟径）在宫缩间歇时缓慢通过阴道口，胎肩娩出时也应注意会阴的保护。

（4）接产步骤：具体如下。

1）适度保护会阴：助产人员站或坐于产妇右侧或正面，个体化指导产妇用力，并充分依据母胎个体情况判断是否对产妇采取会阴切开术。传统的保护会阴的方法是在会阴处盖上无菌巾，接生者右肘支于产床上，右手拇指和其余四指分开，在宫缩会阴联合紧张时利用手掌大鱼际肌肉托住会阴，并给予向上轻轻支持的力量，同时，左手轻压胎头的枕部，协助胎头俯屈（图 5-20）。当产妇处于宫缩间歇时，右手放松，避免压迫过久引起会阴水肿。目前提倡的是单手或双手控制胎头速度保护会阴法，与传统的保护会阴方法不同，该法不用手托会阴，而是在胎头拨露 5cm × 4cm 左右，会阴后联合出现紧张时开始用单手或双手于宫缩时均匀控制胎头娩出速度，以每次宫缩胎头直径增大不超过 1cm 为宜，使会阴慢慢扩张，宫缩间歇时放松。手部控制胎头速度的同时，不做协助胎头俯屈的动作，不干预胎头娩出的角度和方向，当胎头双顶径到达外口时，可稍作停留，避免用力，指导产妇张口哈气，使会阴部充分扩张。胎头双顶径娩出后不刻意协助胎头做仰伸动作，以免导致小阴唇内侧及前庭裂伤。对于产力好的产妇，让其在宫缩间歇期用力，使胎头缓慢娩出。

2）协助胎头娩出：当胎头枕部于耻骨弓下露出时，告知产妇在宫缩时张口哈气消除腹压，并在宫缩间歇时稍向下屏气用力，左手协助胎头仰伸（图 5-21），使胎头缓慢娩出。

3）正确娩出胎肩：一部分胎儿在胎头娩出后胎肩也随之娩出，此时要注意保护会阴，控制娩出速度，使胎儿缓慢娩出，以免发生严重撕裂伤等情况。在胎头娩出后，如若胎儿口鼻有较多黏液与羊水，可用手帮助胎儿自鼻根向下颏轻轻地挤出。然后，耐心等待下一次宫缩，一般为 1 ～ 2 分钟，等胎头自然复位后，在胎儿下降过程适度协助胎头外旋转，使胎儿双肩径与骨盆出口前后径一致。之后助产人员左手将胎儿颈部轻轻向下压，使前肩从耻骨弓下娩出（图5-22），继而托胎颈向上，帮助后肩从会阴前缘缓慢娩出（图5-23）。

4）娩出胎体及下肢：双肩娩出后，助产人员双手协助胎儿的胎体及下肢以侧位相继自阴道口娩出，此时应记录胎儿娩出时间，并于产妇臀下放置聚血盆，以估算产后出血的情况。

5）脐带绕颈的处理：在胎头娩出后，若胎儿有脐带绕颈的情况，但绕颈的脐带较松时，可用手将脐带顺着胎肩上推或沿胎头滑出；如果脐带绕颈过紧，则可用两把止血钳将其中一段夹住，并从两止血钳中间剪断，注意剪断脐带时不要伤及胎儿皮肤，待脐带松解后再协助胎肩娩出（图5-24）。

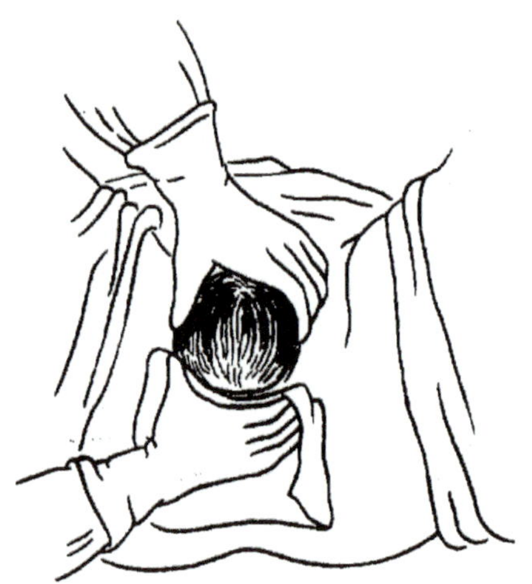
图5-20 保护会阴，协助胎头俯屈

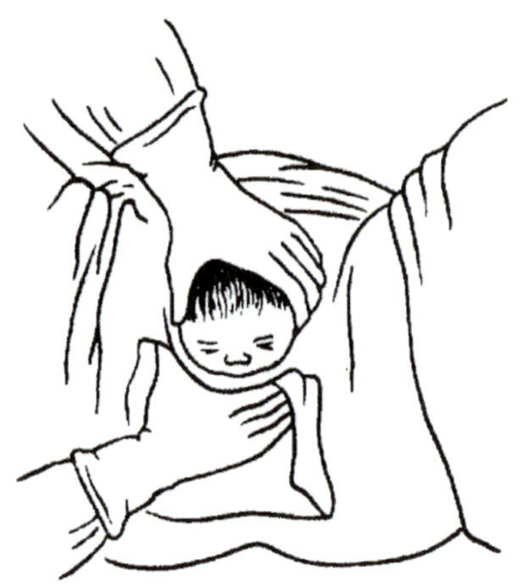
图5-21 协助胎头仰伸

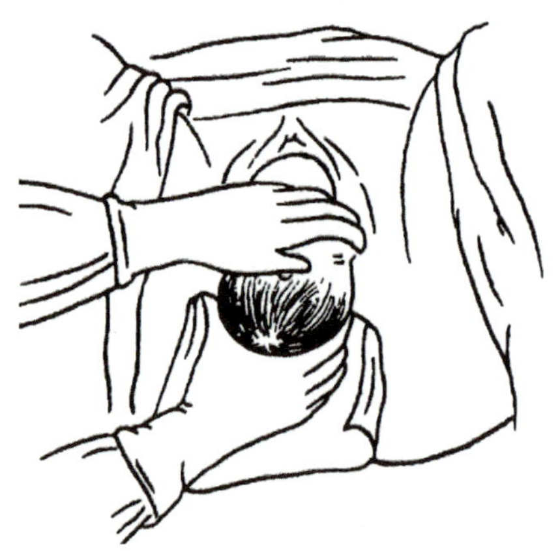
图5-22 协助前肩娩出

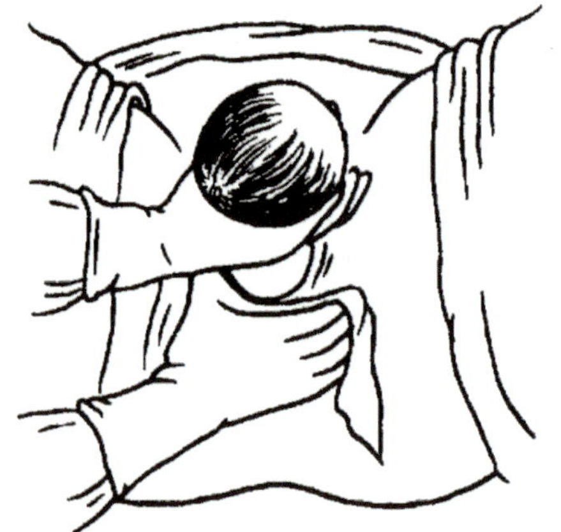
图5-23 协助后肩娩出

（六）护理评价

（1）产妇情绪稳定，能积极配合分娩。

（2）产妇没有实施会阴切开或发生会阴撕裂，新生儿没有产伤。

（3）产妇能正确使用腹压，积极参与、控制分娩过程。

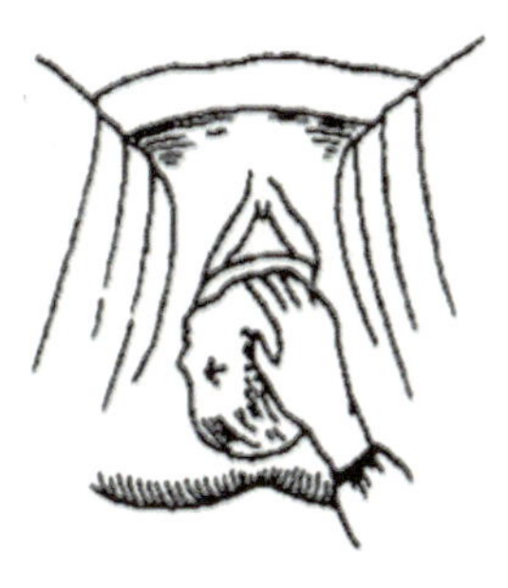
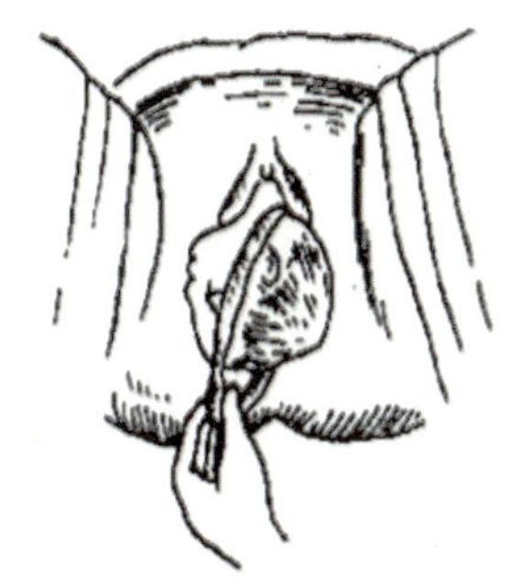
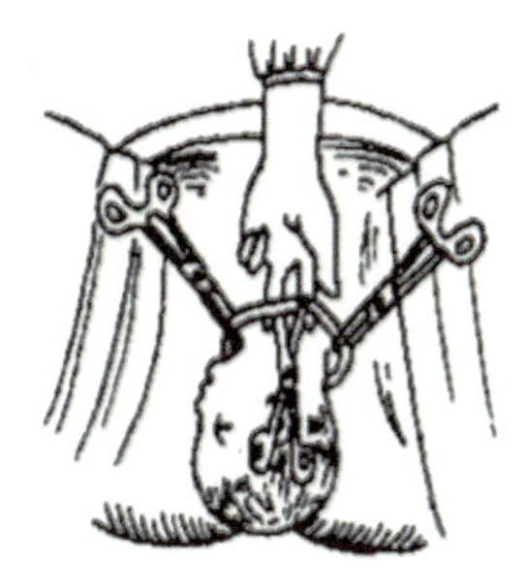

图 5-24　脐带绕颈的处理

六、第三产程的护理

（一）临床表现

第三产程是胎盘娩出期，在子宫收缩的作用下，此期胎盘剥离，接着出现阴道流血及胎盘娩出。

1. 子宫收缩

胎儿娩出后，子宫底下降至平脐水平，宫缩出现暂停，此时产妇一般会感到比较轻松，心情较前平静而喜悦。数分钟后宫缩再次出现，子宫收缩呈球形，子宫底上升。

2. 胎盘娩出

在宫缩的作用下，胎儿娩出后的子宫腔容积明显缩小，由于胎盘并不能相应缩小，因此胎盘与子宫壁发生错位而剥离。剥离面出血形成胎盘后血肿，随着子宫继续收缩，剥离面逐渐增大，直至完全剥离，剥离后胎盘相继娩出。

（1）胎盘剥离征象：主要有以下 4 个。①子宫收缩使宫体变硬呈球形，胎盘在剥离后降至子宫下段，使下段被扩张，宫体呈狭形被推向上，宫底升高达脐上（图 5-25）。②胎盘剥离后降至子宫下段，可见阴道口外露的脐带自行延长。③阴道出现少量流血。④在产妇耻骨联合上方用手掌尺侧轻压子宫下段，宫体上升而外露的脐带不再回缩。

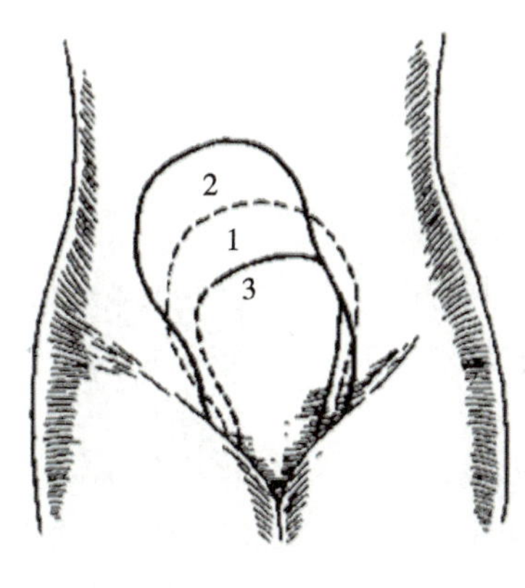

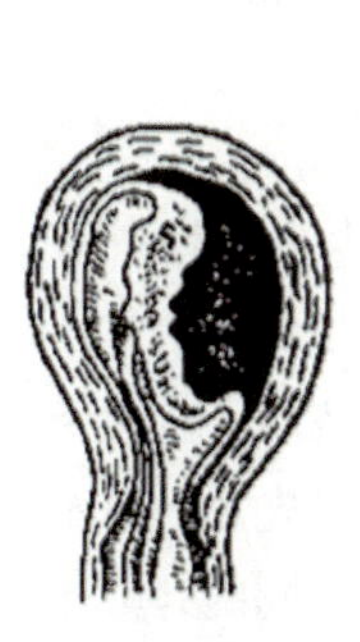

（1）胎盘剥离开始

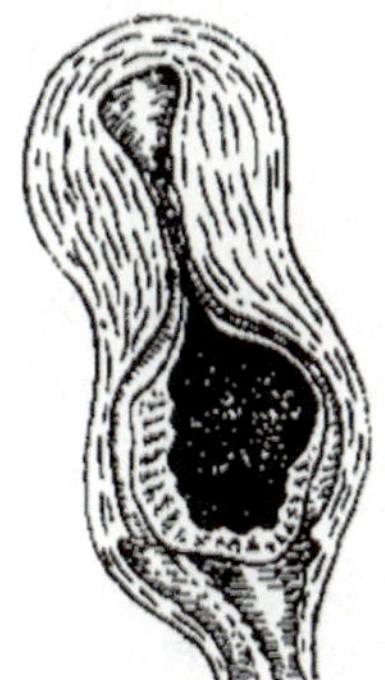

（2）胎盘降至子宫下段

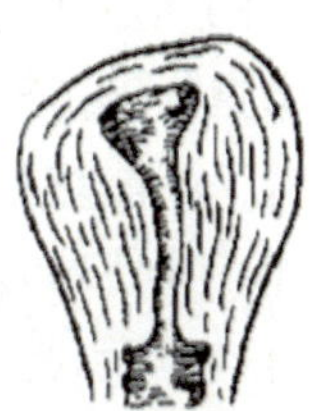

（3）胎盘娩出后

图 5-25　胎盘剥离子宫变化

（2）胎盘剥离及娩出方式：主要有两种方式。①胎儿面娩出式（希氏法，Schultz mechanism）：临床上胎盘以希氏法娩出居多，娩出时，胎盘胎儿面先露出阴道口。该法是胎盘从中央开始剥离，接着周围剥离，胎盘后血液被胎膜包住。因此，其特点为先娩出胎盘，而后见少量阴道流血。②母体面娩出式（邓氏法，Duncan mechanism）：临床上此胎盘娩出式较少见，娩出时，胎盘母体面先露出阴道口。该法是胎盘先从边缘开始剥离，再向中央剥离，血液沿剥离面流出。因此，其特点为先有较多阴道流血，而后才见胎盘娩出。

3. 阴道流血

胎盘剥离引起阴道流血，应注意流血量，正常分娩阴道流血一般不超过 300mL。

（二）护理评估

1. 健康史

产妇第一、第二产程的经过及其处理。

2. 身心情况

胎盘娩出前，观察阴道出血情况，注意有无胎盘剥离征象；胎盘胎膜娩出后，检查胎盘胎膜情况，查看其是否完整、有无残留、有无副胎盘等；检查软产道裂伤情况；产后 2 小时重点观察生命体征、子宫收缩及阴道流血等情况；评估产妇心理状况，观察产妇对新生儿的第一反应，能否接受新生儿性别及外形等健康状况，有无进入母亲角色等；评估新生儿健康情况，对其进行阿普加评分（Apgar score），评估有无窒息及窒息程度等。

（三）常见护理诊断 / 问题

1. 有母子依恋关系改变的危险

与产后疲惫、会阴伤口疼痛及新生儿性别与期望不符有关。

2. 潜在并发症

产后出血，新生儿窒息。

（四）护理目标

（1）产妇接受新生儿，并开始亲子间的互动。

（2）产妇未发生产后出血，新生儿未发生窒息。

（五）护理措施

1. 新生儿护理

（1）清理呼吸道：为避免发生吸入性肺炎，当新生儿咽部及鼻腔分泌物较多时，可用吸球吸引（图 5-26）。注意使用吸球时，不能在新生儿口鼻内进行挤压，应使新生儿侧卧或头偏一侧，并使球囊内形成负压后，再先后进入新生儿口腔及鼻内吸引，以免引起及加重窒息的发生。同时，吸引时应缓慢移动，不应在某一位置固定长时间吸引，以免引起吸引部位黏膜损伤。当确定气道通畅但新生儿仍未啼哭时，可用手轻搓新生儿背部或轻拍其足底，待新生儿啼哭后再处理脐带。

第三产程的新生儿护理微课

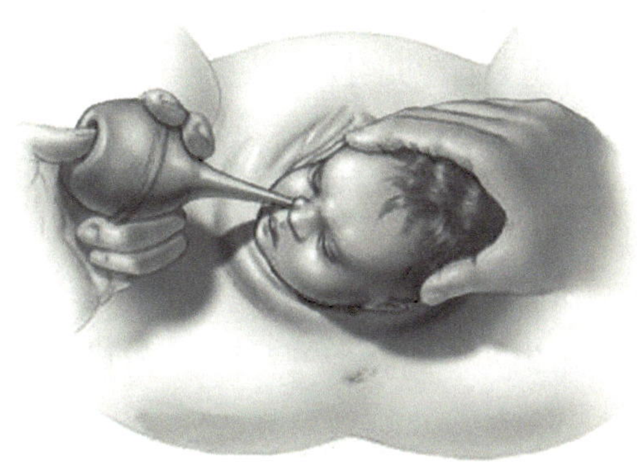

图 5-26 吸球清理呼吸道

（2）脐带处理：现在提倡晚断脐，正常分娩的新生儿建议至少在其出生后60秒或待脐带搏动停止后再行脐带结扎。如果出现新生儿窒息等情况，则应即刻断脐，并将新生儿移至辐射抢救台进行抢救复苏。断脐首先用两把止血钳在距脐带根部10～15cm处夹住脐带，两钳相距2～3cm，在其中间剪断，再用75%乙醇消毒脐带根部及其周围。脐带结扎方法有多种，目前多用气门芯、脐带夹等方法替代双重棉线结扎法，均于剪断脐带后在距脐根0.5～1cm处用气门芯、脐带夹或丝线等结扎。为防止脐带渗血，结扎脐带需牢靠，同时，处理脐带时还应注意新生儿保暖。

（3）新生儿阿普加（Apgar）评分：Apgar评分可用于判断新生儿有无窒息及窒息的严重程度。其由心率、呼吸、肌张力、喉反射及皮肤颜色5项体征组成。每项体征0～2分（表5-2），10分为满分。如若评分为8～10分，则属于正常新生儿；如若评分为4～7分，则属于新生儿轻度窒息，此时需给予清理呼吸道、人工呼吸、吸氧、用药等处理；如若评分为0～3分，则属于新生儿重度窒息，需紧急抢救，给予喉镜下气管内插管并给氧。1分钟Apgar评分主要反映胎儿在宫内的情况，5分钟及以后的Apgar评分主要反映复苏效果，与新生儿预后关系密切。新生儿Apgar评分以皮肤颜色最为灵敏，心率则是最终消失的指标，临床恶化顺序为皮肤颜色→呼吸→肌张力→喉反射→心率。复苏有效的顺序则为心率→喉反射→皮肤颜色→呼吸→肌张力。如果肌张力恢复越快，预后则越好。

表 5-2 新生儿 Apgar 评分法

体征	0分	1分	2分
心率（次/分）	0	＜100	≥100
呼吸	0	浅慢，不规则	佳
肌张力	松弛	四肢稍屈曲	四肢屈曲，活动好
喉反射	无反射	有些动作	咳嗽，恶心
皮肤颜色	全身苍白	躯干红润，四肢青紫	全身红润

（4）一般护理：与产妇共同确认新生儿的性别后，给新生儿做详细的体格检查，需检查新生儿头部有无头皮损伤、产瘤及颅内血肿、锁骨有无骨折、手指及脚趾有无多

指（趾）、肛门及生殖器是否有异常，以及全身各处有无胎记、赘生物等，检查完后需测量并记录新生儿身长、头围、体重等，并将新生儿足印及母亲指印留于新生儿病历上，详细记录新生儿性别、体重、出生时间、母亲姓名、床号、住院号等，并给新生儿系上标有其母亲姓名、床号、住院号、新生儿性别、出生时间、体重等信息的手、脚腕带及胸牌。处理完新生儿后将新生儿抱至母亲胸前，协助新生儿与母亲进行皮肤接触及协助母乳喂养。

新生儿出生后第1小时内表现出的9个本能阶段

2. 正确娩出胎盘

胎盘的正确处理可预防产后出血的发生。为了避免引起胎盘剥离不全而出血、脐带断裂或子宫内翻等情况的发生，需确定胎盘完全剥离后方能协助胎盘娩出，不可在胎盘完全剥离前揉按、下压子宫底或用力牵拉脐带。可在胎儿前肩娩出后遵医嘱予以缩宫素10U肌内注射或缩宫素10U加入500mL注射用液体中以100～150mL/h静脉滴注，并控制性牵拉脐带，确认胎盘已完全剥离后，用左手握住宫底，拇指置于子宫前壁，其余四指放于子宫后壁并按压，同时右手向外轻拉脐带，以协助胎盘娩出。当胎盘娩出达阴道口时，双手接住胎盘，朝一个方向旋转并缓慢向外牵拉，协助胎盘胎膜完全剥离并娩出（图5-27）。如若在胎盘娩出过程中胎膜有部分断裂，可用止血钳夹住断裂上端的胎膜，再继续朝原方向旋转，直至胎膜完全娩出。当胎盘未完全剥离而出血多，或胎儿娩出30分钟胎盘仍未剥离时，应行人工剥离胎盘术。

乳房爬行——开启生命中的第一次哺乳微课

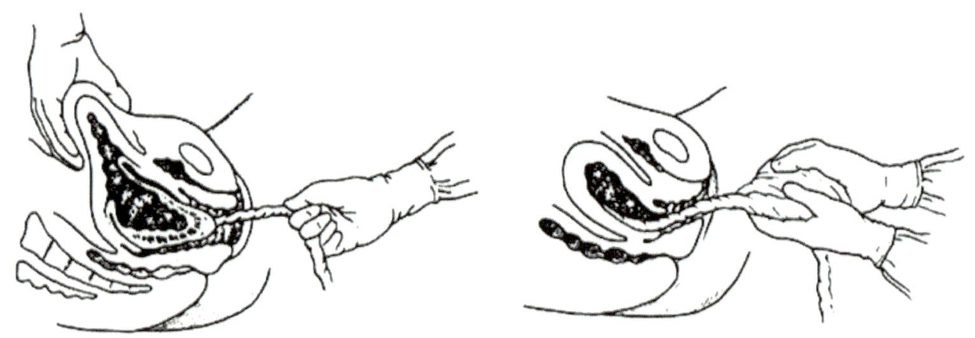

图5-27　协助胎盘胎膜娩出

3. 检查胎盘、胎膜及脐带

用无菌纱布拭去胎盘表面血块，铺平胎盘。先检查胎盘母体面如形状、颜色、有无钙化、梗死及胎盘小叶缺损等。然后将脐带提起，检查胎膜是否完整、破裂口至胎盘边缘距离。再检查胎盘胎儿面，查看边缘有无血管断裂，及时发现副胎盘（succenturiate placenta）（图5-28）。接着检查脐带长短粗细、有无脐带真假结、是否单脐动脉、有无脐带水肿等。最后测量胎盘直径、厚度及重量，并记录以上检查情况。若有副胎盘、部分胎盘残留或大部分胎膜残留，应在无菌操作下伸手进入宫腔中掏出残留组织，如若仅有少部分胎膜残留，可待其自然排出。

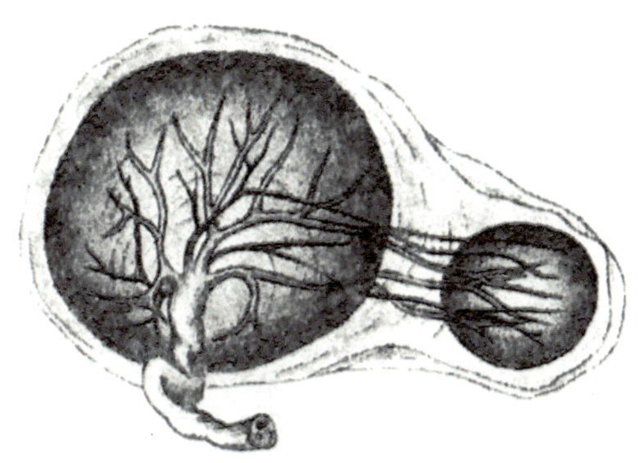

图 5-28　副胎盘

4. 检查软产道

胎盘娩出后，详细检查软产道，查看会阴、小阴唇内侧、尿道口周围、阴道及宫颈有无裂伤，若有裂伤应及时按照解剖位置逐层缝合。

5. 产后 2 小时护理

产后 2 小时也被称为第四产程。产后出血是孕产妇死亡的主要原因之一，而产后出血又多发生于产后 2 小时内，因此产妇需在产房严密观察 2 小时后方能返回病房。产后可用容积法、称重法、休克指数法等评估产妇阴道出血量，正常分娩阴道流血一般不超过 300mL，积极正确的第三产程处理可有效降低产后出血的发生，对于既往有产后出血史或估计产妇有产后出血可能者，也可在出胎后遵医嘱预防性给药预防产后出血的发生。在产后 2 小时内，需注意监测产妇的生命体征、查看子宫收缩情况及宫底高度，产后应立即测量呼吸、血压及脉搏，之后每 30 分钟测量 1 次。同时，注意观察产妇一般情况如有无面色苍白、寒战、出冷汗、烦躁不安等，以及有无口渴、头晕、心悸、乏力、尿频及肛门坠胀等自觉症状。注意查看膀胱是否充盈及会阴伤口等，警惕休克、血压升高及阴道血肿等并发症的发生。尽早进行母婴早接触、早吸吮、早开奶。

（六）护理评价

（1）产妇出血量< 500mL，新生儿未发生窒息。

（2）产妇接受新生儿并开始与新生儿进行目光交流、皮肤接触和早吸吮。

第三节　分娩期焦虑与疼痛的护理

预习案例

朱女士，28 岁，因“G_3P_0，孕 40^{+4} 周，规律性宫缩 5 小时，临产”入院。入院后检查：胎心 155 次 / 分，宫缩间隔 3 ~ 4 分钟，持续 40 秒，子宫收缩强度中等；宫口开大 3cm，先露坐骨棘上 1cm。

思考：

1. 该产妇目前处于第几产程？
2. 护理评估的重点内容有哪些？
3. 主要的护理问题是什么？
4. 应采取哪些护理措施？

精神因素是影响分娩的四大因素之一。如何在分娩期保持良好的心理状态、减轻分娩的痛苦、缩短产程、最大限度地保证母婴安全，始终是产科的重点。分娩对于产妇是一次强烈的生理心理应激过程。由于分娩过程中存在诸多不测和不适，很多产妇临产后情绪紧张，经常处于焦虑状态。而焦虑又可影响分娩进程，甚至导致子宫收缩乏力、产程延长及胎儿窘迫等。因此，减轻焦虑是产科护理工作的重要内容。

一、分娩期焦虑妇女的护理

焦虑是个人在对一个模糊的、非特异性威胁作出反应时所经受的不适感和忧虑感，是应激反应中最常出现的情绪反应，也是妊娠分娩过程中常见的心理反应。“战斗或逃跑”反应是一种由儿茶酚胺或者其他的应激激素高峰而启动的，能促进处于濒危或惊恐的动物或人类生存的生理过程。危险、恐惧、焦虑或其他形式的不安触发的“战斗或逃跑”反应可潜在性地减缓产程进展。

（一）护理评估

1. 健康史

评估孕产妇的文化程度、社会经济状况、婚姻、个性特征、家庭关系、孕产史、参与产前教育情况、对分娩相关知识的了解程度，日常生活如睡眠、衣着、饮食等，以往面临问题的态度及应对方式。

2. 身心状况

焦虑的孕产妇表现为坐立不安、对分娩缺乏信心，易于激动、哭泣、自卑或自责等。她们常提出许多问题，如我的孩子正常吗？我能顺产吗？分娩时间需多长？我将要接受哪些检查和治疗等。焦虑的孕产妇甚至出现身体方面的症状和体征，如心悸、血压升高、呼吸加快、出汗、声音变调或颤抖、尿频、恶心或呕吐、头痛、头晕、失眠、面部潮红等。

（二）常见护理诊断 / 问题

1. 焦虑

与担心分娩结局有关。

2. 应对无效

与过度焦虑及未能运用应对技巧有关。

（三）护理目标

（1）孕产妇情绪稳定，能以正常积极的心态接受分娩。

（2）孕产妇积极运用有效的心理防御机制及应对技巧。

（四）护理措施

1. 加强产前健康教育

充分而有效的产前健康教育是减轻分娩期妇女焦虑的有效措施。在妊娠期，应通过健康教育使孕妇及其家属充分了解分娩的过程，学会分娩镇痛的非药物镇痛方法，通过参加孕妇学校等活动实地参观产房和产科的环境，消除对产房环境和工作人员的陌生感和恐惧感。

2. 营造安静而舒适的分娩环境

为产妇营造一个安静而舒适的分娩环境，包括房间的家庭化设施、颜色、光线、声音、温湿度等；允许家属陪伴，增加产妇的安全感。

3. 加强心理支持

分娩过程中的心理支持非常重要，一个眼神、一次握手、一个拍背、一句鼓励或赞扬的话都可能让孕妇改变对分娩的认知而使分娩经历成为美好的回忆。鼓励开展导乐陪伴分娩或亲属陪伴产妇，倾听她们的诉求，给予针对性的心理支持。

4. 指导家属给予支持

家属尤其是丈夫的陪伴是产妇最有力的心理支持。鼓励家人特别是丈夫陪伴产妇，并教会他们通过语言、按摩等表达对产妇的理解、关心和爱。

（五）护理评价

（1）产妇能应用有效方法缓解焦虑状态。

（2）产妇的心率、呼吸、血压等在正常范围。

二、分娩期疼痛妇女的护理

疼痛是个体在应对有害刺激过程中经受的不舒适体验，分娩疼痛是一种产妇都想避免或减轻的不愉快的身体感觉。疼痛可伴有或不伴有痛苦，而痛苦是一种令人不安的心理状态，包括无助感、恐惧、焦虑、失控和孤独，可能与疼痛有关或无关。产科医护人员应帮助减轻产妇的疼痛、焦虑和恐惧程度，提高产妇及其家人对分娩的正向体验。

（一）分娩期疼痛的特点及发生机制

1. 分娩期疼痛的特点

分娩疼痛是一种很独特的疼痛，有别于其他任何病理性疼痛。①疼痛的性质多为痉挛性、压榨性、撕裂样疼痛。②由轻、中度疼痛开始，随宫缩的增强而逐渐加剧。③分娩疼痛源于宫缩，但不只限于下腹部，会放射至腰骶部、盆腔及大腿根部。

2. 分娩期疼痛的发生机制

分娩疼痛可能与下列因素有关。①宫颈生理性扩张刺激盆壁神经，引起后背下部疼痛。②宫缩时的子宫移动引起腹部肌肉张力增高。③宫缩时子宫血管收缩引起子宫缺氧。④胎头压迫引起会阴部被动伸展而致会阴部固定性疼痛。⑤会阴切开或裂伤及其修复。⑥分娩过程中膀胱、尿道、直肠受压。⑦产妇紧张、焦虑及恐惧可导致害怕—紧张—疼痛综合征。

（二）影响分娩疼痛的因素

分娩期妇女对疼痛的耐受性因人而异，其影响因素主要有身体、心理、社会及文化等方面。

1. 身体因素

产妇的年龄、产次、既往痛经史、难产、体位等多种因素相互影响分娩疼痛。经产妇的宫颈在分娩发动前开始变软，因而对疼痛的感觉较初产妇轻；既往有痛经者由于血液中分泌更多的前列腺素，会引起强烈的子宫收缩，产生剧烈疼痛；难产时，宫缩正常而产程停滞，常会伴随更为剧烈的疼痛；产妇采用垂直体位（坐位、站位、蹲位）能够减轻疼痛。

2. 心理因素

产妇分娩时的情绪、情感、态度等可影响分娩疼痛程度。产妇害怕疼痛、出血、胎儿畸形、难产等因素可能导致产妇产生焦虑和恐惧心理，增加对疼痛的敏感性。如果产妇对分娩有坚定的信心，则有助于缓解分娩疼痛。

3. 社会因素

分娩环境、氛围、对分娩过程的认知、其他产妇的表现、家人的鼓励和支持等可影响分娩疼痛，减轻痛感。

4. 文化因素

产妇的家庭文化背景、信仰、风俗和产妇受教育程度等均会影响其对疼痛的耐受性，护理人员应对每名产妇进行全面评估，并制订和实施个性化分娩计划，根据产妇的特点采取不同的减轻疼痛的措施。

（三）护理评估

1. 健康史

通过产前检查记录了解相关信息，如生育史、本次妊娠经过、有无妊娠合并症及并发症、妊娠期用药情况等；详细询问妊娠期接受健康教育情况，以往对疼痛的耐受性和应对方法；了解产妇及其家属对分娩和分娩镇痛的态度与需求。

2. 身心状况

通过观察、访谈、量表调查等可对疼痛程度作出评估。大多数产妇会感觉身不由己、失去控制、疲惫不堪，表现为呻吟、愁眉苦脸、咬牙、坐立不安等。一些产妇会全身发抖、寒战样颤抖、哭泣、呕吐等。疼痛还可引起出汗、心率加快、血压升高、呼吸急促等生理反应，与应激生理反应类似。疼痛还会影响产妇的情绪，使其产生烦躁、恐惧，甚至绝望感。

（1）评估疼痛的方法：可使用视觉模拟量表（VAS）评估疼痛，分为0分（无痛）到10分（极度疼痛）。此外，还有脸谱法，包括从微笑到忧郁到痛苦的表情图像。医务人员应根据疼痛程度给予相应的镇痛措施。

脸谱法

（2）产妇对痛苦的应对能力评估（图5-29）。此疼痛应对量表是一种视觉类比量表，评分范围从10分（无须应对）至0分（无能力应对）。中间范围表示有能力应对，需要或者不需帮助——通常表现为宫缩和放松之间的某种节奏性仪式的维持。

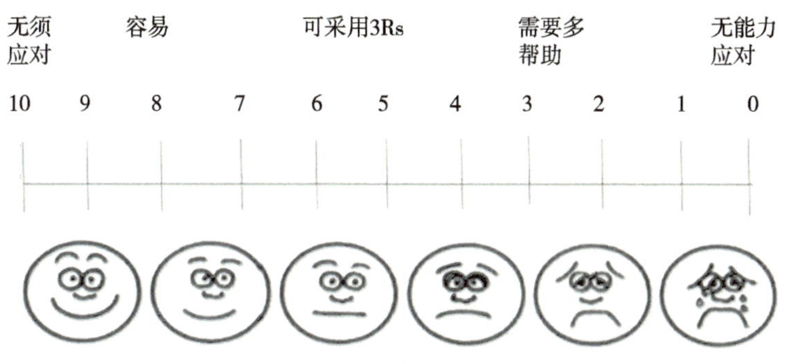

图 5-29 疼痛应对量表

（四）常见护理诊断 / 问题

1. 恐惧

与疼痛威胁而感到不安有关。

2. 应对无效

与过度疼痛及未能运用应对技巧有关。

（五）护理目标

（1）产妇表述疼痛程度减轻、舒适感增加。

（2）产妇情绪稳定，能以积极的心态应对分娩。

（3）产妇积极运用有效的应对技巧。

（六）护理措施

疼痛控制主要有两种方法。①避免（avoidance）：使用药物改变或移除疼痛的感觉。②接受（acceptance）：使用非药物的方法使疼痛控制在可应对的程度，进而缓解疼痛，主要目标是预防感到痛苦，而不是移除疼痛的感觉。

1. 营造理想的分娩环境

提供温馨、安全、舒适的家庭化产房，给予产妇安心、舒适的感官刺激，如光线柔和，气味怡人的芳香，利用软枕、分娩球等设施协助产妇采取舒适体位，提供产妇喜欢的果汁或能量饮料，及时补充热量和水分，定时督促排尿，减少不必要的检查。

2. 非药物性分娩镇痛

（1）呼吸放松和掌控感：始终如一地以同一节奏进行呼吸是一种自我镇静技术，它会促进身体放松，使人感觉良好。这种有节奏的自我镇静行为有助于平静大脑皮质的活动，使产妇回到更本能的情感状态。可以指导产妇学习两种简单而有节奏的呼吸方式：慢呼吸和轻呼吸，在宫缩间歇期可以教会产妇。

1）慢呼吸：产程中宫缩很强几乎没有停顿时，产妇往往不能步行或讲话，此时她应该慢呼吸。指导产妇宫缩时慢慢“吐气”，不费力地发出声音，可伴有或无呻吟声。指导产妇结合呼吸进行联想，如：①每次呼气是一次放松的呼吸；②深吸气直至全身处于紧张状态，然后呼气使全身放松；③想象着每次呼吸是一次爬山运动，山就是宫缩峰，当到达顶峰时，可以放松地呼气。

2）轻呼吸：活跃期产妇变得有些气馁或发现慢呼吸效果不佳时，即使得到鼓励和帮助，此时也应该进行轻呼吸。指导产妇进行更浅更快的呼吸，但呼吸速度仍以能舒服地度过宫缩期为宜（例如，每 2 ～ 3 秒有 1 次浅而快的呼吸，每次呼气之后做短暂停顿，防止呼吸过快）。温和地安慰产妇，以有节奏的手或头部运动引导产妇的节奏，和着节奏鼓励她："好……就是这样……就这样……没错……是……"，如果你能指挥产妇的节奏，鼓励她无声而短暂地吸气，呼气时发出声音或呻吟，这样就不会过度换气（如果发生过度换气，在产妇吸气或呼气时看护者双手捧成杯状或用面罩扣住产妇口鼻直至头晕、大口吸气的症状消失）。帮助产妇减慢呼吸，建立稳定的节奏。如果产妇反应呼吸良好，可以继续指导她进行意念联想。大多数产妇在帮助下以有节奏的呼吸经过数次宫缩后，就不需要继续指导了。

（2）导乐、护士或助产士的持续性分娩支持：根据产妇的需求和医院的条件可选择家属（丈夫、母亲、姐妹）陪伴，接受专门培训的专职人员陪伴、医护人员陪伴。导乐是指对分娩训练有素且经验丰富、在临产和分娩时陪伴产妇及其家人的人（通常是女性）。导乐在整个产程中不断提供生理上、心理上、情感上的支持，根据产妇需求恰当地提供安慰、赞扬、鼓励、舒适和非临床意见，充分调动产妇的主观能动性，使其在轻松、舒适、安全的环境下顺利完成分娩过程。

（3）热敷：通过提供温热毛巾、电热宝、暖水袋等热敷产妇下腹部、腹股沟、大腿、骶部、肩膀和会阴部，用大的温热毛毯包裹产妇的整个身体等，能增加局部皮肤温度、血液循环和组织新陈代谢，降低肌肉痉挛，提高产妇的痛阈，还可以减少应激反应（表现为颤抖和"鸡皮疙瘩"）。局部热敷或温热毛毯包裹可使产妇平静，同时对于皮肤痛觉较敏感的产妇可增加她们对按摩的耐受性。

（4）水疗：指产程中用温水淋浴，或浸泡在充满温水的浴池中，利用水的浮力和适宜的温度达到减轻疼痛和促进产程进展的方法。水疗通过温热的水温和按摩的水流能够缓解产妇焦虑紧张的情绪；水的浮力支撑作用能使身体及腿部肌肉放松，增加会阴部和软产道的弹性；加上水的向上托力可减轻胎儿对会阴部的压迫；适宜的水温还可以阻断或减少疼痛信号向大脑传递；且利于产妇休息和翻身，减轻产妇在分娩过程中的阵痛。

（5）经皮神经电刺激疗法（transcutaneous electrical nerve stimulation，TENS）：TENS 是一种手持式电池供电装置，能将轻微的电脉冲传导至皮肤，通过使用表皮层电极神经刺激器，持续刺激背部胸椎和骶椎的两侧触觉神经末梢，抑制疼痛感知，增加局部内啡肽的产生，从而达到镇痛目的。此法操作简单，对产妇和胎儿没有危害，产妇还可根据自身耐受程度调节刺激强度和频率。

（6）其他方法：还可采用芳香疗法、催眠术、穴位按摩等方法减轻疼痛。

分娩按摩在产程中的应用微课

3. 药物性分娩镇痛

非药物性镇痛方法不能有效缓解分娩过程中的疼痛时，可选用药物性镇痛方法。

（1）药物性分娩镇痛原则：药物起效快，作用可靠，给药方法简便；产妇清醒，可参与分娩过程。

（2）常用方法：包括以下几种。①吸入法，起效快，苏醒快，但用时需防止产妇缺氧或过度通气。常用的药物有氧化亚氮、氟烷等。②硬膜外镇痛（连续硬膜外镇痛，产妇自控硬膜外镇痛），镇痛效果好，常用药物有布比卡因、芬太尼，其优点为镇痛平面恒定，较少引起运动阻滞。③腰硬联合麻醉，镇痛效果快，用药剂量少，运动阻滞较轻。④连续脊椎麻醉镇痛（连续珠网膜下腔阻滞镇痛），镇痛效果比硬膜外阻滞或单次腰麻阻滞更具优势，但可能出现脊椎麻醉后头痛。

（3）注意事项：注意观察药物的不良反应，如恶心、呕吐、呼吸抑制等；严密观察是否有硬膜外麻醉的并发症，如硬膜外感染、硬膜外血肿、神经根损伤、下肢感觉异常等，一旦发现异常，应立即终止镇痛，对症治疗。

疼痛是个人的主观感受，分娩镇痛只能减轻痛感而并不是完全无痛，应对分娩过程有正确的认识，根据产程的进展情况及产妇的不同需求，选择不同的分娩镇痛方法。

（七）护理评价

（1）产妇接受缓解疼痛的方法，表述疼痛减轻。

（2）产妇运用有效的非药物性镇痛技巧，应对分娩期疼痛。

（3）产妇主动配合分娩，过程顺利。

本章小结

影响分娩的因素主要包括产力、产道、胎儿及精神心理因素，只有各因素正常并可相互适应的情况下，胎儿才能顺利经阴道娩出。

分娩机制指胎儿先露部在通过产道时，为适应骨盆各平面的不同形态及骨盆轴的走向，而被动地进行一系列适应性转动，以其最小径线通过产道的全过程，包括衔接、下降、俯屈、内旋转、仰伸、复位、外旋转及胎儿娩出等动作。

分娩发动前，常出现的预示孕妇不久即将临产的症状即为先兆临产，如不规则宫缩、胎儿下降感及见红。分娩过程分为 3 个产程：第一产程是从临产开始到宫颈口完全扩张的过程，第二产程是从宫口开全（10cm）到胎儿娩出的过程，第三产程是胎儿娩出到胎盘娩出的过程。分娩发动后，产妇出现各种临床表现提示产程的开始。在各产程中，每个产程的护理评估重点及主要护理问题及措施有所不同，需注意正确评估及观察母儿情况，给予正确的护理措施，保障母儿的安全。同时应重视产妇的精神心理因素，产科医护人员应帮助减轻产妇的疼痛、焦虑和恐惧程度，提高产妇及其家人对分娩的正向体验。

（黄丽华　梁　曼　朱凤明　郑月娟　郭红霞）

练习题

第六章

产褥期的护理

产褥期的护理 PPT

学习目标

识记：产褥期、子宫复旧、恶露、正常足月新生儿、新生儿期的概念；产褥期妇女及正常新生儿的临床表现及处理原则。

理解：正常产褥期母体的变化及正常新生儿的生理特点。

运用：对产褥期妇女及正常新生儿给予护理及健康教育。

产褥期（puerperium）是指从胎盘娩出至产妇全身各器官（除乳腺外）恢复至正常未妊娠状态所需要的一段时期，一般为 6 周。产褥期是产妇产后全身各系统恢复的关键时期，熟悉产褥期管理的相关知识，为产褥期妇女及新生儿提供适当的护理，对促进产妇的康复和新生儿的发育至关重要。

预习案例

刘女士，30 岁，G_1P_1，孕 38 周临产入院。入院次日晨 9 时行会阴侧切术，产钳助产娩出一男婴，体重 4 000g。产后第 1 日，查体：体温 37.8℃，脉搏 72 次 / 分，呼吸频率 18 次 / 分，血压

125/80mmHg；子宫平脐，阴道有鲜红色血液流出；会阴切口缝合处水肿，无压痛。产妇自述尿量增多，哺乳时出现下腹部疼痛；乳房胀痛，但无乳汁分泌；产妇住在母婴病房，自感抑郁。

思考：

1. 该产妇产后临床表现是否异常？
2. 该产妇有哪些护理问题？
3. 如何对该产妇进行护理？

第一节　正常产褥

产褥期母体各系统经历了较大的生理变化，以生殖系统变化最明显；同时，随着新生儿的出生，产妇及其家庭也经历着心理和社会的适应过程。了解正常产褥期的这些变化，对做好产褥期的保健、促进母婴健康有重要意义。

一、产褥期妇女的生理变化

（一）生殖系统的变化

1. 子宫

产褥期子宫变化最大。子宫变化的过程称为子宫复旧（involution of uterus），指妊娠子宫自胎盘娩出后逐渐恢复至未妊娠状态的过程，通常为6周，主要变化有子宫体肌纤维缩复、子宫内膜再生、子宫血管变化及子宫颈和子宫下段的复原。

（1）子宫体肌纤维缩复：子宫复旧是肌浆中蛋白质分解排出，使细胞质减少导致肌细胞缩小，被分解的蛋白质及其代谢产物由肾脏排出体外。随着肌纤维不断缩复，子宫体积和重量均发生变化。产后1周子宫缩小至妊娠12周大小，在耻骨联合上方可扪及；产后10日子宫降至骨盆腔内，腹部检查摸不到子宫底；产后6周子宫恢复至正常非妊娠前大小。子宫重量分娩结束时约为1 000g，产后1周约为500g，产后2周约为300g，产后6周子宫逐渐恢复到非妊娠时的50～70g。

（2）子宫内膜再生：胎盘、胎膜娩出后，遗留在宫腔内的表层蜕膜变性、坏死、脱落，随恶露自阴道排出；子宫内膜基底层逐渐再生出新的功能层，将子宫内膜修复。胎盘附着部位的子宫内膜修复需至产后6周，其余部位的子宫内膜修复大约需要3周的时间。

（3）子宫血管变化：胎盘娩出后，胎盘附着面缩小为原来的一半，螺旋动脉和静脉窦压缩变窄，数小时后形成血栓，出血量逐渐减少直到停止，最终被机化吸收。如果在新生的内膜修复期，胎盘附着面因复旧不良出现血栓脱落，可引起晚期产后出血。

（4）子宫下段变化和宫颈复原：产后由于肌纤维缩复，子宫下段逐渐恢复至非妊娠时的子宫峡部。胎盘娩出后子宫颈外口呈环状如袖口。产后2～3日，宫口可容纳2指；产后1周，宫颈内口关闭，宫颈管复原；产后4周，子宫颈完全恢复至非妊娠时形态。

由于分娩时子宫颈外口发生轻度裂伤（多在子宫颈 3 点、9 点钟位处），初产妇子宫颈外口由产前的圆形（未产型）变为产后的“一”字形横裂（已产型）。

2. 阴道

分娩后阴道壁松弛、肌张力低下。阴道壁肌张力虽然在产褥期逐渐恢复，但不能完全恢复至未妊娠时的张力。阴道腔逐渐缩小，阴道黏膜皱襞在产后 3 周重新呈现。

3. 外阴

分娩后外阴轻度水肿，于产后 2～3 日逐渐消退。轻度撕裂或会阴后—侧切开缝合后，因会阴部血液循环丰富，均能在产后 3～4 日愈合。处女膜因分娩时撕裂，形成残缺的处女膜痕。

4. 盆底组织

产褥期坚持做产后康复锻炼，有利于盆底肌的恢复。分娩中因胎先露长时间压迫、盆底组织过度伸展导致弹性降低，且常伴有盆底肌纤维部分撕裂，因此，产褥期应避免过早进行较强的体力劳动。若盆底肌及其筋膜发生严重的断裂造成骨盆底松弛、产褥期过早参加重体力劳动或剧烈运动、分娩次数过多且间隔时间短等因素，可导致阴道壁脱垂、子宫脱垂等。

（二）乳房

乳房的主要变化是泌乳。吸吮是保持不断泌乳的关键环节；不断排空乳房也是维持泌乳的重要条件。妊娠期母体内雌激素、孕激素、胎盘催乳素升高，使乳腺发育及初乳形成。分娩后母体血液中雌激素、孕激素及胎盘催乳素水平急剧下降，抑制了下丘脑分泌的催乳素释放抑制因子（prolactin release inhibiting factor，PRIF）的释放。在催乳素的作用下，乳腺细胞开始分泌乳汁。婴儿吸吮乳头时，来自乳头的感觉信号经传入神经纤维抵达下丘脑，通过抑制下丘脑分泌的多巴胺及其他催乳素抑制因子，使腺垂体催乳素呈脉冲式释放，促进乳汁分泌。吸吮乳头反射性地引起神经垂体释放缩宫素（oxyocin），引起喷乳反射，即乳腺腺泡周围的肌上皮收缩，使乳汁从腺泡、小导管进入输乳导管和乳窦而喷出乳汁。此外，乳汁的分泌还与产妇的营养、睡眠、情绪及健康状况密切相关。保证产妇充分的休息、足够的睡眠、丰富的饮食，避免精神刺激非常重要。

产妇以自身乳汁哺育婴儿的时期称为哺乳期。母乳喂养对母儿均有益处。母乳是新生儿最理想的天然食物。母乳喂养也有利于产妇生殖器官及相关器官组织的恢复。初乳是指产后 7 日内分泌的乳汁，含 β－胡萝卜素呈淡黄色，有较多有形物质，性状较稠。初乳中含蛋白质及矿物质较成熟乳多，还含有多种抗体，尤其是免疫球蛋白 IgG 及分泌型 IgA（sIgA），脂肪和乳糖含量较成熟乳少，极易消化。产后 7～14 日分泌的乳汁称为过渡乳，14 日以后分泌的乳汁是成熟乳。从过渡乳到成熟乳，蛋白质含量逐渐减少，脂肪和乳糖含量逐渐增多。初乳和成熟乳都含有大量的免疫抗体，有助于新生儿抵抗疾病的侵袭。母乳中还有矿物质、维生素和各种酶，对新生儿的生长发育非常重要。因多种药物可经过母体血液渗入乳汁，哺乳期用药必须考虑药物对新生儿的影响。

（三）血液及循环系统

由于分娩后子宫、胎盘血液循环终止和子宫缩复，大量血液从子宫涌入母体的血液循环，另外妊娠期潴留的组织液回吸收，产后 72 小时内母体血液循环量增加 15%～

25%，应注意预防心力衰竭的发生。循环血量于产后 2 ～ 3 周恢复至未妊娠状态。

产后早期母体血液仍处于高凝状态，有利于胎盘剥离创面形成血栓，减少产后出血量。纤维蛋白原、凝血酶、凝血酶原于产后 2 ～ 4 周内降到正常。血红蛋白水平于产后 1 周左右回升。白细胞总数于产褥早期较高，可达（15 ～ 30）$\times 10^9$/L，一般于产后 1 ～ 2 周恢复至正常水平。淋巴细胞稍减少，中性粒细胞增多，血小板数增加。红细胞沉降率于产后 3 ～ 4 周降至正常。

（四）消化系统

妊娠期胃肠肌张力、蠕动力减弱，胃液中盐酸分泌量减少，产后需 1 ～ 2 周逐渐恢复。因分娩时能量的消耗及体液流失，产妇产后 1 ～ 2 日内常感口渴，喜进流质饮食或半流质饮食，但食欲差，以后逐渐好转。因卧床时间长、腹肌及盆底肌肉松弛、肠蠕动减弱等，产妇容易发生肠胀气和便秘。

（五）泌尿系统

产后 1 周内尿量增多，原因是妊娠期体内潴留大量的液体在产褥早期主要由肾脏排出。妊娠期发生的肾盂及输尿管生理性扩张，产后 2 ～ 8 周恢复正常。产后可发生尿潴留，主要与分娩过程中膀胱受压，导致黏膜水肿、充血及肌张力降低，会阴伤口疼痛、不习惯卧床排尿、器械助产、区域阻滞麻醉等有关。

（六）内分泌系统

产后雌激素、孕激素水平急剧下降，产后 1 周降至未妊娠时水平。胎盘催乳素于产后 6 小时已测不出。催乳素水平受哺乳的影响：若产妇哺乳，催乳素水平于产后下降，但仍高于非妊娠时水平；若产妇不哺乳，催乳素于产后 2 周降至非妊娠时水平。月经复潮及排卵恢复时间受哺乳影响：不哺乳产妇一般在产后 6 ～ 10 周月经复潮，产后 10 周左右恢复排卵；哺乳期产妇月经复潮延迟，平均在产后 4 ～ 6 个月恢复排卵。产后月经复潮较晚者，复潮前多有排卵，故哺乳期妇女虽无月经来潮，仍有受孕的可能。

（七）腹壁变化

妊娠期腹部皮肤受子宫增大影响，部分弹力纤维断裂，腹直肌呈不同程度分离，产后腹壁明显松弛，其紧张度产后 6 ～ 8 周恢复。妊娠期出现的下腹正中线色素沉着，在产褥期逐渐消退。初产妇腹部紫红色妊娠纹变为银白色。

二、产褥期妇女的心理调适

产褥期心理调适指的是产妇从妊娠和分娩的不适、疼痛、焦虑中恢复，接纳家庭新成员及家庭变化的过程。产褥期产妇心理处于脆弱和不稳定状态，面临着潜意识的内在冲突和初为人母的情绪调整，家庭关系的改变，经济需求增加，家庭、社会支持系统的寻求等，护士对产褥期妇女的心理调适指导和支持十分重要。

（一）产褥期妇女的心理变化

产褥期妇女心理的变化与分娩、伤口、体态、新生儿性别、哺乳情况及有无健康问题等有关，可表现为情绪高涨、希望、高兴、满足感、幸福感、乐观、压抑及焦虑等。产妇可因为现实与理想中母亲角色的差距而发生心理冲突，因为胎儿娩出后生理上的排空而感到心理空虚，因为新生儿外貌及性别与理想中的不相吻合而感到失望，因为现实中母亲太多的责任而感到恐惧，因为丈夫注意力转移到新生儿而感到失落等。

（二）影响产褥期妇女心理变化的因素

影响产后妇女心理变化的因素很多，包括年龄、身体的恢复情况、产妇对分娩经历的感受、社会支持等。

1. 年龄

年龄＜ 18 岁的产妇，由于自身在生理、心理及社会等各方面发展尚未成熟，在母亲角色的学习上会遇到很多困难，影响其心理适应。年龄＞ 35 岁的产妇，心理及社会等各方面发展比较成熟，但体力和精力下降，容易出现疲劳感，在事业和母亲角色之间的转换上也会面临更多的冲突，对心理适应有不同程度的影响。

2. 身体的恢复情况

产妇在妊娠期的身体健康状况、妊娠过程中有无并发症、是否剖宫产等都会影响产妇的身体状况，从而影响到产妇的心理适应。

3. 产妇对分娩经历的感受

产妇对分娩过程的感受与产妇所具有的分娩知识、对分娩的期望、分娩的方式及分娩过程支持源的获得有关。当产妇对分娩的期望与实际情况有差异时，则会影响其后天的自尊。

4．社会支持

社会支持系统不但提供物质支持，也提供心理支持。家庭经济状况稳定、家人理解与帮助，有助于产妇胜任新生儿的照顾角色和心理适应。

（三）产褥期妇女心理调适

产褥期妇女的心理调适主要表现在两方面：确立家长与孩子的关系和承担母亲角色的责任。根据鲁宾的研究结果，产褥期妇女的心理调适过程一般经历 3 个不同时期。

1. 依赖期

产后前 3 日，表现为产妇的很多需要是通过别人来满足的，如对孩子的关心、喂奶、沐浴等，同时产妇也喜欢用语言表达对孩子的关心，谈论自己妊娠和分娩的感受也较多。妊娠和分娩经历满意、产后休息得好、丰富的营养和较早较多地与孩子间的目视及身体接触有助于产妇较快地进入第二期。依赖期内丈夫及家人的关心帮助、医务人员的悉心指导极为重要。

2. 依赖—独立期

产后 3 ～ 14 日，产妇表现出较为独立的行为，开始注意周围的人际关系，主动参与活动，学习和练习护理孩子。这一时期产妇容易产生压抑情绪，可能与分娩后产妇感情脆弱、母亲责任多、新生儿诞生引起的爱的被剥夺感、痛苦的妊娠和分娩过程、糖皮质激素和甲状腺素水平低下等有关。严重者出现哭泣、对周围漠不关心、拒绝哺乳和护理新生儿等。此时，应及时给予护理、指导和帮助，帮助产妇缓解消极情绪。加倍地关心产妇，并督促其家人参与；提供婴儿喂养和护理知识，耐心指导并帮助哺乳和护理新生儿；鼓励产妇表达自己的心情并与其他产妇交流，能提高产妇的自信心和自尊感，促进接纳孩子、接纳自己，缓解抑郁状态，平稳度过这一时期。

3. 独立期

产后 2 周至 1 个月。此时，新的家庭建立，产妇、家人和婴儿已成为一个完整的系统，形成新的生活形态。夫妇两人共同分享责任和欢乐，开始逐渐恢复分娩前的家庭生活；但是，产妇及其配偶会承受更多的压力，出现兴趣与需要、事业与家庭间的矛盾，哺育孩子、承担家务及维持夫妻关系等各种角色的矛盾。

第二节　产褥期妇女的护理

一、临床表现

产妇在产褥期的临床表现多属于生理性变化。

（一）生命体征

产妇体温多在正常范围内。产后 24 小时内，有的产妇可由产程延长导致过度疲劳，体温稍升高，一般不超过 38℃。产后 3 ～ 4 日可有泌乳热，即因血管、淋巴管极度充盈，乳房胀大，出现 37.8 ～ 39℃的发热，一般持续 4 ～ 16 小时后降至正常，不属于病态，但需排除其他原因，尤其是感染引起的发热。产后脉搏在正常范围内，一般略慢，每分钟 60 ～ 70 次。产妇产后腹压降低，膈肌下降，由妊娠时的胸式呼吸变为腹式呼吸，呼吸深慢，一般每分钟 14 ～ 16 次。产褥期血压在正常水平、平稳。

（二）子宫复旧

胎盘娩出后子宫硬而圆，宫底在脐下一指，产后第 1 日宫底略上升至平脐，以后每日下降 1 ～ 2cm，至产后第 10 日下降进入骨盆腔内。剖宫产产妇子宫复旧所需时间较长。子宫复旧可伴有因宫缩而引起的下腹部阵发性剧烈疼痛，称为产后宫缩痛。经产妇宫缩痛较初产妇明显，哺乳者较不哺乳者明显。宫缩痛常在产后 1 ～ 2 日出现，持续 2 ～ 3 日自然消失，不需特殊用药。

1. 恶露

产后随子宫蜕膜的脱落，含有血液、坏死的蜕膜等组织经阴道排出称为恶露（lochia）。恶露有血腥味，无臭味，持续 4 ～ 6 周，总量为 250 ～ 500mL。正常恶露根据颜色、内容物及出现持续时间的不同分为血性恶露、浆液性恶露及白色恶露（表 6–1）。

表 6–1　正常恶露的特点

恶露的类型	持续时间	颜色	大体与镜下成分
血性恶露	产后 3 日内	红色	大量血液、坏死蜕膜及少量胎膜
浆液性恶露	产后 4 ～ 14 日	淡红色	较多坏死膜组织、宫腔渗出液，宫颈黏液，少量红细胞、白细胞和细菌
白色恶露	产后 14 日以后	白色	大量白细胞、坏死蜕膜组织、表皮细胞及细菌

2. 褥汗

产后 1 周内，产妇体内潴留的液体通过皮肤排泄，在睡眠时明显，醒来满头大汗，习称“褥汗”，不属于病态。

二、处理原则

产褥期母体的生理变化很大，处理原则是科学护理，为产妇提供支持和帮助，促进舒适和生理功能的恢复，预防产后出血、感染、中暑、抑郁等并发症的发生，促进母乳喂养成功。

三、护理评估

（一）健康史

应对产妇妊娠前、妊娠和分娩过程全面评估。内容包括：妊娠前产妇的身体健康状况，有无慢性疾病及精神心理疾病；妊娠期有无并发症、合并症的病史；评分娩过程是否顺利、产后出血量、会阴撕裂程度、新生儿出生后的阿普加（Apgar）评分等。

（二）身心状况

1. 一般情况

体温多在正常范围，产后 3 ～ 4 日可出现泌乳热，需排除其他原因尤其是感染引起的发热。脉搏为 60 ～ 70 次 / 分，脉搏过快应考虑发热及出血引起休克的早期症状。呼吸频率为 14 ～ 16 次 / 分。血压平稳，妊娠期高血压疾病产妇产后血压明显降低或恢复正常。产后出血总量一般情况不超过 300mL。若阴道流血量多或血块＞ 1cm，最好用弯盆放于产妇臀下，以准确评估出血量，并查看子宫收缩情况。若阴道流血量不多，但子宫收缩不良、宫底上升，提示宫腔内有积血；若产妇自觉肛门有坠胀感，应注意是否有阴道后壁血肿；若子宫收缩好，但仍有阴道流血，色鲜红，可能有软产道损伤。

2. 生殖系统

（1）子宫：应每日于同一时间评估子宫底高度。嘱产妇排尿后平卧，双膝稍屈曲，腹部放松，剖宫产术后产妇应解开腹带，注意遮挡及保暖。先按摩子宫使其收缩，再测耻骨联合上缘至子宫底的距离。正常子宫圆而硬，位于腹部中央。若子宫质地软，应考虑是否有产后宫缩乏力；子宫偏向一侧可能是膀胱充盈引起。子宫不能如期复原经常提示异常。评估是否有宫缩痛及程度。

（2）会阴及阴道：阴道分娩后出现的会阴水肿一般在产后 2 ～ 3 日自行消退。观察会阴伤口愈合的情况，若会阴部伤口疼痛加重，局部出现红肿、硬结并有分泌物，应考虑会阴伤口感染。每日观察恶露的量、颜色及气味。若子宫复旧不全、胎盘或胎膜残留或感染，可致恶露时间延长，并有臭味，提示有宫腔感染的可能。

3. 排泄

（1）排尿：评估膀胱充盈程度，阴道分娩的产妇有尿意应随时排尿。若产后 4 小时未排尿或第 1 次排尿尿量少，应再次评估膀胱的充盈情况，防止尿潴留及影响子宫收缩引起子宫收缩乏力，导致产后出血。此外，观察剖宫产术后产妇尿管是否通畅，尿量及性状是否正常。

（2）排便：产妇在产后 1 ～ 2 日多不排大便，可能与产后卧床时间长，加之进食较少有关，但要注意产后便秘。

4. 乳房

（1）乳头：检查有无乳头平坦、内陷及乳头皲裂。产妇在最初几日哺乳后容易出现乳头皲裂，表现为乳头红、裂开，有时有出血，哺乳时疼痛，可能与妊娠期乳房护理不良、哺乳方法不当、在乳头上使用肥皂及干燥剂等有关。

（2）乳房胀痛：评估乳房胀痛的原因，若触摸乳房时有坚硬感，并有明显触痛，提示产后泌乳延迟或没有及时排空乳房。产后 1 ～ 3 日若没有及时哺乳或排空乳房，产妇可有乳房高胀。产妇乳房出现局部红、肿、热、痛，或有痛性结节，提示患有乳腺炎。

（3）乳汁的质和量：初乳呈淡黄色、质稠，产后 3 日每次哺乳可吸出初乳 2 ～ 20mL。过渡乳和成熟乳呈白色。乳量是否充足主要评估两次喂奶之间婴儿是否满足、安静，婴儿尿布 24 小时湿 6 次以上，大便每日几次，体重增长理想等内容。

5. 心理状态

产妇在产后 2 ～ 3 日内发生轻度或中度的情绪反应称为产后压抑。产后压抑的发生可能与产妇体内的雌、孕激素水平的急剧下降、产后的心理压力及疲劳等有关。注意评估产妇的心理状态，包括以下几方面。①产妇对分娩经历的感受：产妇在分娩过程中的感受直接影响产后母亲角色的获得。②产妇的自我形象：产妇妊娠期不适、形体的恢复等均影响其对孩子的接纳。③母亲的行为：评估母亲的行为是否属于适应性行为。母亲能满足孩子的需要并表现出喜悦，积极有效地锻炼身体，学习护理孩子的知识和技能为适应性行为。相反，母亲不愿意接纳孩子，不亲自喂养孩子，不护理孩子或表现出不悦、不愿交流、食欲差等为不适应性行为。④产妇对孩子行为的看法：评估母亲是否认为孩子吃得好，睡得好又少哭就是好孩子，因而自己是一个好母亲；而常啼哭，哺乳困难，经常需要换尿布的孩子是坏孩子，因而自己不是一个好母亲。母亲正确理解孩子的行为将有利于建立良好的母子关系。⑤其他影响因素：研究表明，影响产妇产后心理状态的因素包括年龄、健康状况、社会支持系统、经济状况、性格特征、文化背景等。

6. 社会支持

良好的家庭氛围有助于家庭各成员角色的获得，也有助于建立多种亲情关系。

7. 影响母乳喂养因素的评估

（1）生理因素：①患有严重的疾病；②会阴或腹部切口疼痛；③使用某些药物；④乳房胀痛、乳头皲裂、乳头内陷及乳腺炎。

（2）心理因素：①异常的妊娠史；②不良的分娩体验；③分娩及产后的疲劳；④失眠或睡眠不佳；⑤自尊紊乱；⑥缺乏信心；⑦焦虑；⑧压抑。

（3）社会因素：①缺乏医护人员或丈夫及家人的关心、帮助；②工作负担过重或离家工作；③婚姻问题；④青少年母亲或单身母亲；⑤母婴分离；⑥缺乏相关知识与技能。

（三）辅助检查

必要时进行血常规、尿常规等检查。

四、常见护理诊断 / 问题

（一）尿潴留

与产时损伤、活动减少及不习惯床上排尿有关。

（二）母乳喂养无效

与母乳供给不足或喂养技能不熟有关。

五、护理目标

（1）产妇产后 4 小时内未发生尿潴留。

（2）产妇住院期间母乳喂养成功。

六、护理措施

（一）一般护理

为产妇提供通风良好、空气清新、舒适安静的病室环境；保持床单位的整齐、清洁、干净。护理活动避免打扰产妇休息，以保证产妇足够的营养和睡眠。

1. 生命体征

每日测体温、脉搏、呼吸及血压，若体温超过 38℃，应加强观察，查找原因，并向医师汇报。

2. 饮食

产后 1 小时即可进食流质或清淡半流质饮食，以后可进普通饮食。食物应富含营养、足够热量和水分。哺乳产妇应多进食蛋白质和汤汁，适当补充维生素，推荐补充铁剂 3 个月。

3. 排尿与排便

（1）排尿：鼓励产妇尽早自行排尿。若出现排尿困难，首先给予心理护理，解除产妇因排尿引起疼痛的恐惧，鼓励产妇坐起排尿，必要时采取以下方法帮助其排尿。①用温开水冲洗尿道外口周围或用热水熏洗外阴诱导排尿，热敷下腹部、按摩膀胱刺激膀胱肌收缩。②针刺关元、气海、三阴交、阴陵泉等穴位促其排尿。③肌内注射甲硫酸新斯的明 1mg 兴奋膀胱逼尿肌促其排尿。若上述方法均无效，给予导尿并留置尿管 1 ～ 2 日。

（2）排便：产后因卧床休息、肠蠕动减弱、盆底肌张力降低、食物缺乏膳食纤维等容易发生便秘。鼓励产妇及早下床活动、多吃蔬菜，预防便秘。发生便秘时可口服缓泻剂。

4. 活动

鼓励产妇尽早开始适宜的活动。经阴道分娩产妇产后 6 ～ 12 小时可下床活动，产后第 2 日可在室内随意走动，按时做产后健身操。会阴后—侧切开或剖宫产产妇可适当推迟活动时间，鼓励产妇床上适当活动，预防下肢静脉血栓形成。待拆线后伤口无疼痛时即可做产后健身操。由于产后盆底肌肉松弛，应避免蹲位或负重劳动，以预防子宫脱垂。

（二）指导母乳喂养

母乳喂养有利于母婴健康，现在都提倡母乳喂养。指导产妇进行正确的母乳喂养具有重要的意义。

1. 一般护理指导

（1）创造良好的休养环境：为产妇提供舒适、温暖的母婴同室环境。关心、帮助产妇，使其树立母乳喂养的信心。产后3日内，为产妇及新生儿提供日常的生活护理，避免产妇劳累。同时指导和鼓励产妇的丈夫及家人参与新生儿的护理，增强产妇的社会支持水平。

（2）休息：嘱产妇生活规律，学会与婴儿同步休息。充足的休息对保证乳汁分泌十分重要。

（3）营养：产妇在产褥期及哺乳期需要的能量和营养成分要比未妊娠时高，因为泌乳需要的大量能量及营养物质是通过饮食摄入来满足的。指导产妇营养供给的原则：每日应较成人平衡膳食多摄取2 100kJ（500kcal）热量，但总量不超过9 620kJ/d（2 300kcal/d）；增加蛋白质20g；控制食物中总的脂肪摄入量，保持脂肪提供的热量不超过总热量的25%，每日胆固醇的摄入量应低于300mg；饮食中应有足够的蔬菜、水果及谷类；补充足够的钙、铁、硒、碘等必需的无机盐。

2. 喂养方法指导

产妇每次喂奶前应用香皂洗净双手，然后用清水擦洗乳头和乳房，母亲及婴儿均取一个舒适的姿势，最好坐在直背椅子上，若会阴伤口疼痛无法坐起哺乳，可取侧卧位，使母婴紧密相贴。

（1）哺乳时间：原则是按需哺乳。产后半小时内即开始哺乳，此时乳量虽少，但新生儿吸吮可刺激乳汁分泌。产后1周内是母体泌乳的过程，哺乳次数应频繁，每1～3小时哺乳1次，开始每次吸吮时间3～5分钟，以后逐渐延长，但一般不超过20分钟，预防乳头浸渍、皲裂而导致乳腺炎。

（2）哺乳方法：哺乳时，先挤压乳晕周围组织，挤出少量乳汁以刺激婴儿吸吮，然后把乳头和大部分乳晕放入婴儿口中，用一只手托扶乳房，防止乳房堵住婴儿鼻孔。哺乳结束时，用示指轻轻向下按压婴儿下颏，避免在口腔负压情况下拉出乳头而引起局部疼痛或皮肤损伤。哺乳后，挤出少许乳汁涂在乳头和乳晕上。

（3）注意事项：①每次哺乳都应该先吸空一侧乳房后，再吸吮另一侧乳房。②每次哺乳后，应将婴儿抱起轻拍背部1～2分钟，排出胃内空气，以防吐奶。③哺乳后产妇佩戴合适棉制乳罩。④乳汁不足时，及时补充按比例稀释的牛奶。⑤哺乳期以10个月至1年为宜。

（三）症状护理

1. 观察子宫复旧及恶露

每日在同一时间手测子宫底高度观察子宫复旧情况，记录恶露的量、颜色和气味。红色恶露增多且持续时间延长者提示子宫复旧不全，可给予子宫收缩剂；若合并感染、恶露有臭味且子宫有压痛者，应遵医嘱给予广谱抗生素控制感染。

2. 会阴及会阴伤口护理

（1）会阴及会阴伤口的冲洗：会阴擦洗，每日2～3次，保持会阴部清洁。常用0.05%聚维酮碘液，由上到下、由内到外擦洗，会阴切口部位应单独擦洗，擦过肛门的棉球和镊子应弃之。大便后用水清洗会阴。

（2）会阴伤口的观察：会阴部有缝线者，嘱产妇健侧卧位；并每日观察伤口周围有无渗血、血肿、红肿、硬结及分泌物。

（3）会阴伤口异常的护理：会阴或会阴伤口有水肿者，用 50%硫酸镁湿热敷，产后 24 小时红外线照射外阴。会阴部小血肿者，24 小时后可湿热敷或远红外线灯照射，大的血肿应配合医师切开处理。会阴伤口有硬结者可用 95%乙醇湿热敷，或用大黄、芒硝外敷。产妇有肛门坠胀感或自诉会阴切口剧烈疼痛，应及时报告医生，以排除阴道壁及会阴部血肿。会阴部伤口缝线于产后 3 ～ 5 日拆线。伤口感染者，提前拆线引流，并定时换药。

3. 乳房护理

推荐母乳喂养，按需哺乳。做到早接触、早吸吮，母婴同室。重视心理护理的同时，指导产妇正确的哺乳方法。每次哺乳前先柔和地按摩乳房，以刺激泌乳反射；哺乳时应让新生儿吸吮乳房，若乳汁充足尚有剩余，应用吸乳器将剩余的乳汁吸出，避免乳汁淤积影响乳汁分泌，并预防乳腺管阻塞及两侧乳房大小不一等情况。

（1）一般护理：建议产妇哺乳期使用棉质乳罩，大小适中，避免过松或过紧。每次哺乳前清洗双手，并用清水将乳头洗净。乳头处如有脂垢，应先用油脂浸软后再用温水洗净，切忌用乙醇等擦洗，以免引起局部皮肤干燥、皲裂。若吸吮不成功，则指导产妇挤出乳汁喂养。

（2）平坦及凹陷乳头护理：乳头扁平或凹陷，婴儿很难吸吮，指导孕妇从妊娠 7 个月起佩戴乳头罩，柔和的压力可使内陷的乳头外翻，乳头经中央小孔保持持续突起。哺乳时应先吸吮乳头平坦一侧，因此时婴儿吸吮力强，容易吸住乳头和大部分乳晕。指导产妇改变多种喂奶的姿势和使用假乳套以利婴儿含住乳头，也可利用吸乳器进行吸引。

指导产妇做乳头牵拉和乳头伸展练习。①乳头牵拉练习：用一只手托着乳房，另一只手的拇指和中指、示指抓住乳头向外牵拉，重复 10 ～ 20 次，每日 2 次。②乳头伸展练习：将两示指平行放在乳头两侧，慢慢地由乳头向两侧外方拉开，牵拉乳晕皮肤及皮下组织，使乳头向外突出。接着将两示指分别放在乳头上侧和下侧，将乳头向上、向下纵形拉开。每次 15 分钟，每日 2 次。

（3）乳房胀痛护理：①配戴乳罩，乳房肿胀时，产妇穿戴合适的具有支托性的乳罩，可减轻乳房充盈时的沉重感；②外敷乳房，哺乳前先热敷乳房促使乳腺管畅通，两次哺乳间冷敷乳房，减少局部充血、肿胀；③按摩乳房，哺乳前先按摩乳房，从乳房边缘向乳头中心按摩，促进乳腺管畅通，减少疼痛；④服用药物，可口服维生素 B_6 或散结通乳的中药，常用方剂为柴胡（炒）、当归、王不留行、木通、漏芦各 15g，水煎服。

（4）乳腺炎护理：轻度乳腺炎产妇可继续哺乳。哺乳前湿热敷乳房 3 ～ 5 分钟并按摩、轻轻拍打和抖动乳房；哺乳时先喂患侧乳房，因饥饿时婴儿的吸吮力强，有利于吸通乳腺管。每次哺乳时应充分吸空乳汁，每次哺乳至少 20 分钟；同时增加哺乳的次数。哺乳后充分休息，饮食要清淡。若产妇病情严重，需药物及手术治疗。

（5）乳头皲裂护理：轻者可继续哺乳。哺乳前湿热敷乳房 3 ～ 5 分钟，挤出少许乳汁使乳晕变软；哺乳时产妇取舒适的姿势，让乳头和大部分乳晕含吮在婴儿口中。乳汁具有抑菌作用，且含丰富蛋白质，能起到修复表皮的作用。哺乳后可挤出少许乳汁涂在乳头和乳晕上，可促进乳头皲裂愈合。乳头疼痛严重者，可用吸乳器吸出喂给新生儿或用乳头罩间接哺乳，在皲裂处涂抗生素软膏或10%复方苯甲酸酊，于下次喂奶时洗净。

（6）催乳护理：对乳汁分泌不足的产妇，鼓励其树立母乳喂养的信心，并指导其正确的哺乳方法，即按需哺乳、夜间哺乳，调节饮食。此外，可选用：中药酒泉散或通乳丹加减，用猪蹄2只炖烂服用；针刺合谷、外关、少泽、膻中等穴位。

（7）退乳护理：产妇因疾病或其他原因不能哺乳时，建议尽早退奶。停止哺乳，不排空乳房，少进汤汁，但有半数产妇会感到乳房胀痛，可口服镇痛药物，2日后疼痛减轻。不推荐激素或溴隐亭退奶。也可以给产妇推荐其他的退奶方法：①生麦芽60～90g，水煎服，每日1剂，连服3～5日；②芒硝250g分装于两个布袋内、敷于两侧乳房并包扎固定，湿硬后及时更换，直至乳房不胀为止；③维生素B_6 200g口服，每日3次，共5～7日。

产后健身操

（四）健康教育

1. 指导出院后母乳喂养

（1）评估产妇母乳喂养知识和技能，对知识缺乏的产妇及时进行宣教。强调母乳喂养的重要性，母乳喂养对母婴均有益处。

母乳喂养对婴儿的益处包括以下几方面。①提供营养、促进发育：母乳中所含的各种营养物质最有利于婴儿的消化吸收，而且随着婴儿生长发育的需要，母乳的质和量发生相应的改变。②提高免疫力、预防疾病：母乳中含有多种免疫活性细胞和丰富的免疫球蛋白。免疫活性细胞有巨噬细胞、淋巴细胞等；免疫球蛋白包括分泌型免疫球蛋白、乳铁蛋白、溶菌酶、纤维结合蛋白、双歧因子等。通过母乳喂养可预防婴儿腹泻、呼吸道和皮肤感染。③保护牙齿：呼吸时肌肉运动可促进面部肌肉正常发育，预防奶瓶喂养引起的龋齿。④有利于心理健康：母乳喂养增加了婴儿与母亲皮肤接触的机会，有助于母婴间的情感联系，对婴儿建立健康的心理具有更重要的作用。

母乳喂养对母亲的益处包括以下几方面。①预防产后出血：吸吮刺激促使催乳素产生，同时促进缩宫素分泌，后者使子宫收缩，减少产后出血。②避孕：哺乳期推迟月经复潮及排卵，有利于计划生育。③降低女性患癌的危险性：母乳喂养还可能减少哺乳母亲患乳腺癌、卵巢肿瘤的可能性。

（2）指导产妇出院后保证合理的睡眠和休息，保持精神愉快，并注意乳房的卫生，特别是哺乳母亲上班期间应注意摄取足够的水分和营养。

（3）上班的母亲可于上班前挤出乳汁存放于冰箱内，婴儿需要时由他人哺喂，下班后及节假日坚持自己喂养。

（4）告知产妇及家属如遇到喂养问题时可选用的咨询方法（医院的热线电话，保健人员、社区支持组织的具体联系方法和人员等）。

2. 产后健身操

产后健身操可促进腹壁、盆底肌肉张力的恢复，预防尿失禁、膀胱直肠膨出及子宫脱垂。指导产妇根据自身情况，由小到大、由弱到强循序渐进练习。通常可在产后第 2 日开始，每 1 ～ 2 日增加 1 节，每节做 8 ～ 16 次。出院后继续做产后健身操直至产后 6 周。

3. 计划生育指导

告知产妇及其配偶产后 42 日之内应禁止性生活。根据产后检查情况，恢复正常性生活，并指导合适的避孕措施，一般哺乳者宜选用工具避孕，不哺乳者可选用药物避孕。

4. 产后检查

产后检查包括产后访视及产后健康检查。

（1）产后访视：社区医疗保健人员分别于产妇出院后 3 日内、产后 14 日、产后 28 日行 3 次产后访视，评估产妇及新生儿健康状况，内容包括：①了解产妇饮食、睡眠及心理状况；②观察子宫复旧及恶露；③检查乳房，了解哺乳情况；④观察会阴伤口或剖宫产腹部伤口情况，发现异常给予及时指导。

（2）产后健康检查：告知产妇应于产后 42 日带孩子一起到医院进行一次全面检查，以了解产妇全身情况，特别是生殖器官的恢复情况和新生儿发育情况。产后健康检查包括全身检查和妇科检查。全身检查主要是测血压、脉搏，查血常规、尿常规等；妇科检查主要了解盆腔内生殖器是否已恢复至非妊娠状态。

七、护理评价

（1）产妇产后及时排尿、排便，未发生尿潴留。

（2）产妇积极参与新生儿及自我护理，母乳喂养成功，新生儿体重正常增长。

第三节　正常新生儿的护理

正常足月新生儿（normal term infant）是指胎龄 ≥ 37 周且＜ 42 周，出生体重 ≥ 2 500g 且＜ 4 000g，无畸形或疾病的活产婴儿。新生儿期是从胎儿出生后断脐到满 28 日的一段时间。

一、正常新生儿的生理特点

（一）体温

新生儿体温调节中枢发育不完善，体表面积相对较大，皮肤表皮角化层差，皮下脂肪薄，易散热，体温易随外环境温度的变化而波动。

（二）皮肤黏膜

新生儿出生时体表覆盖一层乳酪状白色胎脂，具有保护皮肤、减少散热的作用。新生儿皮肤薄嫩，易受损伤而发生感染；口腔黏膜血管丰富，两面颊部有较厚的脂肪，称为颊脂体，可帮助吸吮；硬腭中线两旁有黄白色小点称为上皮珠，牙龈上有白色韧性小颗粒称为牙龈粟粒点。上皮珠和牙龈粟粒点是上皮细胞堆积或黏液腺分泌物蓄积形成，出生后数周自然消失，要告知产妇及其家属切勿挑破以防感染。

（三）呼吸系统

新生儿出生后约 10 秒即出现呼吸运动。新生儿因肋间肌薄弱，呼吸主要靠膈肌的升降，呈腹式呼吸；呼吸浅而快，每分钟 40 ～ 60 次，2 日后降至每分钟 20 ～ 40 次；可有呼吸节律不齐。

（四）循环系统

新生儿因耗氧量大而心率快，睡眠时平均心率为 120 次 / 分，清醒时可增至 140 ～ 160 次 / 分，且易受啼哭、吸乳等因素影响，波动范围为 90 ～ 160 次 / 分。新生儿血流多集中分布于躯干及内脏，四肢容易发冷、发绀；新生儿红细胞、白细胞计数较高，以后逐渐下降至婴儿正常值。

（五）消化系统

新生儿胃容量较小，肠道容量相对较大，胃肠蠕动较快以适应流质食物的消化；胃呈水平位，胃贲门括约肌不发达，哺乳后易发生溢乳；消化道可分泌消化酶（除胰淀粉酶外），消化蛋白质的能力较强，消化淀粉的能力相对差。

（六）泌尿系统

新生儿肾单位数量与成人相似，肾小球滤过、浓缩功能较成人低，容易发生电解质紊乱；输尿管较长，弯曲度大，容易受压或扭转，发生尿潴留或泌尿道感染。

（七）神经系统

新生儿大脑皮质及锥体束尚未发育成熟，故动作慢而不协调；大脑皮质兴奋性低，睡眠时间长；肌张力稍高，哭闹时可有肌强直；眼肌活动不协调，对明暗有感觉，具有凝视和追视能力，有角膜反射及视听反射；味觉、触觉、温觉较灵敏，痛觉、嗅觉、听觉较迟钝；有吸吮、吞咽、觅食、握持、拥抱等先天性反射活动。

（八）免疫系统

新生儿出生后 6 个月内具有抗传染病，如麻疹、风疹、白喉等的免疫力，因在胎儿期从母体获得多种免疫球蛋白，包括 IgG、IgM、IgA。但新生儿缺乏免疫球蛋白 A（IgA）抗体，易患消化道、呼吸道感染；新生儿主动免疫发育不完善，巨噬细胞对抗原的识别能力差，免疫反应迟钝，新生儿自身产生的免球蛋白 M（IgM）不足，缺少补体及备解素，对革兰阴性菌及真菌的杀灭能力差，易引起败血症。

二、临床表现

（一）体温改变

新生儿正常体温为 36.0 ～ 37.2℃，体温超过 37.5℃者见于室温高、保温过度或脱水；体温低于 36.0℃者见于室温较低、早产儿或感染等。

（二）皮肤、巩膜发黄

新生儿出生后体内红细胞破坏增加，产生大量间接胆红素，而肝脏内葡萄糖醛酸转移酶活性不足，不能使间接胆红素全部结合成直接胆红素，从而导致高胆红素血症。因此足月新生儿出生后 2 ～ 3 日出现皮肤、巩膜发黄，称为生理性黄疸，持续 4 ～ 10 日消退，最迟不超过 2 周。

（三）体重减轻

新生儿出生后 2 ～ 4 日体重下降，下降范围一般不超过 10%，4 日后回升，7 ～ 10 日恢复到出生时水平，属生理现象。主要与摄入少，经皮肤及肺部排出的水分相对较多有关。

（四）乳腺肿大及假月经

由于胎儿在母体内受胎盘分泌的雌孕激素影响，新生儿出生后 3 ～ 4 日可出现乳腺肿胀，2 ～ 3 周后自行消失；女婴出生后 1 周内，阴道可有白带及少量血性分泌物，持续 1 ～ 2 日后自然消失。

三、处理原则

维持新生儿正常生理状态，满足生理需求，防止合并症的发生。

四、护理评估

（一）出生时评估

参见第五章第二节正常分娩妇女的护理。

（二）入母婴同室时评估

通常在出生 24 小时内进行，包括以下内容。

1. 健康史

（1）既往史：了解母亲既往妊娠史、家属的特殊病史等。

（2）本次孕产史：本次妊娠的经过，胎儿生长发育及其监测结果。分娩经过，产程中胎儿情况等。

（3）新生儿出生情况：新生儿出生时体重、性别、Apgar 评分及出生后检查结果等。

（4）新生儿出生记录：检查新生儿出生记录是否完整，包括床号、住院号、母亲姓名、性别、出生时间，新生儿脚印、母亲手印是否清晰，并与新生儿身上的手圈核对。

2. 身体评估

评估时注意保暖，可让母亲在场以便指导。

（1）一般检查：包括以下 5 个方面。①体重：浴后测新生儿裸体体重。正常体重儿一般≥ 2 500g 且＜ 4 000g。体重≥ 4 000g 见于父母身材高大、多胎经产妇、过期妊娠或孕妇有糖尿病等。体重＜ 2 500g 见于早产儿或足月小样儿。②身高：测量头顶最高点至足跟的距离，正常 45 ～ 55cm。③体温：测腋下体温，正常为 36.0 ～ 37.2℃，体温可随外界环境温度变化而波动。④呼吸：于新生儿安静时测 1 分钟，正常为每分钟 40 ～ 60 次。产时母亲使用麻醉剂、镇静剂或新生儿产伤可使新生儿呼吸减慢；室内温度改变过快、早产儿可出现呼吸过快；持续性呼吸过快见于呼吸窘迫综合征、膈疝等。⑤心率：通过心脏听诊获得。由于新生儿心脏容量小，搏血量较少，心率较快，可达 120 ～ 140 次 / 分。另外，注意新生儿的发育、反应、皮肤颜色，有无瘀斑、产伤或感染灶等。

（2）头面部：观察新生儿头颅大小、形状，有无产瘤、血肿及皮肤破损；检查囟门大小和紧张度、有无颅骨骨折和缺损；巩膜有无黄染或出血点；口腔有无唇腭裂等。

（3）颈部：注意颈部对称性、位置、活动范围和肌张力。

（4）胸部：观察胸廓形态、对称性，有无畸形；呼吸时是否有肋下缘和胸骨上下软组织下陷；通过心脏听诊了解心率、心律，各听诊区有无杂音；通过肺部听诊判断呼吸音是否清晰，有无啰音及啰音的性质和部位。

（5）腹部：出生时腹形平软，以后肠管充满气体，腹略膨出。观察新生儿呼吸时胸腹是否协调，外形有无异常：触诊肝、脾大小；听诊肠鸣音。

（6）脐带：观察脐带残端有无出血或异常分泌物。若脐部红肿或分泌物有臭味，提示脐部感染。

（7）脊柱、四肢：检查脊柱、四肢发育是否正常，四肢是否对称，有无骨折或关节脱位。

（8）肛门、外生殖器：检查肛门有无闭锁，外生殖器有无异常，男性睾丸是否已降至阴囊，女性大阴唇有无完全遮住小阴唇。

（9）大小便：正常新生儿出生后不久即排小便，出生后 10 ～ 12 小时内排胎便。若 24 小时后未排大便，应检查是否有消化道发育异常。

（10）肌张力、活动情况：正常新生儿反应灵敏、哭声洪亮、肌张力正常。如肌张力及哭声异常提示有中枢神经系统异常。新生儿睡眠时可刺激引起啼哭后观察。

（11）反射：通过观察各种反射是否存在，了解新生儿神经系统的发育情况。新生儿出生后有觅食反射、吸吮反射、拥抱反射、握持反射等，随着小儿的发育逐渐减退，一般于出生数月后消失。

（12）亲子互动：观察母亲与孩子间沟通的频率、方式及效果，评估母亲是否存在拒绝喂养新生儿行为。

（三）日常评估

进入母婴同室时评估新生儿无异常，以后改为每 8 小时评估 1 次或每日评估 1 次，同时做好评估记录，如有异常应增加评估次数。

五、常见护理诊断 / 问题

（一）有窒息的危险

与呛奶、呕吐有关。

（二）有体温失调的危险

与体温调节系统不完善、缺乏体脂及环境温度低有关。

（三）有感染的危险

与新生儿免疫机制发育不完善和其特殊生理状况有关。

六、护理目标

（1）住院期间新生儿不发生窒息。

（2）住院期间新生儿生命体征正常。

（3）住院期间新生儿不发生感染。

七、护理措施

（一）一般护理

1. 环境

新生儿居室的温度与湿度应随气候温度变化调节，房间宜向阳，光线充足，空气流通，室温保持在 24 ～ 26℃，相对温度在 50%～ 60% 为宜；一张母亲床加一张婴儿床所占面积不少于 $6m^2$。

2. 生命体征

观察新生儿呼吸道通畅情况，保持侧卧体位，预防窒息。定时测新生儿体温，体温过低者加强保暖，过高者采取降温措施。

3. 安全措施

新生儿出生后，将其右脚印及其母亲右指印印在病历上。新生儿手腕上系上写有母亲姓名、新生儿性别、住院号的手圈。新生儿床应配有床围，床上不放危险物品，如锐角玩具、过烫的热水袋等。

4. 预防感染

房间内应配有手消毒液，以备医护人员或探视者接触新生儿前消毒双手用。医护人员必须身体健康，定期体检。若患有呼吸道、皮肤黏膜、肠道传染性疾病，应暂调离新生儿室。新生儿患有脓疱疮、脐部感染等感染性疾病时，要采取相应的消毒隔离措施。

（二）喂养护理

新生儿喂养方法有母乳喂养、人工喂养和混合喂养。

1. 母乳喂养

母乳喂养方法参见本章第二节产褥期妇女的护理。母乳喂养措施如下。

（1）早吸吮：正常分娩、母婴健康状况良好时，出生后 30 分钟即可哺乳。

（2）母婴同室：让母亲与婴儿一日 24 小时在一起。

（3）按需哺乳：哺乳的次数、间隔和持续时间由母子双方的需要决定，以婴儿吃饱为度。90% 以上健康婴儿生后 1 个月可建立自己的进食规律。一般开始时 1 ～ 2 小时哺乳 1 次，以后 2 ～ 3 小时喂 1 次，逐渐延长到 3 ～ 4 小时喂 1 次。

母乳喂养成功的十项措施

2. 人工喂养

由于各种原因不能进行母乳喂养，而选用配方奶或其他乳制品，如牛奶、羊奶和马奶等喂哺新生儿，称为人工喂养。一般人工喂养首选配方奶。配方奶是以牛奶为基础的改造奶制品，使营养素成分尽量“接近”人乳，更适合新生儿的消化能力和肾功能。无条件选用配方奶时可选择羊奶等喂养，但是必须经过加热、加糖、加水等改造后才可以喂养新生儿。新生儿人工喂养要掌握正确的喂养技巧，如喂养姿势、新生儿的觉醒状态，选择适宜的奶瓶和奶嘴、奶液的温度，喂哺时奶瓶的位置等。

（三）日常护理

1. 沐浴

沐浴目的是清洁皮肤、促进舒适，包括淋浴、盆浴。新生儿沐浴时室温 26℃，水温 38 ～ 42℃（用手腕测试较暖即可）为宜。沐浴前不要喂奶。新生儿体温未稳定者不宜沐浴。每个婴儿用一套沐浴用品，所有用物在婴儿沐浴后用消毒液浸泡消毒，以预防感染。护士的动作宜轻而敏捷，沐浴过程中手始终接触并保护婴儿。

2. 脐部护理

保持脐部清洁干燥。每次沐浴后用75%乙醇消毒脐带残端及脐轮周围，然后用无菌纱布覆盖包扎。脐带脱落处如有红色肉芽组织增生，轻者可用乙醇局部擦拭，重者可用硝酸银烧灼局部。如脐部有分泌物则用乙醇消毒后涂2.5%碘酊促其干燥。使用尿布时，注意勿超过脐部，以防尿粪污染脐部。

新生儿脐部护理

3. 皮肤护理

新生儿娩出后用温软毛巾擦净皮肤上的羊水、血迹，产后6小时内除去胎脂，剪去过长的指（趾）甲。

4. 臀部护理

尿布或纸尿裤要松紧适中、及时更换。大便后用温水清洗新生儿臀部，擦干后涂上软膏，预防红臀、皮疹或溃疡。红臀可用红外线照射，每次10～20分钟，每日2～3次。皮肤糜烂可用植物油或鱼肝油纱布敷于患处。

（四）免疫接种

1. 卡介苗

正常足月新生儿出生后12～24小时，难产或异常儿出生后3日，无异常时可接种卡介苗。方法是将卡介苗0.1mL注射于左臂三角肌下端偏外侧皮内。禁忌证：①体温高于37.5℃；②早产儿；③低体重儿；④产伤或其他疾病者。

2. 乙肝疫苗

正常新生儿出生后1日、1个月、6个月各注射乙肝疫苗1次。

婴儿抚触

八、护理评价

（1）新生儿哭声洪亮，无发绀，呼吸平稳。

（2）新生儿体温维持正常。

（3）新生儿脐部、皮肤无红肿。

本章小结

产褥期是产妇从妊娠、分娩恢复至非妊娠状态，以及新生儿适应宫外环境的关键时期，通常是6周。正常产褥包括产妇的生理变化和心理调适。生理变化表现为组织器官的复旧（乳房是发育泌乳），其中变化最大的是子宫，子宫复旧需6～8周。产后产妇情绪表现复杂，严重者可以出现抑郁。产褥期产妇还可出现发热、恶露、褥汗、会阴伤口水肿和疼痛、排尿困难、便秘、乳房胀及乳腺炎、产后抑郁等。要注意评估产妇的生命体征、阴道出血量、子宫复旧、恶露、乳房及心理状态、社会支持水平等。除一般护理外，还应该做好会阴、伤口及乳房的护理；指导母乳喂养和健康教育。正常足月新生儿有其自身的生理特点，表现为体温的改变、皮肤巩膜黄染、体重减轻及乳房肿大和假月经，应全面评估新生儿，除一般护理外，还应做好喂养的护理、日常护理及免疫接种、产后 42 日应到分娩医院进行产后检查。

（高玲玲　翟巾帼）

练习题

第七章

高危妊娠监测与护理

高危妊娠监测与护理 PPT

学习目标

识记：高危妊娠的常见危险因素、处理原则、护理评估、护理措施。

理解：高危妊娠 5 色评估与管理规范。

运用：高危妊娠的识别与监护措施。

高危妊娠（high risk pregnancy）是产科的监测重点。主要是指女性在妊娠期间受个人、社会环境等不良因素影响或合并有某种并发症对孕产妇、胎儿身体造成损害或导致难产的一种临床综合征。妇女妊娠期依据孕产妇妊娠风险 5 色评估与管理规范，将标识为“橙（较高风险）、红（高风险）、紫（传染病）”3 种颜色的孕妇列为高危妊娠专案管理。临床中常见的高危因素有：①社会经济及个人因素，包括居住条件、经济水平、教育、婚姻、营养状况、年龄、身高、体重、遗传因素等；②疾病因素，包括产科病史、妊娠合并症，伴有吸烟、饮酒习惯等。

孕产妇 5 色风险评估与管理工作规范

一、处理原则

（一）一般处理

1. 增加孕产妇的营养

孕产妇机体的营养状况及健康状态可直接影响胎儿的生长发育。一旦孕产妇出现贫血、营养不良等疾病就可能会导致其胎盘功能衰退、胎儿发育迟缓等。因此，临床可通过给予高能量、高蛋白饮食，并适当补充铁、钙及维生素等改善孕产妇的营养状况。

2. 卧床休息

对于存在高危因素的孕妇，指导其在妊娠期多取左侧卧位，以增加肾脏及子宫的血流量，改善子宫胎盘血液循环。

（二）病因处理

1. 妊娠合并症

根据孕产妇的实际病情增加产前检查的项目和次数，并定期监测孕产妇合并症的病情变化，遵医嘱给予药物干预，若病情严重应及时终止妊娠。

2. 妊娠并发症

嘱孕产妇定期进行产前检查，及早发现妊娠高危因素并予以针对性干预，防止不良妊娠结局发生。

3. 遗传性疾病

产前检查重视家族疾病史、遗传疾病史的询问，及早发现，及时防治。

（三）产科处理

1. 提高胎儿对缺氧的耐受力

必要时每日给予孕产妇吸氧 2 次，每次 30 分钟，以改善胎儿血氧饱和度。

2. 预防早产

嘱孕产妇在妊娠期避免精神过度紧张或进行剧烈活动，以免出现生殖道感染、胎膜早破等不良事件。

3. 适时终止妊娠

在胎儿发育到一定阶段时选择合适的时间进行剖宫产或引产以终止妊娠。此外，对于需要终止妊娠但胎儿发育尚未完全成熟的孕产妇，给予糖皮质激素以促进胎儿肺成熟。

4. 加强分娩期护理

严密观察胎心、胎动变化，加强胎儿监护。对于阴道分娩者，注意缩短第二产程，并按要求做好新生儿窒息的抢救准备。

二、护理评估

（一）健康史

询问孕产妇的月经史、婚育史、既往疾病史、遗传疾病史、家族病史等。同时了解孕产妇在妊娠期是否服用过可能会影响胎儿生长发育的食物、药物等，是否曾患有病毒性感染，是否曾接受过 X 线、CT 等放射线检查等。

（二）身心状况评估

1. 一般情况

记录孕产妇的年龄、身高、体重及步态等基本资料，若身高低于 145cm 易出现头盆不称；超重 / 肥胖或偏瘦者妊娠危险性显著增加；步态异常者应观察其骨盆对称情况。

2. 血压

血压异常指孕产妇的收缩压 / 舒张压≥ 140/90mmHg 或其血压值较基础血压水平升高 30/15mmHg，临床应加强血压监测和干预。

3. 心脏听诊

孕产妇有无心脏杂音，并需进行心脏超声检查检测其心功能。

4. 测量宫高、腹围

妊娠 20 周开始，每 4 周测量 1 次，妊娠 28 ～ 35 周每 2 周测量 1 次，妊娠 36 周后每周测量 1 次。在妊娠图中画出正常妊娠人群中第 10 百分位数和第 90 百分位数的检查值，将孕产妇每次测量的宫高、腹围值连成动态曲线。如果动态曲线在第 10 百分位数和第 90 百分位数的检查值之间则判断为正常；如果动态曲线连续 2 次或间断有 3 次以上低于第 10 百分位数提示有可能为羊水过少或胎儿宫内发育不良；若动态曲线高于第 90 百分位数，怀疑羊水过多、巨大儿或多胎妊娠。

5. 胎儿大小

妊娠 28 周后，需根据孕产妇的腹围、宫高、彩超检查结果估计胎儿的体重。

6. 胎心率

妊娠 34 周后，定期检测胎儿的胎心率，若胎心率＞ 160 次 / 分或＜ 110 次 / 分，提示可能胎儿缺氧。

7. 胎方位

采用腹部四步触诊检查法了解子宫大小、胎先露、胎方位。

8. 胎动

妊娠 16 ～ 18 周后，指导孕产妇自行计数胎动情况，若每 12 小时胎动＜ 10 次或逐日降低≥ 50%，提示可能为胎儿宫内窘迫。

9. 心理状况

分娩是女性特有的正常生理过程，但在此过程中产妇的心理、生理会出现不同程度变化，尤其是高危妊娠孕妇，由于对育婴知识不了解以及担心自身、胎儿的健康状况，极易出现抑郁、焦虑、恐惧等负面情绪。因此，护理人员要全面评估高危妊娠孕产妇的心理状况，针对性予以心理疏导，并充分发挥社会支持系统的作用。

（三）辅助检查

1. 实验室检查

根据孕周的生理变化，适时给予血常规、尿常规、甲状腺功能、肝肾功能、血糖、糖耐量试验等检查。

2. 超声检查

妊娠早期进行超声检查以用于早孕诊断，判断孕妇是否宫内妊娠。妊娠中、晚期主要用于判断胎儿、胎盘、羊水、脐带情况。①胎儿：观察胎先露、胎产式、胎方位情况及胎儿畸形等，并估计胎儿成熟度及胎儿大小。②胎盘：观察胎盘的大小、性状、位置、实质等，以对孕妇的分娩时机、分娩方式提供判断依据。同时，评估胎盘功能的分级状况：0 级胎盘，胎盘尚未成熟，常见于妊娠 29 周前；Ⅰ级胎盘，胎盘开始趋于成熟，常见于妊娠 29 ～ 36 周；Ⅱ级胎盘，胎盘接近成熟或基本成熟，常见于妊娠 36 周后；Ⅲ级胎盘，胎盘已成熟并趋向老化，常见于妊娠 38 周后。③羊水：主要观察羊水的性状，并通过测定羊水最大暗区垂直深度（AFV）和羊水指数（AFI）来评价孕产妇的羊水量正常与否。④脐带：观察孕产妇的脐带是否出现绕颈、打结、长度异常等。

3. 电子胎儿监护

电子胎儿监护能够连续记录和观察胎心率的动态变化，也可了解胎心与胎动及宫缩之间的关系，用于评估胎儿宫内安危情况。

（1）监测胎心率：胎心率基线指在无胎动和无子宫收缩的情况下，10 分钟内胎心波动范围在 5 次 / 分以内的平均胎心率，其正常范围在 110 ～ 160 次 / 分。若胎心率基线＞ 160 次 / 分，且持续≥ 10 分钟为胎儿心动过速；若胎心率基线小于 110 次 / 分，持续≥ 10 分钟为胎儿心动过缓。

胎心率基线变异主要是指胎心率基线在摆动频率和摆动幅度上出现周期性的波动，该指标主要反映胎儿的储备能力。若胎心率基线变平表示变异消失，胎儿的储备能力丧失。

胎心率一过性加速及一过性减速变化图

胎心率一过性变化主要是指受腹部触诊、子宫收缩、胎动、声音等因素影响，胎心率出现了短暂性的变慢或加快，随后又会恢复到正常范围，是临床判断胎儿安危的主要指标。在临床上，胎心率有一过性加速或一过性减速变化。①胎心率加速：孕妇宫缩时，胎心率增加超过 15 次 / 分，且持续 15 秒以上，主要是由于胎儿的脐静脉暂时性受到压迫导致的，短时间内可恢复到正常，故其能够反映胎儿在宫内情况较好。但如果脐静脉持续受压则会导致胎心率减慢，提示胎儿发育异常。②胎心率减速：早期减速，胎心率下降幅度＜ 50 次 / 分，持续 15 秒以下，且在子宫收缩后恢复到正常，提示胎儿有缺氧可能的危险。变异减速，胎心率下降幅度＞ 70 次 / 分，持续时间不一定，且与宫缩无明显的关系，提示可能是脐带受压所致。应改变体位进一步进行观察，若仍存在变异减速且胎心率基线消失，极有可能是胎儿宫内缺氧。晚期减速：胎心率下降幅度＜ 50次 / 分，持续 15 秒以上，可能是胎儿宫内缺氧或胎盘功能不全。

胎心率变异减速评估微课

（2）评估胎儿宫内储备能力：无应激试验（NST）在外界负荷不变或无宫缩的情况下，对胎儿的胎心率、宫缩图进行观察和记录，以了解胎儿宫内储备能力。本试验根据胎心率基线、胎动时胎心率变化（加速、变异、减速）等分为正常 NST、不典型 NST 和异常 NST，具体见表 7-1。

表 7-1 无应激试验判读方法对照的标准

参数	正常 NST	不典型 NST	异常 NST
胎心率基线	110 ~ 160 次 / 分	100 ~ 110 次 / 分，或＞160次/分,持续时间＜30分钟，基线上升	胎心过缓＜100 次 / 分；胎心过速＞160 次 / 分，持续时间＞30 分钟，基线不确定
变异	6 ~ 25 次 / 分（中等变异）≤ 5 次 / 分（无变异及轻度变异），＜40 分钟	≤ 5 次 / 分（无变异及轻度变异），持续时间为 40 ~ 80 分钟	≤ 5 次 / 分，≥ 8 分钟；≥ 25 次 / 分，＞10 分钟；正弦型
减速	无减速或偶发变异减速，持续时间＜30 秒	变异减速持续时间为 30 ~ 60 秒	变异减速，持续时间＞60 秒；晚期减速
加速（足月胎儿）	40 分钟内≥ 2 次加速，超过 15 次 / 分，持续时间约 15 秒	40 ~ 80 分钟内＜2 次加速，超过 15 次 / 分，持续时间约 15 秒	80 分钟以上＜2 次加速，超过 15 次 / 分，持续时间约 15 秒
小于 32 周胎儿	40 分钟内≥ 2 次加速，超过 10 次 / 分，持续时间约 15 秒	40 ~ 80 分钟内＜2 次加速，超过 10 次 / 分，持续时间约 15 秒	80 分钟以上＜2 次加速，超过 10 次 / 分，持续时间约 15 秒
处理	观察或者进一步评估	需复查 NST 进一步评估	全面评估胎儿情况，胎儿生物物理评分，及时终止妊娠

缩宫素激惹试验（OCT）工作原理是在诱发宫缩应激源的情况下，用胎儿监护仪记录胎心率变化，进而了解胎盘在宫缩时一过性缺氧的负荷变化，测定胎儿的储备能力。

胎儿生物物理评分（biophysical profile，BPP）：主要是通过采用无应激试验和胎儿超声检查相结合手段来判断胎儿有无急性或慢性缺氧的一种产前方法，其包括 NST、胎儿呼吸运动（FBM）、胎动（FM）、胎儿肌张力（FT）及羊水最大暗区垂直深度（AFV），每项 2 分，总 10 分，见表 7-2。

表 7-2 胎儿生物物理评分（BPP）

指标	2 分	0 分
NST	20 分钟内有 2 次或以上胎动出现，且胎心率增速≥ 15 次 / 分，持续时间≥ 15 秒	20 分钟内无或有 1 次伴胎动增速现象
胎儿呼吸运动（FBM）	30 分钟至少有 1 次、持续时间为≥ 30 秒的呼吸运动	30 分钟内无呼吸运动发生或呼吸持续时间＜30 秒
胎动（FM）	30 分钟至少有 3 次大的肢体或躯体胎动	30 分钟内无胎动发生
胎儿肌张力（FT）	30 分钟内至少有 1 次肢体伸展与恢复到屈曲位置，或有 1 次脊柱伸展与恢复到屈曲位置的运动	30 分钟内无活动，肢体是伸展的，但无恢复到原屈曲位置运动
羊水暗区（AFV）	整个子宫均可探及羊水暗区，最大深度＞2cm	无或羊水最大深度≤ 2cm

4. 胎盘功能检查

（1）孕妇尿雌三醇（E_3）检测：24 小时尿 E_3 > 15mg 属于正常范围，10 ～ 15mg 为临界范围，< 10mg 为异常。若孕妇妊娠晚期多次检测 24 小时尿 E_3 均异常提示其胎盘功能低下。

（2）孕妇血清游离雌三醇检测：多在足月妊娠时进行检测，若孕妇的血清 E_3 水平持续缓慢降低提示过期妊娠的可能，若 E_3 水平下降迅速可能是孕妇患有重度子痫前期或胎儿宫内发育迟缓；若 E_3 水平急降或下降提示胎儿死胎的可能。

（3）孕妇血清人胎盘生乳素检测：正常值为 4 ～ 11mg/L。足月妊娠时若该检测值< 4mg/L，提示胎盘功能低下。

（4）脐动脉血流 S/D 值：该指标主要是反映胎盘血流动力学改变，妊娠晚期正常 S/D 值< 3，≥ 3 者为异常，应及时予以处理。

5. 胎儿成熟度检查

临床常用的检查胎儿成熟度方法有计算妊娠周数，超声胎儿胎头双顶径、测量孕妇的腹围、宫高等，也可通过穿刺抽取羊水以进行泡沫试验，即抽取的两管羊水液面均有较为完整的泡沫环，表示胎儿肺成熟。

三、常见护理诊断 / 问题

（一）存在影响母体、胎儿的危险因素

存在高危妊娠因素极易导致胎儿血氧供应不足或利用异常。

（三）知识缺乏

孕妇及其家属对孕期保健、分娩知识了解不足，导致其产前检查、孕期保健依从性不高，不能主动进行胎儿评估，无法及时发现问题。

（三）不良负性情绪

部分孕产妇由于担心自身分娩或胎儿的健康状况会出现不同程度的焦虑、恐惧等情绪，影响分娩。

四、护理目标

（1）防止出现胎儿宫内窘迫。

（2）指导孕妇科学运动与休息、合理饮食以及自数胎动等孕期保健知识。

（3）让孕妇对妊娠及分娩有正确的认识，使其在分娩中能够更好地配合医护人员工作。

五、护理措施

（一）病情观察

加强高危妊娠孕妇产前检查次数，并根据其高危因素酌情增加检查项目。同时，每次产前检查均需询问孕妇是否有阴道流血、腹痛、水肿等症状，并结合相关检查结果判定胎儿生长发育情况，做好病情记录。

（二）心理护理

妊娠期密切观察孕妇的心理状态，并进行评估，对其存在的心理问题予以针对性的

疏导。同时，在每次产前检查或其他操作开始前，解释清楚检查/操作的目的、过程及相关注意事项，使孕妇以轻松的状态面对。同时，护理人员还需加强与孕妇家属的沟通，鼓励其参与到孕妇的孕期保健中，多鼓励、陪伴孕妇，为孕妇提供良好的休息环境。

（三）健康教育

定期通知高危妊娠孕妇参加孕妇学校组织的孕期保健学习，调查孕妇的健康需求并予以相应的指导，最大程度地提高孕妇的自我管理能力。护理人员可与孕妇讨论妊娠期饮食方案，对于存在胎儿发育缓慢、胎盘功能减退的孕妇予以高能量、高蛋白饮食，且需补充铁、钙、维生素等营养物质；对于生长过快的胎儿则需控制孕妇的饮食，避免巨大儿。此外，护理人员还需指导孕妇自数胎动的方法，并告知其胎动异常的现象，嘱其一旦出现胎动异常、腹痛、阴道流血等症状立即到院就诊。

新生儿复苏护理急救技术微课

（四）分娩期护理

高危妊娠孕产妇分娩期间必须密切观察胎心率、羊水及产程进展变化情况，必要时可给予产时电子胎儿监护，以及时发现宫内缺氧，避免不良妊娠结局。同时，对于低出生体重儿或早产儿，需准备好保温箱，并做好新生儿复苏的抢救准备。

新生儿复苏流程

六、护理评价

（1）孕妇可讲述不同孕周的营养需求，且掌握自数胎动的正确方法，合理安排休息与运动。

（2）孕妇能与护理人员一起讨论自己和胎儿的分娩安全问题，并积极参与治疗和护理。

（3）胎儿在妊娠期未发生重度宫内缺氧。

本章小结

高危妊娠是产科的监测重点。妇女妊娠后应进行规范的产前检查，进行首次妊娠风险评估。依据5色管理规范，将标识为橙（较高风险）、红（高风险）、紫（传染病）3种颜色的孕妇列为高危妊娠专案管理，全程动态观察评估。妊娠期加强监测与护理，重点评估孕妇精神状态、营养发育，进行心肺功能检查、血液学检查、血糖监测、早产预测等评估孕妇的身体功能，并给予积极干预。胎儿方面，主要包括听诊胎心，指导孕妇自我监测胎动，进行电子胎心监护、B超检查、胎儿生物物理评分（BPP）等评估胎儿宫内安危及生长发育情况。在妊娠期给予孕妇积极有效的护理措施。分娩期是高危妊娠风险高发时期，需要对可能行剖宫产的高危因素及影响胎儿宫内安危的高危因素进行监测与处理；高危产妇在产后应继续重点关注，必要时送重症医学科进行监护。

（黄丽华　朱建英　段冬梅　郭红霞）

练习题

第八章

妊娠并发疾病妇女的护理

妊娠并发疾病妇女的护理 PPT

学习目标

识记：妊娠期常见并发症的概念、病因、临床表现。

理解：妊娠期常见并发症的处理原则及护理评估。

运用：对妊娠期常见并发症进行护理。

妊娠是非常复杂而又十分协调的生理过程。妊娠期母体和胎儿易受到各种内在、外在因素的影响，出现妊娠期并发症。妊娠早期可出现流产、异位妊娠，中、晚期可出现妊娠期高血压疾病、前置胎盘、胎膜早破等，严重威胁母儿健康。

第一节　自然流产

预习案例

张女士，30 岁，停经 7 周，因下腹部轻微疼痛伴点滴状阴道出血半天来医院就诊。检查：阴道少量血性分泌物，子宫体如孕 7

周大小，宫口未开，双侧附件正常。妊娠试验（+），患者及家属非常焦虑。

思考：

1. 该患者的临床诊断及治疗原则是什么？
2. 该患者的护理诊断有哪些，应采取哪些护理措施？

凡妊娠不足28周、胎儿体重不足1 000g而终止者，称为流产（abortion）。流产发生于妊娠12周以前者称为早期流产，发生在妊娠12周至不足28周者称为晚期流产。流产又分为自然流产和人工流产，本节主要阐述自然流产。

一、病因

（1）胚胎因素：染色体异常是早期流产最常见原因，包括染色体数目异常和结构异常等。

（2）母体因素：孕妇合并全身性疾病、内分泌异常、生殖器官疾病、妊娠期创伤、不良生活习惯等均可导致流产。

（3）免疫功能异常：母儿双方免疫不适应，母体排斥胎儿、母儿血型不合等均可导致流产。

（4）环境因素：接触过多有害化学物质和物理因素均可导致流产。

（5）胎盘因素：滋养细胞发育或功能不全是胚胎早期死亡的重要原因。

二、病理

早期流产，胚胎多先死亡，随后底蜕膜出血，造成胚胎绒毛与底蜕膜分离，胚胎如同异物刺激子宫收缩而被排出。妊娠8周前由于胎盘绒毛发育不成熟，与子宫底蜕膜结合尚不牢固，胎囊及绒毛多能完整从子宫壁上剥离排出，出血不多；妊娠8～12周时胎盘绒毛发育茂盛，与底蜕膜联系较牢，妊娠产物往往不易完整排出而部分滞留在宫腔内，影响子宫收缩，致使出血较多。妊娠12周后胎盘已完全形成，流产时先出现腹痛，然后排出胎儿、胎盘。

三、临床表现

停经后阴道流血和腹痛是流产的主要症状。流产常分为以下几种类型。

（一）先兆流产（threatened abortion）

妊娠28周前出现少量阴道流血，无妊娠物排出，随后出现阵发性下腹痛或腰背痛。妇科检查：宫口未开，子宫大小与停经周数相符。经休息及治疗后症状消失，可继续妊娠；若阴道流血量增多或下腹痛加剧，可发展为难免流产。

（二）难免流产（inevitable abortion）

难免流产指流产不可避免。多在先兆流产基础上，阴道流血量增多，阵发性下腹痛加剧，或出现阴道流液（胎膜破裂）。妇科检查：宫颈口已扩张，组织物尚未排出，有时可见胚胎组织或胎囊堵塞于宫颈口内，子宫大小与停经周数相符或略小。

（三）不全流产（incomplete abortion）

难免流产继续发展，部分妊娠物排出体外，尚有部分残留于宫腔内或嵌顿于宫颈口处，影响子宫收缩，导致阴道流血持续不止，下腹痛减轻，严重时甚至发生失血性休克。妇科检查：宫颈口已扩张，不断有血液自宫颈口内流出，有时可见妊娠产物堵塞于宫颈口，子宫小于停经周数。

（四）完全流产（complete abortion）

完全流产指妊娠物已全部排出，阴道流血逐渐停止，腹痛逐渐消失。妇科检查：宫颈口已关闭，子宫接近正常大小。

（五）流产的特殊类型

（1）稽留流产（missed abortion）：又称过期流产，指胚胎或胎儿已死亡滞留在宫腔内尚未自然排出者。表现为早孕反应消失，子宫不再增大反而缩小，若已到妊娠中期，孕妇腹部不见增大，胎动消失。妇科检查：宫颈口未开，子宫较妊娠月份小，未闻及胎心音。

（2）复发性流产（recurrent spontaneous abortion，RSA）：指与同一性伴侣连续发生 3 次或 3 次以上自然流产者。大多数为早期流产，特征是每次流产多发生在同一妊娠月份，其经过与一般流产相同。早期复发性流产常见原因为胚胎染色体异常、黄体功能不全、免疫因素异常等。晚期复发性流产常见原因为宫颈内口松弛、子宫畸形等。

（3）流产合并感染（septic abortion）：任何类型的流产过程中若阴道流血时间长、有组织残留于宫腔内等，均可使宫腔内感染机会增加，如不及时治疗，可引起盆腔炎、腹膜炎、败血症及感染性休克等。

四、处理原则

（一）先兆流产

卧床休息，减少刺激，保持情绪稳定，必要时给予对胎儿无危害的镇静剂。根据病因进行保胎，但要避免盲目。

（二）难免流产

一旦确诊，及早使胚胎及胎盘组织完全排出，同时防止出血和感染。

（三）不全流产

一经确诊，尽快行刮宫术或钳刮术，清除宫腔内残留组织。阴道大量出血伴休克者，应同时输血输液，并给予抗生素预防感染。

（四）完全流产

若无感染征象，不需特殊处理。

（五）稽留流产

及时促使胎儿和胎盘排出，处理前应做凝血功能检查，术前 5 日遵医嘱给予雌激素，以提高子宫肌肉对缩宫素的敏感性，减少出血。

（六）复发性流产

应对男女双方进行详细检查，找出原因，以预防为主。

（七）流产合并感染

在控制感染的同时尽快清除宫腔内残留物。

五、护理评估

（一）健康史

详细询问患者有无停经史和反复流产史、早孕反应情况；阴道流血的量及持续时间，有无妊娠物排出；有无腹痛，腹痛的部位、性质、程度；有无发热、阴道分泌物性状及有无臭味；有无导致流产的原因。

（二）身心状况

孕妇可因出血过多导致休克，或因出血时间长、宫腔内有残留物而发生感染，因此应评估孕妇的生命体征，判断流产类型，尤其注意贫血及感染征象。

孕妇面对阴道流血往往不知所措，表现为焦虑和恐惧，同时胎儿健康也直接影响孕妇的情绪。

（三）辅助检查

（1）B 超检查：可根据有无胎囊、胎动、胎心等，诊断并鉴别流产类型，进而指导正确处理。

（2）实验室检查：监测血 β-HCG、胎盘生乳素、孕激素等的变化，可协助诊断和判断预后。血常规及出凝血时间检查可了解有无贫血、感染及凝血功能异常。

六、常见护理诊断 / 问题

（一）有感染的危险

与阴道出血时间长、宫腔内容物残留及宫腔手术有关。

（二）焦虑

与担心胎儿健康等因素有关。

（三）潜在并发症

出血性休克。

七、护理目标

（1）先兆流产孕妇经治疗后可继续妊娠。

（2）妊娠不能继续进行者心态稳定，能积极配合治疗和护理。

（3）出院时患者无感染征象。

八、护理措施

（一）先兆流产孕妇的护理

先兆流产孕妇以保胎为主。绝对卧床休息，保持心情舒畅，避免精神刺激；保持外阴部清洁；遵医嘱给药，如苯巴比妥、维生素 E、叶酸等；观察阴道流血及腹痛情况；加强心理护理，稳定孕妇情绪，增强保胎信心。

不良分娩结局的
心灵呵护技术微课

（二）妊娠不能再继续者的护理

护士应做好终止妊娠的准备，如开放静脉通道，做好输液、输血准备，协助医师完成手术，使妊娠物排出。严密监测孕妇的生命体征，观察其面色、腹痛、阴道流血及有无休克征象。

（三）预防感染

观察患者的体温、阴道流血和分泌物的性质、颜色、气味及血象等，严格无菌操作，加强会阴部的护理，保持会阴清洁，发现感染征象及时报告医师，并遵医嘱进行抗感染处理。

（四）健康教育

（1）手术后的患者应保持外阴清洁，禁止盆浴 2 周，禁止性生活 1 个月，以防逆行感染；注意阴道流血情况；采取避孕措施，至少避孕半年才能再次妊娠。

（2）复发性流产的孕妇，在下次妊娠前应明确流产的原因。一旦妊娠应卧床休息，加强营养，禁止性生活，补充维生素 C、B 族维生素、维生素 E 等，保胎措施必须超过以往发生流产的妊娠月份。

（3）子宫畸形者应在妊娠前先行矫治手术，如宫颈内口松弛者应在未妊娠前做宫颈内口松弛修补术，如已妊娠，可在妊娠 14 ～ 16 周行宫颈环扎术。

九、护理评价

（1）患者情绪稳定，配合治疗和护理。

（2）患者生命体征正常，无感染征象。

第二节　异位妊娠

预习案例

王女士，30 岁，于昨日突发下腹剧痛 2 小时，伴恶心、呕吐，肛门坠胀感入院。患者 G_2P_1，平时月经规律，现停经 45 日，1 周前出现少量阴道流血，少于月经量，2 年前患过“盆腔炎”。查体：体温 36.5℃，脉搏 108 次 / 分，血压 60/40mmHg，意识淡漠、面色苍白，右下腹压痛、反跳痛，无明显肌紧张，移动性浊音（+），宫颈举痛明显，后穹隆饱满，宫体稍大、软，右附件区触痛明显。

思考：

1. 该患者发生了什么？
2. 该患者的主要护理诊断有哪些？
3. 应采取哪些护理措施？

正常妊娠时，受精卵着床于子宫体腔内膜。受精卵在子宫体腔以外着床发育，称为异位妊娠（ectopic pregnancy），习称宫外孕（extrauterine pregnancy）。异位妊娠包括输卵管妊娠、卵巢妊娠、腹腔妊娠、宫颈妊娠及阔韧带妊娠等，其中以输卵管妊娠最常见，约占异位妊娠的95%。本节主要阐述输卵管妊娠。

异位妊娠发生部位视频

输卵管妊娠是妇产科常见的急腹症之一，输卵管妊娠流产或破裂，可引起腹腔内严重出血，如不及时诊断处理，可危及生命。因其发生部位不同可分为间质部、峡部、壶腹部和伞部妊娠（图8–1）。以壶腹部最多见，其次是峡部、伞部，间质部妊娠少见。

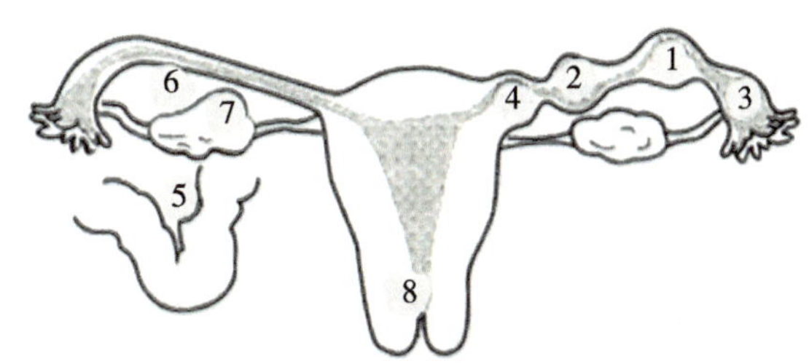

1—输卵管壶腹部妊娠；2—输卵管峡部妊娠；3—输卵管伞部妊娠；4—输卵管间质部妊娠；
5—腹腔妊娠；6—阔韧带妊娠；7—卵巢妊娠；8—宫颈妊娠

图8–1　异位妊娠的好发部位

一、病因

（1）输卵管炎症：是异位妊娠的主要病因。包括输卵管黏膜炎和输卵管周围炎。慢性炎症使管腔变窄、粘连，或纤毛功能受损等使受精卵运行受阻而在该处着床，从而导致输卵管妊娠。

（2）输卵管异常：输卵管过长、肌层发育差、黏膜纤毛缺乏、输卵管蠕动异常等，均可导致异位妊娠。

（3）其他：神经精神因素、内分泌失调、受精卵游走、输卵管手术、宫内节育器避孕失败、辅助生殖、子宫内膜异位症、子宫肌瘤或卵巢肿瘤等均可导致异位妊娠的发生。

二、病理

（一）输卵管妊娠的结局

输卵管管腔狭小，管壁薄且缺乏黏膜下组织，其肌层远不如子宫肌壁厚与坚韧，妊娠时不能形成完好的蜕膜，不利于胚胎的生长发育，常发生以下结局。

（1）输卵管妊娠流产：多见于妊娠8～12周的输卵管壶腹部妊娠（图8–2）。发育中的胚泡常突向管腔，最终突破包膜而出血，胚泡与管壁分离，若整个胚泡剥离落入管腔并经输卵管伞部排到腹腔，形成输卵管妊娠完全流产，出血一般不多。若胚泡剥离不完整，妊娠产物部分排出到腹腔，形成输卵管妊娠不全流产，可能导致反复出血，量较多，形成输卵管血肿或输卵管周围血肿，严重时引起休克。

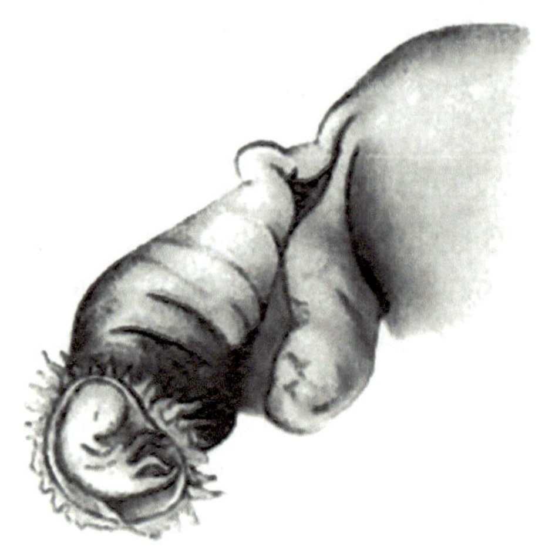

图 8-2　输卵管妊娠流产

（2）输卵管妊娠破裂（rupture of tubal pregnancy）：多见于妊娠 6 周左右的输卵管峡部妊娠。绒毛侵袭输卵管肌层及浆膜层，以至穿破浆膜，形成输卵管妊娠破裂（图 8-3）。输卵管肌层血管丰富，输卵管妊娠破裂所致的出血远比输卵管妊娠流产严重，可发生大量腹腔内出血，出现休克。

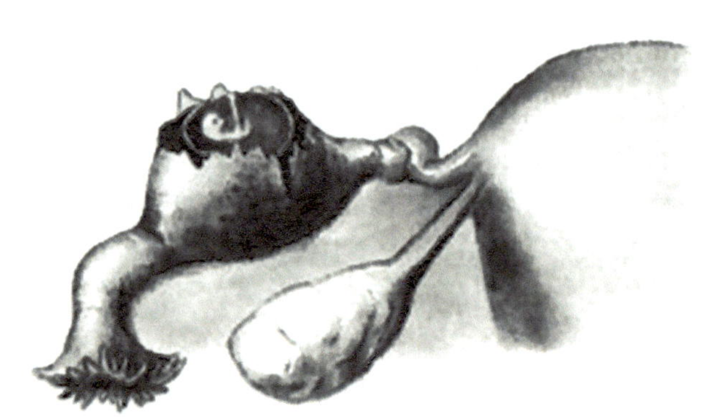

图 8-3　输卵管妊娠破裂

（3）陈旧性异位妊娠：输卵管妊娠流产或破裂后未及时诊治，长期反复出血形成的盆腔血肿机化变硬并与周围组织粘连形成包块，临床上称为“陈旧性宫外孕”。

（4）继发性腹腔妊娠：输卵管妊娠流产或破裂后排入腹腔大部分死亡，若胚胎存活，绒毛组织附着于原位或排至腹腔脏器及大网膜上重新种植而获得营养，形成继发性腹腔妊娠。

（二）子宫的变化

输卵管妊娠后合体滋养细胞产生 HCG 维持黄体生长，使甾体激素分泌增加。因此，月经停止来潮，子宫增大、变软，子宫内膜出现蜕膜反应。若胚胎死亡，滋养细胞活力消失，蜕膜自宫壁剥离而发生阴道流血。

三、临床表现

输卵管妊娠的临床表现与受精卵着床部位、有无流产或破裂、出血时间及量等有关。

（一）症状

（1）停经：多有6～8周停经史。但有些患者无停经史，把异位妊娠不规则阴道出血误认为是月经，或因月经仅过期几天而不认为是停经。

（2）腹痛：是输卵管妊娠患者就诊的主要症状。输卵管妊娠未破裂或流产前部分孕妇可感一侧下腹部隐痛或酸胀感。当发生输卵管流产或破裂时，患者突感一侧下腹部撕裂样疼痛，伴有恶心、呕吐。随血液由下腹部流向全腹，疼痛可向全腹扩散；当血液积聚于直肠子宫陷凹时，可出现肛门坠胀感。

（3）阴道流血：胚胎死亡后常有不规则阴道流血，色暗红或深褐，量少呈点滴状，一般不超过月经量。少数患者阴道流血量较多，类似月经。阴道流血可伴有蜕膜管型或蜕膜碎片排出，是子宫蜕膜剥离所致。病灶去除后阴道流血方能停止。

（4）晕厥与休克：腹腔内出血及剧烈腹痛，轻者晕厥，重者失血性休克。出血量越多症状越严重，但与阴道流血量不成正比。

（5）腹部包块：输卵管妊娠流产或破裂时形成的血肿时间较久者，由于血液凝固并与周围组织器官发生粘连形成包块。

（二）体征

（1）一般情况：当腹腔出血较多时，可出现面色苍白、脉搏快而细弱、心率增快和血压下降等休克表现。

（2）腹部检查：下腹部有明显压痛及反跳痛，尤以患侧为著，但腹肌紧张轻微。出血多时，叩诊有移动性浊音。出血时间较长，在下腹部可触及包块。

（3）盆腔检查：输卵管妊娠未发生流产或破裂者，除子宫略大、较软外，可触及胀大的输卵管，轻度压痛。输卵管妊娠流产或破裂者，阴道后穹隆饱满，有触痛。将宫颈轻轻上抬或向左右摇摆时引起剧烈疼痛，称为宫颈举痛或摇摆痛，是输卵管妊娠的主要体征之一。内出血多时，检查子宫有漂浮感。

四、处理原则

以手术治疗为主，其次是药物治疗。

（一）手术治疗

在积极抗休克的同时，根据情况行患侧输卵管切除的根治术或保留患侧输卵管及其功能的保守性手术。近年来，腹腔镜手术成为治疗异位妊娠的主要方法。

（二）药物治疗

适用于早期输卵管妊娠、要求保存生育能力的年轻患者。①化学药物治疗，常用的药物有甲氨蝶呤、氟尿嘧啶（5-FU）、米非司酮。②中医治疗：中医学认为，本病属“少腹血瘀”之实证，以活血化瘀、消癥为主。

五、护理评估

（一）健康史

询问月经史，以准确推断停经时间。评估患者有无不孕、放置宫内节育器、绝育术、输卵管复通术、盆腔炎等与发病相关的高危因素。

（二）身心状况

输卵管妊娠流产或破裂前，症状及体征均不明显，当患者腹腔内出血较多时呈贫血貌，严重者可出现失血性休克症状；下腹部压痛、反跳痛，尤以患侧明显，叩诊有移动性浊音，血液凝固后下腹部可触及包块。

输卵管妊娠破裂或流产后，腹腔内急性大出血或剧烈腹痛，以及妊娠终止的现实，可使孕妇出现哭泣、自责、无助等表现。

（三）辅助检查

1. HCG 测定

血或尿 β-HCG 测定是早期诊断异位妊娠的重要方法，阳性率可达 80% ～ 90%。但 β-HCG 阴性者也不能完全排除异位妊娠。

2. 超声诊断

B 超有助于判断异位妊娠的部位和大小。阴道 B 超检查较腹部 B 超检查准确性高。单凭 B 超检查有可能误诊，最好结合临床表现及 β-HCG 测定等进行确诊。

3. 阴道后穹隆穿刺

这是一种简单可靠的诊断方法，适用于疑有腹腔内出血者。如抽出暗红色不凝固血液，说明腹腔有内出血。无内出血、内出血量少、血肿位置较高或子宫直肠陷凹有粘连时，可能抽不出血液，因而穿刺阴性不能排除异位妊娠的存在。

4. 腹腔镜检查

适用于输卵管妊娠尚未破裂或流产的早期。大量腹腔内出血或伴有休克者，禁止做腹腔镜检查。

六、常见护理诊断 / 问题

（一）潜在并发症

出血性休克。

（二）恐惧

与担心生命安危有关。

（三）疼痛

与输卵管妊娠流产或破裂有关。

七、护理目标

（1）患者生命体征平稳，休克症状得以及时发现并处理。

（2）患者疼痛得以缓解。

（3）患者能积极配合治疗和护理。

八、护理措施

（一）接受手术治疗患者的护理

1. 积极做好术前准备

多数输卵管妊娠可在腹腔镜直视下穿刺输卵管的妊娠囊吸出部分囊液或切开输卵管吸出胚胎，并注入药物；也可行输卵管切除术。护士要严密监测患者生命体征。对严重内出血并发现休克的患者，立即吸氧，开放静脉，交叉配血，做好输血输液的准备，以补充血容量，纠正患者的休克状态，并按急诊手术要求迅速做好术前准备。

2. 健康教育

护士向患者及家属交代手术的必要性和过程，以减轻患者的恐惧心理；术后帮助患者以正常心态接受此次妊娠失败的现实，讲解异位妊娠的相关知识，提高患者的自我保健意识。

（二）接受非手术治疗患者的护理

1. 一般护理

嘱孕妇绝对卧床休息，避免腹压增大导致异位妊娠破裂；给予高营养、富含维生素和铁的食物，增强抵抗力；保持大便通畅和外阴清洁。

2. 病情监测

密切观察生命体征并注重患者主诉，当出血增多、腹痛加剧、血压下降、肛门坠胀感明显时，应立即通知医生，做好抢救准备。

3. 加强化学药物治疗的护理

化疗一般采用全身用药，也可采用局部用药。常用药物为甲氨蝶呤，其机制是抑制滋养细胞增生、破坏绒毛，使胚胎组织坏死、脱落、吸收。用药期间应用B超和 β-HCG进行监护，并注意患者的病情变化，监测药物不良反应，如消化道反应、骨髓抑制、药物性皮疹、脱发等，大部分是可逆的反应。

4. 健康教育

鼓励患者说出心理感受，帮助患者以正常心态接受此次妊娠失败的现实，介绍异位妊娠的有关知识，消除患者的焦虑、恐惧、悲伤心理。

九、护理评价

（1）患者的休克得以及时发现并纠正。

（2）患者住院期间无感染发生。

（3）患者情绪稳定，并能接受此次妊娠失败的现实，积极配合治疗和护理。

第三节　早　产

早产（preterm labor）是指妊娠满28周至不满37周的分娩。此时娩出的新生儿为早产儿，体重多在1 000～2 499g。早产儿各器官发育尚不成熟，出生孕周越小，体重越轻，预后越差。早产儿中有15%死于新生儿期。

一、病因

早产按原因可分为自发性早产、未足月胎膜早破早产和治疗性早产 3 类。

（一）自发性早产

最常见的类型，约占 45%。高危因素包括早产史、早孕期有先兆流产、宫内感染、不良生活习惯、子宫过度膨胀和胎盘因素。

（二）未足月胎膜早破早产

高危因素有体重指数（BMI）$< 19.8kg/m^2$、子宫畸形、宫内感染、吸烟、辅助生殖技术受孕等。

（三）治疗性早产

由于母体或胎儿健康原因在不足 37 周时终止妊娠。常见指征有子痫前期、胎儿窘迫、前置胎盘出血、胎盘早剥、妊娠合并症等。

二、临床表现

主要临床表现是子宫收缩，最初为不规律宫缩，常伴有少量阴道流血或血性分泌物，胎膜早破较足月临产多，继之可发展为规律宫缩，与足月临产相似，宫颈管先逐渐消退，后扩张。

三、处理原则

若胎儿存活，无胎儿窘迫、胎膜未破，通过休息和药物治疗控制宫缩，尽量维持妊娠至足月；若胎膜已破，早产已不可避免，应尽可能预防新生儿合并症，提高早产儿的存活率。

四、护理评估

（一）健康史

核实预产期，评估可导致早产的高危因素，既往有无流产、早产史，本次妊娠有无异常。

（二）身心状况

早产可分为先兆早产和早产临产两个阶段。先兆早产指有规律或不规律宫缩，伴有宫颈管的进行性缩短。早产临产指出现规律宫缩（20 分钟 ≥ 4 次且每次持续 ≥ 30 秒），并伴随宫颈管缩短 ≥ 75% 以及宫颈进行性扩张 2cm 以上者。

提前分娩，结果不可预知，孕妇多有恐惧、焦虑、自责等情绪反应。

（三）辅助检查

B 超检查确定胎儿大小，了解胎盘成熟度、羊水量；用胎心监护仪监测宫缩、胎心、胎盘功能及胎儿宫内情况。

五、常见护理诊断 / 问题

（一）有新生儿受伤的危险

与早产儿发育不成熟有关。

（二）焦虑

与担心早产儿预后有关。

六、护理目标

（1）新生儿不存在因护理不当而发生的并发症。

（2）患者情绪稳定，能平静地面对现实，接受治疗及护理。

七、护理措施

（一）预防早产

加强孕期保健，指导孕妇加强营养，保持心态平和；避免诱发宫缩的活动，如抬举重物、性生活等；高危孕妇左侧卧位休息；积极治疗合并症，宫颈内口松弛者于孕 14 ～ 16 周或更早时间做子宫颈内口缝合术。

（二）先兆早产保胎治疗的护理

1. 一般护理

绝对卧床休息，尽量左侧卧位；避免刺激，禁止性生活，勿刺激乳头及腹部，慎做直肠指诊和阴道检查，以免诱发宫缩。

2. 严密监测病情

严密观察和记录宫缩、阴道流血、胎膜破裂、胎心音等情况，发现异常及时报告医生并配合处理。

3. 用药护理

（1）遵医嘱给予宫缩抑制剂：常用药物如下。

1）β 肾上腺素受体激动剂：通过激动子宫平滑肌 β 受体而抑制宫缩。常用药物为利托君。方法：100mg 加于 5% 葡萄糖注射液 500mL 中静脉滴注，初始剂量为每分钟 5 滴，根据宫缩情况进行调节，每 10 分钟增加 5 滴，最快至每分钟 35 滴，待宫缩抑制后持续滴注 12 小时，停止静脉滴注前 30 分钟改为口服 10mg，每 4 ～ 6 小时 1 次。此类药物的不良反应有心率加快、血压下降、血糖升高、血钾降低、恶心、头痛等。

2）硫酸镁：镁离子直接作用于肌细胞，使平滑肌松弛，抑制子宫收缩。首次剂量为 5g，加入 25% 葡萄糖注射液 20mL 中，5 ～ 10 分钟内缓慢静脉滴入，之后以 2g 静脉滴注，宫缩抑制后继续维持 4 ～ 6 小时后改为 1g/h，直至宫缩停止后 12 小时。用药中密切观察患者有无中毒迹象。

3）钙通道阻滞剂：通过阻滞钙离子进入肌细胞而抑制宫缩。常用硝苯地平 10mg 口服，每 6 ～ 8 小时 1 次。用药时须密切观察孕妇心率及血压的变化，对已用硫酸镁者应慎用，以防血压急剧下降。

4）前列腺素合成酶抑制剂：前列腺素可刺激子宫收缩和软化宫颈，其抑制剂有减少前列腺素合成的作用，从而抑制宫缩。常用药物有吲哚美辛。此类药物可抑制胎儿前列腺素的合成与释放，使胎儿体内前列腺素减少，而前列腺素有维持胎儿动脉导管开放的作用，缺乏时可导管可过早关闭而致胎儿血液循环障碍。因此，该药在临床已少用，必要时仅在妊娠 34 周前短期（1 周内）选用。初始剂量为 50mg，每 8 小时口服 1

次，24 小时后改为 25mg，每 6 小时 1 次。用药过程中需密切监测羊水量及胎儿动脉导管血流。

（2）精神高度紧张者遵医嘱给予苯巴比妥、地西泮等镇静药物。

（3）遵医嘱促胎肺成熟：妊娠＜ 34 周，1 周内有分娩可能的孕妇，使用糖皮质激素促胎儿肺成熟。方法：地塞米松注射液 6mg 肌内注射，每 12 小时 1 次，共 4 次。妊娠 32 周后选用单疗程治疗。

（三）早产临产的护理

若早产不可避免，应尽早决定分娩方式。胎位异常、估计胎儿成熟度低、短期内不能结束分娩者可剖宫产。经阴道分娩者，常规吸氧，慎用镇静剂；协助做好会阴切开及器械助产的准备，以缩短第二产程，预防新生儿颅内出血；做好早产儿保暖和复苏的准备；加强早产儿护理。

（四）健康教育

（1）心理护理：护士要多与孕妇沟通，让患者了解早产的发生并非她的过错，有时甚至是无缘由的。家属应陪伴在旁，帮助孕妇重建自尊，以良好的心态承担早产儿母亲的角色。

（2）指导产妇及家属掌握护理早产儿的技能。

八、护理评价

患者情绪稳定，能积极配合治疗和护理。

第四节　妊娠期高血压疾病

妊娠期高血压疾病（hypertensive disorder of pregnancy）是妊娠期常见的疾病，包括妊娠期高血压、子痫前期、子痫、慢性高血压并发子痫前期以及妊娠合并慢性高血压，发生率为 5% ～ 12%。主要以高血压、水肿、蛋白尿、肺水肿、肾衰竭、抽搐、昏迷，甚至发生母儿死亡为临床特点。其临床过程是进行性的，发病特点是病情持续恶化。终止妊娠后大多数孕产妇血压可恢复正常，只有少数持续性血压增高。

一、病因及发病机制

高危因素包括：孕妇年龄≥ 40 岁；子痫前期病史；抗磷脂抗体阳性；有慢性高血压、肾炎、糖尿病、血栓性疾病病史；肥胖；子痫前期家族史（母亲或姐妹）；多胎妊娠、首次妊娠，妊娠间隔时间≥ 10 年；妊娠早期收缩压≥ 130mmHg 或收缩压≥ 80mmHg；低收入人群等。

妊娠高血压疾病的病因及发病机制尚未完全阐明，是一种多因素、多机制及多通路致病的疾病，可能与以下因素有关。

（1）免疫机制，妊娠被认为是成功的自然同种异体移植。子痫前期患者无论是母胎界面局部还是全身都存在着炎症免疫反应过度激活现象。

（2）胎盘浅着床，导致胎盘血流量减少、胎盘缺氧，引发一系列子痫前期的表现。

（3）血管内皮细胞受损，促进血管收缩、痉挛，并导致一系列病理变化。

（4）遗传因素，妊娠期高血压疾病具有家族聚集倾向。

（5）营养缺乏，据流行病学调查显示，妊娠期高血压疾病的发生发展与多种营养物质缺乏如低蛋白血症及钙、镁、锌、硒等的缺乏有关。饮食中钙摄入不足致血清钙降低，可导致血管平滑肌细胞收缩。硒可防止脂质过氧化损伤，提高机体免疫力，避免血管壁的损伤。

二、病理生理变化及对母儿影响

本病的基本病理生理变化是全身小血管痉挛及血管内皮损伤，由于全身小动脉痉挛致管腔狭窄，周围阻力增大，全身各系统脏器灌注减少、缺血缺氧，受到不同程度损害，进而对母儿造成危害，甚至导致母儿死亡。

（1）脑：脑血管痉挛，通透性增加，引起脑水肿、充血、局部缺血、血栓形成及出血等。

（2）心血管：血管痉挛，血压升高，同时外周血管阻力增加，心脏后负荷增加，心排血量明显减少，心脏处于低排高阻状态，导致心肌缺血、间质水肿、心肌点状出血或坏死、肺水肿，严重时导致心力衰竭。

（3）肾：肾小球扩张，内皮细胞肿胀，血浆蛋白自肾小球漏出形成蛋白尿。肾血流量及肾小球滤过率下降导致肾功能损害，肾功能严重损害可致少尿及肾衰竭。

（4）肝：肝内小动脉持续痉挛，肝细胞缺血，发生不同程度坏死，出现肝功能异常，如血清转氨酶水平升高。肝的特征性损害是门静脉周围出血，严重时门静脉周围坏死和肝包膜下血肿形成。

（5）胎盘：子宫螺旋动脉重铸不足，血管管腔狭窄，影响母体血流对胎儿的供应，损害胎盘功能，导致胎儿生长受限、胎儿窘迫。胎盘血管破裂可致胎盘早剥，严重时母儿死亡。

三、分类

（一）妊娠期高血压

妊娠20周以后出现高血压，收缩压≥140mmHg和（或）舒张压≥90mmHg，于产后12周内恢复正常；尿蛋白（－）；产后方可确诊。

最初表现为体重异常增加（隐性水肿），每周超过0.5kg。若体内积液过多，则导致临床可见的水肿。本病患者水肿的特点是自踝部逐渐向上延伸的凹陷性水肿，经休息后不缓解。水肿局限于足踝和小腿，在膝部以下者，以“+”表示；延及大腿为“++”；延及外阴及腹壁，皮肤发亮，以“+++”表示；全身水肿或伴有腹水以“++++”表示。

（二）子痫前期

美国妇产科协会（ACOG）2013版指南建议，将子痫前期分为无严重表现的子痫前期和伴有严重表现的子痫前期。研究发现，尿蛋白与妊娠结局的关系并不大，因此大量蛋白尿（24小时尿蛋白≥5g）不作为“重度子痫前期”的诊断标准。另外，由于子痫前期胎儿生长受限（FGR）与一般FGR的处理方式类似，同时FGR的发生有许多原因，因此 FGR 不作为“重度子痫前期”的诊断标准。

子痫前期的诊断如下。

（1）血压：收缩压≥ 140mmHg 和（或）舒张压≥ 90mmHg（卧床休息，两次血压测量间隔至少 4 小时）。

（2）出现以下情况之一，即可诊断重度子痫前期：①收缩压≥ 160mmHg 和（或）舒张压≥ 110mmHg（卧床休息，两次血压测量间隔至少 4 小时）；②血小板减少（血小板＜ $100 \times 10^9/L$）；③肝功能损害（血清转氨酶水平为正常值 2 倍以上），严重持续性右上腹或上腹疼痛，不能用其他疾病解释，或二者均存在；④肾功能损害（血肌酐升高＞ 97μmol/L（1.1mg/dL）或为正常值 2 倍以上）；⑤肺水肿；⑥新发生的中枢神经系统异常或视觉障碍。

（三）子痫

子痫是指子痫前期基础上发生不能用其他原因解释的抽搐。子痫典型发作时先表现为眼球翻白固定，牙关紧闭，继而口角及面部肌肉抽动，口吐白沫，数秒后全身及四肢肌肉强直，双手紧握，身体发生强烈的抽动。抽搐时患者无呼吸，面色青紫。一般持续 1 ～ 1.5 分钟，抽搐强度减弱，呼吸恢复，全身肌肉松弛，但仍昏迷，昏迷时呕吐可能造成窒息或吸入性肺炎，最后意识恢复，但易激惹、烦躁。

根据子痫发生的时间，发生于妊娠晚期或临产前，称为产前子痫；少数发生于分娩过程中，称为产时子痫；个别发生于产后 24 小时内，称为产后子痫。

（四）慢性高血压并发子痫前期

慢性高血压的孕妇在妊娠 20 周前无尿蛋白，妊娠 20 周后出现 24 小时尿蛋白≥ 0.3g 或随机尿蛋白（+）；或妊娠 20 周前有蛋白尿，妊娠 20 周后尿蛋白定量明显增加；或血压进一步升高等达到上述重度子痫前期的任何一项临床表现。

（五）妊娠合并慢性高血压

妊娠前或妊娠 20 周前收缩压≥ 140mmHg 和（或）舒张期≥ 90mmHg，滋养细胞疾病除外，妊娠期无明显加重；或妊娠 20 周后首次诊断为高血压并持续到产后 12 周后。

四、处理原则

处理原则主要为降压、解痉、镇静等，密切监护母儿状态，适时终止妊娠。

（一）妊娠期高血压和子痫前期

可门诊治疗，注意适当休息，保证充足的蛋白质和热量，保证充足的睡眠。

（二）重度子痫前期

需住院治疗，积极处理，防止子痫及其他并发症发生。常用的治疗方法有以下几种。

（1）解痉：首选药物为硫酸镁。硫酸镁有预防子痫和控制子痫抽搐的作用，子痫前期临产用药预防抽搐。

（2）镇静：常用药物为地西泮和冬眠合剂，分娩期应慎用，以免药物对胎儿的神经系统产生抑制作用。分娩期如需要使用，要做好新生儿复苏的准备。

（3）降压：不作为常规，仅用于血压过高特别是舒张压≥ 110mmHg 或者平均动脉压≥ 140mmHg 者，以及原发性高血压妊娠前已用降血压药者。选用的药物以不影响心搏出量、肾血流量及子宫胎盘灌注量为宜。常用药物有拉贝洛尔、硝苯地平控释片等。

（4）利尿：一般不主张常规应用利尿剂，仅限用于出现全身性水肿、肺水肿、脑水肿、肾功能不全、急性心力衰竭时，可酌情使用呋塞米等快速利尿剂。

（5）适时终止妊娠：是彻底治疗妊娠期高血压疾病唯一有效的治疗措施。其指征如下。

1）重度子痫前期：妊娠< 24 周经积极治疗病情不稳定者；妊娠 24 ～ 28 周根据母儿情况和当地医疗情况决定是否期待治疗；妊娠 28 ～ 34 周若病情不稳定，经积极治疗 24 ～ 48 小时后病情仍加重，在促胎肺成熟后可考虑终止妊娠，若病情稳定，可以考虑期待治疗，并建议转到具备较强早产儿救治能力的医疗机构；妊娠> 34 周，可以考虑终止妊娠。

2）妊娠期高血压、子痫前期：可期待至 37 周终止妊娠。

3）子痫发作控制后 2 小时可考虑终止妊娠。

（三）子痫患者的处理

子痫是本疾病最严重的阶段，直接关系到母儿安危，应积极处理。处理原则为控制抽搐，纠正缺氧和酸中毒，在控制血压、抽搐的基础上终止妊娠。

五、护理评估

（一）健康史

有无原发性高血压、慢性肾炎及糖尿病等病史；有无家族史，此次妊娠 20 周前有无高血压、蛋白尿和（或）水肿及抽搐等情况；妊娠后血压变化；出现异常情况的时间及治疗经过。是否存在妊高征的易感因素。

（二）身心状况

1. 一般情况的评估

孕妇生活自理能力、饮食、睡眠、运动情况。

2. 本次妊娠情况

有无出现阴道流血、流液、水肿、尿量、体重，并观察有无用药。

3. 评估胎儿情况

观察胎心音、胎动、胎位及胎儿宫内生长发育情况。

（三）临床表现及辅助检查

1. 评估临床表现

评估血压、蛋白尿、水肿以及头晕、头痛、恶心、呕吐等自觉症状。

2. 评估辅助检查结果

血尿常规、肝肾功能等检查结果，注重阳性结果的评估。

3. 眼底检查

视网膜小动脉痉挛程度是反映妊娠期高血压的严重程度。

4. 其他检查

头颅 CT 或 MRT 检查、心电图、超声心动图、胎儿发育情况、胎盘功能等。

六、常见护理诊断 / 问题

（一）有孕妇受伤的危险

与子痫发作后舌咬伤、摔伤有关。

（二）有胎儿受伤的危险

与胎盘功能受损有关。

（三）潜在并发症

胎盘早剥、脑出血、肝肾功能损伤等。

（四）体液过多

与水钠潴留有关。

（五）焦虑

与缺乏疾病知识及担心母儿安全有关。

七、护理目标

（1）妊娠期高血压孕妇未发生子痫等并发症。

（2）孕妇明确孕期保健的重要性，积极配合治疗。

八、护理措施

（一）一般护理

（1）保证充足的睡眠，每日休息不少于 10 小时。保证大小便通畅。

（2）调整饮食，蛋白质摄入量 100g/d 以上、高维生素、低脂肪、低碳水化合物，铁、钙摄入量不少于 600mg/d，低钠低盐饮食。

（3）创造安静、清洁环境，左侧卧位，保持病室安静，避免声、光刺激。

（4）严密观察孕妇血压变化，血压如有升高，提示病情加重，记录体重、尿量及出入量。

（5）加强胎儿监护，注意胎心变化，指导产妇胎动计数，注意胎儿发育情况及胎盘功能。

（二）心理护理

孕妇保持心情愉快、精神状态好，有助于控制妊娠期高血压疾病的发展。因此，应增加孕妇的心理耐受力和舒适感，合理安排工作和生活，保持良好心态，解除思想顾虑，避免一切不良刺激，积极配合治疗。

（三）病情观察

（1）根据病情需要增加妊娠期高血压孕妇产前检查次数，加强母儿监测措施，密切注意病情及血压变化，防止发展为重症。督促孕妇每日数胎动，监测体重，及时发现异常，从而提高孕妇的自我保健意识。

（2）重视自觉症状，注意并发症的发生。子痫前期孕妇需每 4 小时测 1 次血压，如舒张压逐渐上升，提示病情加重。护士应随时观察和询问孕妇有无头晕、头痛、目眩等自觉症状。特别注意发作状态、频率、持续时间、间隔时间，意识情况以及有无唇咬伤、摔伤甚至骨折、窒息或吸入性肺炎等。

（3）注意胎动、胎心、宫缩及阴道流血情况。每日或隔日测体重，每日记液体出入量，测尿蛋白，必要时测 24 小时尿蛋白定量，并定时送检。

（4）产褥期继续监测血压，产后 48 小时内每 4 小时至少观察 1 次血压。即使产前未发生抽搐，产后 48 小时也有发生的可能，故产后 48 小时内仍应继续硫酸镁的治疗和护理。使用大量硫酸镁的孕妇，产后易发生子宫收缩乏力，恶露较多，因此应严密观察子宫复旧情况，严防产后出血。

（四）药物护理

1. 子痫前期和子痫患者

首选硫酸镁治疗，护士要掌握硫酸镁的用药方法、毒性反应、注意事项及中毒处理。

（1）用药方法：首次负荷剂量为 25% 硫酸镁 20mL 加入 10% 葡萄糖注射液 20mL 内缓慢静脉推注，5 ～ 10 分钟内推完，继而 25% 硫酸镁 60mL 加入 5% 葡萄糖注射液 500mL 内静脉滴注，以每小时 1g 为宜，最快不超过每小时 2g。可根据情况在睡眠前停用静脉给药，改为 25% 硫酸镁 20mL 加 2% 利多卡因 2mL，臀肌深部注射。硫酸镁 24 小时用药总量一般不超过 25g。

（2）毒性反应：血清镁浓度的正常值为 0.75 ～ 1mmol/L；有效浓度为 1.8 ～ 3.0mmol/L，中毒量＞ 3.5mmol/L。首先表现膝反射减弱或消失，继之出现全身肌张力减退、呼吸困难、复视、言语不清，严重者出现呼吸肌麻痹、心跳突然停止。

（3）注意事项：使用硫酸镁期间需评估膝腱反射是否存在；呼吸不少于 16 次 / 分；尿量每 24 小时不少于 600mL 或每小时不少于 25mL。

（4）中毒处理：静脉推注 10% 葡萄糖酸钙。

2. 镇静药物

常用药物为地西泮（安定），具有镇静、抗惊厥、催眠和肌肉松弛作用。为保证充足睡眠，必要时可睡前口服地西泮 2.5 ～ 5mg 或者每日 3 次口服。

（五）子痫的护理

子痫的处理原则为控制抽搐、控制血压、纠正缺氧和酸中毒、适时终止妊娠。

1. 避免声、光刺激

置患者于安静的单人暗室病房，避免声、光的刺激，以免诱发抽搐，一切治疗和护理操作尽量轻柔且相对集中，避免干扰。专人护理，病床旁加护拦，防止坠地受伤。

2. 预防舌头咬伤

子痫发作时，应立即置压舌板（用纱布缠绕）于上下齿之间，用舌钳固定舌头，防止口舌咬伤或舌后坠引起窒息（禁止在抽搐时强行塞入，以防止发生呼吸窘迫和母体损伤）。如当场没有压舌板，可用被子一角放于上下齿之间，防止舌咬伤。

3. 严密监护

密切观察患者的意识、体温、脉搏、呼吸、血压等生命体征的变化，留置导尿管，记出入量，及时进行必要的血、尿化验和特殊检查，及早发现心力衰竭、脑出血、肺水肿、HELLP 综合征、肾衰竭、弥散性血管内凝血等并发症。

4. 按医嘱立即给药

协助医生尽快控制抽搐，抽搐时不宜进行肌内注射，以防疼痛刺激。

硫酸镁是治疗子痫及预防复发的首选药物。当患者存在硫酸镁应用禁忌证或硫酸镁治疗无效时，可考虑应用地西泮、苯妥英钠或冬眠合剂控制抽搐。子痫控制 2 小时后可考虑终止妊娠。子痫患者产后需继续应用硫酸镁 24 ～ 28 小时，至少住院密切观察 4 日。

（1）子痫发生后，保持呼吸道通畅，并立即给氧。取头低侧卧位，以防黏液吸入呼吸道或舌头阻塞呼吸道。必要时用吸痰器吸出喉部黏液或呕吐物，以免发生窒息。

如患者昏迷或未完全清醒，禁止给予一切饮食和口服药，防止误入呼吸道而致吸入性肺炎。

（2）子痫发作者往往在抽搐时临产，应严密观察，及时发现产兆，监护胎儿情况，观察宫缩情况，注意有无胎盘早剥、胎盘卒中等，并做好母子抢救准备。

（3）产后 24 小时至产后 10 日仍有发生子痫可能，应严密观察与防治。

（六）妊娠期高血压孕妇的产时及产后护理

（1）分娩方式应根据母儿的情况而定。若决定经阴道分娩，则应开放静脉通道，专人加强各产程护理。密切监测患者的血压、脉搏、尿量、胎心率及宫缩、宫口扩张、胎先露下降情况以及有无自觉症状；宫口开全后，避免产妇用力，使用产钳或胎吸助产，并尽量缩短产程；在胎儿娩出前肩后立即静脉推注缩宫素预防产后出血，禁用麦角新碱；及时娩出胎盘，仔细检查软产道，及时发现血肿。病情稳定后方可送回病房。

（2）在产褥期仍需继续监测血压、尿量、宫缩情况、阴道出血情况及患者主诉。

九、健康教育

（1）高危人群采取有效预防措施：保证充足的睡眠，适当锻炼，合理饮食，保持愉悦的心情。

（2）加强胎儿的监护，自计胎动，重视自觉症状，定期产检。

（3）掌握不适症状及时就医。

（4）加强产褥期卫生宣教指导，促进康复。

（5）鼓励孕妇及家属积极配合治疗并参与新生儿护理，提倡母乳喂养。

十、护理评价

（1）孕妇休息充分、睡眠良好、饮食合理，病情缓解。

（2）妊娠期高血压孕妇病情得以控制，未出现子痫及并发症。

（3）产妇分娩过程顺利，婴儿安全。

第五节　前置胎盘

预习案例

张女士，初产妇，27 岁，妊娠 32 周，既往曾行 2 次人工流产。患者无明显诱因突然出现阴道流血，量约 88mL，无腹痛，急来院就诊。检查：脉搏 88 次 / 分，血压 107/78mmHg，腹软，无压痛；

产科检查情况：宫高 32cm，头先露，浮，胎心率 140 次 / 分。

思考：

1. 请给出张女士可能的护理诊断。
2. 上述案例入院后该采取哪些护理措施？

正常胎盘附着于子宫体部的后壁、前壁或侧壁。妊娠 28 周后，胎盘附着于子宫下段、胎盘下缘达到或覆盖宫颈内口处，其位置低于胎先露部，称为前置胎盘（placenta previa）。前置胎盘是妊娠晚期严重并发症，也是妊娠晚期阴道流血的主要原因，严重威胁母儿安全。

一、病因及发病机制

前置胎盘病因尚不十分清楚，多次妊娠、双胎妊娠、多次流产及刮宫、高龄产妇、剖宫产史、产褥感染、辅助生殖技术受孕、子宫形态异常等为高危因素。其病因可能与下列因素有关。

（一）子宫内膜病变与损伤

多次妊娠、刮宫、多产、剖宫产、产褥感染等可导致子宫内膜损伤，引起子宫内膜发育不良，导致再次妊娠时易形成胎盘血供不良，为了摄取足够营养，胎盘从而增大面积，伸长到子宫下段，形成前置胎盘。

（二）胎盘异常

胎盘大小和形态异常，如胎盘面积过大、双胎、副胎盘、膜状胎盘等可伸展至子宫下段，形成前置胎盘。

（三）受精卵滋养层发育迟缓

受精卵到达宫腔时因滋养层发育迟缓，尚未具备着床能力而继续下移至子宫下段，并着床发育形成前置胎盘。

（四）辅助生殖技术

促排卵药物会改变体内的性激素水平，影响受精卵的体外培养和人工植入，造成子宫内膜与胚胎发育不同步，人工植入时可诱发宫缩，导致其着床于子宫下段。

二、临床分类及临床表现

（一）分类

根据胎盘下缘与宫颈内口的关系，将前置胎盘分为 4 类（图 8-4）。

1. 完全性前置胎盘（complete placenta previa）

又称中央性前置胎盘（central placenta previa），宫颈内口全部被胎盘组织覆盖。

2. 部分性前置胎盘（partial placenta previa）

宫颈内口部分被胎盘组织覆盖。

3. 边缘性前置胎盘（marginal placenta previa）

胎盘附着于子宫下段、下缘达到宫颈内口。

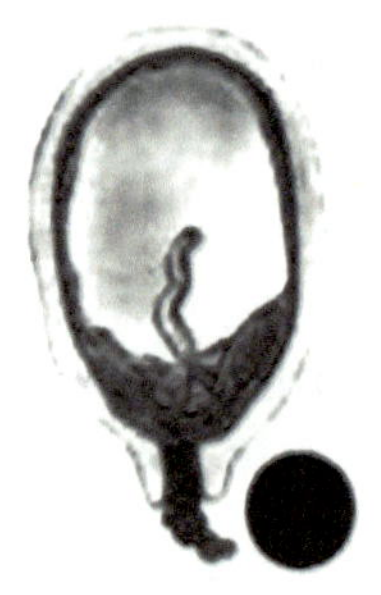
（1）完全性前置胎盘

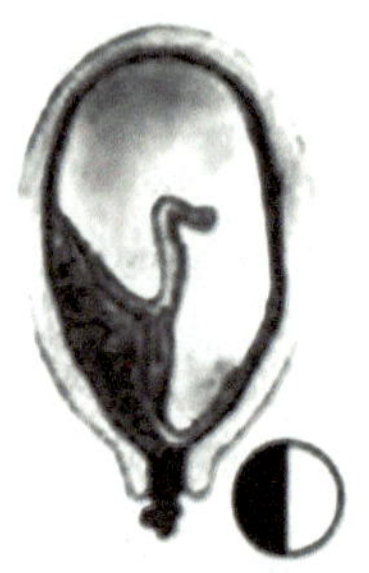
（2）部分性前置胎盘

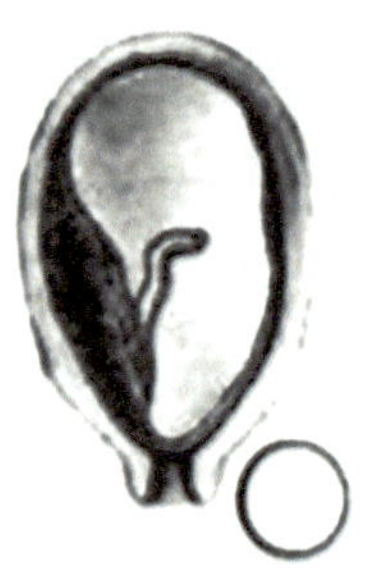
（3）边缘性前置胎盘

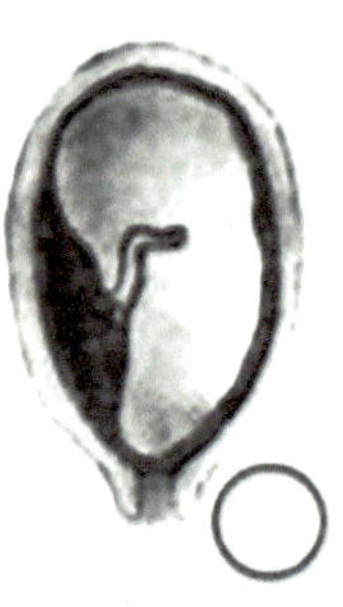
（4）低置胎盘

图 8-4　前置胎盘的类型

4. 低置胎盘

胎盘附着于子宫下段，边缘距宫颈内口＜ 20mm，但未达到宫颈内口。

胎盘下缘与宫颈内口的关系可随妊娠及产程的进展而改变，诊断时期不同，分类也不同，通常以临床处理前的最后一次检查来决定其分类。

既往有剖宫产或子宫肌瘤剔除手术史，此次妊娠为前置胎盘，胎盘附着于原手术瘢痕部位，因发生胎盘粘连、胎盘植入和致命性大出血的风险高，故称为凶险型前置胎盘（pernicious placenta previa）。

（二）临床表现

1. 症状

妊娠晚期或临产时突发性无诱因、无痛性、反复阴道流血是前置胎盘的典型症状。阴道流血发生的时间早晚、流血量多少、反复发作次数与前置胎盘类型有关。完全性前置胎盘初次出血时间早，反复出血次数频繁，量较多，一次性大出血可致休克；边缘性前置胎盘出血多发生在妊娠晚期或临产后，出血量较少；部分性前置胎盘初次出血时间、出血量、反复出血次数介于两者之间。也有个别孕妇整个妊娠期间无阴道流血的表现，行 B 超检查时才提示是前置胎盘。

2. 体征

患者一般情况与出血量有关，贫血程度与出血量成正比。出血多可有面色苍白、脉搏细数、血压下降等休克表现。腹部检查：子宫软，无压痛，子宫大小与孕周相符；因胎盘占据子宫下段影响胎先露入盆，而致胎先露高浮、胎位异常，常见臀位、斜位或横位；若胎盘位于子宫下段前壁、耻骨联合上方可闻及胎盘血管杂音。

三、对母儿的影响

（一）产后出血

子宫下段肌肉组织脆，肌肉收缩力差，宫颈内口周围血管丰富，分娩时局部血窦不易闭合，因此易发生产后出血。

（二）产褥感染

产妇反复失血致贫血，机体抵抗力下降，细菌易经阴道上行侵入靠近宫颈外口的胎盘剥离面。

（三）胎盘植入

胎盘绒毛部分植入子宫肌层，分娩时由于胎盘剥离不全而发生大出血。

（四）早产及围产儿死亡率高

前置胎盘出血大多数出现在妊娠晚期，容易引起早产，反复出血严重者容易引起胎儿宫内缺氧，甚至出现胎死宫内。

四、处理原则

前置胎盘的处理原则是抑制宫缩、纠正贫血、预防感染和适时终止妊娠。

（一）期待疗法

适用于孕妇阴道流血量不多、全身情况良好且妊娠不足 36 周、胎儿存活、无须紧急分娩的孕妇。治疗过程中注意事项如下。

（1）监测孕妇的生命体征、阴道流血情况及胎心情况，必要时行胎心监护。

（2）卧床休息，左侧卧位，间断吸氧；减少刺激，避免增加腹压的动作，严禁直肠指诊及不必要的阴道检查，以免诱发活动性出血；保证大小便通畅，加强营养。

（3）治疗配合：按医嘱用药，如宫缩抑制剂、补血药、抗生素预防感染等。

（二）终止妊娠

（1）终止妊娠指征：①阴道流血多，出现失血性休克者，无论胎儿成熟与否，均应终止妊娠；②出现胎儿宫内窘迫等产科指征时，胎儿已可存活，可行急诊手术；③临产后诊断的前置胎盘，出血量多，估计短时间不能分娩者，应终止妊娠；④无临床症状的前置胎盘根据类型决定分娩时机。

（2）分娩方式：一般完全性前置胎盘、部分性前置胎盘或伴有胎儿宫内窘迫多以剖宫产结束分娩；边缘性前置胎盘出血不多、胎心无异常者可经阴道试产，若试产失败，立即改剖宫产结束分娩。胎儿未成熟者可用地塞米松促进胎儿肺成熟。

（3）一旦决定终止妊娠，应严密观察病情变化，积极协助抗休克治疗；认真观察并记录孕妇的生命体征、阴道流血情况及胎心情况，快速建立静脉通道，做好备血、输血准备，积极配合医生纠正休克；做好术前准备。

五、护理评估

（一）健康史

除个人健康史外，详细了解有无剖宫产史、人工流产史及子宫内膜损伤等前置胎盘的高危因素；此外妊娠过程中，特别是妊娠 28 周后，如出现无痛性、无诱因、反复阴道流血症状应及时就诊。

（二）身心状况

孕妇的一般情况与出血量的多少紧密相关。大量出血时可见面色苍白、脉搏细速、血压下降等休克症状。孕妇及其家属可因突然阴道流血而感到恐惧、焦虑、手足无措等，担心孕妇及胎儿的安危。

（三）诊断检查

1. 产科检查

检查子宫大小是否与停经月份一致，胎方位及胎先露情况，胎心是否正常。临产后检查宫缩是否为阵发性。

2. 超声检查

B 型超声断层像可清楚地看到子宫壁、胎头、宫颈和胎盘的位置，胎盘准确率达 95% 以上，可反复检查，是目前最安全、有效的首选方法。

3. 实验室检查

行血常规、血型、出凝血时间、尿常规等检查，失血过多者行 DIC 相关检查。

4. 产后检查胎盘及胎膜

胎盘的前置部分可见陈旧性呈黑紫色或暗红色血块附着。

六、常见护理诊断 / 问题

（一）组织灌注无效（外周）

与反复和大量阴道出血有关。

（二）有感染的危险

与失血抵抗力降低及胎盘剥离面靠近子宫颈口细菌易于逆行感染有关。

（三）潜在并发症

胎儿窘迫、早产、死产、产后出血。

（四）焦虑

与担心自身及胎儿的安全有关。

七、护理目标

（1）接受治疗后产妇出血情况得以控制，未出现并发症。

（2）及时预防母胎并发症的发生。

八、护理措施

（一）监测病情，严密观察阴道流血情况

监测生命体征、胎心音、宫缩、阴道流血量、颜色和持续阴道流血时间。大量阴道流血者，在补充血容量、抗休克的同时做好剖宫产的准备。

（二）预防并发症

期待疗法的孕妇，嘱其卧床休息，避免使用腹压，腹部检查时动作轻柔，禁止直肠指诊，阴道检查必须在开放静脉的前提下由医生检查。及时预防产前、产后大出血的发生。

（三）积极预防感染

嘱孕妇保持外阴清洁，大便后每次用温水洗外阴，每日用 0.5%络合碘消毒液消毒会阴 2 次；勤换会阴垫，保持清洁干燥，防止上行性感染；严密观察体温、脉搏的变化，注意阴道分泌物的气味。

（四）一般护理

1. 环境

病房安静整洁，适当控制探视人员，床上用品保持干净，及时更换床单。

2. 饮食护理

给予高蛋白、高维生素、富有营养的饮食。预防贫血，多吃补血、补铁的食物，多吃蔬菜，预防便秘。

3. 双下肢护理

长期卧床的患者，每日按摩双下肢，预防肌肉萎缩及静脉血栓的形成。

（五）心理护理

护士态度要和蔼可亲，向孕妇解释说明病程和治疗方案，提供疾病的相关知识及注意事项。对孕妇的疑问要耐心解答，注意观察孕妇心理活动的变化，尽可能地消除孕妇的紧张、焦虑等不良情绪。多举一些成功的案例，让孕妇充满信心。

九、健康教育

护士要指导孕妇注意休息，摄入富含铁、蛋白质、维生素的饮食，注意阴道流血量和子宫复旧情况。做好计划生育，采取积极的避孕措施，避免多次人工流产、多次刮宫或宫内感染，减少子宫内膜损伤；加强产前检查，做好前置胎盘的早期诊断，以利于及时正确处理。

十、护理评价

（1）新生儿安全出生。

（2）产妇未出现并发症。

第六节　胎膜早破

胎膜早膜（premature rupture of membrane，PROM）是指胎膜在临产前自然破膜。妊娠达到及超过 37 周者称为足月胎膜早破（term premature rupture of membrane，TPROM），未达到 37 周者称为未足月胎膜早破（preterm premature rupture of membrane，PPROM）。

一、病因及高危因素

胎膜早破是多种因素导致，常见的因素如下。

（一）生殖道感染

此为胎膜早破的主要原因，可由细菌、支原体、衣原体或弓形体等上行感染引起胎膜感染，导致胎膜破裂。

（二）营养因素

维生素 C、锌和铜补充不足等，从而使胎膜抗张能力下降而破裂。

（三）胎先露部不能衔接

胎先露部高浮、头盆不称、臀位、横位可使羊膜腔内压力不均导致破裂。

（四）羊膜腔内压力增加

常见于多胎妊娠、剧烈咳嗽、羊水过多和排便困难等。

（五）宫颈内口松弛

表现在宫颈内口松弛、前羊水囊楔入宫颈内使羊水囊受力不均，从而造成胎膜早破。

（六）创伤

羊膜腔穿刺不当、提拿较重物体、性生活刺激、撞击腹部等因素，均有可能引起胎膜早破。

二、分类

根据胎膜早破发生的时间分为两类。

（1）未足月胎膜早破：即发生于妊娠满 28 周，但不足 37 周的胎膜早破。此为早产的常见原因之一，70% 以上与感染相关。可使围生儿死亡率、宫内感染率及产褥感染率升高。

（2）足月胎膜早破：即发生于妊娠满 37 周之后的胎膜早破。一般与感染无关。

三、临床表现

孕妇突然出现阴道排液，排液的量可多可少。排液通常为持续性，持续时间不等，羊水通常稀薄，可混有胎脂及胎粪，开始量多然后逐渐减少，少数为间歇性排液，阴道排液通常与孕妇体位变动、活动有关。部分孕妇主诉无控制的漏尿，也有少数孕妇仅感觉外阴较平时湿润。

四、对母儿的影响

（一）对母体的影响

1. 绒毛膜羊膜炎

又称宫内感染，发生率在 1.5%～10%。临床表现有母体体温≥ 38℃、胎心率增快（基线≥ 160 次 / 分）或母体心率增快（心率≥ 100 次 / 分）、子宫有压痛、阴道分泌物异味、母体外周血白细胞总数≥ 15×10^9/L。宫内感染对围产儿特别是早产儿的危险很大，其败血症、肺炎等发生率很高，是围产儿死亡的重要原因。

2. 剖宫产率增加

胎位异常可导致胎膜早破，故对发生胎膜早破的孕妇应注意有无骨盆狭窄、头盆不称及胎位异常，同时羊水减少可使脐带受压、宫缩不协调或者出现胎儿窘迫，引起剖宫产率增加。

3. 产后出血

宫内感染可以累及蜕膜和子宫肌层，影响子宫收缩而使出血增加，严重者需切除子宫。

4. 羊水栓塞

胎膜早破引起宫颈黏膜损伤，羊水经过静脉血窦进入母体血液循环，发生羊水栓塞，严重威胁产妇生命。

5. 胎盘早剥

胎膜早破可使宫腔内的压力突然下降，导致胎盘、胎膜自子宫壁剥离，胎儿死亡及孕产妇大出血、凝血功能障碍，甚至死亡，危害胎儿和产妇的生命安全，增加剖宫产率。

（二）对胎儿的影响

1. 早产儿

早产儿易发生新生儿呼吸窘迫综合征、颅内出血等并发症，围生儿死亡率增加。

2. 感染

胎膜早破并发绒毛膜羊膜炎，常引起胎儿及新生儿感染，表现为肺炎、败血症、颅内感染。感染程度与破膜时间长短有关，若破膜时间超过 24 小时，感染率将明显增加。

3. 脐带脱垂或受压

胎先露未衔接者，破膜后脐带脱垂的危险性增加；因破膜继发羊水减少，使脐带受压，也可致胎儿窘迫。

4. 胎肺发育不良及胎儿受压综合征

胎儿肺发育不成熟，肺表面活性物质分泌不足，常引起肺透明膜病、气胸，预后不良。破膜时孕周越小，围产儿预后越差。重度羊水过少可出现明显胎儿宫内受压，表现为铲形手、扁平脸、弓形腿及肢体粘连等。

五、处理原则

足月胎膜早破应评估母胎情况，破膜时间超过 12 小时要预防性使用抗生素，若无明确剖宫产指征，在破膜后 2 ～ 12 小时积极引产，有明确剖宫产指征时行剖宫产终止妊娠。未足月胎膜早破应根据孕周、母胎情况、医疗机构新生儿救治水平以及孕妇、家属意愿进行综合考虑，确定治疗方案，如终止妊娠益处大于期待治疗，考虑终止妊娠。

六、护理评估

（一）健康史

详细了解孕妇胎膜早破的原因，确定胎膜破裂的孕周、胎位，是否有宫缩及感染的征象。

（二）身心状况

观察孕妇阴道液体流出的羊水性质、颜色、气味及量，胎先露下降情况，宫缩及产程进展，胎心率及胎动是否正常。有些孕妇比较紧张，会惊恐、焦虑，特别是胎儿未足月时，担心羊水丢失胎儿缺氧或死亡，需进行心理护理。

（三）辅助检查

1. 阴道窥器检查

孕妇取膀胱截石位，两腿屈膝分开，可见液体自宫颈流出或后穹窿较多积液，并伴有胎脂和胎粪样物质。

2. 阴道液酸碱度检查

正常阴道液 pH 为 4.5 ～ 5.5，羊水 pH 为 7.0 ～ 7.5，以石蕊试纸或硝嗪试纸测试阴道液，pH ≥ 6.5 时视为阳性，胎膜早破的可能性极大。注意血液、宫颈黏液、尿液、精液及细菌等污染均可使测试出现假阳性。

3. B超检查

有助于判断胎儿发育大小、羊水量、胎盘功能、宫颈变化等。

七、常见护理诊断/问题

（一）有感染的危险

与胎膜破裂后，下生殖道内细菌及病原体上行感染有关。

（二）有胎儿受伤的危险

与早产儿肺部发育不成熟和脐带脱垂有关。

八、护理目标

（1）孕妇不发生感染。

（2）胎儿无并发症发生。

九、护理措施

（一）脐带脱垂的预防及护理

嘱胎膜早破、胎先露未衔接的住院待产妇绝对卧床，采取左侧卧位，可用便器在床上排便，待产及分娩过程中应动态评估先露情况，一旦先露衔接可下床活动。护理时注意监测胎心率变化，进行阴道检查确定有无隐性脐带脱垂，如有脐带先露或脐带脱垂，应在数分钟内结束分娩。不需保胎的孕妇，如头先露已经衔接，可自由活动。

（二）严密观察胎儿情况

密切观察胎心率的变化，监测胎动及胎儿宫内安危，观察羊水性状、颜色、气味等。头先露者，如为混有胎粪的羊水流出，同时伴胎心改变，应考虑是否胎儿窘迫，及时给予吸氧等处理。

（三）积极预防感染

嘱孕妇保持外阴清洁，大小便后每次用温水洗外阴，每日用0.5%络合碘消毒会阴2次；勤换会阴垫，保持清洁干燥，防止上行感染；严密观察体温、脉搏，注意阴道分泌物的气味，进行白细胞计数和C反应蛋白检测，了解是否存在感染；按医嘱一般于胎膜破裂后12小时给予抗生素预防感染。

（四）一般护理

1. 环境

病房安静整洁，适当控制探视人员，床上用品保持干净，及时更换床单。

2. 饮食护理

给予高蛋白、高热量、富有维生素的饮食，保持大便通畅。

3. 双下肢护理

长期卧床的患者，每日按摩双下肢，预防肌肉萎缩及静脉血栓的形成。

（五）心理护理

向孕妇解释说明病程和治疗方案，减少其不必要的担心，以缓解其心理压力。

（六）健康教育

1. 治疗下生殖道感染

妊娠期应及时治疗滴虫阴道炎、细菌性阴道病、宫颈沙眼衣原体感染、淋病奈氏菌感染等。

2. 加强围产期卫生宣教与指导

必要时禁止性生活，避免突然增加腹压。

3. 注意营养均衡

补充足量的维生素、钙、锌及铜等营养素。

4. 治疗宫颈内口松弛

宫颈内口松弛者，应于妊娠 14 ～ 18 周行宫颈环扎术，并卧床休息。

十、护理评价

（1）孕妇积极参与护理过程，对胎膜早破的处理满意。

（2）母儿生命安全，未发生并发症。

本章小结

妊娠是极其复杂而又十分协调的生理过程，从受孕到胎儿及其附属物娩出的 40 周期间，受各种内、外因素的影响。若不利因素占优势，妊娠期间则会出现一些并发症。妊娠早期可能出现流产、异位妊娠，中、晚期可出现早产、妊娠期高血压疾病、妊娠期糖尿病、前置胎盘、胎盘早剥、胎膜早破等。本章介绍的流产、异位妊娠、早产、妊娠期高血压疾病、前置胎盘、胎膜早破是妊娠期较常见的并发症，希望通过本章的学习，能应用护理措施为妊娠期并发症的妇女提供帮助和护理。

（郭红霞　牛桂芳　翟巾帼）

练习题

第九章

妊娠合并症妇女的护理

妊娠合并症妇女的护理 PPT

学习目标

识记：妊娠合并心脏病、糖尿病、病毒性肝炎、缺铁性贫血患者的处理原则及护理要点。

理解：妊娠合并症与妊娠、分娩的相互影响。

运用：为妊娠合并症的孕产妇提供妊娠期、分娩期及产褥期的整体护理及健康教育。

妊娠期间，孕妇发生各类疾病的概率相对较大，且已有的各类疾病加重的风险增加，处理不及时，会严重危害母儿安全。

第一节　妊娠合并心脏病

预习案例

李女士，30 岁，G_3P_0，停经 8 个多月。近期轻微活动后感心悸、气短，休息后稍好转，夜间睡眠欠佳，平躺后呼吸费力。查体：血压 150/100mmHg，心率 120 次 / 分，呼吸 23 次 / 分，口唇轻微发绀，心浊音界轻度扩大，闻及心脏粗糙杂音。无宫缩，胎心音 152 次 / 分。

思考：

1. 该孕妇目前的心功能是几级？
2. 该孕妇存在哪些护理问题？

妊娠合并心脏病是严重的妊娠合并症，我国发病率 1% ～ 4%，居孕产妇死因第 2 位。妊娠、分娩可使心脏负荷加重，诱发心力衰竭。做好孕期保健，对降低孕产妇死亡率极其重要。

一、妊娠期、分娩期、产褥期心脏血管方面的变化

（一）妊娠期

妊娠期母体循环系统血容量增加，一般于妊娠第 6 周开始增加，至妊娠 32 ～ 34 周达高峰。由于妊娠期血容量增加引起心排血量增加和心率加快，心排血量平均较妊娠前增加 30% ～ 50%，妊娠中、晚期心率增加 10 ～ 15 次 / 分。心脏病孕产妇妊娠晚期子宫增大，上推心脏移位，一定程度机械性导致出入心脏大血管扭曲，增加心脏负担，诱发心力衰竭。

（二）分娩期

分娩期心脏负担最重。

第一产程期间，子宫收缩能使血压升高 5 ～ 10mmHg。每次宫缩有 250 ～ 500mL 液体挤入体循环，回心血量增加，中心静脉压升高。

第二产程期间，腹肌、膈肌及盆底肌同步收缩，周围循环阻力及肺循环阻力增加，血液齐涌增加心脏负荷。

第三产程期间，胎儿、胎盘先后娩出，短时间内回心血量变化急剧，易诱发心力衰竭。

（三）产褥期

尤其是产后 3 日内，妊娠期组织间潴留液体开始回到体循环，血容量暂时性增加，此时心血管系统尚未恢复至非妊娠状态，应警惕心力衰竭。

二、妊娠合并心脏病的种类

（一）结构异常性心脏病

1. 先天性心脏病

先天性心脏病已跃居妊娠合并心脏病首位，占 35%～50%。

（1）左向右分流型先天性心脏病：房间隔缺损、室间隔缺损和动脉导管未闭。部分患者不能耐受分娩期的血流动力学变化，第二产程时，因屏气用力使肺动脉压力升高，第三产程时，因产后出血体循环压力有所下降，可以发生血液右向左分流诱发心力衰竭。

（2）右向左分流型先天性心脏病：法洛四联症（tetralogy of Fallot）、艾森门格综合征（Eisenmenger syndrome）。因不能耐受妊娠期血容量增加和血流动力学改变，母儿死亡率可高达 30%～50%。此类患者不宜妊娠或尽早终止妊娠。

（3）无分流型先天性心脏病：肺动脉瓣狭窄、主动脉缩窄、马方综合征（Marfan syndrome）。该类疾病罕见，可危及母儿生命，建议尽早终止妊娠。

2. 风湿性心脏病

单纯性二尖瓣狭窄占风湿性心脏病的 2/3～3/4。中、重度的二尖瓣狭窄患者，分娩时和产后因肺水肿和心力衰竭的发生率增加，孕产妇死亡风险增加。

单纯二尖瓣关闭不全患者多能耐受妊娠及分娩。

主动脉瓣狭窄常伴主动脉瓣关闭不全及二尖瓣病变，轻型患者能耐受妊娠及分娩，重型患者可发生充血性心力衰竭，甚至猝死。

3. 心肌炎

心肌炎可发生于妊娠各阶段，病毒感染是主要发病原因，常见病毒有柯萨奇病毒 A 型、B 型，埃可病毒，流感病毒和疱疹病毒等。细菌、真菌、原虫、药物、毒物反应或中毒等也可致发病。临床表现取决于心肌病变的广泛程度与部位，轻者可无明显症状，心肌严重受累者可发生心源性休克或猝死。

（二）功能异常性心脏病

功能异常性心脏病主要以起搏点异常、心电和传导异常为病理生理基础，包括快速型心律失常和缓慢型心律失常。快速型主要有室上性和室性心律失常，缓慢型常见有窦性心动过缓、病态窦房结综合征、房室传导阻滞。应根据心律失常的类型及心功能情况决定是否妊娠，必要时请专科医师协助诊断及治疗。

（三）妊娠期特有的心脏病

1. 妊娠期高血压疾病性心脏病

既往无心脏病病史的妊娠期高血压疾病患者，突然发生左心衰竭，称为妊娠期高血压疾病性心脏病。妊娠期高血压疾病患者冠状动脉痉挛、心肌缺血、周围小动脉阻力增加、水钠潴留及血液黏度增加等因素，加重了心脏负荷而诱发急性心力衰竭。规范的产前保健，积极的治疗常能让患者安全度过妊娠期及分娩期，产后多不遗留器质性心脏病变。

围生期心肌病的诊断标准

2. 围产期心肌病

既往无心血管病史，在妊娠晚期至产后6个月内发生的心肌病，主要表现为心肌收缩功能障碍和充血性心力衰竭。病因可能与病毒感染、免疫、冠状血管病变、肥胖、营养不良及遗传等因素有关。临床表现主要有呼吸困难、咯血、心悸、胸痛、咳嗽、肝大、水肿等，部分患者可发生心力衰竭、肺梗死或心律失常而死亡。心力衰竭患者经早期积极治疗后，1/3～1/2患者可以完全康复，但再次妊娠可能复发。

三、对孕妇及胎儿的影响

妊娠期母体对氧及循环血液的需求量增加，血容量增加，心排血量增加，心率加快。分娩期血流动力学发生急剧变化，进一步加重心脏负担，均可诱发心力衰竭。同时，妊娠合并心脏病患者易发生亚急性感染性心内膜炎、缺氧和发绀、静脉栓塞和肺栓塞等并发症。

对胎儿的影响主要有流产、早产、胎儿宫内发育迟缓、胎儿窘迫、胎死宫内等，围产儿死亡率是正常妊娠的2～3倍。多数先天性心脏病为多基因遗传，其后代发生先天性心脏病的概率增加。

四、处理原则

（一）非妊娠期

根据患者心脏病的种类、病变程度及心功能情况进行综合评估，指导能否妊娠。对于适宜妊娠者做好备孕期的监测及指导。

（二）妊娠期

心脏病孕产妇的主要死亡原因是心力衰竭和感染。不宜妊娠者，应尽早终止妊娠，妊娠12周前行人工流产术。妊娠12周以上终止妊娠的危险性不亚于继续妊娠和分娩，故应充分做好病情告知，根据患者病情、医疗条件、患者及家属的意愿等综合考虑是否终止妊娠。如出现严重心脏并发症或心功能明显下降，应及时终止妊娠。继续妊娠者，按高危妊娠进行管理，严密监护，增加产前检查次数，无救治条件的医院应及时和规范转诊。

（三）分娩期

根据患者病情选择适宜的分娩方式。心功能Ⅰ～Ⅱ级者，若胎儿不大，胎位正常，宫颈条件良好，在严密监护下可经阴道试产，避免产程过长，酌情给予分娩镇痛及阴道助产，同时预防产后出血的发生。心功能Ⅲ～Ⅳ级或有产科剖宫产指征者，应择期行剖宫产分娩。

孕产妇双下肢深静脉血栓预防健康教育微课

（四）产褥期

产后3日尤其是产后24小时内仍是心力衰竭发生的危险时期，指导产妇以卧床休息为主，保证充足睡眠，控制输液速度，重点预防感染和深静脉血栓形成。

五、护理评估

（一）健康史

（1）详细了解产科病史和既往病史，包括有无不良孕产史、有无心脏病和风湿热的病史、诊疗经过、检查阳性结果、病情有无加重趋势等。同时了解孕妇对妊娠的适应状况，如药物的使用、有无活动受限、睡眠与休息情况、营养状况、有无水肿等。

（2）判定有无诱发心力衰竭的潜在因素，如妊娠期有无呼吸道感染、贫血、妊娠合并症、过度疲劳等；分娩期及产褥期对血流动力学改变的适应情况。

（二）身体状况

1. 评估症状与体征

详细询问有无劳力性呼吸困难、夜间端坐呼吸、咯血、胸闷、胸痛等症状，仔细检查有无发绀、水肿、杵状指、颈静脉怒张、心脏杂音等体征。同时，注意与正常妊娠生理性变化的鉴别，如活动后心悸、气短、踝部水肿、乏力、心动过速等，体检时发现心尖搏动向左移位、心浊音界轻度扩大、可闻及心脏杂音等，两者都有此表现。

早期识别心力衰竭的表现如下。

（1）轻微活动后即出现胸闷、心悸、气短。

（2）休息时心率超过 110 次 / 分，呼吸频率超过 20 次 / 分。

（3）夜间常因胸闷而需端坐呼吸，或需到窗口呼吸新鲜空气。

（4）肺底部出现少量持续性湿啰音，咳嗽后不消失。

孕产妇妊娠风险评估表

2. 评估心功能等级

美国纽约心脏病协会（NYHA）依据患者负担的劳动程度，将心功能分为 4 级。

Ⅰ级：一般体力活动不受限制（无症状）。

Ⅱ级：一般体力活动轻度受限制（运动后感心悸、气短，轻度胸闷、乏力），休息时无症状。

Ⅲ级：一般体力活动显著受限制，休息时无不适，轻微日常工作即感不适、心悸、呼吸困难或既往有心力衰竭史者。

Ⅳ级：一般体力活动严重受限制，不能进行任何体力活动，休息时仍有心悸、呼吸困难等心力衰竭表现。

3. 评估专科情况

（1）妊娠期评估胎儿宫内健康状况，胎儿胎动计数，孕妇宫高、腹围及体重的增长是否与停经月份相符。评估患者的睡眠、活动、休息、饮食、大小便情况等。

（2）分娩期评估宫缩、胎心音、产程进展及对疼痛的耐受情况。

（3）产褥期评估产妇康复及身心适应状况，尤其注意评估与产后出血、产褥感染相关的情况。监测体温、脉搏、呼吸、心率及血氧饱和度，正确评估产后出血量、宫底高度、恶露情况、活动与休息、母乳喂养及出入量等，注意及时识别心力衰竭先兆。

（三）心理社会状况

妊娠合并心脏病孕妇，随着妊娠的进展，心脏负担逐渐加重，易产生焦虑、恐惧心理，担心母儿安危。应重点评估孕产妇的心理状况，了解家属及社会支持情况。

（四）辅助检查

（1）心电图检查提示心房颤动、Ⅲ度房室传导阻滞、ST 段改变、T 波异常等。

（2）X 线检查心脏扩大，个别心腔的扩大。

（3）超声心动图检查各心脏大小的变化、心脏瓣膜结构及功能情况。

（4）胎儿电子监护仪预测宫内胎儿储备能力，评估胎儿健康。

六、常见护理诊断 / 问题

（一）潜在并发症

心力衰竭、感染。

（二）活动无耐力

与妊娠期及分娩期心脏负荷增加，心排血量下降有关。

（三）知识缺乏

缺乏与妊娠合并心脏病相关的自我护理知识。

（四）焦虑

与担心母儿安危有关。

七、护理目标

（1）孕产妇未发生心力衰竭及感染。

（2）孕产妇基本生活需要得到满足。

（3）孕产妇了解疾病相关的自我护理知识，维持孕产妇及胎儿良好的健康状态。

（4）孕产妇情绪稳定，心理焦虑明显减轻。

八、护理措施

（一）非妊娠期

对于有心脏病的育龄妇女，要求做到孕前咨询和评估，综合判断耐受妊娠的能力，以明确心脏病的类型、病情程度、心功能状态，并确定能否妊娠。对不宜妊娠者，指导其采取正确的避孕措施。

（二）妊娠期

1. 严密监护

由内科医师及产科医师密切合作。加强孕期保健和产前检查，正确评估孕妇和胎儿情况，积极预防和治疗各种引起心力衰竭的诱因，动态观察心脏功能，减轻心脏负荷，适时终止妊娠。对有结构异常性心脏病患者，遵医嘱给予抗生素预防感染。

2. 加强孕期保健

定期产前检查，在妊娠 20 周以前，每 2 周行产前检查 1 次。妊娠 20 周以后，尤其是 32 周以后，发生心力衰竭的机会增加，产前检查应增加至每周 1 次。发现早期心力衰竭应住院治疗。发绀型先天性心脏病孕妇应于预产期前3周住院待产。二尖瓣狭窄孕妇，即使未出现症状，也应于预产期前2周住院待产。

3. 预防心力衰竭

预防心力衰竭是改善母儿预后的关键，重点做好以下预防。

（1）充分休息，避免过度劳累及情绪激动，每日保证至少10小时睡眠。休息时，采取左侧卧位或半卧位。

（2）注意膳食营养，进食高热量、高蛋白、高维生素、低脂肪、低盐及含丰富钙、铁等矿物质的食物，少食多餐，增加营养，预防贫血。妊娠期体重增加不宜超过10kg，以免加重心脏负担。适当限制食盐量，每日食盐量不超过5g。

（3）预防和积极治疗引起心力衰竭的诱因：预防上呼吸道感染，纠正贫血，治疗心律失常。防治妊娠期高血压疾病和其他合并症与并发症。

（4）健康教育：指导孕妇及其家属掌握妊娠合并心脏病的相关知识，包括如何自我照顾，限制活动度，诱发心力衰竭因素的预防。

4. 急性左心衰竭的紧急处理

（1）取半卧位或端坐位，双下肢下垂，减少静脉血回流，必要时给予四肢轮扎，从而减少回心血量，减轻心脏负担。

（2）高流量面罩或加压供氧：立即高流量鼻导管吸氧，根据动脉血气分析结果调整氧流量，严重者使用无创呼吸机持续加压（continuous positive airway pressure，CPAP），增加肺泡内压，加强气体交换、组织液向肺泡内渗透。

（3）建立静脉通道，遵医嘱使用洋地黄类药物、快速利尿剂、镇静剂等，注意观察用药的不良反应，给予持续心电监护，密切观察生命体征，监测动脉血气分析、尿量、24小时出入量等，有条件者进行中心静脉压的监测，严密控制输液速度。

（4）妊娠晚期出现心力衰竭，原则是控制心力衰竭后再行产科处理，放宽剖宫产指征。如发生严重心力衰竭，在控制心力衰竭的同时行紧急剖宫产术，以减轻心脏负担，挽救母婴的生命。

（三）分娩期

1. 正确处理产程，预防并发症

（1）保持环境安静舒适，减少外界刺激，适当应用镇静剂，消除孕妇紧张情绪；取左侧卧位，避免仰卧位，防止仰卧位低血压综合征的发生；密切观察产程进展及胎儿宫内情况，严密监测生命体征，识别早期心力衰竭的症状及体征；遵医嘱给予药物治疗，注意观察洋地黄类药物使用后的反应；给予高浓度面罩吸氧，准确记录出入量。

（2）分娩时采取半卧位，下肢放低；宫缩时避免屏气增加腹压，指导孕妇调整呼吸及使用放松技巧，有条件者给予分娩镇痛，降低产妇体力消耗；尽可能缩短第二产程，可行胎头吸引术或产钳术助娩胎儿，同时做好新生儿复苏的准备。

（3）预防产后出血和感染。胎儿娩出后，立即静脉和宫体注射缩宫素10～20U，预防产后出血。禁用麦角新碱，以防静脉压升高。腹部立即放置沙袋，以防腹压骤降诱发心力衰竭。所有操作严格遵循无菌操作规程，并遵医嘱给予抗生素预防感染。

2. 给予心理支持

随时评估孕妇心理状态，给予心理护理，及时向孕妇及其家属介绍产程进展情况，增强其信心。产程中鼓励丈夫或其他家属全程陪伴，给予孕妇心理及情感支持，消除其紧张、焦虑情绪。

（四）产褥期

产褥期仍须严密观察产妇的生命体征及心功能状态，及早发现心力衰竭。

（1）产妇取半卧位或左侧卧位，保证充足的休息，必要时遵医嘱给予镇静剂；在心功能允许的情况下，鼓励其早期下床适度活动，以减少血栓的形成。制订循序渐进式的自我照顾计划，逐渐恢复自理能力。

（2）心功能Ⅰ～Ⅱ级的产妇给予指导母乳喂养，心功能在Ⅲ级以上者不宜哺乳，应及时回乳，并指导人工喂养的方法。

（3）促进亲子关系建立，避免产后抑郁症的发生。心脏病产妇通常担心新生儿是否有心脏缺陷。因此，应及时提供关于新生儿的信息，减轻产妇的焦虑情绪。

（4）做好出院指导，根据情况制订详细的居家护理方案，确保产妇和新生儿得到良好的照护，指导产妇定期进行产后复查。

九、健康教育

（1）积极治疗原发疾病，定期到心内科复查。

（2）注意休息、保暖，避免劳累及上呼吸道感染，保持心功能状态稳定。

（3）指导计划生育，对不宜再妊娠者，要采取有效措施，严格避孕。

2019 ACOG 指南
妊娠与心脏病
（上、中、下）

十、护理评价

（1）孕产妇知晓心脏病对身心的影响，掌握自我保健措施。

（2）孕产妇平稳度过妊娠期、分娩期及产褥早期，维护最佳的心功能状态。

（3）孕产妇能列举预防心力衰竭和感染的措施，分娩过程顺利，母婴健康。

第二节　妊娠合并糖尿病

预习案例

王女士，32 岁，G_2P_1，停经 2 个多月，来院首次产前检查。体格检查：血压 130/80mmHg，脉搏 90 次 / 分。测空腹血糖 11.2mmol/L，糖化血红蛋白 9.5%。未发现胎儿异常。自诉有糖尿病家族史。

思考：

1. 如何诊断妊娠期糖尿病？

2. 如何为该孕妇进行 OGTT 检查？

糖尿病是妊娠期常见的合并症。妊娠期糖尿病有两种情况：一种为妊娠前糖尿病（pregestational diabetes mellitus，PGDM）的基础上合并妊娠，又称糖尿病合并妊娠；另一种为妊娠前糖代谢正常，妊娠期才出现的糖尿病，称为妊娠期糖尿病（gestational diabetes mellitus，GDM），在我国的发生率已达 17.5%，近年有明显增高趋势。GDM 患者的糖代谢大多于产后能恢复正常，但日后患糖尿病机会增加。妊娠合并糖尿病属高危妊娠，对母儿危害较大，必须引起重视。

一、妊娠、分娩对糖尿病的影响

妊娠后，孕妇糖代谢的主要变化是葡萄糖需要量增加，胰岛素抵抗和分泌相对不足，从而使原有糖尿病患者的病情加重，使隐性糖尿病显性化，使既往无糖尿病的孕妇发生妊娠期糖尿病。

（一）妊娠期

正常妊娠时，胎儿能量的主要来源是通过胎盘从母体获取葡萄糖，孕妇本身代谢也增强，因此葡萄糖需要量较非妊娠时增加；妊娠时母体对葡萄糖的利用、肾血流量及肾小球滤过率均增加，而肾小管对糖的再吸收率不能相应增加，故妊娠早期，部分孕妇可能会出现低血糖。妊娠中、晚期，胎盘生乳素、雌激素、孕激素、皮质醇等都具有拮抗胰岛素的功能，使胰岛素的需求量相应增加，若孕妇胰岛素分泌受限不能维持这一生理代偿变化，将导致血糖升高。

（二）分娩期

分娩过程中，子宫收缩时大量消耗糖原，加之产妇进食减少，容易发展为酮症酸中毒。

（三）产褥期

产后随着胎盘排出，胎盘分泌的抗胰岛素物质迅速消失，胰岛素需求量立即减少。

二、糖尿病对妊娠、分娩的影响

妊娠合并糖尿病对母儿的影响取决于糖尿病病情及血糖控制水平。病情较重或血糖控制不良者，对母儿的影响较大。

（一）对母体的影响

（1）高血糖可使胚胎发育异常，自然流产率可达 15% ～ 30%。

（2）妊娠期高血压疾病的发生率为非糖尿病孕妇的 3 ～ 5 倍；糖尿病伴有微血管病变，尤其是合并肾脏病变时，妊娠期高血压及子痫前期发病率可高达 50% 以上。

（3）胎儿高血糖、高渗性利尿，胎尿排出增多，导致羊水过多的发生率较非糖尿病孕妇高 10 倍以上。

（4）巨大儿发生率明显增高，常导致难产、产道损伤，故手术产率、产伤及产后出血发生率明显增高。

（5）由于妊娠期复杂的代谢变化，加之高血糖及胰岛素相对或绝对不足，代谢紊乱进一步发展到脂肪分解加速，血清酮体急剧升高，发展为代谢性酸中毒，易引发酮症酸中毒。

（6）糖尿病患者抵抗力下降，易合并感染，以泌尿系统感染最常见。

（7）远期患糖尿病概率增加，17% ～ 63% 将发展为 2 型糖尿病。

（二）对胎儿的影响

（1）胎儿畸形发生率为 6% ～ 8%，高于非糖尿病孕妇。

（2）胎儿长期处于高血糖状态，刺激胎儿胰岛 β 细胞增生，产生大量胰岛素，促进蛋白质、脂肪的合成，抑制脂肪的分解，导致身体过度发育。巨大儿发生率高达 25% ～ 42%。

（3）胎儿宫内生长受限较少见，主要见于严重糖尿病伴有血管病变时。

（4）血糖增高可使胚胎发育异常，致妊娠早期发生流产；早产发生率为 10% ～ 25%，与羊水过多、妊娠期高血压疾病、胎儿窘迫等并发症有关。

（5）妊娠中、晚期发生糖尿病酮症酸中毒可致胎儿窘迫或胎死宫内。

（三）对新生儿的影响

（1）高血糖刺激胎儿胰岛素分泌增加，形成高胰岛素血症，使胎儿肺表面活性物质产生及分泌减少，胎儿肺成熟延迟，新生儿呼吸窘迫综合征（neonatal respiratory distress syndrome，NRDS）发生率增加。

（2）新生儿脱离母体高血糖环境后，高胰岛素血症仍存在，易发生新生儿低血糖，严重时危及新生儿生命。

（3）子代患糖尿病、肥胖、高血压等慢性代谢性疾病的概率增高。

三、处理原则

做好孕前评估，指导不宜妊娠者采取避孕措施。妊娠期尽可能将孕妇血糖控制在正常范围内，降低围产期并发症。饮食控制及运动疗法是糖尿病治疗的基础，药物治疗主要根据孕妇血糖的情况，应用胰岛素来调节血糖水平。加强胎儿监护，定期进行产前检查，及时了解胎儿宫内情况、胎儿成熟度和胎盘功能，防止死胎的发生。必要时适时终止妊娠，选择正确的分娩方式。

四、护理评估

（一）健康史

评估孕妇有无糖尿病史及糖尿病家族史，了解有无反复发生外阴阴道假丝酵母菌病、不明原因流产、死胎等，是否发生巨大儿、新生儿呼吸窘迫综合征、胎儿畸形、新生儿死亡等不良孕产史。

（二）身体状况

1. 症状与体征

评估孕妇有无多饮、多食、多尿及体重下降，有无视物模糊、皮肤瘙痒、外阴瘙痒等症状。评估有无产科并发症，如低血糖、高血糖、妊娠期高血压疾病、酮症酸中毒、羊水过多、胎膜早破和感染等。评估胎儿宫内发育情况，注意有无巨大儿或胎儿生长受限等。分娩期重点评估孕妇有无心悸、出汗、面色苍白、饥饿感等低血糖症状，以及有无恶心、呕吐、视物模糊、呼吸增快且有烂苹果味等酮症酸中毒症状。产褥期评估产妇是否出现与感染有关的征象。

2. 评估糖尿病病情及预后

按 White 分类法，即根据患者病情严重性与糖尿病的发病年龄、病程长短及有无血管病变相关进行分期，有助于判定病情的严重程度及预后。

A 级：妊娠期诊断的糖尿病。

A1 级：经控制饮食，空腹血糖＜ 5.3mmol/L，餐后 2 小时血糖＜ 6.7mmol/L。

A2 级：经控制饮食，空腹血糖≥ 5.3mmol/L，餐后 2 小时血糖≥ 6.7mmol/L。

B 级：显性糖尿病，20 岁以后发病，病程＜ 10 年。

C 级：发病年龄 10 ～ 19 岁，或病程达 10 ～ 19 年。

D 级：10 岁前发病，或病程≥ 20 年，或合并单纯性视网膜病。

F 级：糖尿病性肾病。

R 级：眼底有增生性视网膜病变或玻璃体积血。

H 级：冠状动脉粥样硬化性心脏病。

T 级：有肾移植史。

（三）心理社会状况

重点评估孕产妇及其家属对疾病的认识程度，对有关妊娠合并糖尿病知识的掌握情况，是否积极配合检查和治疗，有无焦虑情绪，社会及家庭支持系统是否良好。

（四）辅助检查

1. 血糖检测

妊娠前未进行过血糖检查的孕妇，尤其存在糖尿病高危因素者，首次产前检查时达到以下任何一项标准应诊断为妊娠前糖尿病。

（1）空腹血糖（fasting plasma glucose，FPG）：空腹血糖既是诊断糖尿病的主要依据，又是监测糖尿病病情和控制情况的重要指标。空腹血糖≥ 7.0mmol/L 即可确诊为糖尿病。诊断不明者可行葡萄糖耐量试验。

（2）75g 口服葡萄糖耐量试验（oral glucose tolerance test，OGTT）：测空腹及服糖后 1 小时、2 小时的血糖值分别低于 5.1mmol/L、10.0mmol/L、8.5mmol/L。若其中有任何一点超过正常值，即可诊断为糖尿病。

（3）伴有典型的高血糖或高血糖危象症状，同时任意血糖≥ 11.1mmol/L。

（4）糖化血红蛋白（glycosylated hemoglobin，HbA1c）≥ 6.5%。

2. 胎儿监测

（1）根据孕妇血糖情况酌情增加产检次数及超声次数。

（2）妊娠晚期孕妇自测胎动、胎心音听诊及胎儿电子监护等了解胎儿宫内储备能力。

（3）动态测定孕妇尿雌三醇及血中人胎盘催乳素（HPL）值，及时判定胎盘功能。

3. 其他监测

包括孕妇的血压、水肿情况、肝功能、肾功能、24 小时尿蛋白定量、尿酮体及眼底情况等。

五、常见护理诊断 / 问题

（一）有血糖不稳定的危险：低于或高于机体需要量

与血糖代谢异常有关。

（二）知识缺乏

缺乏疾病知识、血糖监测及自我管理等相关知识。

（三）有胎儿受伤的危险

与血糖控制不良导致胎盘功能低下、巨大儿、畸形儿有关。

六、护理目标

（1）孕产妇血糖控制稳定，未发生低血糖及酮症酸中毒。

（2）孕产妇掌握监测及控制血糖的方法，保持良好的自我照顾能力。

（3）母儿健康，无并发症发生。

七、护理措施

（一）妊娠前

显性糖尿病妇女在妊娠前应评估糖尿病的病情，最好先将血糖严格控制在正常或接近正常的范围内再妊娠。

（二）妊娠期

妊娠期需严格控制血糖在正常或接近正常的范围内，病情控制达到满意效果，对母婴安全至关重要。充分调动孕妇及其家属的积极性，使其主动参与和配合治疗。将糖尿病孕妇作为高危妊娠进行监护，并适时终止妊娠，预防并减少孕产妇及围生儿的并发症，确保母婴健康与安全。

1. 母儿监护

妊娠前患糖尿病的孕妇妊娠 10 周以前每周检查 1 次，妊娠 11 ～ 31 周每 2 周检查 1 次，妊娠 32 周以后每周检查 1 次。妊娠期糖尿病患者根据病情适当增加产检的次数，密切监测血糖变化及胎儿发育情况，必要时住院治疗。

（1）口服葡萄糖耐量试验（OGTT）：试验前连续 3 日正常体力活动及饮食，每日进食碳水化合物不少于 150g，前一日晚餐后禁食至少 8 小时，次日晨口服含 75g 葡萄糖的液体 300mL（5 分钟内服完），从饮用第 1 口葡萄糖水开始计时。分别抽取服糖前、服糖后 1 小时、服糖后 2 小时的静脉血，检查期间禁食、禁饮、静坐、禁烟。

（2）血糖控制目标：餐前血糖≤ 5.3mmol/L，餐后 2 小时血糖≤ 6.7mmol/L，夜间血糖不低于 3.3mmol/L，糖化血红蛋白＜ 5.5%。

妊娠前糖尿病患者餐前、夜间及空腹血糖宜控制在 3.3 ～ 5.6mmol/L，餐后峰值血糖 5.6 ～ 7.1mmol/L，糖化血红蛋白＜ 6.0%。

2. 饮食控制

饮食控制是糖尿病治疗的基础，既要保证胎儿发育所需的营养，又要避免餐后高血糖或饥饿酮症的发生。饮食宜少食多餐，选择血糖生成指数较低的粗粮，如荞麦面、燕麦面、玉米面、薯类；较理想的水果蔬菜类，如猕猴桃、柚子、黄瓜、苦瓜、南瓜、洋葱、香菇等；适当增加富含蛋白质的食物，如鱼、肉、蛋、牛奶、豆类等；不宜进食含糖高及含胆固醇高的食物，如各种糖、蜜饯、饮料、果汁、动物肝脏、蛋黄、黄油、猪油等。

妊娠合并糖尿病患者使用胰岛素的护理微课

3. 运动疗法

运动疗法是控制血糖及体重增长重要的治疗措施。运动方式有散步、孕妇瑜伽、孕妇操、太极拳、游泳等，每日至少 1 次，持续 20 ～ 40 分钟，在餐后 1 小时左右进行。先兆流产者或合并其他严重并发症者不宜采取运动疗法。

4. 药物治疗

胰岛素注射方法

在合理饮食和运动基础上血糖仍不能控制在目标值的孕产妇，首选推荐应用胰岛素控制。胰岛素用量个体差异加大，一般从小剂量开始，根据病情、妊娠期进展及血糖值加以调整。妊娠期糖尿病孕产妇在产后仅有少数仍需胰岛素治疗，用量应减少至分娩前的 1/3 ～ 1/2。

5. 心理护理

与孕产妇及家属一起讨论如何控制血糖，协助制订饮食清单及运动方案，鼓励孕产妇说出内心的感受及担心的问题，帮助其以乐观积极的态度应对。

（三）分娩期

注意休息，镇静，给予适当饮食，严密监测血糖、尿糖和尿酮体，及时调整胰岛素用量，加强胎儿监护。

1. 阴道分娩

鼓励产妇左侧卧位，密切监护母儿状况，避免产程过长。临产后仍采用糖尿病饮食，停用皮下注射胰岛素，可根据监测的血糖值静脉滴注胰岛素控制血糖。

2. 剖宫产

在手术当日停止皮下注射胰岛素，改为小剂量胰岛素持续静脉滴注。术后每 2 ～ 4 小时监测 1 次快速血糖，饮食恢复后监测空腹及三餐后快速血糖。

（四）产褥期

（1）根据空腹血糖值调整胰岛素用量，加强血糖监护。产后胎盘娩出，抗胰岛素激素迅速下降，仅少数妊娠期糖尿病患者仍需胰岛素治疗。胰岛素用量在分娩后 24 小时内减至 1/2，48 小时减至 1/3。

（2）需重新评估糖尿病情况，产后 6 ～ 12 周复查 OGTT。

（3）预防产褥期感染，保持腹部、会阴部伤口清洁和皮肤清洁。

（4）鼓励母乳喂养，做到尽早吸吮、按需哺乳。

（5）防止新生儿低血糖。出生后立即采足底血，检测快速血糖，30 分钟内喂糖水 5 ～ 10mL/（kg · h）和开奶，动态监测新生儿血糖变化，早期发现低血糖需及时处理。分娩后第 1 日监测血糖 7 次，即产后 0.5 小时、1 小时、2 小时、4 小时、8 小时、16 小时、24 小时。

八、健康教育

2015 年国际妇产科联盟（FIGO）妊娠期糖尿病诊疗指南解读

指导孕妇与家人共同制订有针对性的健康教育干预计划。指导孕妇掌握正确注射胰岛素方法，配合饮食、运动和休息控制血糖。指导预防感染的重要性及具体措施，避免合并症的发生。指导孕妇掌握快速检测血糖方法。指导孕妇注意外出时携带糖果，避免发生低血糖。

九、护理评价

（1）妊娠、分娩经过顺利，母婴健康，无并发症发生。

（2）孕妇饮食控制方法得当。

（3）孕妇掌握有关妊娠合并糖尿病的自我保健知识和技能。

第三节 妊娠合并病毒性肝炎

预习案例

郑女士，29 岁，G_1P_0，停经 7 个多月，诉乏力、食欲差伴恶心、呕吐 2 周，小便深黄色，伴皮肤瘙痒 5 日。查体：皮肤、巩膜黄染，躯干及四肢皮肤可见散在出血点。胎头未入盆，胎心音 150 次 / 分。丙氨酸氨基转移酶（ALT）542U/L，总胆红素（TBIL）85.5μmol/L，尿胆红素（+），HBsAg（+）。

思考：

1. 该孕妇的肝功能是否正常？
2. 如何阻断母婴传播？

病毒性肝炎（viral hepatitis）是由肝炎病毒引起的以肝脏病变为主的传染性疾病，国内外报道发病率为 0.8% ～ 17.8%。我国是乙型肝炎的高发国家，乙型肝炎是我国孕产妇死亡的主要原因之一，仅次于妊娠合并心脏病。病毒性肝炎的致病病毒包括甲型肝炎病毒（hepatitis A virus，HAV）、乙型肝炎病毒（hepatitis B virus，HBV）、丙型肝炎病毒（hepatitis C virus，HCV）、丁型肝炎病毒（hepatitis D virus，HDV）、戊型肝炎病毒（hepatitis E virus，HEV）、庚型肝炎病毒（hepatitis G virus，HGV）及输血传播型肝炎病毒（TTV）7 个类型；除乙型肝炎病毒为 DNA 病毒外，其余均为 RNA 病毒。

一、妊娠期、产褥期肝脏的生理变化

妊娠期、产褥期肝脏的结构和功能均发生变化。

（1）妊娠期基础代谢率高，营养物质消耗增多，肝内糖原储备降低，低糖耐受降低，肝脏负担增加。

（2）妊娠期大量雌激素在肝内灭活，妨碍肝脏对脂肪的转运和胆汁排泄，血脂升高；胎儿的代谢产物也需在母体肝内解毒，肝脏负担加重。

（3）妊娠并发症、分娩时体力消耗、缺氧、酸性代谢产物增多、产后出血、手术和麻醉等均可加重肝脏损害。

（4）妊娠早期食欲降低，蛋白质相对缺乏，肝脏抗病能力下降。

上述因素不增加孕产妇对肝炎病毒的易感性，但可加重肝炎孕产妇病情。

二、病毒性肝炎对母儿的影响

（一）对母体的影响

早孕反应加重，妊娠中、晚期易并发妊娠高血压疾病，可能与肝脏对醛固酮的灭活能力下降有关。分娩时肝功能受损，凝血因子合成功能减退，易导致产后出血；若为重症肝炎常并发 DIC，威胁母婴生命。

（二）对围产儿的影响

妊娠早期胎儿患肝炎、畸形发生率较正常孕妇约高 2 倍。肝炎病毒可经胎盘感染胎儿，造成流产、早产、死产和新生儿死亡等。

三、肝炎病毒的垂直传播

（一）甲型肝炎病毒

HAV 主要通过消化道传播，一般不通过胎盘屏障感染胎儿。但分娩过程中接触母体血液、吸入羊水或受胎粪污染可致新生儿感染。

（二）乙型肝炎病毒

HBV 可通过母婴垂直传播、产时传播及产后传播 3 种途径传播。其方式有病毒通过胎盘进入胎儿体内传播、分娩时通过软产道接触母血或羊水传播、产后接触母亲的唾液或乳汁传播。

新生儿或婴幼儿感染 HBV 后，超过 80% 将成为慢性 HBV 感染者。乙肝疫苗、乙肝高效价免疫球蛋白联合免疫可以显著降低乙肝的母婴传播。

（三）丙型肝炎病毒

国外报道 HCV 母婴垂直传播发生率为 4% ～ 7%，妊娠晚期感染，母婴垂直传播发生率增加，但许多宫内感染的新生儿在出生后 1 年内自然转阴。

（四）丁型肝炎病毒

HDV 是一种必须依赖 HBV 重叠感染引起肝炎，传播途径与 HBV 相同。

（五）戊型肝炎病毒

HEV 为 RNA 病毒，目前已有母婴间传播的报道，传播途径及临床表现与甲型病毒性肝炎相似，易急性发作，且多为重症。

（六）庚型肝炎病毒和输血传播型（己型）肝炎病毒

庚型肝炎病毒可发生母婴传播，己型肝炎病毒主要经血液传播。慢性乙型、丙型肝炎患者容易发生庚型肝炎病毒传播。

四、妊娠对病毒性肝炎的影响

妊娠期的生理变化及代谢特点使肝脏抗病能力降低、肝脏负担增加。妊娠期，孕妇所需热量增加，新陈代谢率增高，营养消耗增多，肝内糖原储备降低，使肝脏负担加重；雌激素水平增高，而雌激素需在肝内灭活且妨碍肝对脂肪的转运和胆汁的排泄；胎儿的代谢产物需在母体肝脏内解毒；分娩的疲劳、出血、手术和麻醉等均可加重肝脏损害。因此，孕妇容易感染病毒性肝炎，也易使原有的肝病加重。重症肝炎和肝性脑病的发生率较非妊娠期明显增高。

五、处理原则

（一）妊娠期

妊娠早期患急性肝炎，应积极治疗，待病情好转行人工流产。妊娠中、晚期，以保肝治疗为主，并注意防治妊娠高血压疾病，如病情无好转，可考虑终止妊娠。治疗主要采用护肝、对症、支持疗法。严密监测肝功能、凝血功能等指标。

（二）分娩期

非重症肝炎可选择阴道分娩，备好新鲜血液。严密观察产程进展，防止滞产，避免产道损伤和胎盘残留，积极预防产后出血。重症肝炎经积极治疗后行择期剖宫产术，术前做好充分准备，多学科联合救治。

（三）产褥期

继续护肝治疗，保证休息及营养，应用对肝脏损害较小的广谱抗生素预防或控制感染。

六、护理评估

（一）健康史

了解妊娠经过，症状出现的时间，检查治疗的经过。既往是否有与病毒性肝炎患者密切接触史，或有输血、注射血制品史；是否有使用引起肝脏损伤的药物史、长期酗酒史；免疫接种史。近期是否有饮食不当、劳累、感染、药物影响等诱发因素。

（二）身体状况

消化道症状不能用妊娠反应解释，如食欲减退、恶心、呕吐、腹胀、肝区疼痛等；畏寒、发热、黄疸、皮肤瘙痒等；重症肝炎有肝性脑病的表现，如嗜睡、烦躁不安、意识不清甚至昏迷。皮肤、巩膜黄染，肝大，有触痛，肝区有叩击痛，部分患者脾大，可触及。重症者可有肝脏进行性缩小、腹水等。

（三）心理社会状况

评估孕妇及其家人对疾病的认知程度及家庭社会支持系统是否完善。由于担心感染胎儿，孕妇会产生焦虑、矛盾及自责心理，应给予重点评估。

（四）辅助检查

1. 肝功能检查

血清中丙氨酸氨基转移酶（ALT）、门冬氨酸氨基转移酶（AST）上升，数值常在正常 10 倍以上，持续时间较长，血清胆红素＞ 17μmol/L（1mg/dL），尿胆红素阳性对病毒性肝炎有诊断意义。

2. 血清病原学检测及临床意义

（1）甲型病毒性肝炎：有肝炎的临床症状及体征，如 ALT、AST 增高，同时血清中 HAV-IgM 阳性，即可诊断为甲型肝炎。

（2）乙型病毒性肝炎：可做 HBV 相关抗原抗体检测，见表 9-1。

表 9-1　乙型肝炎病毒血清病原学检测及其临床意义

项目	血清学标志物及意义
HBsAg	HBV 感染的特异性标志，见于慢性肝炎及病毒携带者
HBsAb	机体曾经感染过 HBV，但已产生自动免疫，也是评价接种疫苗效果指标之一
HBeAg	肝细胞内有 HBV 活动性复制，具有较强的传染性
HBeAb	血清中病毒颗粒减少或消失，传染性减低
HBeAb-IgM	表示 HBV 复制阶段，出现于肝炎急性期
HBeAb-IgG	肝炎恢复期或慢性感染

（3）丙型病毒性肝炎：血清中检测出 HCV 抗体即可确诊。

（4）丁型病毒性肝炎：HDV 是一种缺陷的嗜肝 RNA 病毒，需依赖 HBV 的存在而复制和表达，伴随 HBV 引起肝炎。需同时检测血清中 HDV 抗体和乙型肝炎血清学标志物。

（5）戊型病毒性肝炎：由于 HEV 抗原检测困难，而抗体出现较晚，在疾病急性期有时难以诊断，即使抗体阴性也不能排除诊断，需反复检测。

3. 影像学检查

主要是超声检查，必要时可行磁共振检查，可以观察肝、脾大小，有无肝硬化、腹腔积液、肝脏脂肪变性等表现。

七、常见护理诊断 / 问题

（一）知识缺乏

缺乏病毒性肝炎感染途径、传播方式及防治措施相关知识。

（二）焦虑

与担心病毒感染造成母儿损害有关。

（三）潜在并发症

肝性脑病、产后出血。

（四）母乳喂养中断

与保护性隔离有关。

八、护理目标

（1）孕产妇能描述妊娠合并病毒性肝炎的自我保健及隔离措施。

（2）建立良好的家庭支持系统，母亲角色适应良好。

（3）妊娠期、分娩期及产褥期母儿能维持最佳状态，无并发症发生。

（4）产妇情绪稳定，能理解并配合对新生儿采取保护性隔离，积极配合人工喂养。

九、护理措施

（一）妊娠期

定期产前检查，监测胎心音及胎动情况。定期复查肝功能，避免使用肝损害的药物，积极治疗各种并发症。进食低脂、优质蛋白、高碳水化合物、高纤维食物，保证充足睡眠，避免体力劳动。做好消毒隔离，避免交叉感染。观察孕妇皮肤、巩膜、尿色是否黄染，了解皮肤瘙痒情况。

（二）分娩期

密切观察胎心音、宫缩及产程进展情况，隔离产房待产、分娩。监测生命体征、意识及尿量，观察皮肤黏膜有无出血点。提供心理支持，加强沟通，消除产妇的紧张和焦虑情绪。严格执行消毒隔离制度，床旁挂隔离标识，进行垃圾分类及注意手卫生，杜绝交叉感染。

（三）产褥期

观察子宫复旧及阴道流血情况，提供预防产后出血及感染的宣教和指导。阻断母婴传播，新生儿出生 24 小时内接种乙肝疫苗和乙肝免疫球蛋白。指导喂养方式，对 HBsAg 阳性母亲的新生儿，经过主动及被动免疫后可以母乳喂养。不宜哺乳的产妇及时给予回奶处理，指导人工喂养。禁用对肝脏有损害的药物。

十、健康教育

提供保肝治疗指导，告知加强休息，补充营养，禁烟酒。根据不同类型肝炎的传播方式，指导患者及其家属做好预防隔离。指导产妇选择相应的避孕措施，以免再次妊娠影响身体健康，加重病情。保持乐观情绪，规律生活，劳逸结合，做到定期复查。

十一、护理评价

（1）产妇及其家属获得有关病毒性肝炎的相关知识，积极地面对现实。

（2）妊娠及分娩经过顺利，母婴健康状况良好。

（3）孕产妇能进行妊娠合并病毒性肝炎的自我保健。

第四节　妊娠合并缺铁性贫血

预习案例

李女士，28 岁，孕 29 周，诉头晕、乏力、气短。查体：面色苍白，血压 100/60mmHg，脉搏 110 次 / 分。实验室检查：红细胞 2×10^{12}/L，血红蛋白 60g/L，白细胞 8×10^{9}/L，血小板 120×10^{9}/L。既往月经量偏多，其他无异常。

思考：

1. 该孕妇的初步诊断？
2. 如何给予孕妇正确的饮食指导？

贫血（anemia）是较常见的妊娠合并症。妊娠期血容量增加及胎儿生长发育，血液呈稀释状态，对铁的需要量增加，尤其在妊娠中、晚期，孕妇对铁摄取不足或吸收不良，均可引起贫血。如孕妇外周血血红蛋白（Hb）＜ 110g/L，红细胞（RBC）计数＜ 3.5×10^{12}/L 或红细胞比容＜ 0.33，即可诊断妊娠期贫血。根据血红蛋白水平分为轻度贫血（100～109g/L）、中度贫血（70～99g/L）、重度贫血（40～69g/L）和极重度贫血（＜40g/L）。世界卫生组织的资料表明，50% 以上孕妇合并贫血，在妊娠期各种类型贫血中，缺铁性贫血（iron deficiency anemia，IDA）最常见，约占妊娠期贫血的 95%。贫血在妊娠各期对母儿均可造成一定危害，严重贫血易造成围生儿及孕产妇的死亡，应予以高度重视。

一、妊娠期缺铁的发生机制

妊娠妇女由于血容量增加，需铁 650～750mg，胎儿生长发育需铁 250～350mg，仅妊娠期需铁 1000mg 左右。每日需从食物中摄取铁的量至少 4mg。如不及时给予补充铁剂，则易造成贫血。

二、缺铁性贫血与妊娠的相互影响

（一）对孕妇的影响

妊娠可使原有贫血病情加重，而贫血则使孕妇妊娠风险增加。轻度贫血影响不大，重度贫血可因心肌缺氧导致贫血性心脏病、妊娠期高血压疾病性心脏病、产后出血、失血性休克、产褥感染等并发症的发生。

（二）对胎儿影响

孕妇骨髓和胎儿是铁的主要受体组织，在竞争摄取孕妇血清铁的过程中，胎儿组织占优势，而铁通过胎盘又是单向运输，不能由胎儿向孕妇方向逆转转运。一般情况下，胎儿缺铁程度不会太严重。当孕妇患重症贫血时，胎盘供氧和营养物质不足，可导致胎儿生长发育受限、胎儿窘迫、死胎或早产。

三、处理原则

妊娠合并缺铁性贫血的处理原则是去除病因、补充铁剂、预防并发症。

（一）补充铁剂

血红蛋白在 70g/L 以上者，以口服给药为主。常用药物有多糖铁复合物、硫酸亚铁、琥珀酸亚铁、10% 枸橼酸铁铵等。中、重度贫血或不能口服铁剂者可选择注射铁剂，如右旋糖酐铁、山梨醇铁、蔗糖铁等，深部肌内注射或静脉滴注。

硫酸亚铁片说明书

（二）输血

血红蛋白＜ 70g/L 时建议输血治疗。血红蛋白在 70～100g/L，根据孕产妇手术与否和心脏功能情况决定是否输血。接近预产期或短期内需行剖宫产者，可少量多次输注红细胞，以免引起急性左心衰竭。

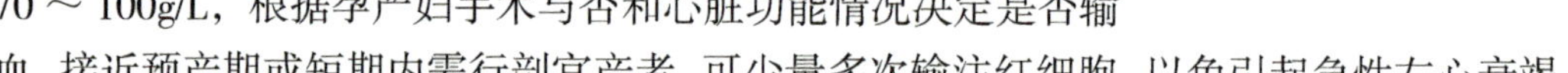

（三）预防产时并发症

临产后做好充分备血，积极处理产程，应用宫缩剂防止产后出血，并给予广谱抗生素预防感染。出血多时应及时输血。

四、护理评估

（一）健康史

评估即往有无月经过多或其他慢性失血性病史，有无长期偏食、妊娠早期呕吐、胃肠道功能紊乱等因素导致的营养不良病史。

（二）身体状况

1. 症状

轻者无明显症状，或皮肤、口唇黏膜和睑结膜稍苍白，重者可有头晕、耳鸣、头痛、乏力、心悸、气短、食欲不振、腹胀、腹泻等表现。

2. 体征

皮肤黏膜苍白、毛发干燥无光泽易脱落、指（趾）甲脆薄以及口腔炎、舌炎等，部分孕妇出现脾脏轻度肿大。

（三）心理社会状况

重点评估孕产妇的焦虑情绪、社会支持系统的情况，孕产妇及家属对妊娠合并缺铁性贫血的知识掌握情况等。

（四）辅助检查

1. 血常规检查

外周血涂片呈小红细胞低色素性贫血。血红蛋白＜ 110g/L，红细胞比容＜ 0.33 或红细胞计数＜ 3.5×10^{12}/L，红细胞平均体积（MCV）＜ 80fl，红细胞平均血红蛋白浓度（MCHC）＜ 32%，而白细胞及血小板计数在正常范围。

2. 血清铁测定

血清铁能灵敏地反映缺铁状况，正常成年女性血清铁为 7 ～ 27μmol/L。若孕妇血清铁＜ 6.5μmol/L，即可诊断为缺铁性贫血。

3. 铁代谢检查

血清铁蛋白是评估铁缺乏最有效和最容易获得的指标。缺铁性贫血可分为 3 期。①铁减少期：血清铁蛋白＜ 20μg/L，转铁蛋白饱和度及血红蛋白正常；②缺铁性红细胞生成期：血清铁蛋白＜ 20μg/L，转铁蛋白饱和度＜ 15%，血红蛋白正常；③缺铁性贫血期：血清铁蛋白＜ 20μg/L，转铁蛋白饱和度＜ 15%，血红蛋白＜ 110g/L。

4. 骨髓穿刺

红细胞系统呈轻度或中度增生活跃，以中、晚幼红细胞增生为主，骨髓铁染色可见细胞内外铁均减少，尤以细胞外铁减少明显。

五、常见护理诊断 / 问题

（一）活动无耐力

与贫血导致的疲劳有关。

（二）有感染的危险

与贫血导致机体抵抗力低下有关。

（三）有胎儿受伤的危险

与贫血引起的头晕、眼花、胎儿窘迫、早产等有关。

（四）知识缺乏

缺乏相关的保健知识及服用铁剂时注意事项等相关知识。

六、护理目标

（1）母婴能维持最佳身心状态，不影响胎儿宫内发育。

（2）母婴安全，无并发症发生。

（3）孕妇能描述自我保健措施及相关注意事项。

七、护理措施

（一）妊娠期

产前检查时常规检测血常规，并定期复查。积极治疗引起贫血的慢性疾病。通过建立良好的用餐环境、菜式的多样化及色、香、味俱全的饮食等帮助孕妇改变偏食、厌食的不良习惯。鼓励进食含铁丰富的食物，如肝脏、瘦肉、蛋黄、猪血、黑木耳、豆类等。服用铁剂时给予用药知识宣教：铁剂不宜与牛奶、钙剂、浓茶和碳酸饮料同服，以免影响铁的吸收；服用后大便呈黑色；服用铁剂可产生恶心、呕吐等不良反应，宜饭后服用。

（二）分娩期

注意观察孕产妇血压、脉搏、心率、呼吸及血氧饱和度，警惕贫血性心脏病所致急性心力衰竭。评估胎儿生长发育情况，密切观察胎心音、胎动计数情况，以防胎儿宫内窘迫、死胎、新生儿窒息等。

（三）产褥期

产后严密观察子宫收缩状况及出血量，积极预防产后出血，以免加重贫血。注意休息，避免疲劳，加强饮食营养，指导母乳喂养。必要时遵医嘱使用抗生素预防感染。关注产妇心理动态，鼓励家庭成员给予照顾与支持，加强亲子互动，避免产后抑郁。

孕产妇跌倒风险评估微课

八、健康教育

指导孕前积极治疗失血性疾病，如月经过多、钩虫病等。给予详细的饮食指导。贫血严重时给予防跌倒知识宣教。

九、护理评价

（1）孕产妇能积极地应对缺铁性贫血对身心的影响，掌握自我保健措施。

（2）妊娠、分娩经过顺利，无并发症发生，母婴健康。

本章小结

孕妇在妊娠期可发生各种内、外科疾病，孕妇在妊娠前已有的各种疾病也可在妊娠期加重，妊娠与内、外科疾病相互影响，若处理不当，可对母儿造成严重危害。本章详细阐述了妊娠合并心脏病、糖尿病、病毒性肝炎、缺铁性贫血等妊娠期常见的合并症。

妊娠合并心脏病是严重的妊娠合并症，是孕产妇死亡的主要原因之一。妊娠 32 ~ 34 周、分娩期和产后 3 日是孕妇心脏负担较重时期，应重点监护，警惕心力衰竭发生。

妊娠合并糖尿病属于高危妊娠，90% 以上为妊娠期糖尿病。妊娠中、晚期，孕妇对胰岛素的敏感性下降，此时若胰岛素代偿性分泌量不足，则易发病。临床表现不典型，口服葡萄糖耐量试验（OGTT）是主要的诊断方法。处理原则是积极控制孕妇血糖，预防母儿合并症的发生。

妊娠合并病毒性肝炎以乙型肝炎最为常见，母婴垂直传播是重要传播途径。妊娠合并重型肝炎是我国孕产妇死亡的主要原因之一，尽早识别、合理产科处理是救治成功的关键。

妊娠合并缺铁性贫血是妊娠期各种类型贫血中最常见的。孕妇外周血血红蛋白≤ 110g/L 可诊断为妊娠期贫血。贫血在妊娠各期对母儿均可造成一定危害，严重贫血易造成围生儿及孕产妇死亡，要高度重视。

（吴　斌　唐灵芝）

练习题

第十章

异常分娩妇女的护理

异常分娩妇女的护理 PPT

学习目标

识记：产力异常、骨盆异常、胎位异常的分类。

理解：产力异常的临床表现和处理原则。

运用：对异常分娩的妇女进行护理。

影响分娩的因素包括产力、产道、胎儿和产妇的精神心理因素，这些因素在分娩过程中动态变化相互影响，任何 1 个或 1 个以上因素异常或 4 个因素之间相互不适应，使分娩进程受阻，称为异常分娩（abnormal labor），又称难产（dystocia）。

第一节　产力因素

预习案例

郭女士，31 岁，G_3P_0，孕 38^{+5} 周，于 2018 年 11 月 20 日因不规律宫缩 5 小时入院。入院检查提示：胎方位 LOA，先露坐骨棘上 2cm，胎膜未破，胎心音 146 次 / 分，查体：宫颈管消失，宫口未开。临产 8 小时后，宫口开大 1cm，胎方位 LOA，先露坐骨棘上 2cm，胎膜未破，每 1 ~ 4 分钟宫缩 15 ~ 25 秒，宫腔压力 15 ~ 20mmHg，胎心音 145 次 / 分，产妇焦虑、紧张，自觉宫缩疼痛难忍，精神疲惫，排尿困难。给予留置导尿，哌替啶 100mg 肌内注射后，产妇入睡。临产 10 小时后，宫口开大 1cm，胎方位 LOA，先露坐骨棘上 2cm，胎膜未破，每 5 ~ 6 分钟宫缩 25 ~ 30 秒，宫腔压力 25mmHg，胎心音 138 次 / 分，产妇精神状态恢复。

思考：

1. 该产妇属于哪种产程异常？
2. 针对该产妇的产程进展情况，下一步如何处理？
3. 针对该产妇的情况，应做好哪些护理措施？

产力包括子宫收缩力、腹壁肌和膈肌收缩力以及肛提肌收缩力。子宫收缩力具有节律性、对称性、极性及缩复作用的特点，是临产后贯穿于分娩全过程的主要动力。任何原因引发的子宫收缩的节律性、对称性及极性不正常或收缩力的强度、频率变化均称为子宫收缩力异常（abnormal uterine action），简称产力异常。

临床上产力异常分为子宫收缩乏力（简称宫缩乏力）及子宫收缩过强（简称宫缩过强），每类又分为协调性子宫收缩异常和不协调性子宫收缩异常（图 10-1）。

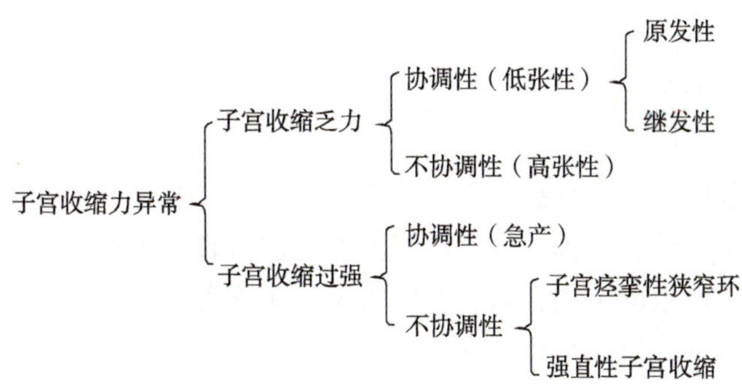

图 10-1 子宫收缩力异常的分类

一、子宫收缩乏力

（一）病因

1. 头盆不称或胎位异常

头盆不称或胎位异常是导致继发性宫缩乏力的主要因素。临产后，胎先露下降受阻，不能紧贴子宫下段及宫颈内口，影响内源性缩宫素释放及反射性子宫收缩，宫颈扩张缓慢。

2. 子宫肌源性因素

子宫畸形、子宫肌纤维过度伸展（如羊水过多、多胎妊娠、巨大儿等）、子宫肌瘤、子宫腺肌症、高龄产妇、经产妇、有宫内感染者等任何影响子宫肌纤维正常收缩的因素均可导致子宫收缩乏力。

3. 内分泌失调

临产后，产妇体内缩宫素、乙酰胆碱及前列腺素合成及释放减少，或缩宫素受体量减少以及子宫对宫缩物质的敏感性降低，胎儿、胎盘合成与分泌硫酸脱氢表雄酮量减少，使宫颈成熟度降低，宫颈软化欠佳，均可影响子宫肌细胞收缩，出现宫缩乏力。

4. 精神心理因素

产妇对分娩知识匮乏，恐惧、紧张、焦虑等因素使大脑皮质功能紊乱，待产时间久、过度疲劳、体力消耗、水电解质功能紊乱等，导致原发性宫缩乏力。

5. 药物影响

在产程早期大剂量使用镇静剂、宫缩抑制剂、解痉镇痛药，可使子宫收缩受到抑制。

（二）临床表现及诊断

1. 协调性子宫收缩乏力

协调性子宫收缩乏力又称低张性子宫收缩乏力（hypotonic uterine inertia），特点为子宫收缩的节律性、对称性和极性均正常，仅收缩力减弱，宫腔压力低于15mmHg，每10分钟宫缩＜2次，持续时间短，间歇期较长。宫缩高峰时，子宫体没有隆起，按压子宫底时有凹陷。对胎儿多无影响。

根据发生时期分为原发性和继发性宫缩乏力。①原发性宫缩乏力：出现在产程早期的宫缩乏力。②继发性宫缩乏力：产程开始时宫缩正常，进展到第一产程活跃期后期强度转弱，使产程延长或停滞，多伴有胎位或中骨盆和骨盆出口异常。表现为子宫收缩力弱，产程进展缓慢，甚至停滞。

2. 不协调性子宫收缩乏力

不协调性子宫收缩乏力又称高张性子宫收缩乏力（hypertonic uterine inertia），特点为宫缩失去正常的节律性、对称性，尤其是极性，宫缩的节律不协调、高频率的宫缩波自下而上扩散，不能产生向下的合力，致使宫缩为无效宫缩。胎先露下降缓慢或停滞，宫口不扩张，胎心异常，严重时可出现水及电解质紊乱、尿潴留、胎盘—胎儿循环障碍及静息宫内压升高。此种宫缩多为原发性宫缩乏力。

3. 产程异常

产程进展的标志是宫口扩张和胎先露下降。宫缩乏力导致的产程异常表现如下。

（1）潜伏期延长：从临产规律宫缩开始至活跃期起点（4～6cm）称为潜伏期。初产妇＞20小时，经产妇＞14小时称为潜伏期延长。

（2）活跃期异常：包括活跃期延长（protracted active phase）和活跃期停滞（arrested active phase）。

1）活跃期延长：从活跃期起点（4～6cm）至宫颈口开全称为活跃期。活跃期宫颈口扩张速度< 0.5cm/h 称为活跃期延长。

2）活跃期停滞：破膜且宫颈口开大≥ 6cm 后，若宫缩正常，宫颈口停止扩张≥ 4 小时；若宫缩欠佳，宫颈口停止扩张≥ 6 小时称为活跃期停滞。

（3）第二产程异常：包括胎头下降延缓（protracted descent）、胎头下降停滞（arrested descent）和第二产程延长（protracted second stage）。

1）胎头下降延缓：第二产程初产妇胎头先露下降速度< 1cm/h，经产妇< 2cm/h。

2）胎头下降停滞：第二产程胎头先露停留在原处不下降> 1 小时。

3）第二产程延长：初产妇> 3 小时，经产妇> 2 小时（硬膜外麻醉镇痛分娩时，初产妇> 4 小时，经产妇> 3 小时），产程无进展（胎头下降和旋转）。

（三）对产程及母儿影响

1. 对产程的影响

宫缩乏力使产程延长甚至停滞。产妇休息不好，体力消耗和过度换气、进食减少，可出现精神疲惫、全身乏力、排尿困难及肠胀气。严重者引起脱水、低钾血症或酸中毒，最终手术产率增加。

2. 对母体的影响

第二产程延长可因产道受压过久，发生产后尿潴留，受压组织长期缺血，继发水肿、坏死形成生殖道瘘。产程延长、滞产、胎盘滞留易导致产后出血。同时，多次阴道检查或直肠指诊等均增加了产褥感染的机会。

3. 对胎儿、新生儿的影响

不协调性宫缩乏力时子宫收缩间歇期子宫壁不能完全松弛，子宫胎盘循环受到影响，胎盘供血、供氧不足，易发生胎儿窘迫；产程延长导致手术干预机会增加，易发生新生儿窒息、产伤、颅内出血及吸入性肺炎等。

（四）处理原则

以预防为主，产时尽早识别与诊断，针对原因进行适当处理。出现异常分娩时应对产力、骨盆大小以及头盆关系是否相称，胎儿大小与胎位等进行全面评估，综合分析后决定分娩方式（图 10–2）。

（五）护理评估

1. 健康史

仔细阅读产妇产前检查结果，评估产妇身体发育状况，了解有无骨盆异常、既往疾病史、妊娠分娩史、有无妊娠合并症等。评估临产时间、身体状况及用药情况。

2. 身心状况

临产后，监测产妇的生命体征，评估产妇的精神状态、休息、进食及排泄等情况。严密观察产程进展情况，用手触摸产妇腹部或进行胎心监护，了解宫缩的节律性、对称性、极性、强度及频率的变化情况，识别协调性与不协调性宫缩乏力。协调性子宫收缩乏力者，表现为宫缩弱，间歇时间长而持续时间短，子宫颈口扩张及胎先露下降缓慢，产妇精神好，进食正常，休息好。也有表现为临产开始宫缩正常，当产程进展到某一阶段时，出现继发性宫缩乏力者。由于产程延长，产妇出现焦虑状态，休息差，进食少，甚至出现肠胀气、排尿困难等。不协调性子宫收缩乏力者，表现为产妇子宫壁在两次宫缩间歇期不能完全放松，下腹部有压痛，胎位触不清，胎心不规律，严重时可出现产程停滞。产妇精神紧张、烦躁不安，可出现持续性腹痛、腹部拒按。产妇及其家属出现焦虑、恐惧，失去分娩信心，要求剖宫产。

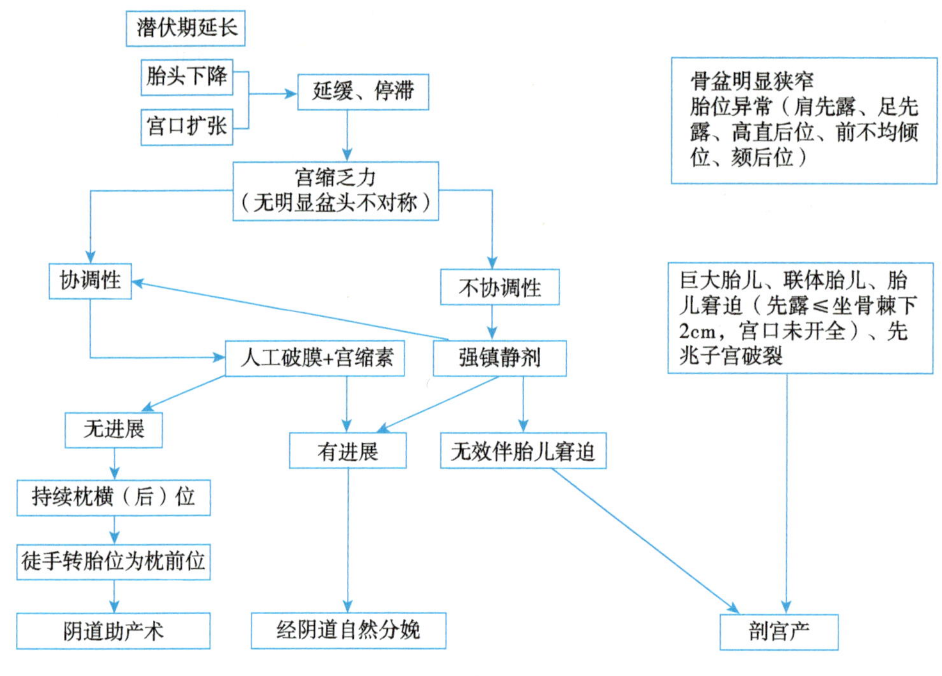

图 10-2　异常分娩的处理

3. 辅助检查

（1）多普勒胎心听诊仪监测或胎心监护：可及时发现胎心率减慢、过快或心律不齐，有无早期减速、变异减速或晚期减速。

（2）阴道检查：评估宫口开大及先露下降情况、有无头盆不称，了解产程进展情况。

（3）实验室检查：血液生化检查可出现电解质紊乱，二氧化碳结合力可降低；尿液检查可出现尿酮体阳性。

（4）Bishop 宫颈成熟度评分（表 10-1）：利用 Bishop 宫颈成熟度评分法，了解宫颈成熟度，评估试产的成功率。该评分法满分为 13 分。若产妇得分≤ 3 分多失败；4 ～ 6 分的成功率约为 50%；7 ～ 9 分的成功率约为 80%；> 9 分引产均成功。

（六）常见护理诊断 / 问题

1. 舒适度减弱

与宫缩、产时固定分娩体位有关。

2. 有液体不足的危险

与产程长、产妇进食少、体力消耗过大有关。

表 10-1　Bishop 宫颈成熟度评分

指标	分数			
	0 分	1 分	2 分	3 分
宫口开大（cm）	0	1 ~ 2	3 ~ 4	≥ 5
宫颈管消退程度	＜ 30%	40% ~ 50%	60% ~ 70%	≥ 80%
先露位置（坐骨棘水平 =0）	-3	-2	-1 ~ 0	+1 ~ +2
宫颈硬度	硬	中	软	
宫口位置	后	中	前	

3. 疲乏

与产程延长、产妇体力消耗有关。

（七）护理目标

（1）产妇体液不足得以纠正，水及电解质达到平衡。

（2）产妇基本需求得到满足，安全顺利度过分娩期。

（3）产妇情绪稳定。

（八）护理措施

1. 协调性子宫收缩乏力

首先明确病因，排除有无头盆不称、产道异常或胎位异常，针对病因对症采取措施加强宫缩。

（1）第一产程：主要护理措施如下。

1）改善全身情况。①保证休息。护士 / 助产士指导产妇休息，对产程长、产妇过度疲劳，烦躁不安或潜伏期出现的宫缩乏力，可遵医嘱给予强镇静剂如哌替啶 100mg 或吗啡 10mg 肌内注射，绝大多数潜伏期宫缩乏力者在充分休息后可自然转入活跃期。②营养、水分及电解质的补充。鼓励产妇进易消化、高热量食物。及时补充膳食营养及水分等，不能进食者可静脉输液，补充电解质，维持酸碱平衡。③保持膀胱和直肠空虚状态，指导产妇每 2 ～ 4 小时排尿 1 次，对于排尿困难者先诱导排尿，无效者遵医嘱给予导尿。④心理支持。关心、安慰产妇，讲解分娩期知识，解除产妇对分娩的心理顾虑与紧张情绪，增强产妇对分娩的信心。

2）开展导乐陪伴分娩：让有经验的助产士一对一导乐陪伴指导，同时家属可陪伴在产妇身边，宫缩时家属给予产妇精神上的鼓励，腰骶部的按摩，消除产妇紧张情绪，减少因精神因素导致的宫缩乏力。

3）加强宫缩：排除头盆不称、胎位异常，骨盆无狭窄，无胎儿窘迫，且产程无明显进展，则遵医嘱加强宫缩。常用的加强宫缩的方法有以下几种。①缩宫素静脉滴注，适用于协调性宫缩乏力、胎心良好、胎位正常、头盆相称者。原则是以最小浓度获得最佳宫缩。将缩宫素 2.5U 加入 0.9% 氯化钠注射液 500mL 内，从每分钟 1 ～ 2mU（4 ～ 5 滴）开始，根据宫缩强弱调整输液速度，调整间隔时间为 15 ～ 30 分钟，每次增加 1 ～ 2mU（每分钟 4 ～ 5 滴）为宜，最大给药剂量通常不超过 20mU（每分钟 60 滴），维持宫缩每 2 ～ 3 分钟 1 次，持续 40 ～ 60 秒，宫缩时宫腔内压力达 50 ～ 60mmHg。对于不敏感者，可酌情增加缩宫素剂量。若 10 分钟内宫缩 > 5 次、持续 1 分钟以上或胎心率异常，应立即停止滴注缩宫素。外源性缩宫素在母体血中的半衰期为 1 ～ 6 分钟，故停药后能迅速好转，必要时使用宫缩抑制剂。由于缩宫素有抗利尿作用，水的重吸收增加，可出现少尿，需警惕水中毒的发生。若发现血压升高，应减慢缩宫素滴注速度。使用缩宫素时需有专人看护，监测宫缩、胎心、血压及产程进展，做好护理记录。②人工破膜：宫口开大≥ 3cm，无头盆不称，胎头已衔接而产程延缓者，可行人工破膜。破膜可使胎头直接紧贴子宫下段及宫颈内口，反射性引起子宫收缩，加速产程进展。破膜前必须检查有无脐带先露，人工破膜应在宫缩间歇期进行。破膜后要检查有无脐带脱垂，同时观察羊水量、性状和胎心变化。破膜后宫缩仍未改善可考虑静脉滴注缩宫素加强宫缩。③穴位刺激：按摩合谷、三阴交、太冲、关元等穴位，有增强宫缩的效果。④刺激乳头：牵拉乳头也可加强宫缩。

4）剖宫产术准备：有明显头盆不称，或经上述处理，试产 2 ～ 4 小时产程仍无进展或出现胎儿窘迫、产妇体力衰竭等，做好剖宫产术前准备。

（2）第二产程：宫缩乏力若无头盆不称应静脉滴注缩宫素加强宫缩，同时指导产妇配合宫缩屏气用力；母儿状况良好，胎头下降超过坐骨棘下 3cm 水平，可等待自然分娩或行阴道助产，同时做好新生儿复苏准备工作；若处理后胎头下降无进展，胎头位置未到坐骨棘下 2cm 水平或出现胎儿窘迫者，应及时行剖宫产术。

急性胎儿窘迫围手术期的护理微课

（3）第三产程：胎肩娩出后可立即将缩宫素 10 ～ 20U 加入 25% 葡萄糖注射液 20mL 内静脉推注，同时缩宫素 10U 加入乳酸钠林格液 500mL 静脉滴注维持缩宫素有效浓度，预防产后出血。若产后出血较多，可遵医嘱给予麦角前列腺素或卡前列腺素氨丁三醇促进子宫收缩。对产程长、破膜时间超过 12 小时及手术者，遵医嘱给予抗生素预防感染。密切观察产后子宫收缩、阴道出血情况和生命体征变化，注意产妇有无特殊不适。

2. 不协调性宫缩乏力

停止所有操作，恢复子宫收缩的节律性、极性和对称性，变不协调宫缩为协调性宫缩。遵医嘱给予镇静剂，如哌替啶 100mg 或吗啡 10mg 肌内注射。产妇充分休息后，再按照协调性宫缩乏力处理，在恢复协调性宫缩前禁止使用缩宫素。若经过上述处理子宫收缩仍未恢复协调性，出现胎儿窘迫征象及头盆不称者，应遵医嘱做好剖宫产术前准备和新生儿复苏准备工作。

3. 提供心理支持，减少焦虑

指导产妇宫缩间歇期左侧卧位休息，室内适当活动，活动可促进宫缩。使用语言或非语言性的沟通技巧关心帮助产妇度过分娩期；鼓励产妇及家属表达出担心，及时解答各种疑问，告知产程进展情况和治疗护理措施，解除产妇及家属的疑虑给予心理上的支持，防止精神紧张，增强其分娩信心。

（九）护理评价

（1）产妇未发生水、电解质功能紊乱。

（2）产妇在产程中获得支持，安全顺利度过分娩期。

二、子宫收缩过强

（一）病因

子宫收缩过强病因尚不明确，可能与子宫收缩药物使用不当、经产妇产道阻力小、产妇精神过度紧张、粗暴的产科手术操作等因素有关。

（二）临床表现及诊断

1. 协调性子宫收缩过强

子宫收缩的节律性、对称性及极性均正常，而子宫收缩力过强、频率过快。若产道无阻力，无头盆不称，产程常短暂，初产妇总产程< 3 小时分娩者，称为急产（precipitate delivery）。若存在产道梗阻或瘢痕子宫，宫缩过强可发生病理缩复环（pathologic retraction ring），甚至出现子宫破裂。

2. 不协调性子宫收缩过强

（1）强直性子宫收缩（tetanic contraction of uterus）：子宫收缩失去节律性，无间歇，呈持续性强直性收缩，子宫上段肌肉过度收缩和缩复，越来越厚，下段肌肉被动扩张拉长，越来越薄，使上、下段之间形成环状凹陷，并随子宫收缩上升高达脐部，称为病理性缩复环。产妇因持续性腹痛常有烦躁不安，腹部拒按，胎位不清，胎心听不清，导尿为血尿等先兆子宫破裂的表现。多见于缩宫剂使用不当。

（2）子宫痉挛性狭窄环（constriction ring of uterus）：由于产妇精神紧张、过度疲劳、缩宫素使用不当或粗暴地阴道内操作所致。子宫局部平滑肌持续不放松，痉挛性不协调性收缩形成的环形狭窄。狭窄环位于子宫上、下段交界处胎体狭窄部，如胎儿颈部、腰部，不随宫缩上升，与病理性缩复环不同。产妇可出现持续性腹痛，烦躁不安，胎先露部下降停滞，胎心时快时慢，宫颈扩张缓慢，手取胎盘时可以在宫颈内口上方直接触到此环（图 10–3）。第三产程常造成胎盘嵌顿（placental incarceration）。

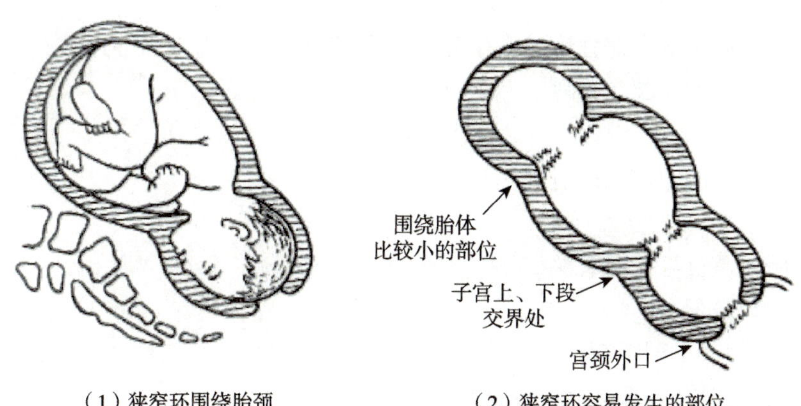

（1）狭窄环围绕胎颈　　（2）狭窄环容易发生的部位

图 10–3　子宫痉挛性狭窄环

（三）对母儿影响

1. 对母体的影响

宫腔压力升高，有羊水栓塞的风险。协调性子宫收缩过强可致急产，易造成软产道裂伤，甚至子宫破裂而致产后出血。不协调性宫收缩过强形成子宫痉挛性狭窄环或强直性子宫收缩时，可导致产程异常，手术产的概率增加，产后易发生胎盘嵌顿、产后出血、产褥感染。

2. 对胎儿、新生儿的影响

子宫收缩过强影响子宫胎盘血液循环，易发生胎儿窘迫、死产和新生儿窒息。胎儿娩出过快，胎儿在产道内压力解除过快，致使新生儿颅内出血。若接产准备不充分，易发生新生儿产伤，来不及消毒致感染等。

（四）处理原则

识别发生急产的高危因素，正确处理急产，防止并发症。有急产史者应提前住院，临产后慎用缩宫素或人工破膜等处理。协调性宫缩过强以预防为主，寻找原因，正确处理急产。不协调性宫缩过强的处理包括给予宫缩抑制剂抑制强直性宫缩、去除原因及使用镇静剂消除子宫痉挛性狭窄环。

（五）护理评估

1. 健康史

产前检查一般资料，仔细阅读产妇产前检查结果，评估身体发育情况、胎儿情况及有无骨盆异常、妊娠合并症等。经产妇有无急产史。评估临产时间、宫缩频率及强度等。

2. 身心状况

临产后，监测产妇的生命体征，严密观察产程进展情况，用手触摸产妇腹部了解宫缩的节律性、对称性、极性、强度及频率的变化情况，观察产妇有无持续性腹痛，烦躁不安，胎先露部下降停滞，胎心时快时慢，宫颈扩张缓慢；观察产道有无梗阻，如产道梗阻，可在腹部见有一环状凹陷，即病理性缩复环，此时产妇出现下腹部压痛明显，尿潴留及血尿等先兆子宫破裂的征象。

3. 辅助检查

胎心监护可以了解宫缩强度，发生先兆子宫破裂，首先出现胎心异常。

（六）常见护理诊断 / 问题

1. 急性腹痛

与过强、过频的子宫收缩有关。

2. 焦虑

与担心胎儿及自身情况有关。

（七）护理目标

（1）异常腹痛得到缓解。

（2）产妇及胎儿安全度过分娩期。

（八）护理措施

1. 分娩前护理

有高危因素或急产史（包括家族有急产者）应提前入院，以防院外分娩。住院后嘱孕妇不要远离病房，有分娩先兆者注意评估宫缩情况，观察产程进展情况及胎心情况，预防急产的发生。嘱其卧床休息，尽量左侧卧位。若产妇有便意，先行阴道检查，判断宫口扩张及胎儿先露下降情况，以防意外。嘱其不要过早向下屏气，并迅速做好接产准备及新生儿抢救准备。做好与产妇的沟通，减轻焦虑与紧张等不良情绪。

2. 分娩期护理

临产后，指导产妇呼吸减痛法，给予按摩，减轻产妇焦虑。严密观察产程及产妇状况，发现异常及时通知医生并配合处理。不协调性宫缩过强，积极寻找原因，停止阴道内检查等一切操作及缩宫素的使用。宫缩过强时遵医嘱给予宫缩抑制剂，如 25% 硫酸镁 20mL 加 5% 葡萄糖注射液 20mL 静脉注射（5 ～ 10 分钟推完）。若宫缩恢复正常等待自然分娩或阴道助产；若宫缩不能缓解，已出现病理缩复环而宫口未开全，胎先露高浮，短时间内不能经阴道分娩或出现胎儿窘迫，应立即做好剖宫产的术前准备和新生儿复苏准备工作。接产时多与产妇沟通，指导产妇正确使用腹压，防止严重的软产道及会阴裂伤。产后检查软产道有无裂伤并予缝合，新生儿遵医嘱给予 0.5 ～ 1mg 维生素 K 肌内注射，预防新生儿颅内出血。

3. 产后护理

严密观察产后子宫复旧、阴道出血、会阴伤口等情况。做好产后健康教育及出院指导。若新生儿出现意外，需协助产妇及其家属顺利度过哀伤期。

（九）护理评价

（1）产妇能运用减痛技巧减轻疼痛。

（2）产妇及胎儿顺利度过分娩期。

第二节　产道异常

产道异常包括骨产道（盆腔）及软产道（子宫下段、宫颈、阴道及外阴）异常，临床上以骨产道异常多见。骨盆径线过短或形态异常，致使骨盆腔小于胎先露部可通过的限度，阻碍胎先露部下降，影响产程顺利进展，称为狭窄骨盆（contracted pelvis）。骨盆狭窄可以为一个径线过短或多个径线同时过短，也可以为一个平面狭窄或多个平面同时狭窄。

一、骨产道异常及临床表现

（一）骨盆入口平面狭窄（contracted pelvic inlet）

以扁平型骨盆为代表，主要为骨盆入口平面前后径狭窄，以对角径为主，分为 3 级（表 10–2）。Ⅰ级为临界性狭窄，多数可以经阴道分娩；Ⅱ级为相对性狭窄，阴道分娩的难度明显增加，胎儿小且产力好，需经试产才能决定是否可以经阴道分娩；Ⅲ级为绝对性狭窄，须行剖宫产娩出胎儿。

表 10-2　骨盆入口平面狭窄分级

分级	骶耻外径（cm）	对角径（cm）	骨盆入口前后径（cm）
正常值	18 ~ 20	12.5 ~ 13.0	11
Ⅰ级：临界性狭窄	18	11.5	10.0
Ⅱ级：相对性狭窄	16.5 ~ 17.5	10 ~ 11	8.5 ~ 9.5
Ⅲ级：绝对性狭窄	≤ 16	≤ 9.5	≤ 8

根据骨盆的形态变异可以分为单纯扁平骨盆（图 10-4）和佝偻病性扁平骨盆（图 10-5）两种。

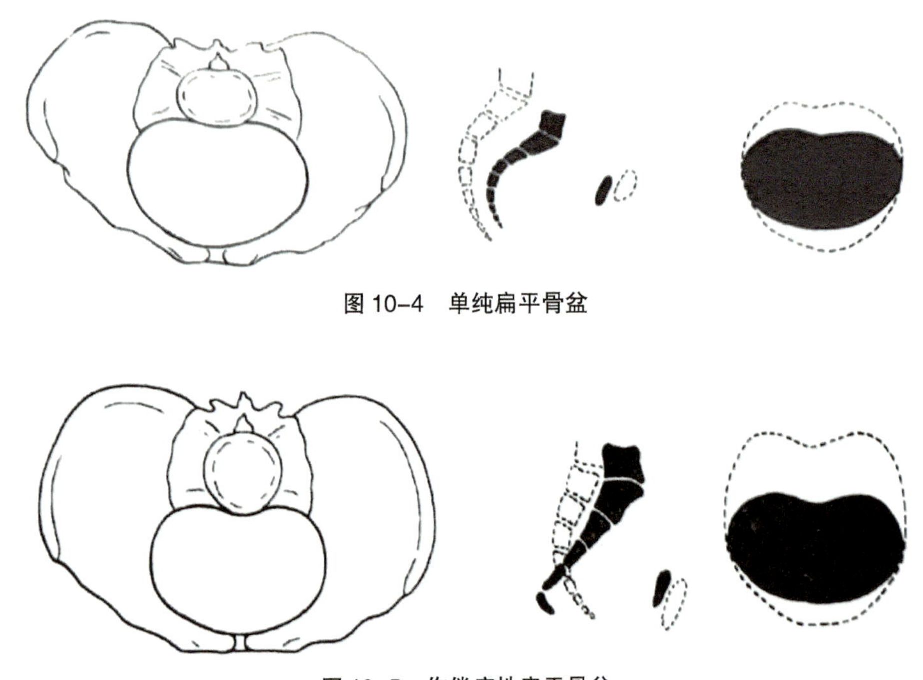

图 10-4　单纯扁平骨盆

图 10-5　佝偻病性扁平骨盆

骨盆入口平面狭窄的临床表现如下。

（1）胎先露及胎位异常：初产妇多呈尖腹，经产妇呈悬垂腹，临产前后，胎头迟迟不入盆，检查胎头跨耻征阳性。

（2）产程进展异常：表现为潜伏期及活跃期早期产程延长。若胎头衔接则后期产程进展顺利。绝对性头盆不称，常导致宫缩乏力及产程停滞，甚至出现梗阻性难产。

（3）其他：头盆不称产妇胎膜早破及脐带脱垂风险是正常产妇的 4 倍以上。狭窄骨盆伴有宫缩过强，易发生子宫破裂，产道梗阻使产妇腹痛拒按、排尿困难，甚至尿潴留，检查可见耻骨联合分离，宫颈水肿，甚至出现病理性缩复环、肉眼血尿等，不及时处理可导致子宫破裂。胎头在强大宫缩压力下颅缝重叠，严重时出现颅骨骨折或颅内出血。

（二）中骨盆平面狭窄

中骨盆平面较入口平面狭窄更常见，主要见于男型骨盆及类人猿型骨盆，以坐骨棘间径和中骨盆后矢状径狭窄为主，分 3 级（表 10–3）。

表 10–3　中骨盆狭窄分级

分级	坐骨棘间径（cm）	坐骨棘间径加后矢状径（cm）
Ⅰ级：临界性狭窄	10	13.5
Ⅱ级：相对性狭窄	8.5 ~ 9.5	12 ~ 13
Ⅲ级：绝对性狭窄	≤ 8	≤ 11.5

中骨盆平面狭窄的临床表现如下。

（1）胎位及产程异常：临产后胎头入盆困难，若正常衔接，但胎头下降至中骨盆时，由于中骨盆狭窄，先露部内旋转受阻，胎头双顶径被阻于中骨盆狭窄部位，常出现持续性枕横位或枕后位。产程进入活跃晚期及第二产程后进展缓慢，因持续性枕横位或枕后位导致宫缩乏力，导致第二产程延长甚至停滞。

（2）软产道裂伤：若中骨盆狭窄程度严重，宫缩又较强，可发生先兆子宫破裂及子宫破裂。强行阴道助产，可导致严重软产道裂伤。

（3）胎儿及新生儿产伤：胎头受阻于中骨盆，有一定可塑性的胎头开始发生变形，颅骨重叠，胎头受压，使软组织水肿，产瘤较大，严重时可发生颅内出血、头皮出血及胎儿窘迫。

（三）骨盆出口平面狭窄

骨盆出口平面狭窄常与中骨盆平面狭窄相伴行，主要见于男型骨盆，以坐骨结节间径及骨盆出口后矢状径狭窄为主，分 3 级（表 10–4）。

表 10–4　骨盆出口狭窄分级

分级	坐骨结节间径（cm）	坐骨结节间径加后矢状径（cm）
正常值	9	＞ 15
Ⅰ级：临界性狭窄	7.5	15
Ⅱ级：相对性狭窄	6 ~ 7	12 ~ 14
Ⅲ级：绝对性狭窄	≤ 5.5	≤ 11

骨盆出口平面的狭窄常见于以下两种类型。

（1）横径狭窄骨盆：与类人猿型骨盆类似。骨盆各平面横径均缩短，入口平面呈纵椭圆形（图 10–6）。常因中骨盆及骨盆出口平面横径狭窄导致难产。

（2）漏斗型骨盆：骨盆入口各径线正常，两侧骨盆壁内收，形状似漏斗而得名。其特点是中骨盆及骨盆出口平面均明显狭窄，使坐骨棘间径和坐骨结节间径缩短，坐骨切迹宽度（骶棘韧带宽度）＜ 2 横指，耻骨弓角度＜ 90°，坐骨结节间径加出口后矢状径＜ 15cm，常见于男型骨盆（图 10–7）。

骨盆出口平面狭窄的临床表现为：常与中骨盆狭窄同时出现，易导致继发性宫缩乏力和第二产程停滞，胎头双顶径不能通过出口平面。不宜强行阴道助产，否则可导致严重的软产道损伤和新生儿产伤。

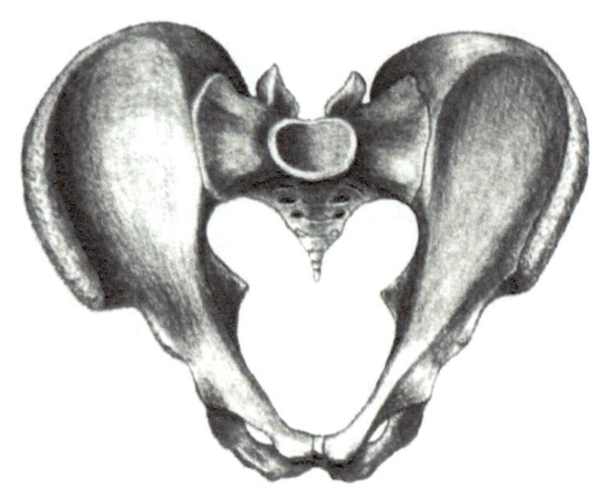
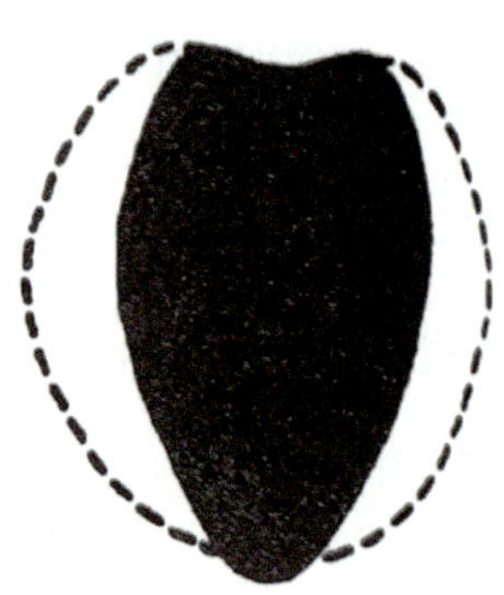

图 10-6　横径狭窄骨盆

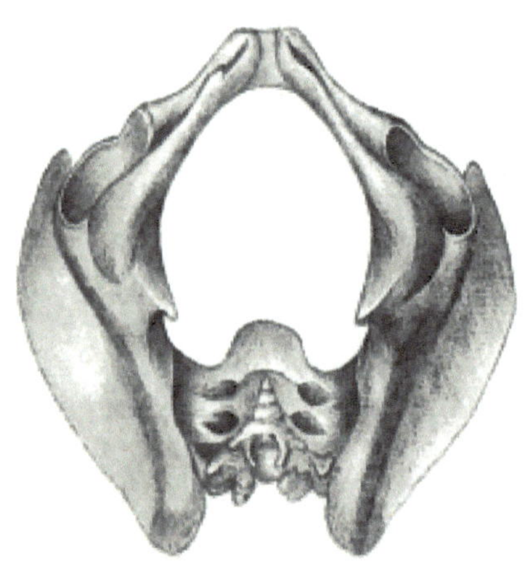

图 10-7　漏斗型骨盆

（四）骨盆 3 个平面狭窄

多见于身材矮小、体形匀称的妇女。骨盆外形属正常女型骨盆，但骨盆 3 个平面各径线均比正常值小 2cm 或更多，称为均小骨盆（generally contracted pelvis）。

（五）畸形骨盆

失去对称性及正常形态所致的狭窄。包括骨盆骨折所致的畸形骨盆和跛行及脊柱侧突所致的偏斜骨盆。偏斜骨盆的特征是骨盆两侧的侧斜径（一侧髂后上棘与对侧髂前上棘间径）或侧直径（同侧髂后上棘与髂前上棘间径）之差＞ 1cm（图 10-8）。骨盆骨折常见于尾骨骨折使尾骨尖前翘或骶尾关节融合使骨盆出口前后径缩短，导致骨盆出口狭窄而影响分娩。

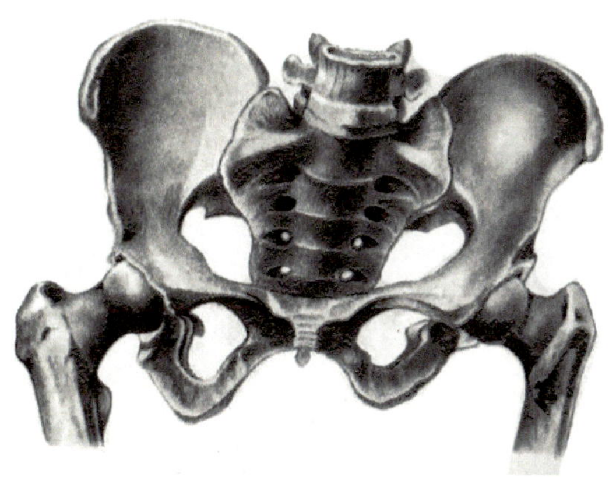

图 10-8　偏斜骨盆

二、软产道异常

软产道包括子宫下段、宫颈、阴道及外阴组织。软产道异常由先天发育异常和后天疾病引起。软产道异常也可以引起异常分娩，临床上较少见。

（一）阴道异常

阴道异常包括阴道横隔、阴道纵隔、阴道囊肿、阴道肿瘤和阴道尖锐湿疣等。阴道横隔若影响胎先露下降，当横隔被撑薄，此时可将横隔做 X 形切开。若阴道横隔坚韧位置高，阻碍胎先露下降，则需剖宫产结束分娩。当阴道纵隔发生于单宫颈时，有时纵隔位于胎先露部的前方，胎先露部继续下降，若纵隔薄可自行断裂，分娩无阻碍。阴道纵隔伴有双子宫、双宫颈，位于一侧子宫内的胎儿下降，通过该侧阴道分娩时，纵隔被推向对侧，对分娩多无阻碍。若纵隔厚阻碍先露下降，须剪断纵隔中间，待分娩结束后，剪去剩余的隔，用可吸收线缝合残端。较大或范围广的尖锐湿疣可阻塞产道，阴道分娩可造成严重的阴道裂伤，以行剖宫产术为宜。阴道内肿瘤影响胎先露部下降而又不能经阴道切除者，应行剖宫产，原有病变分娩后再行处理。若阴道壁囊肿较大，阻碍胎先露下降，可行囊肿穿刺抽出其内容物，待产后再选择时机进行处理。

剖宫产术后再次
妊娠阴道分娩

（二）子宫异常

子宫异常包括子宫畸形和瘢痕子宫。①子宫畸形，包括纵隔子宫、双子宫、双角子宫、子宫畸形等。产程中易出现子宫收缩乏力、产程异常、宫口扩张缓慢甚至子宫破裂，使难产概率明显增加。应放宽剖宫产指征。②瘢痕子宫，包括前次剖宫产手术、经子宫内膜的肌瘤剔除术、输卵管间质部及宫角切除、子宫成形等手术的瘢痕子宫。瘢痕子宫再孕分娩时子宫破裂的风险增加。

（三）宫颈异常

（1）宫颈瘢痕和粘连：宫颈病变经手术、物理治疗或宫颈内口松弛经环扎术治疗所致。宫颈瘢痕和粘连易致宫颈性难产，严重者应行剖宫产术。

（2）宫颈坚韧：高龄初产、宫颈不成熟或精神过度紧张可使宫颈局部挛缩，影响宫颈口扩张。可给予宫颈两侧各注射 0.5% 利多卡因 5 ～ 10mL，若不见缓解，应行剖宫产手术。

（3）宫颈水肿：扁平骨盆、潜伏期延长，持续性枕横位或枕后位时产妇过早使用腹压可使宫颈水肿，缺乏弹性，影响宫颈扩张。给予宫颈两侧各注射 0.5% 利多卡因 5 ～ 10mL 局部封闭，以软化宫颈，消除水肿。多可见效，若经上述处理无效，考虑剖宫产术结束分娩。

（4）宫颈癌：宫颈癌肿质硬而脆，阴道分娩易发生宫颈裂伤、出血及癌肿扩散。应行剖宫产术。

（四）盆腔肿瘤

（1）子宫肌瘤及宫颈癌：肌瘤可单发或多发、或大或小，有可能阻碍产道。较小的肌瘤且无阻塞产道可经阴道分娩，肌瘤待分娩后再行处理。子宫下段及宫颈部位的较大肌瘤可占据盆腔或阻塞骨盆入口，阻碍胎先露部下降，宜行剖宫产术。

（2）卵巢肿瘤：妊娠合并卵巢肌瘤时，容易发生蒂扭转或破裂。若卵巢肿瘤位于骨盆入口处可阻碍胎先露下降。应行剖宫产术同时切除卵巢肿瘤。

三、对母儿的影响

（一）对母体的影响

（1）骨盆入口狭窄影响胎先露部衔接，容易发生胎位异常。

（2）中骨盆狭窄可使胎头下降延缓、胎头下降停滞，活跃期及第二产程延长，容易发生持续性枕横位或枕后位。胎先露部下降受阻多导致继发性宫缩乏力，产程延长或停滞，使手术助产、软产道裂伤及产后出血概率增加。

（3）骨盆出口狭窄可使胎头下降停滞，第二产程延长。产道受压过久，可形成尿瘘或粪瘘；严重梗阻性难产伴宫缩过强形成病理缩复环，可致先兆子宫破裂甚至子宫破裂。

（4）软产道异常影响产程进展，导致滞产，增加剖宫产率，并可能导致手术的相关并发症。卵巢肿瘤易发生蒂扭转、破裂，宫颈肿瘤易引起出血，尖锐湿疣可导致软产道撕裂。

（二）对胎儿、新生儿的影响

骨盆入口狭窄导致胎头高浮，使胎膜早破、脐带先露及脐带脱垂机会增加，导致胎儿窘迫、胎死宫内、新生儿窒息、新生儿死亡等；产程延长，胎头在产道受压过久，颅骨重叠、头皮血肿，发生胎儿缺血缺氧引起颅内出血；手术助产机会增多，致新生儿产伤、感染及围产儿死亡率增加。宫颈肿瘤导致新生儿乳头瘤病毒的喉头种植。

四、处理原则

分娩时明确骨盆狭窄的类型和程度，结合产力和胎儿因素综合判断，决定分娩方式。有严重骨盆畸形、明显头盆不称者，应行剖宫产术结束分娩，遵医嘱积极做好剖宫产术前准备工作。相对性骨盆入口狭窄，而胎儿大小适宜，产力、胎位及胎心均正常时，可在严密监护下进行阴道试产。试产充分与否的判断，以宫缩强度和宫口扩张程度为衡量标准。试产过程中若出现胎儿窘迫，应停止试产，及时行剖宫产术终止妊娠。

五、护理评估

（一）健康史

查看产前检查一般资料如身高、骨盆测量情况。若为经产妇，应了解既往有无难产史及其发生原因、新生儿有无产伤等。询问孕妇有无外伤史及是否患有过佝偻病、脊髓灰质炎、脊柱及髋关节结核等疾病。

（二）身心状况

评估本次妊娠情况如妊娠早、中、晚期经过是否顺利，有无妊娠合并症及分娩期并发症，了解产妇心理状态及社会支持系统等情况。

（1）一般情况检查：观察孕妇步态、体型是否异常。初产妇呈尖腹、经产妇呈悬垂腹者，提示有骨盆入口平面狭窄。评估孕妇的身高、脊柱及下肢有无残疾和米氏菱形窝是否对称等，脊柱侧突或跛行可伴偏斜骨盆畸形；身高＜ 145cm 者易合并均小骨盆；骨骼粗壮、颈部较短易伴漏斗型骨盆。

（2）骨盆测量：包括骨盆外测量和内测量。

（3）评估头盆关系：临产后应充分评估头盆关系，胎头跨耻征阳性，表示头盆不称（cephalopelvic disproportion，CPD）（图 10-9），提示有骨盆相对性或绝对性狭窄可能，头盆是否相称还与骨盆倾斜度和胎位相关。检查头盆是否相称的方法：嘱孕妇排空膀胱后仰卧，两腿伸直，检查者一手将胎头向盆腔方向推压，另一手放在耻骨联合上方。胎头跨耻征阴性：胎头低于耻骨联合平面，提示头盆相称；胎头跨耻征可疑阳性：胎头与耻骨联合平面在同一平面，提示可疑头盆不称；胎头跨耻征阳性：胎头高于耻骨联合平面，表示头盆不称，提示有骨盆相对性或绝对性狭窄。不能单凭跨耻征阳性轻易作出判断，头盆是否相称还可能与骨盆倾斜度和胎位有关，所以需要试产后方可作出最终判断。

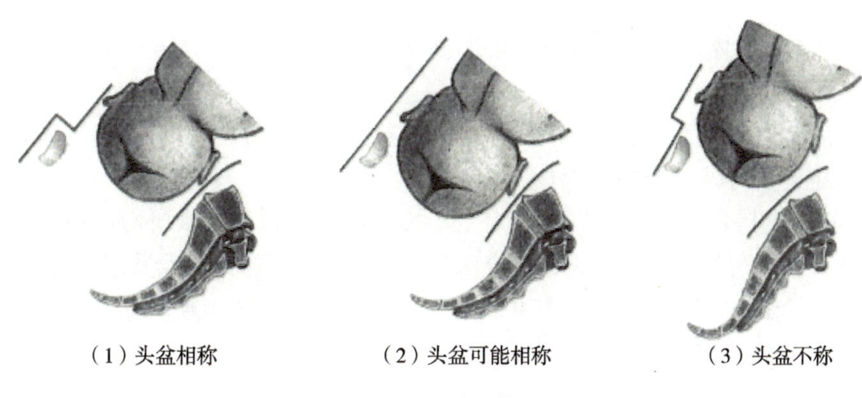

图 10-9　头盆相称程度

（三）产程动态监测

严密观察产程进展情况，行阴道检查了解胎位、胎先露下降程度，若头先露呈不均倾位衔接，或胎头内旋转受阻以及产力、胎位正常而产程进展缓慢，均可能有骨盆狭窄，应及时评估是否可经阴道试产。

（四）辅助检查

胎心监护监测宫缩及胎儿胎心率的变化；参考B超检查结果了解胎先露与骨盆的关系、胎儿大小，判断胎儿是否经阴道分娩。

六、常见护理诊断/问题

（一）潜在并发症

胎儿窘迫、子宫破裂。

（二）有新生儿窒息、死亡及产伤等风险

与产道异常、产程延长有关。

（三）有产后出血及感染的风险

与胎膜早破、产程延长、手术助产有关。

七、护理目标

（1）未发生子宫破裂、产后出血，产妇感染得到预防及控制。

（2）新生儿出生状况良好，安全度过分娩期。

八、护理措施

（一）剖宫产术

有严重骨盆畸形、明显头盆不称者，以及软产道恶性肿瘤、严重的宫颈粘连或瘢痕、较大的良性肌瘤影响阴道分娩者，建议行剖宫产术结束分娩，做好剖宫产术的围手术期护理。

（二）阴道试产

1. 一般护理

（1）指导舒适体位，配合按摩、使用导乐球和拉玛泽呼吸法等减痛措施，缓解分娩疼痛。

（2）指导合理饮食、休息、活动和排泄，给予生活照护。对于不能进食者，遵医嘱补充水、电解质等，预防酸中毒。

（3）心理支持：产程中多鼓励、安慰产妇，多与产妇及其家属沟通病情，使其了解分娩情况，减轻恐惧、焦虑心理，配合医务人员。认真解答产妇及其家属提出的疑问，使其了解分娩全过程。提供人文关怀护理，多鼓励、安慰产妇，使其建立对医护人员的信任感，增强其分娩信心。

2. 产程观察

严密观察产程进展及胎心变化，尤其是胎位、先露高低情况，发现异常，及时汇报医生，尽早处理。

3. 产科处理

骨盆入口狭窄的试产过程中若出现宫缩乏力，可静脉滴注缩宫素加强宫缩。试产后胎头仍迟迟不能入盆，宫口扩张停滞或出现胎儿窘迫征象，及时行剖宫产术结束分娩。

中骨盆平面狭窄者，若宫口开全，胎头双顶径达坐骨棘水平或更低，可经阴道徒手旋转胎头为枕前位，待其自然分娩，或行产钳助产，或行胎头吸引术助产。若胎头双顶径未达坐骨棘水平或出现胎儿窘迫征象，应行剖宫产术终止分娩。骨盆出口平面狭窄要慎重阴道试产。临床上常用坐骨结节间径与出口后矢状径之和估计骨盆出口大小。若两者之和＞15cm，大多数情况下可经阴道分娩，有时需行胎头吸引术或产钳助产，若两者之和≤15cm，足月胎儿不易经阴道分娩，应行剖宫产术结束分娩。均小骨盆若估计胎儿不大，胎心、产力和胎位均正常，无头盆不称，可以阴道试产；若胎儿较大，头盆不称，应及时行剖宫产术。

4. 预防产后出血及感染

骨盆异常者，产程多较长。胎儿娩出后，及时遵医嘱给予促宫缩、抗感染治疗预防产后出血及感染。保持外阴清洁，产后做好会阴伤口的护理。

5. 新生儿护理

胎头在产道挤压时间久，易变形形成水肿或血肿，产程时间长导致胎儿宫内缺氧，因此严密观察新生儿生命体征及精神状态或其他损伤。有产伤的应按产伤处理。

九、护理评价

（1）产妇能配合诊疗方案，积极面对分娩。

（2）产妇无产后出血及感染发生，会阴伤口愈合良好。

（3）新生儿出生状况良好，新生儿疾病及时被发现并治疗。

第三节　胎儿因素

胎儿因素引起的难产包括胎儿发育异常、胎儿胎位异常。

一、胎儿发育异常

（一）巨大儿与肩难产

胎儿体重达到或超过4 000g称为巨大儿，发生率约为7%；胎儿体重超过4 500g称为特大儿。巨大儿的胎头娩出，显著增大了双肩径娩出的困难。胎头娩出后，胎儿前肩被嵌顿在耻骨联合上方，用常规方法不能娩出胎儿双肩，称为肩难产。

（二）胎儿畸形

1. 无脑儿

典型的外观为无头盖骨，双眼突出，颈短，脑膜膨出，脑发育极为原始，是一种常见的胎儿畸形，多见于女婴。婴儿出生后不久死亡，如伴有羊水过多，常发生早产。

2. 脑积水

脑积水指胎头颅腔内、脑室内外有大量脑脊液（500～3 000mL）潴留，使脑体积增大，颅缝和囟门明显增宽、增大。

临床表现为明显头盆不称，跨耻征阳性，若发现晚、处理不及时可致子宫破裂。脑积水常伴有如脊柱裂等其他神经管畸形。

3. 联体儿

胎儿颈部、胸部及腹部等部位发育异常或发生肿瘤，使局部体积增大致难产，通常于第一产程出现胎先露下降受阻，经阴道检查时被发现。

二、胎位异常

胎位异常（abnormal fetal position）是造成难产的主要因素。头先露异常最为常见，以胎头为先露的分娩异常，又称头位难产。

（一）持续性枕横位、枕后位

临产后，当胎头以枕横位或枕后位入盆，胎头双顶径抵达中骨盆平面时完成内旋转，向前旋转成枕前位，以最小径线通过骨盆最窄平面经阴道分娩。若经过充分试产，胎头枕骨不能转向前方，持续处于母体骨盆侧方或后方，使分娩困难者，称为持续性枕横位（persistent occipitotransverse position，POTP）或持续性枕后位（persistent occipitoposterio position，POPP），发病率约为 5%。骨盆形态及大小异常使胎头内旋转受阻，头盆不称、子宫收缩乏力、前置胎盘、胎儿过大或过小、胎儿发育异常等使胎头俯屈不良，易发生持续性枕后位或枕横位。

临床表现：临产后胎儿枕骨持续位于母体骨盆后方压迫直肠，产妇感觉肛门坠胀及排便感，致使宫口尚未开全便过早屏气用力，容易使宫颈前唇水肿，产妇体力消耗过大使胎头下降延缓或停滞。胎头衔接较晚或胎头俯屈不良，胎先露不能紧贴宫颈，影响内源性缩宫素的释放，从而出现继发性宫缩乏力，第二产程延长。多次宫缩时屏气用力，位于阴道口的胎头未见明显下降，多考虑持续性枕横位或枕后位。

（二）前不均倾位

胎头以枕横位入盆（胎头矢状缝与骨盆入口横径一致）时，胎头俯屈，以前顶骨先入盆，矢状缝靠近骶骨称为前不均倾位（anterior asynelitism）。胎头后顶骨入盆困难，胎头下降停滞，产程延长。一旦确诊为前不均倾位，不宜试产，应尽快行剖宫产术。

（三）胎头高直位

胎头以不屈不仰姿势衔接入盆，其矢状缝与骨盆入口前后径相一致，称为胎头高直位， 约占分娩总数的 1%。胎头高直位根据先露的特点又分为两种：高直前位，指胎头枕骨向前靠近耻骨联合者，又称枕耻位（occipitopubic position）；高直后位，指脂头枕骨向后靠近骶骨岬者，又称枕骶位（occipitosacral position）。

高直位主要表现在胎头入盆困难。高直后位一旦确诊，应立即剖宫产结束分娩。高直前位时，胎儿小、产力好且骨盆正常，可给予短时间阴道试产，试产失败行剖宫产术终止分娩。

（四）面先露

面先露（face presentation）指胎头极度仰伸，使胎儿枕部与胎背接触，以胎儿面部为先露的一种胎位，多于临产后发现。面先露以颏骨为指示点，有颏左前位（LMA）、颏左后位（LMP）、颏右前位（RMA）、颏右后位（RMP）、颏左横位（LMT）、颏右横位（RMT）6 种胎位。

临床表现：第一产程延长，胎头不能入盆。腹部检查时可见宫底位置较高，胎头极度仰伸入盆受阻，胎体伸直。阴道检查可触及胎儿口腔及下颏的位置。颏前位如无头盆不称、胎心正常，可进行阴道试产。若产程长，有头盆不称或出现胎儿窘迫，均可放宽剖宫产术指征。颏后位时，胎头极度仰伸，入盆受阻，足月活产胎儿不能经阴道分娩。

（五）臀先露

臀先露（breech presentation）是以胎儿臀部或足部为先露，是最常见且产前最容易诊断的异常胎位，占足月分娩总数的 3% ～ 4%。臀先露以骶骨为指示点，有骶左（右）前、骶左（右）横、骶左（右）后、骶前位和骶后位 8 种胎位。根据胎儿双下肢的姿势，臀先露可分为单臀先露、完全臀先露、不完全臀先露 3 类。臀先露容易发生胎膜早破，脐带脱垂围产儿死亡率是头先露的 10 倍。

臀位分娩微课

临床表现：孕妇感觉胎动在下腹部肋骨下或上腹部有圆而硬的胎头，临产后胎足及胎臀不能紧贴子宫下段充分压迫宫颈，促使宫口扩张，容易导致宫缩乏力及产程延长。足先露时容易发生胎膜早破及脐带脱垂。臀位分娩时，注意胎儿脐部娩出后结束分娩的时间不得超过 8 分钟，以免脐带受压而致死产。

（六）肩先露

胎体纵轴与母体纵轴垂直，胎体横卧于骨盆入口之上。胎先露部为肩，称为肩先露（shoulder presentation），俗称横位，约占妊娠足月分娩总数的 0.25%。肩先露是对母儿最为不利的胎位。

临床表现：子宫呈横椭圆形，宫底高度小于相应妊娠月份，耻骨联合上方较空虚，宫底部不能触及胎头及胎臀。母体腹部一侧可触及胎头，而胎臀位于对侧。横位以肩部为先露部，胎体嵌顿在骨盆上方，宫口不能开全，易发生胎膜早破及宫缩乏力，使产程进展缓慢，产程延长或停滞。破膜后，胎体被子宫壁包裹住，随着产程进展，胎肩被挤压至骨盆入口，胎头折向胎体腹侧，嵌顿在一侧髂窝，胎臀嵌顿于对侧髂窝，胎肩先露部脱于阴道内，形成忽略性（嵌顿性）肩先露。嵌顿性肩先露时，妊娠足月的活胎或死胎均不能经阴道自然分娩。

（七）复合先露

胎头或胎臀伴有上肢或下肢作为先露部同时进入骨盆入口，称为复合先露（compound presentation）。产程进展缓慢，常在行阴道检查时发现。以头手复合先露最常见。

三、对母儿的影响

（一）对母体的影响

引起继发性宫缩乏力，产程延长，手术产概率增加；胎头长时间压迫软产道导致盆底局部组织缺血缺氧、坏死，易造成生殖道瘘。异常的胎位引起梗阻性难产，易发生先兆子宫破裂，甚至子宫破裂；产程延长使产后出血及感染的发生率明显增加。

（二）对胎儿、新生儿的影响

异常胎位可致胎膜早破、脐带脱垂，从而引起胎儿窘迫，甚至胎死宫内或新生儿死亡；早产儿及低体重儿增加；分娩时产程延长，臀位后出头困难，增加新生儿窒息及围产儿死亡概率，还可以发生新生儿骨折、臂丛神经损伤、新生儿颅内出血等情况。

四、处理原则

（一）胎位异常者

定期产前检查，妊娠30周以前顺其自然；妊娠30周以后胎位仍不正者，则根据不同情况予以矫治。若矫治失败，提前住院待产，以决定分娩方式。持续性枕后（横）位，若骨盆无异常，胎儿不大时可以试产。试产时严密观察产程，注意胎头下降、宫口扩张程度、宫缩强弱及胎心有无变化，根据产妇及胎儿具体情况综合分析，以对产妇和胎儿造成最小的损伤为原则。

（二）胎儿发育异常

定期产前检查，一旦确诊为严重畸形儿，及时终止妊娠。若可疑巨大胎儿，妊娠期积极控制体重和血糖，根据胎儿成熟度、胎盘功能及血糖控制情况择期引产或行剖宫产；临产后根据产妇及胎儿具体情况综合分析，对于巨大儿可疑发生肩难产时，严密观察产程进展情况，放宽剖宫产术指征。

五、护理评估

（一）健康史

了解产前检查情况，如年龄、身高、骨盆情况；询问既往病史、急产分娩史、巨大儿肩难产史及有无妊娠合并症如糖尿病，阴道检查和B超检查结果，判断是否存在骨产道及软产道的异常。

（二）全身状况

胎位异常主要表现为产程进展缓慢和分娩受阻。出现脐带先露或脱垂可导致胎儿窘迫，甚至窒息死亡。产妇因产程时间长，对分娩失去信心，担心自身及胎儿安慰而产生焦虑。

（1）腹部检查：肩前位时，胎背朝向母体腹壁，可触及宽大平坦的腹部；肩后位时，胎儿肢体朝向母体腹壁，四部触诊可触及不规则的小肢体，胎心音在脐左、右两侧最为清晰。在腹部一侧可触及宽而平坦的胎背，腹部对侧可触及小肢体，胎心位于脐周围时为臀位。

（2）直肠指诊或阴道检查：阴道检查在头位难产的诊断中有着重要意义。产程中行直肠指诊或阴道检查，若触及软而宽且不规则的胎臀、胎足或生殖器等可确定为臀位；直肠指诊骨盆后方空虚，胎头矢状缝在骨盆斜径上，前囟在骨盆的右（左）前方，后囟在骨盆的右（左）后，提示为持续性枕后位；若感胎头很大，颅缝及囟门宽大且紧张，颅骨骨质薄而软，如乒乓球的感觉，则考虑脑积水。

（三）辅助检查

（1）B超检查：通过超声检查评估胎儿大小、胎位、胎儿畸形及臀先露的类型，有无头盆不称。

（2）实验室检查：产前监测血糖、尿糖水平，评估是否为可疑巨大儿；胎儿畸形者妊娠期通过染色体检查进行产前诊断；妊娠晚期可通过羊水进行胎盘功能检测。

六、常见护理诊断 / 问题

（一）恐惧、焦虑

与异常分娩及胎儿发育异常有关。

（二）新生儿窒息或死亡

与异常分娩有关。

七、护理目标

（1）尽早发现胎儿畸形等异常情况，及时终止妊娠，将母亲伤害降低到最小。

（2）母婴安全，顺利度过分娩期。

八、护理措施

加强妊娠期及分娩期监测，积极采取措施，减少母儿并发症，改善母儿结局。

（一）加强孕期保健

产前检查及时发现异常情况。胎位异常者在 30 周前多可自行转为头位，如果妊娠 30 周后未能纠正，可指导孕妇膝胸卧位，在早、晚空腹时进行，膝胸卧位前需先排空膀胱，松解裤腰带，每日 2 次，每次 15 分钟，1 周后复查；还可激光照射或艾灸至阴穴；或于妊娠 36 ～ 37 周后在严密监护下进行外倒转术（external cephalic version，ECV）。外倒转术是医师通过向孕妇腹壁施加压力，用手向前或向后旋转胎儿，使其由臀位或横位变成头位的一种操作。虽然存在胎儿窘迫、胎膜早破、胎盘早剥、早产等潜在风险，但发生率低，因此，ECV 仍然是一个有价值的相对安全的手术操作。术前 0.5 小时口服利托君 10mg，手术在 B 超和胎心监护的监测下进行，如果出现胎儿胎心异常、孕妇不适应放弃外倒转术。应做好急诊 5 分钟剖宫产术准备工作。

（二）剖宫产手术

有明显头盆不称、胎位异常或巨大儿可疑产程进展缓慢或停滞，应放宽剖宫产指征，做好围手术期护理，确保母婴安全。

（三）阴道试产产妇护理

（1）心理护理：鼓励、安慰产妇，及时解答产妇及其家属的疑问，解除产妇紧张、恐惧、焦虑等不良情绪，使产妇以积极的心态面对分娩。

（2）防止发生胎膜早破：对于异常胎位如臀位者妊娠后期避免重体力劳动，防止发生胎膜早破引起脐带脱垂，一旦发生胎膜早破应卧位，抬高臀部，尽量减少直肠指诊及灌肠。破膜后立即听取胎心，若有异常立即报告医生，同时行阴道检查，及早发现脐带脱垂。

（3）开展自由体位分娩：对于异常胎位，产时指导产妇坐位、半卧位、站立位、散步、蹲位、曼舞步、前倾位、侧卧位等不同体位予以纠正。

（4）休息与进食：鼓励进食高热量、易消化食物，补充体力。不能进食者给予静脉补液，维持水电解质平衡。指导休息，避免体力消耗过度致宫缩乏力而引起的胎位异常。

（5）协助医生做好阴道助产的手术及新生儿复苏准备，产后认真检查软产道及胎盘胎膜完整性，预防产后出血及感染，遵医嘱给予宫缩剂及抗生素。

九、护理评价

（1）产妇积极配合诊疗过程，顺利度过分娩期。

（2）无胎儿窘迫、窒息及新生儿产伤及死亡发生，母婴平安。

本章小结

异常分娩的常见因素为产力、产道、胎儿和产妇的精神心理因素。常见的产程异常有潜伏期延长、活跃期延长和活跃期阻滞、第二产程异常（胎头下降延缓、胎头下降停滞和第二产程延长）。子宫收缩力异常包括协调性、不协调性宫缩乏力和宫缩过强。协调性宫缩乏力处理原则是加强子宫收缩，不协调性宫缩乏力处理原则是调节子宫收缩。协调性宫缩过强应预防为主。不协调性宫缩过强的处理包括抑制强直性子宫收缩、去除原因及使用镇静剂消除子宫痉挛性狭窄环。预防分娩期并发症。产道异常以骨产道异常多见。分娩时应明确狭窄骨盆的类型和程度，结合产力和胎儿因素进行综合判断，决定分娩方式。生殖道发育异常、肿瘤等可导致软产道异常，使胎儿娩出受阻。胎位异常也是造成难产的主要因素，主要表现在产程进展缓慢和分娩受阻。产妇过度焦虑与恐惧也可导致难产，是影响分娩不可忽视的因素。

在分娩过程中，针对个体差异，实施导乐陪伴分娩服务，给予人性化的支持照顾，及时发现异常报告医生，并协助医生积极处理。做好抢救孕产妇及新生儿的准备，减少并发症，改善分娩结局，促进母儿健康。

（吕海荣　郭红霞　翟巾帼）

练习题

第十一章

分娩期并发症妇女的护理

分娩期并发症妇女的护理 PPT

学习目标

识记：产后出血、子宫破裂及羊水栓塞的定义、病因、临床表现及护理要点。

理解：正确评估产后出血量的方法；早期识别先兆子宫破裂及羊水栓塞。

运用：对产后出血、子宫破裂及羊水栓塞患者有针对性地提出个性化护理诊断 / 问题。

分娩是一个正常的生理过程。但在该过程中，若出现某些异常的影响因素，则可能发生一些严重威胁母婴安全的分娩期并发症，如产后出血、子宫破裂及羊水栓塞等，对母体和胎儿造成不同程度的影响。

第一节　产后出血

产后出血（postpartum hemorrhage，PPH）是指胎儿娩出后24小时内，经阴道分娩者出血量≥500mL、剖宫产者出血量≥1 000mL，是分娩期的严重并发症，是我国孕产妇死亡的首要原因。

一、病因及发病机制

产后出血的原因主要有子宫收缩乏力、胎盘因素、软产道损伤及凝血功能障碍。这些原因可共存、相互影响或互为因果。值得注意的是，如妊娠期高血压疾病、妊娠合并贫血、脱水或身材矮小的产妇等，即使出血量未达到产后出血的诊断标准，也会出现严重的病理生理改变。

（一）子宫收缩乏力

子宫收缩乏力是引起产后出血最常见的原因。正常情况下，胎儿娩出后，子宫肌纤维收缩和缩复使胎盘剥离面迅速缩小，血窦关闭，出血得到控制。因此，任何影响子宫肌纤维收缩和缩复功能的因素，均可引起子宫收缩乏力性出血，常见因素如下。

1. 全身因素

产妇精神过度紧张，对阴道分娩缺乏信心甚至恐惧；产妇本身体质虚弱或合并慢性全身性疾病。

2. 子宫因素

①子宫肌纤维过度伸展，如羊水过多、巨大儿、多胎妊娠等。②子宫肌壁损伤，如子宫瘢痕、子宫肌瘤剔除等子宫手术史后，多次妊娠分娩或流产。③子宫病变，如子宫畸形、子宫肌瘤、子宫肌纤维变性等。

3. 产科因素

产程过长或难产致使产妇体力消耗过多，妊娠期高血压疾病、胎盘早剥、前置胎盘、宫腔感染等。

4. 药物因素

临产后过多使用麻醉剂、镇静剂或子宫收缩抑制剂。

（二）胎盘因素

1. 胎盘滞留

胎盘多在胎儿娩出后15分钟内娩出，若超过30分钟胎盘仍不排出，则可能导致出血。常见原因有：①胎盘嵌顿，子宫收缩药物或宫腔操作不当，使已剥离的胎盘嵌顿于宫腔内；②膀胱充盈，使已剥离的胎盘滞留于宫腔内；③胎盘剥离不全，第三产程胎盘未完全剥离时，过度牵拉脐带或按摩子宫，致使胎盘部分剥离血窦开放而出血。

2. 植入性胎盘

胎盘绒毛在其附着部位与子宫肌层紧密连接。根据胎盘绒毛侵入子宫肌层深度分为胎盘粘连、胎盘植入、穿透性胎盘植入；根据胎盘粘连或植入的面积分为部分性和完全性。

3. 胎盘部分残留

部分胎盘小叶、副胎盘或部分胎膜残留于宫腔，影响子宫收缩而出血。

（三）软产道损伤

分娩过程中可能出现软产道损伤导致产后出血。常见原因有：①急产、巨大儿分娩、胎先露异常等；②外阴水肿、软产道组织弹性差；③阴道手术助产（如胎头吸引术、产钳术等）操作不规范；④分娩切口缝合时止血不彻底，宫颈及阴道穹隆等裂伤未能及时发现。

（四）凝血功能障碍

任何原发或继发的凝血功能异常，均可导致产后出血。常见原因有：①妊娠合并凝血功能障碍性疾病，如原发性血小板减少症、再生障碍性贫血、肝脏疾病等；②妊娠期或分娩期产科并发症。

二、临床表现

产后出血的主要临床表现为胎儿娩出后阴道流血，严重者可出现失血性休克、严重贫血等症状。

（一）阴道流血

胎儿娩出后发生持续性阴道流血，不同原因所致产后出血临床症状不同。

1. 宫缩乏力

常表现为胎盘娩出后阴道流血过多，色暗红，子宫质软、轮廓不清，出血量多。

2. 胎盘因素

胎儿娩出后数分钟出现阴道流血，色暗红。

3. 软产道裂伤

胎儿娩出后即刻出现阴道流血，色鲜红。

4. 凝血功能障碍

胎儿娩出后阴道持续流血，且血液不凝固。

失血表现明显但阴道流血不多，外出血量与症状不符合时，应考虑隐匿性出血（如阔韧带血肿、阴道血肿等）或羊水栓塞。

（二）血容量不足的表现

产妇出现头晕、烦躁、面色苍白、口渴、皮肤湿冷等症状，测量生命体征发现心率增快、血压下降、脉压下降、脉搏细数，甚至少尿等休克表现。

三、处理原则

针对出血原因，迅速止血；补充血容量，纠正失血性休克；防治感染。

四、护理评估

（一）健康史

除一般健康史外，注意收集与产后出血病因相关的健康史。

（二）身心状况

正确评估出血量是关键，注意观察产后出血相关的症状、体征。大量临床资料显示，出血量估测往往低于实际出血量。出血早期，由于机体自身的代偿功能，失血的症状、体征可不明显，出现失代偿状况，则很快进入休克，并表现出相应的症状和体征。发生产后出血时，产妇和家属常表现出惊慌、焦虑及恐惧等心理，要密切关注产妇及其家属的心理变化，及时进行沟通、疏导。

常用的评估出血量的方法有以下几种。

1. 称重法

失血量（mL）=[胎儿娩出后接血敷料湿重（g）–接血前敷料干重（g）]/1.05（血液比重 g/mL）。

2. 容积法

用产后接血器收集阴道出血，放入量杯测量。

3. 面积法

根据接血纱布血湿面积，按照 10cm × 10cm（4 层纱布）为 10mL 粗略估计。

4. 休克指数法（shock index，SI）

休克指数 = 脉率 / 收缩压（mmHg）。SI=0.5 为正常；SI=1.0 为轻度休克；若 SI 为 2.0 以上，则为重度休克。休克指数与估计出血量，见表 11–1。

表 11–1　休克指数与估计出血量

休克指数	估计出血量（mL）	占总血容量的百分比（%）
＜ 0.9	＜ 500	＜ 20
1.0	1 000	20
1.5	1 500	30
2.0	≥ 2 500	≥ 50

5. 血红蛋白测定

血红蛋白每下降 10g/L，失血量 400 ～ 500mL。但在产后出血早期，由于血液浓缩，血红蛋白常无法准确反映实际出血量。

五、常见护理诊断 / 问题

（一）潜在并发症

出血性休克。

（二）恐惧

与大量失血担心自身安危有关。

（三）有感染的危险

与失血后抵抗力降低及手术操作有关。

六、护理目标

（1）产妇的血容量尽快得到恢复，血压、脉搏、尿量正常。

（2）产妇及其家属情绪稳定，积极配合治疗及护理。

（3）产妇未出现感染症状。

七、护理措施

（一）积极预防产后出血

（1）加强孕期保健，产前积极治疗妊娠并发症和合并症，对高危产妇建议提前入院或转诊至有条件的医院。

（2）提供积极的心理支持，鼓励产妇及其家属参加孕妇学校，使其了解分娩相关知识，树立其分娩信心。

（3）严密观察及正确处理产程。

1）合理使用子宫收缩药物，防止产程延长。

2）提倡导乐及家庭化陪伴分娩，给予产妇支持和陪伴，消除其紧张情绪。

3）对于高危产妇，尽早建立两条静脉通道。

4）分娩过程中指导产妇正确使用腹压，与医生配合，使分娩过程顺利进行。

5）预防性使用宫缩剂：胎肩娩出后立即肌内注射或静脉滴注缩宫素，以加强子宫收缩，减少出血。

6）胎盘未剥离前，延迟钳夹脐带和控制性牵拉脐带、按摩子宫，见胎盘剥离征象后，及时协助胎盘娩出，仔细检查胎盘、胎膜是否完整，检查软产道有无裂伤及血肿。

7）准确收集和测量出血量。

8）预防性子宫按摩。

（二）针对原因迅速止血

1. 子宫收缩乏力

加强宫缩是最迅速、有效的止血方法。导尿排空膀胱后可采用以下方法。

（1）按摩子宫。①经腹壁按摩宫底：术者一手拇指置于产妇子宫前壁，其余四指置于子宫后壁，均匀而有节律地按摩子宫并压迫宫底，促进宫缩，使宫腔内积血排出。剖宫产时可直接用此法进行子宫按摩。②腹部—阴道双手压迫子宫：术者一手戴无菌手套伸入阴道内，握拳置于阴道前穹隆顶住子宫前壁，另一手在腹部按压子宫后壁使宫体前屈，双手相对紧压子宫，均匀而有节律地按摩子宫。

（2）应用缩宫剂：根据实际情况，可通过肌内注射、静脉滴注、阴道给药、舌下含服等方式应用缩宫剂，促进子宫收缩，达到止血目的。常用缩宫剂比较，见表 11-2。

（3）宫腔填塞：可以采用纱条填塞（图 11-1）或球囊填塞方式进行止血。填塞后密切观察生命体征、阴道流血情况、宫底高度及子宫性质，警惕因填塞不紧或仅填塞子宫下段，造成宫腔内继续出血而阴道未出血的假象。宫腔纱条填塞可采用手填塞（图 11-2）或器械填塞（图 11-3），填塞后于 24 ～ 48 小时后缓慢取出纱条，切忌动作粗暴；宫腔球囊填塞（以 Bakri 宫腔填塞球囊导管为例）止血时，应使球囊位于子宫下段处，最大注水量不应超过 500mL，必要时可在阴道内填塞无菌纱布。

（4）子宫压缩缝合术：适用于剖宫产术中子宫收缩乏力、胎盘因素等引起的出血，常用 B-Lynch 缝合法。

（5）结扎盆腔血管：经以上处理无效时，可行子宫动脉上、下支结扎，必要时可结扎髂内动脉。

表 11-2 常用缩宫剂比较

项目	缩宫素	卡贝缩宫素	卡前列素氨丁三醇	米索前列醇
用法	肌内注射、静脉注射	单次肌内注射、静脉注射	深部肌内注射	口服、直肠给药
用量	10 ~ 40U	100mg	250μg	200 ~ 600μg
24 小时总量	60U	单次 100mg	2mg	600μg
起效速度	静脉滴注立即起效；肌内注射 30min 起效	静脉滴注 1 ~ 2 分钟，肌内注射 2 ~ 3 分钟	3 分钟起效，30 分钟达峰值	10 分钟起效
应用特点	作用温和；一线饱和用药	单次给药预防用药；初步止血后预防后续出血	强而有力，大出血时起治疗作用	缩宫素缺乏时替代应用，预防用药提前给药
作用部位	仅对子宫体有作用，对子宫下段作用差	同缩宫素	子宫体和子宫下段	软化宫颈，增强宫体张力和宫内压
不良反应	过敏、抗利尿、恶心、呕吐	同缩宫素	禁用于哮喘患者	胃肠道反应

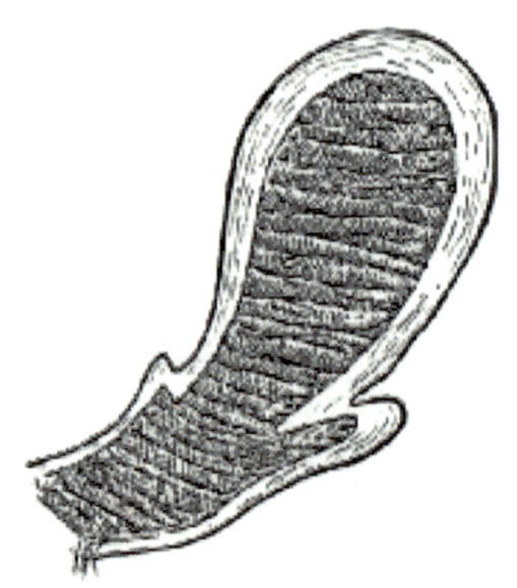

图 11-1 纱条填塞

球囊填塞图片

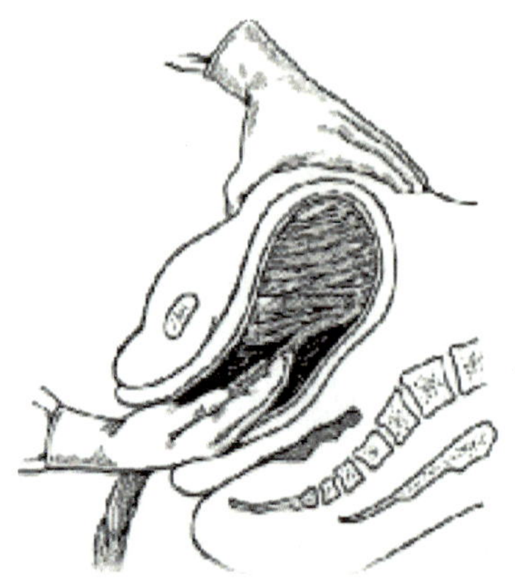

图 11-2 用手填塞

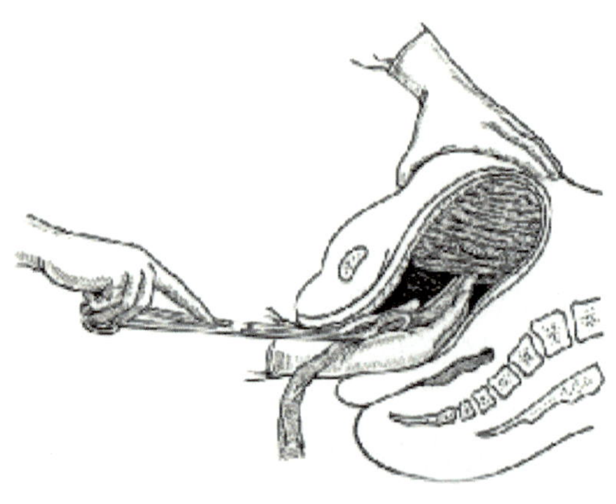

图 11-3 器械填塞

（6）髂内动脉或子宫动脉栓塞（transcatheter arterial embolization，TAE）：适用于产妇生命体征稳定时。

（7）切除子宫：经积极抢救无效、危及产妇生命时，配合医生行子宫次全切除术或子宫切除术相关术前准备，以抢救产妇生命。

2. 胎盘因素

（1）胎盘滞留伴出血：对胎盘未娩出伴活动性出血者可立即行人工剥离胎盘术，并加用强效宫缩剂。对于阴道分娩者术前可用镇静剂，手法要正确、轻柔，勿强行撕拉，以防胎盘残留、子宫损伤或子宫体内翻的发生。

（2）胎盘残留：对胎盘、胎膜残留者应用手或器械清理，动作要轻柔，避免子宫穿孔。

（3）植入性胎盘：植入性胎盘伴活动性出血，若为剖宫产可先采用保守治疗方法，如盆腔血管结扎、子宫局部楔形切除、介入治疗等；若为阴道分娩应在输液和（或）输血的前提下，进行介入治疗或其他保守性手术治疗。如果保守治疗方法不能有效止血，则考虑及时行子宫切除术。

（4）凶险性前置胎盘：即附着于子宫下段剖宫产瘢痕处的前置胎盘，常合并有胎盘植入，出血量大。此处将其单独列出以引起重视。如果保守治疗措施如局部缝扎或楔形切除、血管结扎、压迫缝合、子宫动脉栓塞等无法有效止血，应早期作出切除子宫的决策，以免发展为失血性休克和多器官功能衰竭而危及产妇生命。对于有条件的医院，也可采用预防性髂内动脉球囊阻断术，以减少术中出血。①保守治疗：适用于孕产妇一般情况良好，无活动性出血；胎盘植入面积小、子宫壁厚、子宫收缩好、出血量少者。可采取宫腔纱条填塞，髂内动脉栓塞术、药物治疗等。保守治疗过程中应用彩色多普勒超声密切监测胎盘周围血流变化、观察阴道出血情况以及是否有感染，若出血增多或感染，应用抗生素同时行清宫或子宫切除术。②切除子宫：如有活动性出血、病情加重或恶化、穿透性胎盘植入，应行子宫切除术，完全性胎盘植入时可无活动性出血或出血较少，此时切忌强行剥离胎盘而造成大量出血，行子宫切除术最为安全。

3. 软产道损伤

按解剖层次逐层缝合损伤彻底止血。若宫颈裂伤＜1cm且无活动性出血不需缝合；若裂伤＞1cm且有活动性出血，配合医生进行宫颈缝合。软产道血肿应切开血肿、清除积血，彻底止血、缝合，必要时可置橡皮条引流。

产后出血的护理急救与配合微课

4. 凝血功能障碍

尽快补充凝血因子，纠正休克。常用血制品有血小板、冷沉淀、新鲜冰冻血浆等。

（三）失血性休克处理

（1）密切观察生命体征，早期发现，去枕平卧，保暖、吸氧，做好记录。

（2）建立有效静脉通道，及时快速补液、输血，纠正血容量不足相关症状。

产后出血抢救流程图

（3）必要时遵医嘱应用升压药物及肾上腺皮质激素，改善心、肾功能。

（4）抢救过程中，注意无菌操作，遵医嘱用抗生素预防感染。

第二节　子宫破裂

子宫破裂（rupture of uterus）指妊娠晚期或分娩期子宫体部或子宫下段发生破裂。子宫破裂是直接威胁产妇及新生儿生命的产科严重并发症，多发生于经产妇，尤其是瘢痕子宫的孕妇。

一、病因

（一）子宫手术史（瘢痕子宫）

瘢痕子宫是近年来导致子宫破裂的常见原因。有子宫手术史（如剖宫产史、子宫肌瘤剔除术史、子宫穿孔史等）的产妇，可形成子宫瘢痕，在妊娠晚期或分娩期由于宫腔内压力升高可致瘢痕破裂。前次手术瘢痕愈合不良者，更易发生子宫破裂。子宫体部瘢痕常在妊娠晚期自发破裂，多为完全性破裂；子宫下段瘢痕破裂多发生于临产后，多为不完全性破裂。

（二）胎先露下降受阻

头盆不称、胎位异常、骨盆狭窄、巨大儿、胎儿畸形、软产道梗阻等均可导致胎先露下降受阻，此时子宫为克服阻力而强烈收缩，使子宫下段过度伸展变薄而发生子宫破裂。

（三）子宫收缩药物使用不当

胎儿娩出前子宫收缩药物使用指征、方法、剂量不当，或子宫对该类药物过于敏感，均可导致子宫收缩过强，加之胎先露下降受阻或瘢痕子宫等原因，最终造成子宫破裂。

（四）产科手术创伤

宫口未开全时行胎头吸引、产钳助产、胎臀牵引或臀助产术，可发生宫颈撕裂，严重时可发生子宫下段破裂；穿颅术、毁胎术可因器械、胎儿骨片损伤子宫导致破裂；肩先露内倒转术操作不慎、强行剥离植入性或严重粘连胎盘时，也可引起子宫破裂。

二、临床表现

子宫破裂多发生在分娩期，也可发生于妊娠晚期，按其破裂程度，可分为完全性破裂和不完全性破裂，多由先兆子宫破裂进展为子宫破裂。典型的临床表现为胎心异常、病理性缩复环（pathologic retraction ring）、子宫压痛及血尿等。

（一）先兆子宫破裂

常见于产程长、有梗阻性难产因素的产妇。

1. 子宫病理性缩复环

因胎先露部位下降受阻，子宫产生强烈的收缩，子宫下段肌肉拉长变薄而子宫体部肌肉变短增厚，两者之间形成明显的环状凹陷，称为病理性缩复环（图 11-4），随着产程进展，可见该环逐渐上升至脐部或脐部以上，压痛明显。

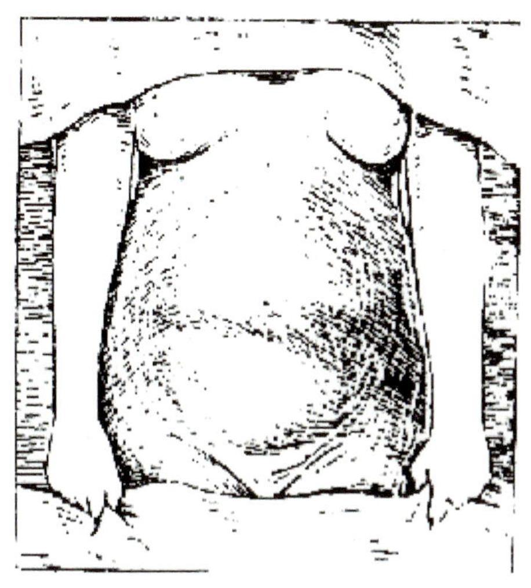

图 11-4　病理性缩复环

2. 下腹部剧痛

子宫呈强直性或痉挛性收缩，产妇烦躁不安、心率加快、呼吸急促，下腹部剧痛难忍。

3. 血尿

强烈的宫缩使膀胱受压充血，出现排尿困难及血尿。

4. 胎心率改变

因宫缩过强、过频，胎儿供血受阻，胎心率改变或听不清。

（二）子宫破裂

1. 不完全性子宫破裂

子宫浆膜层完整，肌层部分或全层断裂，宫腔与腹腔不相通，胎儿及其附属物仍位于子宫腔内，称为不完全性子宫破裂。多见于子宫下段剖宫产切口瘢痕破裂，仅在不全破裂口处有压痛，缺乏先兆子宫破裂症状，体征也不明显。若破口累及两侧子宫血管，可导致急性大出血；若破口位于子宫侧壁阔韧带两叶之间，可形成阔韧带内血肿，查体可扪及包块，有压痛。

2. 完全性子宫破裂

子宫肌壁全层破裂，宫腔与腹腔相通，称为完全性子宫破裂。常发生于先兆子宫破裂症状之后，产妇突感下腹部撕裂样剧烈疼痛，宫缩骤然停止。后因羊水、血液进入腹腔，腹痛可稍缓解，继而出现持续性全腹疼痛、压痛、反跳痛等腹膜刺激征，并伴有面色苍白、脉搏细数、血压下降、呼吸急促等低血容量性休克症状。腹壁可清楚扪及胎体，子宫缩小位于侧方，胎心、胎动消失。阴道检查可见鲜血流出，胎先露升高甚至消失，部分产妇可扪及宫颈及子宫下段裂口。

三、处理原则

（一）先兆子宫破裂

诊断明确后立即停用缩宫素，遵医嘱应用宫缩抑制剂或镇静剂，并配合医生行剖宫产术前准备。

（二）子宫破裂

积极补液、输血、吸氧，进行休克抢救。无论胎儿是否存活，应配合医生尽快行剖宫产术终止妊娠，必要时行子宫切除术，手术前后遵医嘱用大剂量广谱抗生素控制感染。

四、护理评估

（一）健康史

除一般健康史外，注意收集子宫破裂相关既往史与现病史，如是否有子宫手术史，是否有阻碍胎先露下降的相关因素，是否有子宫收缩药物使用不当或阴道助产手术操作史等。

（二）身心状况

评估产妇的症状、体征，如胎心、胎动情况，宫缩强度、频率，腹痛部位、性质，是否有排尿困难、血尿等情况。发生子宫破裂时，产妇及其家属可能会出现恐惧、焦虑等情绪，要注意评估，及时予以疏导。

（三）辅助检查

子宫破裂以临床诊断为主，胎心监测、B 超检查有助于子宫破裂的诊断。

五、常见护理诊断 / 问题

（一）急性疼痛

与强直性子宫收缩、病理性缩复环或羊水、血液刺激腹膜有关。

（二） 潜在并发症

失血性休克。

（三）有感染的危险

与反复阴道检查、大量出血、宫腔内损伤有关。

（四）恐惧

与担心自身及胎儿的安危有关。

六、护理目标

（1）强直性子宫收缩得到抑制，产妇疼痛有所缓解。

（2）产妇血容量得到补充，酸中毒症状得到纠正。

（3）产妇无感染症状，相关血液检查正常。

（4）产妇及其家属的紧张、恐惧情绪得到缓解。

七、护理措施

（一）预防子宫破裂

（1）鼓励孕妇参加孕妇学校课程，加强产前检查。

（2）有高危因素的孕妇，建议提前住院待产。

（3）严密观察产程进展，警惕子宫破裂征象，及时处理。

（4）严格掌握促宫缩药物使用指征及操作常规，避免操作不当引起子宫破裂。

（二）先兆子宫破裂患者的护理

（1）密切观察产程进展，及时发现高危因素，注意胎心变化。

（2）若宫缩过强、过频，立即停用缩宫素，报告医生，同时密切监测患者生命体征，遵医嘱给予抑制宫缩药物、吸氧，并做好剖宫产术前准备。

（3）关注心理护理，安抚患者及其家属的紧张情绪。

（三）子宫破裂患者的护理

（1）遵医嘱迅速予以补液、输血、吸氧等处理，短时间内纠正血容量不足、代谢性酸中毒相关症状。

（2）术中、术后遵医嘱应用大剂量抗生素以防止感染。

（3）严密观察并记录生命体征、出入量。

（四）心理护理

（1）及时安抚患者及其家属，使其不良情绪尽快得到缓解。

（2）向患者及其家属讲解子宫破裂的治疗计划，以及对再次妊娠的影响。

（3）对于胎儿已死亡的患者，认真倾听患者诉说内心感受，帮助其尽快调整情绪、接受现实。

第三节　羊水栓塞

羊水栓塞（amniotic fluid embolism，AFE）是由于母胎生理屏障破坏导致羊水暴露而进入母体血液循环，引起的急性肺栓塞、过敏性休克、弥散性血管内凝血以及多器官功能衰竭等一系列严重症状的综合征。其起病急骤、病情凶险、难以预测，严重者可致母儿残疾甚至死亡，是一种罕见但极其凶险的分娩期并发症。

一、病因及发病机制

羊水栓塞具体病因及发病机制尚不明确。目前认为，羊膜腔压力过高、血窦开放及胎膜破裂可能与羊水栓塞有关，高龄初产妇、经产妇、子宫收缩过强、羊水过多、宫颈裂伤、子宫破裂等可能是其诱发因素。

以上各种因素造成母胎生理屏障破坏，羊水成分进入母体循环，发生全身炎症反应综合征样反应，引起肺动脉高压、肺水肿、严重低氧血症、弥散性血管内凝血（DIC）及多器官功能衰竭等。

（一）肺动脉高压

羊水进入母体血液循环，其中的有形物质形成小栓子，经肺动脉进入母体肺循环，阻塞小血管并刺激肺组织产生和释放血管活性物质，造成肺小血管反射性痉挛，肺动脉高压，右心负荷加重，导致急性右心扩张及充血性右心衰竭，引起周围血液循环衰竭，血压下降并出现相应的休克症状，甚至死亡。

（二）过敏性休克

羊水成分进入母体循环后，胎儿的异体抗原激活母体的炎症介质，发生Ⅰ型变态反应，引起类似于全身炎症反应综合征的表现，导致过敏性休克，之后出现心肺功能衰竭。

（三）弥散性血管内凝血

妊娠期因多种凝血因子及纤维蛋白原增加，母体血液呈高凝状态。羊水中含大量促凝物质，进入母体血液循环后，易在血管内产生大量的微血栓，消耗大量凝血因子及纤维蛋白原，同时羊水中的炎性介质和内源性儿茶酚胺释放，触发凝血级联反应，从而导致弥散性血管内凝血。

（四）急性肾衰竭

由于休克和DIC的发生，母体多脏器受累，常见为急性肾缺血，进一步发展为肾功能障碍和肾衰竭。

二、临床表现

羊水栓塞起病急骤、病情凶险、临床表现复杂。

（一）典型羊水栓塞

典型羊水栓塞的临床表现为产时、产后出现突发低氧血症、低血压（血压下降程度与失血量不符）和凝血功能障碍，也称羊水栓塞三联征。

1. 前驱症状

部分患者可出现非特异性的前驱症状，如呼吸急促、胸痛、憋气、呛咳、头晕乏力、恶心呕吐、麻木、焦虑、烦躁及濒死感，胎心监护示胎心减速、胎心基线变异消失等。

2. 心肺功能衰竭和休克

孕产妇出现突发呼吸困难和（或）发绀、心动过速、血氧饱和度下降、低血压、抽搐、意识丧失或昏迷；听诊肺底部较早出现湿啰音、气管插管者呼气末二氧化碳分压测不出；心电图可表现为ST段改变及右心受损等。病情严重者可能出现室颤、无脉性室性心动过速及心脏骤停，于数分钟内猝死。

3. 凝血功能障碍

DIC发生率高，可为AFE的首发表现。表现为胎儿娩出后发生无原因的、即刻大量产后出血（不凝血），以及全身出血倾向，如全身皮肤黏膜出血、手术切口及静脉穿刺点出血、血尿、消化道大出血等。

4. 其他脏器受损

AFE产妇全身脏器均可受损，除心、肺及凝血功能外，肾脏和中枢神经系统是最常见的受损器官和系统。由于机体循环功能衰竭及DIC前期血栓形成引起肾内小血管堵塞，肾脏缺血、缺氧，患者出现急性肾衰竭表现。因被累及的器官和系统差异，羊水栓塞的临床表现常具有复杂性和多样性特征。

（二）不典型羊水栓塞

部分羊水栓塞患者临床表现不典型，症状隐匿。如胎膜破裂时短暂呛咳，分娩（或剖宫产）过程中轻微寒战等前驱症状。当以上症状、体征无法用其他疾病解释时，应考虑羊水栓塞。

三、处理原则

一旦怀疑羊水栓塞，须按照羊水栓塞急救流程立即实施抢救。基本处理原则为维持生命体征和保护器官功能，及时、有效的多学科合作对于 AFE 产妇抢救成功及预后改善至关重要。

四、护理评估

（一）健康史

评估发生羊水栓塞的各种诱因，如有无宫缩过强或强直性子宫收缩、胎膜是否破裂、有无前置胎盘或胎盘早剥、有无羊膜腔穿刺术等病史。

（二）身心状况

结合羊水栓塞的诱因、临床症状和体征进行评估。密切观察患者是否有破膜后、第一产程末、第二产程宫缩较强时或胎儿娩出后短时间内突然出现烦躁、呛咳、气促、呼吸困难、发绀（或苍白）、四肢厥冷、心率加快等症状，并迅速进入休克及昏迷状态；评估患者是否有皮肤黏膜出血点及瘀斑、切口及静脉穿刺点渗血、消化道出血、阴道大量流血且不凝等难以控制的全身出血倾向，是否出现少尿、无尿等肾衰竭表现。少数患者可无任何先兆症状，突然出现窒息样惊叫或打一哈欠后即进入昏迷状态，呼吸、心搏骤停。

（三）辅助检查

1. 实验室检查

下腔静脉血镜检可见羊水有形物质，弥散性血管内凝血各项血液检查指标为阳性。

2. 床旁胸部 X 线摄片

大部分患者可见双侧肺部弥漫性点状、片状浸润影，伴轻度肺不张及心脏扩大。

3. 床旁心电图或心脏彩色多普勒超声检查

提示 ST 段下降，右心房及右心室扩大，左心室缩小。

4. 尸检

可见肺水肿、肺泡出血，主要脏器及组织或心内血液镜检有羊水有形物质。

五、常见护理诊断 / 问题

（一）气体交换受损

与肺动脉高压导致肺血管阻力增加及肺水肿有关。

（二）外周组织灌注无效

与弥散性血管内凝血及大量失血有关。

（三）有窒息的危险

与母体呼吸循环功能衰竭有关。

（四）恐惧

与病情危重、濒死感有关。

（五）潜在并发症

休克、肾衰竭、弥散性血管内凝血等。

六、护理目标

（1）产妇临床症状有所改善。

（2）产妇能够维持体液平衡，维持基本的生理功能。

（3）胎儿或新生儿安全，未造成严重临床不良结局。

（4）产妇病情平稳，紧张和恐惧情绪缓解。

七、护理措施

（一）羊水栓塞的预防

（1）密切观察产程进展，严格掌握各种子宫收缩药物的使用指征、方法及不良反应，防止宫缩过强。

（2）宫缩时不行人工破膜，人工破膜的同时不行剥膜，以减少子宫颈管部位小血管的破裂。

（3）剖宫产术中破膜前保护好子宫切口，破膜后立即使用负压吸引器吸引，避免羊水进入手术切口处开放性血管。

（4）及早发现胎盘早剥、前置胎盘等并发症并及时处理，对于胎盘早剥、死胎的产妇，密切观察其出血及凝血情况。

（5）中期妊娠引产者，羊膜穿刺次数不可超过3次；行钳刮术时，应先破膜，待羊水流尽后再行钳夹胎块。

（二）羊水栓塞的处理与配合

羊水栓塞的
处理流程

羊水栓塞的
护理体会

1. 改善低氧血症

（1）吸氧：立即予面罩吸氧，必要时行气管插管、气管切开或人工辅助通气，以保持呼吸道通畅及氧气的有效供给，改善肺泡毛细血管缺氧状况，减轻肺水肿，同时也可改善心、脑、肾等重要脏器的缺氧状态。

（2）解痉：遵医嘱合理使用阿托品、罂粟碱、氨茶碱等药物，以舒张肺血管平滑肌、缓解肺动脉高压、改善肺血流灌注。

2. 抗过敏

用大剂量糖皮质激素治疗AFE尚存在争议。基于临床实践的经验，早期使用大剂量肾上腺皮质激素可能对AFE治疗有效，可遵医嘱选用氢化可的松或地塞米松静脉注射或滴注，以缓解机体炎症反应。

3. 抗休克

根据患者血流动力学状态，保证其心排血量及血压稳定。遵医嘱使用低分子右旋糖酐扩容，多巴胺或间羟胺升压，毛花苷丙纠正心力衰竭，5%碳酸氢钠纠正酸中毒等。治疗过程中严格记录患者出入液量，避免过度输液加重其左心衰竭及肺水肿。

4. 纠正凝血功能障碍

积极处理，快速输注大量纤维蛋白原、新鲜冰冻血浆、冷沉淀、血小板等以补充红细胞和凝血因子，同时遵医嘱适量应用氨甲环酸等抗纤溶药物。有条件者可在床旁血栓弹力图指导下进行血液成分的输注。

5. 预防感染

严格无菌操作，按医嘱预防性使用广谱抗生素。

6. 全面监测

抢救过程应进行全面、全程严密监护，包括血压、呼吸、心率、血氧饱和度、凝血功能、电解质、肝功能、肾功能、心电图、中心静脉压、心排血量、动脉血气分析和凝血功能检查等。

7. 产科处理

（1）原则上优先改善产妇呼吸和循环衰竭状况、纠正其凝血功能障碍，之后再处理分娩。

（2）若胎儿娩出前发生 AFE，应配合医生在抢救孕妇同时及时终止妊娠，考虑阴道助产或紧急剖宫产术，必要时行子宫切除术。

（3）中期妊娠钳刮术或于羊膜腔穿刺时发病患者，应立即终止手术，并积极实施抢救。

（4）若使用促宫缩药物时发生羊水栓塞，应立即停止使用，同时严密监测患者的生命体征变化及出入液量。

8. 器官功能支持

AFE 急救成功后往往并发急性肾衰竭、急性呼吸窘迫综合征等多器官功能衰竭及重症脓毒症等。实施心肺复苏后应给予适当的呼吸、循环功能支持治疗，主要包括神经系统保护、亚低温治疗、稳定血流动力学、肝功能支持、血糖水平调控、胃肠功能维护、微循环监测及免疫调节与抗氧化治疗等。

9. 心理护理

对于意识清醒的患者，及时给予安慰和鼓励，使其配合治疗和护理。抢救同时应关注家属紧张、恐惧情绪，及时沟通，确保家属了解患者病情进展及严重程度，取得其配合。待患者病情稳定后针对其具体情况提供健康教育与出院指导。

本章小结

产后出血是指胎儿娩出后 24 小时内，阴道分娩者出血量≥500mL、剖宫产者出血量≥1 000mL，是分娩期的严重并发症，也是我国孕产妇死亡的首要原因。产后出血的原因主要有子宫收缩乏力、胎盘因素、软产道损伤及凝血功能障碍。短期内大量出血可导致失血性休克。

子宫破裂是指妊娠晚期或分娩期子宫体部或子宫下段发生破裂。子宫破裂是直接威胁产妇及新生儿生命的产科严重并发症。子宫破裂多发生于经产妇，尤其是瘢痕子宫的孕妇。瘢痕子宫是近年来导致子宫破裂的常见原因。此外，胎先露下降受阻、子宫收缩药物使用不当、产科手术创伤也可导致子宫破裂。

羊水栓塞是由于羊水进入母体血液循环，而引起的肺动脉高压、低氧血症、循环衰竭、弥散性血管内凝血以及多器官功能衰竭等一系列病理生理变化的过程。以起病急骤、病情凶险、难以预测、病死率高为临床特点，是极其严重的分娩期并发症。发病率为（1.9 ~ 7.7）/10 万，死亡率为 19% ~ 86%。因其具体病因不明，难以预测，需注意早期识别并立即启动抢救流程。

（朱社宁　陈丽华　杨晓红　傅玛丽　翟巾帼）

练习题

第十二章

产褥期疾病的护理

产褥期疾病的护理 PPT

学习目标

识记：产褥感染的定义及护理要点。

理解：产褥感染、泌尿系统感染、产后抑郁症的病因、临床表现和预防；产后抑郁症的诊断要点。

运用：应用所学知识对产褥期疾病妇女进行预防与护理。

产褥期母体各系统都会发生变化，以生殖系统和乳房变化最为明显，由于个体因素或其他原因，可导致感染、精神异常等，影响母体恢复，护士在掌握产褥期疾病护理的基础上，应用护理程序为产褥期疾病的妇女提供护理，可以促进产褥期妇女的康复。

第一节　产褥感染

预习案例

陈女士，32 岁，足月妊娠，破膜 17 小时临产，因持续性枕后位，产钳助产分娩一活婴。产后第 3 日起出现畏寒、高热、腹胀、腹痛。

体格检查：体温 39℃，脉搏 110 次 / 分，呼吸频率 40 次 / 分，血压 110/70mmHg。宫底平脐，宫体压痛，会阴切口红肿，恶露有臭味。血常规检查：白细胞计数 17.6×10^9/L，中性粒细胞百分比为 0.75。妇科 B 超检查显示：子宫增大，宫腔内未见残留组织，双侧附件区未见包块。

思考：

1. 该患者目前主要的医疗诊断是什么？

2. 为该患者确定两个主要的护理问题，并针对所列的护理问题制订护理措施。

产褥感染（puerperal infection）是指分娩期及产褥期生殖道受病原体的侵袭，引起产妇局部或全身的感染，其发病率约为 6%。产褥感染与产后出血、妊娠合并心脏病、妊娠合并严重高血压疾病是目前导致孕产妇死亡的四大原因。产褥病率（puerperal morbidity）是指分娩 24 小时以后至 10 天内，每日测量体温 4 次，间隔时间为 4 小时，有 2 次体温≥ 38℃。产褥病率的主要原因是产褥感染，此外还包括生殖道以外的感染，如急性乳腺炎、上呼吸道感染、泌尿系统感染、血栓性静脉炎等。

一、病因及发病机制

（一）感染诱因

正常女性阴道对外界致病因子侵入有一定的防御能力。其对入侵病原体的反应与病原体的种类、数量、毒力和机体的免疫力有关。妇女的阴道有自净作用，羊水中含有抗菌物质。妊娠和正常分娩通常不会给产妇增加感染的机会，只有当机体免疫力、细菌毒力、细菌数量三者之间的平衡失调时，才会增加感染的机会，导致感染发生。产妇体质虚弱、营养不良、妊娠期贫血、妊娠期卫生不良、胎膜早破、羊膜腔感染、慢性疾病、产科手术、产程延长、产前产后出血过多、多次宫腔检查等，均可成为产褥感染的诱因。

（二）感染病原体

产褥感染可为单一的病原体感染，也可为多种病原体混合感染，其中以混合感染多见。正常女性阴道内寄生大量微生物，包括需氧菌、厌氧菌、真菌、衣原体及支原体等，有些非致病微生物在一定条件下可以致病，称为条件致病菌。

1. 需氧菌

（1）链球菌：是外源性产褥感染的主要致病菌。B 族溶血性链球菌致病力强，可产生溶血素和多种酶，能引起严重感染。20.0% ～ 26.5% 的孕妇阴道内可发现 B 族链球菌，飞沫、尘埃、医务人员及孕产妇鼻咽部或皮肤感染灶均可成为病原体的来源。其发病特点为寒战，心率快，体温＞ 38℃，子宫旁或附件区触痛，腹胀，甚至败血症的发生。

（2）杆菌：以大肠埃希菌、克雷伯菌属多见，多寄生在阴道、会阴、尿道口周围，产生内毒素。分娩后阴道菌丛中的大肠埃希菌迅速增加，是菌血症和感染性休克最常见的病原菌。

（3）葡萄球菌：主要致病菌是金黄色葡萄球菌、表皮葡萄球菌。前者多为外源性感染，容易引起严重感染，因能产生青霉素酶，易对青霉素有耐药性。后者存在于阴道菌群中，所致的感染较轻。

2. 厌氧菌

（1）革兰阳性球菌：存在于正常女性阴道中。当产道损伤、胎盘残留、局部组织坏死缺氧时，细菌迅速繁殖；若与大肠埃希菌混合感染，会释放出异常恶臭气味。

（2）杆菌属：常见有脆弱类杆菌。多与需氧菌和厌氧性球菌混合感染，形成局部脓肿，产生大量脓液，有恶臭味。感染还可引起化脓性血栓性静脉炎，形成感染血栓，脱落后随血液循环到达全身各器官形成脓肿。

（3）芽孢梭菌：以产气荚膜杆菌毒性最强，可引起严重感染。它释出的糖溶解酶分解肌糖原，释放气体形成气性坏疽，还能释放毒素引起溶血、黄疸、血红蛋白尿和急性肾衰竭。

3. 支原体、衣原体

解脲支原体、人型支原体均可寄生在女性生殖道内，引起生殖道感染，但多无明显症状，临床表现轻微。

（三）感染途径

1. 内源性感染

寄生于正常孕妇生殖道内或身体其他部位的病原体当出现感染诱因时，均可引起产褥感染。

2. 外源性感染

外界病原体进入生殖道所致的感染，可通过被污染的衣物、用具、各种手术器械、医务人员无菌操作不严、产妇临产前性生活等途径侵入机体。

二、临床表现及分类

发热、疼痛、异常恶露是产褥感染的三大主要症状。若产后 2 ～ 3 日产妇低热后突然出现高热，应考虑感染可能。由于病原体及数量不同，感染部位、程度及扩散范围不同，其临床表现也不同。

（一）会阴、阴道及宫颈感染

分娩时会阴部损伤或器械助产导致感染，以葡萄球菌和大肠埃希菌感染为主。会阴伤口或切口感染，表现为会阴部疼痛、坐位困难，局部伤口红肿、发硬、压痛明显，伤口裂开，并有脓性分泌物，个别可出现低热；阴道裂伤及挫伤感染表现为黏膜充血、水肿、溃疡、脓性分泌物增多。感染部位较深时，可引起阴道旁结缔组织炎；宫颈裂伤感染向深部蔓延，可达宫旁组织，引起盆腔结缔组织炎。

（二）子宫感染

子宫感染包括急性子宫内膜炎、子宫肌炎。病原体经胎盘剥离面侵入子宫蜕膜层称为子宫内膜炎，侵入子宫肌层称为子宫肌炎，两者常伴发。子宫内膜炎的表现为子宫内膜充血、坏死，阴道内有大量脓性分泌物并且有臭味。子宫肌炎的表现为腹痛，恶露增多呈脓性，子宫压痛明显，子宫复旧不良，可伴发高热、寒战、头痛、白细胞明显增多等全身感染症状。

（三）急性盆腔结缔组织炎、急性输卵管炎

多继发于子宫内膜炎或宫颈深度裂伤。病原体沿宫旁淋巴和血行达宫旁组织，并波及输卵管，形成急性输卵管炎。临床表现为肛门坠胀感，可伴寒战、高热、脉速、头痛等全身症状。体征为下腹部明显压痛、反跳痛、肌紧张；宫旁一侧或两侧结缔组织增厚、压痛和（或）触及炎性包块，严重者整个盆腔似乎被冻结，称为“冰冻骨盆”。

（四）急性盆腔腹膜炎、弥漫性腹膜炎

炎症可扩散至子宫浆膜层，形成盆腔腹膜炎，继而发展为弥漫性腹膜炎，出现全身中毒症状，如寒战、高热、恶心、呕吐、腹胀、下腹剧痛等。体格检查时下腹明显压痛、反跳痛，产妇因产后腹壁松弛，腹肌紧张多不明显。腹膜面分泌大量渗出液，纤维蛋白覆盖引起肠粘连，也可在直肠子宫陷凹形成局限性脓肿，刺激肠管和膀胱导致腹泻、里急后重及排尿困难。如病情不能彻底控制可发展为慢性盆腔炎，导致不孕。

（五）血栓性静脉炎

盆腔内血栓性静脉炎常侵及的静脉有子宫静脉、卵巢静脉、髂内静脉、髂总静脉及阴道静脉。病变单侧居多，产后 1 ～ 2 周多见，表现为寒战、高热，持续数周或反复发作。下肢血栓性静脉炎，病变多在股静脉、腘静脉及大隐静脉，多继发于盆腔静脉炎，表现为弛张热，下肢持续性疼痛，血液回流受阻，引起下肢水肿，皮肤发白，习称“股白肿”，病变轻时无明显阳性体征，彩色多普勒超声检查可协助诊断。

（六）脓毒血症及败血症

感染血栓脱落进入血液循环可引起脓毒血症，继而可并发感染性休克和迁徙性脓肿（肺脓肿、左肾脓肿）。若病原体大量进入血液循环并繁殖则形成败血症，表现为持续高热、寒战、全身明显中毒症状，可危及生命。

三、诊断

详细询问病史及分娩全过程，对产后发热者仔细检查腹部、盆腔及会阴伤口的情况，必要时借助辅助检查确定感染部位及严重程度。通过留取分泌物行细菌培养及药敏试验，确定病原体，为选择有效的抗菌药物提供依据。

四、预防

（1）加强孕期营养指导，增强机体抵抗力，营养均衡，纠正贫血。

（2）加强孕期卫生指导，临产前 2 个月避免性生活及盆浴。

（3）及时治疗外阴炎、阴道炎等慢性疾病和并发症。

（4）减少胎膜早破、滞产、产道损伤与产后出血的发生。

（5）分娩时，严格无菌技术操作，严格掌握阴道助产和剖宫产手术指征。

（6）加强感染产妇的消毒隔离，避免交叉感染。

五、处理原则

（一）支持疗法

高热患者行降温处理；伤口疼痛者给予止痛剂；病情严重者注意纠正水电解质失衡；贫血者，可少量多次输新鲜血或血浆，以增强抵抗力；取半卧位，利于恶露引流或使炎症局限于盆腔。

（二）局部处理

伤口或切口感染者，及时切开引流；盆腔脓肿者，可经腹部或后穹隆切开引流。

（三）应用抗生素

未确定病原体时，根据临床表现及临床经验，选用广谱高效抗生素。然后依据细菌培养和药物敏感试验结果，调整抗生素种类和剂量，保证血药浓度。中毒症状严重者，短期加用肾上腺皮质激素，提高机体应激能力。

WHO 关于预防围产期感染的建议

（四）肝素治疗

血栓静脉炎时，应用大量抗生素治疗的同时，加用肝素钠或尿激酶进行溶栓治疗，用药期间监测凝血功能。口服双香豆素、阿司匹林等，也可用活血化瘀中药治疗。

六、护理要点

（一）专科评估

1. 健康史

评估产褥感染的诱发因素，询问产妇的健康史，是否有贫血、营养不良、生殖道、泌尿道感染的病史，了解本次妊娠有无妊娠合并症或并发症、分娩时是否有产程延长、手术助产、软产道损伤、胎膜早破、产前产后出血史及产妇的个人卫生习惯等。

2. 身心状况

严密观察产妇的体温变化；检查宫底高度、子宫软硬度、有无压痛等，观察会阴或腹部伤口有无红肿热痛、硬结及脓性分泌物，有无裂开，以及恶露的量、颜色、性状、气味。评估下肢有无疼痛、肿胀、皮肤发白、局部温度升高及局部压痛。评估产妇的情绪与心理状态和社会支持情况，是否存在心情沮丧、烦躁与焦虑情绪。

3. 辅助检查

（1）血液检查：抽血查血常规、急性术后感染组合，观察白细胞计数、血清 C 反应蛋白水平是否增高，尤其是中性粒细胞计数升高明显；红细胞沉降率加快。

（2）细菌培养：通过宫腔分泌物、脓肿穿刺物、后穹隆穿刺物做细菌培养和药物敏感试验，确定病原体及敏感的抗生素。

（3）影像学检查：行 B 超、CT 或磁共振成像检查对产褥感染形成的炎性包块、脓肿及静脉血栓作出定位及定性诊断。

（二）专科处理

1. 一般照护

（1）卫生指导：做好孕期卫生宣教，让孕妇养成良好的卫生习惯，预防炎症的发生。

产褥期协助产妇做好皮肤及会阴护理，及时更换会阴垫，保持床单位清洁干燥，防止感染加重。

（2）休息与体位：保证产妇充足休息与睡眠，休息时鼓励采取半卧位或抬高床头，有利于炎症的局限及恶露的流出。下肢静脉栓塞者需卧床休息，并抬高患肢。

（3）饮食指导：给予患者高热量、高蛋白质、高维生素、易消化的食物，鼓励患者多饮水。

（4）心理支持：让产妇及其家属了解病情和治疗情况，消除其不必要的疑虑和担心。

2. 针对性专科处理

（1）治疗配合：根据医嘱进行支持治疗，纠正贫血和水、电解质紊乱，增加蛋白质、维生素摄入。根据细菌培养和药敏试验结果合理选用抗生素，注意需氧菌与厌氧菌及耐药菌株的问题。遵医嘱合理使用抗生素，首选广谱高效抗生素综合治疗。注意抗生素使用的时间间隔，维持血液中的有效浓度，同时观察药物是否影响哺乳。使用肝素、尿激酶等药物治疗时，严密监测凝血功能。

（2）对症处理：做好生命体征的监测，患者高热时，可行物理降温，降温期间密切观察体温变化，并记录降温效果。

（3）术前准备及护理：配合医生做好伤口清创术、清宫术、脓肿引流、阴道后穹隆穿刺术的准备。

（三）健康教育

1. 消除病因或诱因

产后鼓励产妇早期下床活动，指导并协助其保持会阴部清洁、采取半卧位或抬高床头。指导产妇正确进行母乳喂养和乳房护理。

2. 生活指导

注意合理膳食、营养均衡，补充足量蛋白质、维生素、钙等。养成良好的卫生习惯，便后及时清洁会阴，勤换会阴垫，会阴清洁用物及时清洗消毒。产褥期严禁性生活，不宜盆浴。

3. 就医指导

产后 42 日进行复查。教会产妇及其家属识别产褥期感染征象，如畏寒、发热，腹部或会阴伤口水肿、疼痛，异常恶露等。

第二节　泌尿系统感染

产后有 2% ～ 4% 的产妇会发生泌尿系统感染（又称尿路感染），根据感染发生部位可分为上尿路感染和下尿路感染，前者主要指肾盂肾炎，后者主要指膀胱炎。肾盂肾炎常并发膀胱炎，膀胱炎可独立存在。

一、病因及发病机制

（一）感染诱因

女性尿道短（约 4cm）而宽，尿道口接近肛门，产后抵抗力低，容易造成泌尿系统上行感染。分娩过程中，膀胱受压引起黏膜充血、水肿、挫伤，容易发生膀胱炎。分娩过程中，停留尿管或执行无菌操作不严格，可使细菌入侵引起感染。产后尿道和膀胱张力降低，对膀胱内压的敏感性降低，或因会阴部伤口疼痛、不习惯床上排尿，引起尿潴留而导致感染。

（二）感染病原体

1. 常见病原体

革兰阴性杆菌为泌尿系统感染最常见的致病菌，其中以大肠埃希菌最为多见，其次有变形杆菌、产气杆菌和葡萄球菌等。

2. 感染途径

主要为上行感染，即病原菌经尿道进入膀胱，随后再沿输尿管上行至肾盂。

二、临床表现及分类

（一）膀胱炎

多发生在产后 2 ～ 3 日，主要表现有尿频、尿急、尿痛、下腹部胀痛不适等，部分产妇迅速出现排尿困难，尿液常浑浊，可有异味，部分产妇可出现血尿，通常没有全身症状。

（二）肾盂肾炎

通常发生在产后第 2 ～ 3 日，也可发生在产后 3 周。多由下尿路感染上行所致，较常发生在右侧，也可能两侧均受累。表现为尿频、尿急、尿痛、排尿未尽感、下腹部疼痛等。出现全身症状如发热、寒战、恶心、呕吐、全身酸痛等，体温一般在 38℃以上。

三、诊断

（一）健康史

详细询问既往有无泌尿系统感染的病史，本次分娩的情况，如是否有产程过长、排尿困难、手术助产、留置尿管的经历。了解产后第一次自解小便的时间、尿量、膀胱功能恢复情况。

（二）身心状况

评估产妇体温及全身症状，产后是否出现尿急、尿频、尿痛、尿潴留及排尿形态改变等泌尿系统感染的症状；检查膀胱部位有无压痛、肾区有无叩击痛。评估产妇的精神心理状态，是否存在心理紧张、焦虑不安、羞涩胆怯、睡眠不佳等。

（三）辅助检查

（1）尿常规检查：可见脓细胞、白细胞、红细胞，可有蛋白尿、管型尿，中段尿培养细菌数$>10^5$/mL。

（2）肾功能检查：肾功能受损时肾小球滤过率下降、血肌酐升高。

四、预防

（1）保持会阴部清洁。

（2）保证充足的液体摄入，养成定时排尿的习惯。

（3）严格无菌操作，缩短不必要的留置尿管时间。

五、处理原则

多饮水，勤排尿，及时有效抗感染治疗。注意选择对母乳喂养无影响的抗菌药。

六、护理要点

（一）专科评估

1. 健康史

评估泌尿系统感染的诱发因素，询问产妇的健康史，是否有贫血、营养不良、泌尿系统感染的病史，了解本次分娩有无产程延长、器械助产、停留尿管、产前产后出血史及产妇的个人卫生习惯等。

2. 身心状况

评估产妇体温及全身症状，产后是否出现尿急、尿频、尿痛、尿潴留及排尿形态改变等泌尿系统感染的症状；检查膀胱部位有无压痛、肾区有无叩击痛。评估产妇的精神心理状态，是否存在心理紧张、焦虑不安、羞涩胆怯、睡眠不佳等。

3. 辅助检查

评估尿常规、肾功能检查结果。

（二）专科处理

1. 一般照护

（1）卫生指导：做好孕期卫生宣教，让孕妇养成良好的卫生习惯。

（2）休息与体位：一般护理急性期产妇建议增加休息时间。

（3）饮食指导：给予高热量、高蛋白质、高维生素、易消化的食物，鼓励患者多饮水，达到膀胱自身冲洗的目的。

（4）心理支持：让产妇及其家属了解病情和治疗情况，消除其不必要的疑虑和担心。

2. 针对性专科处理

（1）预防：早期识别并预防尿潴留，提供排尿所需的环境、协助产妇如厕、用温水冲洗会阴、听流水声或针灸疗法等。采取各种方法使产妇产后 4 小时内自解小便。保持会阴部的清洁，每次便后用温水冲洗会阴部，以防逆行感染。

（2）病情观察：观察并记录排尿的时间、尿色、尿量及性状，排尿后评估膀胱是否排空。观察并记录体温的变化。

（3）症状护理：对出现的高热者，予以降温；疼痛明显者，遵医嘱给予止痛药；膀胱刺激症状明显者，可遵医嘱给予碳酸氢钠片口服，以碱化尿液。

（4）治疗配合：准确给予敏感的抗菌药物，症状减轻后仍需持续用药，需复查尿常规，必要时行尿培养直至确定无菌为止。

（三）健康教育

保持会阴部的清洁，每次便后冲洗会阴部，以防逆行感染；保证充足的液体摄入，养成定时排尿的习惯。督促产妇每 4 小时排尿 1 次，避免膀胱过度充盈；遵医嘱正确使用抗菌药物，症状减轻后仍需持续用药，直至感染症状完全消除，复查尿常规，必要时行尿培养直至确定无菌为止。

第三节　产后抑郁症

预习案例

蔡女士，35 岁，G_1P_0，宫内妊娠 39 周，于 2021 年 9 月 11 日行剖宫产分娩一女婴。产后 13 日，患者出现情绪低落，整天闷闷不乐，并且认为婴儿是负担，不照顾婴儿，进食较少并出现失眠；家人也没有太在意，只是劝说，上述症状持续 3 日后，患者逐渐出现不语，目光呆滞，拒绝给婴儿哺乳，觉得生活没有意义。该患者平时性格内向、敏感，几乎不与他人交往。

思考：

1. 该患者的医疗诊断及处理原则是什么？

2. 为该患者确定两个主要的护理诊断 / 护理问题，并针对所列的护理问题制订护理措施。

产后抑郁症（postpartum depression，PPD）是指产后 6 周内首次发病（既往无精神障碍史），以抑郁、悲伤、沮丧、哭泣、易怒、烦躁、失眠等一系列症状为特点的精神异常。若治疗不及时，可于产后 2 ～ 4 个月发展为产后精神病。产后抑郁症的发病率与文化背景、社会情况及诊断标准不同有关。

一、精神生化研究

（一）单胺

研究提示，单胺类中枢神经递质去甲肾上腺素（NE）、5- 羟色胺（5-HT）与抑郁症有关。基因敲除等分子生物学技术部分支持抑郁症单胺学说，如 5-HT 再摄取转运基因敲除小鼠表现过度焦虑。

（二）神经肽

妊娠及分娩中血浆 β- 内啡肽浓度增高，分娩后则迅速下降，内源性阿片肽的减少可能是引起产后沮丧的原因之一。

（三）神经内分泌

下丘脑、垂体和靶器官之间的功能调节可连成几个轴。

（1）下丘脑—垂体—肾上腺（HPA）轴：抑郁症患者的肾上腺皮质对促肾上腺皮质激素（ACTH）反应敏感，其 ACTH 基础分泌升高的研究，提示抑郁症患者 HPA 轴功能增强。约半数的严重抑郁症患者缺乏正常的可的松抑制反应。

（2）下丘脑—垂体—甲状腺（HPT）轴：Brian（1992 年）对产后 4 周的妇女采用汉密尔顿抑郁量表和爱丁堡产后抑郁量表进行测试，结果提示产后抑郁症与甲状腺抗体阳性密切相关。

二、病因及发病机制

产后抑郁症的病因尚不清楚，是多因素的相互作用结果，其中包括神经内分泌因素、遗传因素、社会因素、心理因素和产科因素。

（一）神经内分泌因素

产后抑郁的发生可能与神经内分泌失调有关，如下丘脑—垂体—肾上腺皮质轴、下丘脑—垂体—甲状腺轴失调引起皮质醇、促甲状腺激素（TSH）、甲状腺激素等变化，从而导致产后抑郁的发生。

（二）遗传因素

有精神病家族史特别是家族抑郁症病史的产妇发病率高。既往抑郁病史也是产后抑郁症的危险因素。

（三）社会因素

围产期负性生活事件如失业、离婚、丧亲、家庭矛盾冲突、经济条件差、居住环境恶劣、缺少支持系统（特别是缺乏来自丈夫与长辈的支持与帮助）、暴力（包括冷暴力）等是产后抑郁较强的预测因素。此外，研究表明，婴儿性别与产后抑郁的发生有关联，生女婴的产妇发病率高于生男婴的产妇。

（四）心理因素

产妇具有敏感（神经质）、自我为中心、情绪不稳定、社交能力不良、好强求全、固执、内向性格等个性特征，容易产生产后心理障碍。此外，对母亲角色有认同缺陷的产妇，妊娠期情绪压力大、高度焦虑的产妇等容易发生产后抑郁症。

（五）产科因素

非计划妊娠、流产、妊娠并发症、难产、滞产、手术产等增加了产后抑郁症发生的风险。

三、临床表现

产后抑郁症的前驱症状包括失眠、焦虑、烦躁、疲劳但不能安心休息、无原因的哭泣等，以后逐渐发展为心情沮丧，感情淡漠，自我评价过低，对生活缺乏信心，悲观失望，对任何事情都无兴趣，害羞，孤独，不愿见人，自觉精力不足，能力下降，与丈夫和家人的关系协调障碍，对周围的人充满敌意和戒心。一些患者还出现头痛、头晕、恶心、食欲欠佳、胃部烧灼感、泌乳减少、呼吸心率加快等症状。少数患者拒绝饮食，思维不连贯，甚至出现幻觉、妄想，偶有自杀或杀婴念头。

四、诊断

产后抑郁症至今尚无统一的诊断标准。目前应用较多的是美国精神病学会在《精神疾病的诊断与统计手册 DSM- Ⅴ》（2013 年）中制定的标准：在过去的 2 周内出现下列 5 条或 5 条以上症状，必须具备①和②两条。①情绪抑郁。②对全部或多数活动明显缺乏兴趣或愉悦。③体重显著下降或增加。④失眠或睡眠过度。⑤精神运动性兴奋或阻滞。⑥疲劳或乏力。⑦遇事皆感毫无意义或自罪感。⑧思维力减退或注意力不集中。⑨反复出现死亡或自杀的想法。

产褥期抑郁症诊断困难，产后常规进行自我问卷调查对早期发现和诊断很有帮助。

常用的量表有以下几个。

（一）爱丁堡产后抑郁量表（Edinburgh postnatal depression scale，EPDS）

EPDS为自评量表，包括10个条目。英文原版是Cox等编制而成，中文版是Lee等编译。目前公认该量表在评定产后抑郁时具有较高的灵敏度和特异度。具体评定如下。

（1）评定时间：强调评定的时间范围是在过去1周。

（2）评分标准：每一条目按0～3进行4级评分。第1、2、4条目按0、1、2、3顺序计分，其余7个条目按3、2、1、0顺序计分。

（3）统计指标：主要统计指标是总分，即10个条目各项目分数的总和。

（4）分界值：总分范围为0～30分。总分≥13分提示患者存在不同程度的抑郁症状，则视为筛查阳性。总分越高，抑郁程度越重。

爱丁堡产后抑郁量表（EPDS）

（二）贝克抑郁量表（Beck depression inventory，BDI）

BDI包括13个条目，每一条目按0～3进行4级评分。根据总分，判断抑郁症状的有无及其严重程度：0～4分为无抑郁，5～7分为轻度抑郁，8～15分为中度抑郁，16分及以上为重度抑郁。

（三）产后抑郁筛查量表（postpartum depression screening scale，PDSS）

PDSS包括7个因素，每个因素由5个条目组成，共35个条目。按照同意到不同意的强烈程度进行5级评分，评分范围35～175分。总分≥60分作为筛查产后抑郁患者的临界值；总分≥80分作为筛查重度产后抑郁患者的临界值。

五、对母儿的影响

（一）对母体的影响

抑郁产妇的大脑皮质处于抑制状态，垂体后叶分泌缩宫素减少，子宫收缩不良或乏力，导致产后出血。若过度抑郁，去甲肾上腺素分泌也减少，使宫缩进一步减弱，从而加重产后出血。此外，抑郁产妇缺乏热情与自信，出现人际关系协调障碍、食欲紊乱、睡眠障碍、性欲减退，严重影响产妇的日常生活、夫妻感情、社交活动和工作。抑郁症状严重者，甚至出现自杀、自残行为。

（二）对胎儿及新生儿的影响

与正常产妇比较，抑郁产妇分泌乳汁时间迟、量少，加之产妇情绪低落、不愿意或者拒绝哺乳，影响母乳喂养的实施以及婴儿的喂养、生长与发育。研究表明，抑郁产妇难以正确处理好与新生儿、婴儿的关系，母子互动少且质量差，从而影响婴幼儿的情绪、行为和认知发育。此外，有的抑郁产妇有弃婴、杀婴等行为倾向。

（三）对家庭的影响

产妇自暴自弃、自责、自罪或对身边的人充满敌意、戒心，与家人、丈夫关系不协调。丈夫对此可表现为气愤、挫折感增加等，一些性格脆弱、敏感的丈夫，适应不了角色的转化且无法承受生活和工作上的双重压力也可能患上抑郁症。

六、预防

（1）对有精神病家族史、抑郁史、不良妊娠史（如畸形）、分娩史（难产、死产）的产妇，多劝导、多关心、多安慰，避免不良刺激，增加其自信心。

（2）利用孕妇学校、产前检查等途径加强孕期保健，开展妊娠、分娩相关知识的健康教育，减轻孕产妇对妊娠分娩的紧张、恐惧心理。

（3）提供足够的社会支持，特别是丈夫和家庭成员的情感和物质支持。足够的社会支持利于产妇平稳度过产褥期。提供关于产后抑郁症的疾病相关知识，使产妇及其家属认识抑郁症，正确积极面对处理。

（4）分娩过程中，产科医生和助产人员要有爱心和耐心，尤其是对产程长、精神压力大的初产妇。实施无痛分娩和导乐（Doula）陪伴分娩，以减轻患者的痛苦和紧张情绪，提倡自然分娩，减少无明显指征的剖宫产。

（5）产后进行自我问卷调查（如爱丁堡产后抑郁评分系统）对于有抑郁症倾向的产妇及早转诊至心理科就诊。

七、处理原则

（一）心理治疗

心理治疗是治疗产后抑郁的重要方法，包括心理支持与咨询、人际心理治疗、音乐治疗、社会干预、团体治疗、同伴治疗等。通过心理治疗，解除致病的心理社会因素。

（二）药物治疗

适用于中度抑郁症及心理治疗无效患者。尽量选用不良反应小，不通过乳汁排泄的抗抑郁药。临床常首选 5- 羟色胺再吸收抑制剂，如盐酸帕罗西汀、盐酸舍曲林等。

产后抑郁症的补充和替代医学（CAM）治疗

八、护理要点

（一）专科评估

1. 健康史

询问产妇一般状态和孕育情况，产妇有无精神病家族史、有无抑郁病史等。评估本次妊娠进展是否顺利，有无合并症和并发症；评估产时情况，如产程进展、分娩方式、新生儿情况等；评估产后母乳喂养、有无伤口感染等。

2. 身心状况

评估产妇的个性特征，焦虑、忧郁状况，用 EPDS、BDI 或 PPDS 进行产前、产后心理评估与筛查。评估产妇的社会支持系统、母亲角色适应、围产期有无负性生活事件的发生等。

（二）专科处理

1. 一般照护

（1）休息指导：提供温馨、舒适的环境，让产妇多休息，保证足够的睡眠。助产人员鼓励产妇在白天从事多次短暂的活动，入睡前喝热牛奶、洗热水澡。

（2）饮食指导：合理安排饮食，保证营养摄入，使产妇有良好的哺乳能力。

（3）心理支持：心理指导让产妇感到被支持、尊重、理解，增强信心、自我控制能力和交流能力。助产人员要具备温和、接受的态度，鼓励产妇宣泄和抒发自身感受，耐心倾听产妇诉说的心理问题，做好心理疏通工作。同时，鼓励和指导家人给予产妇更多的关心与爱护，减少或避免不良的精神刺激和压力。

（4）角色转换指导：帮助产妇逐渐适应母亲角色，实施母婴同室、指导母乳喂养，鼓励产妇与婴儿多交流、多接触、多参与婴儿的照顾，培养产妇的自信心。

（5）防止意外发生：做好安全防护，恰当安排产妇的生活与居住环境。抑郁产妇的睡眠障碍主要表现为早醒，而自杀、自伤等意外事件往往在此期间发生。

2. 针对性专科处理

严格遵照医嘱给予抗抑郁药物治疗，并注意观察药物的疗效和不良反应。重症患者要在精神科医师或心理医生指导下用药。

（三）健康教育

1. 消除病因或诱因

了解孕妇有无精神病家族史、抑郁、焦虑及与其妊娠相关的并发症；提供产妇及其家属心理咨询机会，帮助其树立信心和调整孕期不良心态。

2. 产后心理疏导

产后是抑郁症发病高危时期，因此医护人员要及时向产妇及其家属传授育婴知识，指导其正确进行母乳喂养、护理新生儿，促进母婴互动。

3. 用药指导

教会产妇及其家属正确使用抗抑郁药及观察不良反应，如不能随意增减剂量，不能骤然停药，出现喉咙痛、头痛、持续恶心呕吐、心率加快等症状及时向医生报告，起床或站立时要缓慢起身以预防直立性低血压发生，注意口腔卫生，未经医生同意严禁使用其他抗抑郁药物。

本章小结

本章介绍了产褥感染的定义及护理要点，以及产褥感染和泌尿系统感染的分类及相关的辅助检查。需要重点掌握产褥感染、泌尿系统感染、产后抑郁的病因、临床表现、预防及护理。

（刘悦新　徐　敏　翟巾帼）

练习题

第十三章

女性生殖系统炎症患者的护理

女性生殖系统炎症
患者的护理 PPT

学习目标

识记：女性生殖系统的自然防御功能；阴道炎、子宫颈炎、盆腔炎的病因、临床表现及护理要点。

理解：引起女性生殖系统炎症的病原体和传播途径；盆腔炎性疾病的发病机制、病理变化，以及子宫颈炎的病理。

运用：能为具体临床表现为子宫颈炎、盆腔炎患者提供正确的护理措施，帮助其康复。

女性生殖系统炎症包括下生殖道的外阴、阴道、子宫颈，以及盆腔内的子宫、输卵管、卵巢、盆腔和结缔组织等的炎症。炎症可局限于一个部位，也可出现多个部位同时受累。病情有轻有重，轻者无症状，重者可能引起败血症甚至感染性休克。女性生殖系统炎症不仅对患者有害，还可危害胎儿和新生儿的健康。通过本章内容的学习，应该了解导致生殖系统常见炎症性疾病的原因、病原体及防治的原则和护理要点，以便为护理对象提供整体护理。

第一节　概　述

一、女性生殖系统的自然防御功能

女性生殖系统的解剖结构和生理特点使其具有比较完善的自然防御功能，增强了对感染的防御能力。

（一）外阴

外阴皮肤为鳞状或柱状上皮，抵御感染的能力较强。两侧大阴唇自然合拢，遮掩阴道口、尿道口，可以防止外界微生物污染。

（二）阴道

由于盆底肌肉的作用，阴道口闭合，阴道前壁与后壁紧贴，可以减少外界微生物的侵入。经产妇的阴道松弛，这种防御功能相对较差。生理情况下，阴道上皮在卵巢分泌的雌激素的影响下增生变厚，增加了抵抗病原体侵入的能力，同时上皮细胞中有丰富的糖原，这些糖原在阴道乳酸杆菌的作用下分解为乳酸，维持阴道正常的酸性环境（pH为3.8～4.4），从而抑制弱碱性环境中繁殖的病原体。此外，阴道分泌物可维持巨噬细胞的活性，防止细菌侵入阴道黏膜。

（三）子宫颈

子宫颈内口紧闭，宫颈管黏膜被高柱状上皮覆盖，上皮细胞分泌大量黏液形成胶冻状黏液栓，成为上生殖道感染的机械屏障；宫颈管黏膜形成的褶、嵴突或陷窝，增加了黏膜表面积；黏液栓内含有乳铁蛋白、溶菌酶等，可抑制细菌侵入子宫内膜。

（四）子宫内膜

育龄妇女子宫内膜呈周期性剥脱，是消除宫腔感染的有利条件。此外，子宫内膜分泌液中含有乳铁蛋白、溶菌酶，可以清除少量进入宫腔的病原体。

（五）输卵管

输卵管黏膜上皮细胞的纤毛向子宫腔的方向摆动以及输卵管的蠕动，均有利于阻止病原体的侵入。输卵管分泌液中也含有乳铁蛋白、溶菌酶，清除进入输卵管的病原体。

（六）生殖道的免疫系统

生殖道黏膜如宫颈黏膜和子宫内膜上聚有不同数量的淋巴组织及散在的淋巴细胞，如T细胞、B细胞。此外，中性粒细胞、巨噬细胞、补体以及一些细胞因子均在局部有重要的免疫功能，发挥抗感染作用。

虽然女性生殖系统在解剖结构和生理方面具有较强的自然防御功能，但是由于外阴前与尿道相邻，后与肛门邻近，易受污染；阴道又是性交、分娩及各种宫腔操作的必经之道，容易受到损伤，诱发外界病原体感染。此外，妇女在特殊生理时期如月经期、妊娠期、分娩期和产褥期，自然防御功能受到破坏，机体免疫功能下降，病原体容易侵入生殖道引起炎症。

二、病原体

（一）细菌

大多为化脓菌如葡萄球菌、链球菌、大肠埃希菌、厌氧菌、变形杆菌、淋病奈瑟菌、结核杆菌等。

葡萄球菌为革兰阳性球菌，是产后、手术后生殖系统炎症及伤口感染常见的病原菌，其中金黄色葡萄球菌致病力最强。革兰阳性链球菌的种类很多，其中乙型溶血性链球菌的致病力强，容易使感染扩散，并引起败血症。大肠埃希菌为革兰阴性杆菌，是肠道及阴道的正常寄生菌，一般情况下不致病，但当机体极度衰弱时可引起严重感染，甚至产生内毒素。厌氧菌主要有革兰阴性脆弱类杆菌及革兰阳性消化链球菌、消化球菌等，脆弱类杆菌致病力最强，感染后容易形成盆腔脓肿、感染性血栓性静脉炎，脓液有粪臭味并伴有气泡。消化链球菌和消化球菌多见于产褥感染、感染性流产和输卵管炎。

（二）原虫

以阴道毛滴虫最为多见，其次为阿米巴原虫。

（三）真菌

以假丝酵母菌为主。

（四）病毒

以疱疹病毒、人乳头瘤病毒为多见。

（五）螺旋体

多见苍白密螺旋体。

（六）衣原体

常见的是沙眼衣原体，一般感染症状不明显，但常导致严重的输卵管黏膜结构及功能破坏，并可引起盆腔广泛粘连。

（七）支原体

支原体是阴道内正常寄存的一种微生物，包括人型支原体、生殖支原体及解脲支原体，在一定条件下可引起生殖道炎症。

三、传染途径

（一）沿生殖器黏膜上行蔓延

病原体侵入外阴和阴道，或阴道内的微生物沿黏膜经子宫颈、子宫内膜、输卵管至卵巢及腹腔，是非妊娠期、非产褥期盆腔炎性疾病的主要感染途径。淋病奈瑟菌、沙眼衣原体及葡萄球菌等常沿此途径扩散。

（二）经血液循环蔓延

病原体先侵入人体的其他系统，再通过血液循环感染生殖系统，是结核杆菌感染的主要途径。

（三）经淋巴系统蔓延

细菌经外阴、阴道、子宫颈或子宫体创伤处的淋巴管侵入盆腔结缔组织及内生殖器的其他部分，是产褥感染、流产后感染及宫内节育器放置后感染的主要传播途径，多见于链球菌、大肠埃希菌、厌氧菌感染。

（四）直接蔓延

腹腔其他脏器被感染后直接蔓延到内生殖器，如阑尾炎可能会引起右侧输卵管炎。

四、炎症的发展与转归

（一）痊愈

患者抵抗力强、病原体致病力弱，或者治疗及时、抗生素使用恰当，病原体完全被消灭，炎症较快被控制，炎性渗出物完全被吸收，则为痊愈。一般痊愈后组织结构和功能都可以恢复正常，不留痕迹。但如果坏死组织或炎性渗出物机化形成瘢痕或粘连，那么组织结构和功能不能完全恢复，只是炎症的消失。

（二）转为慢性炎症

治疗不彻底、不及时或者病原体对抗生素不敏感，机体防御功能和病原体的作用处于相持状态，使炎症长期存在。当机体抵抗力强时，炎症可以被控制并逐渐好转，如果机体抵抗力降低，慢性炎症会急性发作。

（三）扩散与蔓延

当患者抵抗力低下、病原体作用强时，炎症可经淋巴或血行扩散或蔓延到邻近器官。严重时会形成败血症，危及生命。但是因为抗生素的快速发展，此种情况已不多见。

第二节　外阴部炎症

一、非特异性外阴炎

非特异性外阴炎（non-specific vulvitis）主要是指外阴部皮肤与黏膜的炎症。外阴暴露于外，并且与尿道、肛门、阴道邻近，与外界接触较多，因此外阴容易发生炎症，其中以大阴唇、小阴唇最为多见。

（一）病因

当皮肤清洁不到位时，阴道分泌物、尿液、粪便、月经血、产后恶露等刺激均会引起外阴不同程度的炎症。粪瘘患者的粪便、尿瘘患者的尿液、糖尿病患者的糖尿等对外阴的长期浸渍也可引起外阴部炎症。此外，紧身化纤内裤、月经垫通透性差、局部长期潮湿等均可引起外阴部炎症。

（二）临床表现

外阴皮肤红肿、疼痛、瘙痒、灼热感，于性交、活动、排尿、排便时加重。病情严重时可能会形成外阴溃疡而致行走不便。检查见局部组织充血、肿胀、糜烂，常有抓痕，严重者可形成溃疡或湿疹。慢性炎症者，外阴局部皮肤或黏膜会增厚、粗糙、皲裂等，甚至苔藓样变。

（三）处理原则

非特异性外阴炎的治疗包括病因治疗和局部治疗，如因糖尿病的尿液刺激引起的外阴炎应积极治疗糖尿病，由尿瘘、粪瘘引起的外阴炎则应及时修补瘘口。

（四）护理要点

1\. 治疗指导

教会患者坐浴方法，包括坐浴液的配制、温度、坐浴的时间及注意事项。通常使用1 ∶ 5 000的高锰酸钾溶液坐浴，取高锰酸钾结晶加温开水配成1 ∶ 5 000、温度约40℃的溶液，肉眼观为淡玫瑰红色，每日2次，每次15 ～ 30分钟，5 ～ 10次为1个疗程；坐浴后可涂抗生素软膏。急性期患者可使用微波或红外线进行局部物理治疗。注意提醒患者正确配制坐浴溶液，浓度不宜过浓，以免烧伤皮肤。坐浴时要使会阴部浸没于溶液中，月经期停止坐浴。

2\. 健康教育

指导患者注意个人卫生，保持外阴部清洁、干燥，穿纯棉内裤并经常更换，做好月经期、妊娠期、分娩期及产褥期的卫生指导。忌饮酒，少食辛辣食物。局部严禁搔抓，不能用刺激性药物或肥皂擦洗。外阴破溃者要预防继发感染，使用柔软无菌会阴垫，减少摩擦和发生混合感染的机会。

二、前庭大腺炎

前庭大腺炎（bartholinitis）是病原体侵入前庭大腺引起的炎症。前庭大腺位于两侧大阴唇下1/3的深部，直径为0.5 ～ 1.0cm，出口管长1.5 ～ 2.0cm，腺管开口处位于处女膜与小阴唇之间。当外阴部受到污染时易发生炎症。育龄妇女多见，幼女及绝经后期妇女少见。

（一）病因

主要病原体为葡萄球菌、链球菌、大肠埃希菌、肠球菌等。随着性传播疾病发病率的增加，淋病奈瑟菌和沙眼衣原体已成为常见病原体。在性交、流产、分娩等情况下污染外阴部时，病原体侵入而引起炎症。急性炎症发作时，病原体首先侵犯腺管，引起前庭大腺导管炎，腺管开口处会因肿胀或渗出物凝聚而阻塞，脓液不能外流，从而积存形成脓肿，形成前庭大腺脓肿。

（二）临床表现

炎症多发生于一侧。初起时局部肿胀、疼痛、有灼烧感，患者行走不便，有时可能会出现大小便困难。部分患者可能出现发热等全身症状。检查可见局部皮肤红肿、发热、压痛明显，患侧腺管开口处有时可见白色小点。当脓肿形成时，疼痛加剧，脓肿呈鸡蛋大小，直径达3 ～ 6cm，局部可触及波动感，表面皮肤发红、变薄，脓肿自行破溃，若破孔较大，可自行引流，炎症较快消退而痊愈；若破孔小，引流不畅，则炎症持续不消退，可能反复急性发作。

（三）处理原则

根据病原体选择敏感抗生素控制急性炎症，脓肿和（或）囊肿形成后可切开引流并做造口术。

（四）护理要点

1\. 急性期患者

卧床休息，保持局部清洁；在前庭大腺开口处取分泌物进行细菌培养和药敏试验，遵医嘱给予抗生素及止痛剂。也可选用蒲公英、紫花地丁、金银花、连翘等局部热敷或坐浴。

2. 脓肿或囊肿切开术后

局部用引流条引流，引流条需要每日更换。外阴用消毒液进行擦洗，切口愈合后，可改为坐浴。

三、前庭大腺囊肿

前庭大腺囊肿（bartholin cyst）是因前庭大腺腺管开口处阻塞、分泌物积聚于腺腔而形成。

（一）病因

1. 前庭大腺脓肿

脓肿消退后，腺管口粘连闭塞，导致腺管阻塞，分泌物不能排出，脓液吸收后由黏液分泌物代替。

2. 先天性腺管狭窄或腺腔内黏液浓稠分泌物排出不畅

前庭大腺囊肿可继发感染，形成脓肿并反复发作。

3. 前庭大腺腺管损伤

阴道分娩时会阴与阴道裂伤后瘢痕阻塞腺管口，或会阴后侧切开术损伤腺管。

（二）临床表现

前庭大腺囊肿通常是由小逐渐增大，囊肿多为单侧，也可为双侧。如果囊肿小且无感染，患者可无自觉症状，会在妇科检查时被发现；若囊肿大，会有外阴坠胀感或性交不适。检查时多见囊肿呈椭圆形，大小不等，位于外阴部后下方，会向大阴唇外侧突起。

（三）处理原则

行前庭大腺囊肿造口术，造口术方法简单、损伤小，术后能保持腺体功能。还可采用 CO_2 激光或微波进行囊肿造口术，效果好，方法简单，且损伤小。

（四）护理要点

同前庭大腺炎患者的护理。

第三节　阴道炎症

一、滴虫阴道炎

（一）病因

滴虫阴道炎（trichomonal vaginitis）是由阴道毛滴虫引起的常见阴道炎症。阴道毛滴虫呈梨形，体积为多核白细胞的 2 ～ 3 倍，顶端有 4 根鞭毛，体侧有波动膜，后端尖并伴有轴柱凸出，无色透明如水滴（图 13-1），鞭毛随波动膜的波动而活动。滴虫通常生存在温度为 25 ～ 40℃、pH 为 5.2 ～ 6.6 的潮湿环境中。滴虫滋养体存活力较强，能在 3 ～ 5℃存活 21 日，在 46℃存活 20 ～ 60 分钟，在半干燥环境中存活 10 小时，在 pH ＜ 5.0 或 pH ＞ 7.5 的环境中则不生长。滴虫阴道炎患者的阴道 pH 一般在 5.0 ～ 6.5，多数情况下 pH > 6.0。月经前后阴道 pH 会发生变化，月经后接近中性，因此隐藏在腺体及阴道皱襞中的滴虫常于月经前后得以繁殖，引起炎症的发作。另外，妊娠期、产后妇女的阴道环境发生改变，因适合滴虫生长繁殖而发生滴虫阴道炎。滴虫能消耗或吞噬阴道上皮细胞内的糖原，阻碍乳酸生成，以降低阴道酸度而有利于其繁殖。滴虫不仅寄生于阴道，还可侵入尿道或尿道旁腺，甚至膀胱、肾盂以及男方的包皮褶皱、尿道或前列腺中。

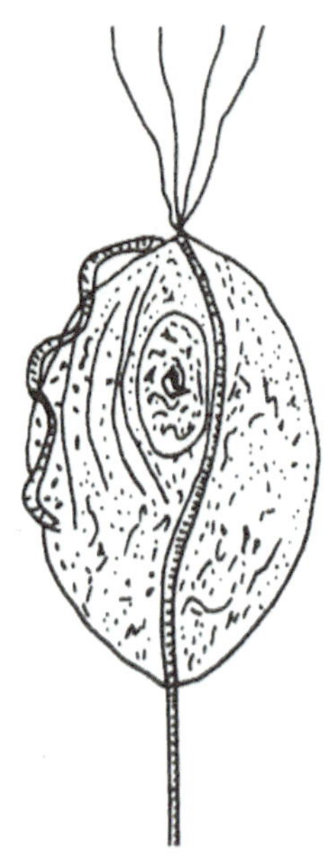

图 13–1　阴道毛滴虫

（二）传播方式

1. 经性交直接传播

男性感染滴虫后常无症状，因此易成为感染源。

2. 间接传播

通过公共浴池、浴盆、浴巾、游泳池、坐便器、衣服等间接传播，还可以通过污染的器械及敷料传播。

（三）临床表现

潜伏期为 4 ～ 28 日，25% ～ 50% 的患者感染初期无症状，典型症状是稀薄的泡沫状阴道分泌物增多且外阴瘙痒。分泌物可呈现脓性、黄绿色，有臭味。分泌物脓性是因为分泌物中有白细胞，若合并其他感染，则呈黄绿色；分泌物泡沫状并有臭味是因为滴虫无氧酵解糖类，产生腐臭气体。瘙痒主要发生在阴道口及外阴，或伴有灼热、疼痛、性交痛等。若尿道口合并感染，会出现尿频、尿痛，有时可见血尿。阴道毛滴虫能够吞噬精子，并阻碍乳酸生成，影响精子在阴道内的存活时间，可致不孕。妇科检查时可见患者阴道黏膜充血，严重者可有散在出血点，甚至宫颈会有出血点，形成“草莓样”宫颈，阴道后穹隆有大量白带，呈灰黄色、黄白色稀薄液体或黄绿色脓性分泌物，常呈泡沫状。少数患者阴道内有滴虫存活但无炎症反应，阴道黏膜无异常，称为带虫者。

（四）处理原则

切断传播途径，杀灭阴道毛滴虫，恢复阴道正常 pH，保持阴道自净功能。

1. 全身用药

甲硝唑 400mg，每日 2 次，7 日为 1 个疗程，初期患者单次口服甲硝唑 2g 或替硝唑 2g。药物口服吸收好，疗效高，治愈率为 90% ～ 95%，不良反应小。性伴侣应同时治疗。妊娠早期及哺乳期妇女慎用药物。

2. 局部用药

不能耐受口服药或不适宜全身用药的患者可以局部单独给药，也可全身和局部联合用药，其中联合用药效果较佳。甲硝唑阴道泡腾片 200mg 每晚塞入阴道 1 次，7 日为 1 个疗程。

（五）护理要点

1. 指导患者自我护理

注意个人卫生，保持外阴部清洁、干燥，尽量避免搔抓外阴部，避免皮肤破损。治疗期间禁止性生活、勤换内裤。内裤、坐浴及洗涤用物需煮沸消毒 5 ～ 10 分钟以消灭病原体，避免交叉感染和重复感染。

2. 指导患者配合检查

进行分泌物培养前，告知患者取分泌物前 24 ～ 48 小时避免性交、阴道灌洗或局部用药。分泌物取出后及时送检并注意保暖，否则滴虫活动力会减弱，造成辨认困难。

3. 告知全身用药注意事项

甲硝唑口服后可能会出现胃肠道反应，如食欲减退、恶心、呕吐等。此外，偶见头痛、皮疹、白细胞减少等，一旦发现不良反应要报告医师并停药。甲硝唑用药期间及停药 24 小时内、替硝唑用药期间及停药 72 小时内禁止饮酒，因为甲硝唑会抑制乙醇在体内氧化而产生有毒的中间代谢产物。甲硝唑可以通过胎盘到达胎儿体内，也可从乳汁中排出，因此妊娠 20 周前禁用，哺乳期不宜用药。

4. 指导患者正确阴道用药

告知患者各种剂型的阴道用药方法，先使用酸性药液冲洗阴道后再塞药的原则。在月经期间应暂停坐浴、阴道冲洗及阴道用药。

5. 强调治愈标准及随访

滴虫阴道炎常于月经后复发，因此治疗后检查滴虫阴性时，仍应每次月经后复查阴道分泌物，若 3 次检查均为阴性，方可称为治愈。

6. 解释坚持治疗的重要性

向患者解释坚持遵医嘱正规治疗的重要性。治疗后检查滴虫阴性时，仍应于下次月经后继续治疗 1 个疗程，以巩固疗效。

7. 要求性伴侣同时治疗

滴虫阴道炎主要经性行为传播，建议性伴侣同时进行治疗，治疗期间禁止性生活。

8. 随访治疗失败者

治疗后无症状者无须随访。对单次口服甲硝唑 2g，治疗失败且排除再次感染者，遵医嘱增加甲硝唑疗程及剂量仍有效。若为初次治疗失败者，可重复应用甲硝唑 400mg，每日 2 次，连续服用 7 日；或替硝唑 2g，单次口服。若治疗仍失败，给予甲硝唑 2g，每日 1 次，连续服用 5 日；或替硝唑 2g，每日 1 次，连续服用 5 日。

9. 说明妊娠期治疗中的注意事项

妊娠期妇女是否使用甲硝唑治疗目前仍有争议。美国疾病控制中心推荐甲硝唑 2g，单次口服，但用药前最好征得患者知情同意。

二、外阴阴道假丝酵母菌病

（一）病因

外阴阴道假丝酵母菌病（vulvovaginal candidiasis，VVC）是由假丝酵母菌引起的外阴阴道炎症。其中 80% ～ 90% 的病原体为白假丝酵母菌，10% ～ 20% 为非白假丝酵母菌（如光滑假丝酵母菌、近平滑假丝酵母菌、热带假丝酵母菌等）。酸性环境较适宜假丝酵母菌生长，假丝酵母菌感染患者的阴道 pH 多在 4.0 ～ 4.7，通常 pH ＜ 4.5。假丝酵母菌不耐热，加热至 60℃后 1 小时即可死亡，但对于干燥、阳光、紫外线及化学制剂等抵抗力较强。

白假丝酵母菌为条件致病菌，10% ～ 20% 非妊娠妇女及 30% 妊娠期妇女阴道中有此菌寄生，但菌量较少，呈酵母相，并不引起炎症。当全身及阴道局部免疫力下降、假丝酵母菌大量繁殖并变为菌丝相时才出现症状。常见发病诱因有：①长期应用抗生素，抑制乳酸杆菌生长，则有利于假丝酵母菌生长繁殖；②妊娠及糖尿病患者，机体免疫力下降，性激素水平较高，导致组织内糖原增加，酸度增加，有利于假丝酵母菌生长繁殖；③大量应用免疫抑制剂（如皮质类固醇激素）或免疫缺陷综合征，导致机体的抵抗力下降；④其他诱因，如胃肠道假丝酵母菌、避孕药、穿紧身化纤内裤、肥胖等，可能导致会阴局部的温度及湿度增加，易于假丝酵母菌繁殖而引起感染。

（二）传播方式

1. 内源性感染

此为主要感染途径，假丝酵母菌除寄生于阴道，还可寄生于人的口腔、肠道，这 3 个部位的假丝酵母菌可以互相自身传染，当局部环境条件适宜时易发病。

2. 性交传染

部分患者可通过性交直接感染。

3. 间接传染

少数患者是通过接触感染的衣物而间接感染。

（三）临床表现

主要表现为外阴瘙痒、灼痛、性交痛及尿痛，部分患者可出现阴道分泌物增多。尿痛是因为排尿时尿液刺激水肿的外阴及前庭而导致疼痛。阴道分泌物通常是由脱落上皮细胞和菌丝体、酵母菌和假丝菌组成，白色稠厚呈凝乳或豆腐渣样。妇科检查可见外阴红肿，常伴有皮肤抓痕，严重者可见皮肤皲裂或表皮脱落。阴道黏膜红肿，小阴唇内侧及阴道黏膜处附有白色膜状物，擦除后露出红肿黏膜，急性期可能见到糜烂及浅表溃疡。

外阴阴道假丝酵母菌病分为单纯性外阴假丝酵母菌病和复杂性外阴假丝酵母菌病

（表 13-1）。有 10%～20% 的妇女表现为复杂性 VVC。若 1 年内有症状并经真菌学确诊的 VVC 发作 4 次或以上，则称为复发性外阴阴道假丝酵母菌病（recurrent vulvovaginal candidiasis，RVVC），发生率约为 5%。VVC 的临床表现按照 2012 年中华医学会妇产科分会感染协作组修订的 VVC 的临床评分标准划分，评分≥ 7 分为重度，评分< 7 分为轻、中度（表 13-2）。

表 13-1　VVC 的临床分类

项目	单纯性 VVC	复杂性 VVC
发生频率	散发或非经常发作	复发性
临床表现	轻到中度	重度
真菌种类	白假丝酵母菌	非白假丝酵母菌
宿主情况	免疫功能正常	免疫功能低下、应用免疫抑制剂、未控制的糖尿病、妊娠

表 13-2　VVC 的临床评分标准

评分项目	0	1 分	2 分	3 分
瘙痒	无	偶有发作，可被忽略	能引起重视	持续发作，坐立不安
疼痛	无	轻	中	重
阴道黏膜充血、水肿	无	轻	中	重
外阴抓痕、皲裂、糜烂	无	—	—	有
分泌物量	无	较正常多	量多，无溢出	量多，有溢出

（四）处理原则

消除诱因，根据患者具体情况选择局部用药或全身用药。

1. 消除诱因

积极治疗糖尿病，遵医嘱及时停用广谱抗生素、雌激素及皮质类固醇激素。

2. 局部用药

单纯性 VVC 主要以局部短程抗真菌药物为主，一般来说唑类药物的疗效高于制霉菌素。可选用下列药物放于阴道内：①咪康唑栓剂，每晚 1 粒（200mg），连续用 7 日；或每晚 1 粒（400mg），连续用 3 日；或 1 粒（1 200mg），单次用药。②克霉唑栓剂，每晚 1 粒（150mg），塞入阴道深部，连续用 7 日；或每日早、晚各 1 粒（150mg），连续用 3 日；或 1 粒（500mg），单次用药。③制霉菌素栓剂，每晚 1 粒（10 万 U），连续用 10～14 日。复杂性 VVC 患者局部用药需要适当延长 7～14 日。

3. 全身用药

对于不能耐受局部用药者、未婚妇女或不愿采用局部用药者，可选用口服给药。单纯性 VVC 患者也可全身用药，全身用药与局部用药的疗效相近，治愈率为 80%～90%。常用药物有氟康唑、伊曲康唑、酮康唑等。复杂性 VVC 患者使用口服药物治疗时应延长治疗时间，若口服氟康唑 150mg，则 72 小时后加服 1 次。

（五）护理要点

1. 健康教育

告知患者发病诱因及治疗原则，使其积极配合治疗；培养良好的卫生习惯，保持局部清洁；避免交叉感染；勤换内裤，患者用过的内裤、盆及毛巾均应用开水烫洗。

2. 用药护理

告知患者用药的目的与方法，使其遵医嘱完成正规疗程。需要阴道用药的患者应洗手后戴手套，用示指将药沿阴道后壁推送达阴道深部，为保证药物局部作用时间，最好在晚上睡前放置。为提高用药效果，可在 2% ～ 4% 碳酸氢钠液坐浴后或阴道冲洗后用药。

3. 性伴侣治疗

约 15% 男性与女性患者接触后会出现龟头炎，有症状的男性应进行假丝酵母菌检查及治疗，预防女性重复感染。

4. 妊娠期合并感染者

为避免发生胎儿感染，坚持局部治疗，禁用口服唑类药物，可选用克霉唑栓剂等，连续使用 7 日。

5. 随访

症状持续存在或诊断后 2 个月内复发者，需要再次复诊。对 RVVC 患者，在治疗结束后 7 ～ 14 日、1 个月、3 个月和 6 个月时各随访 1 次，最后两次随访时，建议进行真菌培养。

三、萎缩性阴道炎

（一）病因

萎缩性阴道炎（atrophic vaginitis）常见于自然绝经及卵巢萎缩后妇女，也可见于产后闭经或药物假绝经治疗的妇女。因为卵巢功能衰退，雌激素水平降低，阴道壁萎缩，阴道黏膜变薄，黏膜上皮细胞内糖原含量减少，阴道内 pH 增高（多为 5.0 ～ 7.0），嗜酸性乳酸杆菌不再是优势菌，局部抵抗力降低，其他致病菌大量繁殖而引起炎症。

（二）临床表现

主要表现为外阴部灼热不适、瘙痒及阴道分泌物增多。阴道分泌物稀薄、淡黄色，严重感染者呈血性脓性白带。阴道黏膜萎缩可能会出现性交痛。妇科检查可见阴道呈萎缩性改变，阴道上皮褶皱消失、萎缩、菲薄。阴道黏膜充血，常伴有散在出血点，有时可见浅表溃疡。溃疡面可与对侧粘连，严重时造成阴道狭窄甚至闭锁，引起炎症分泌物引流不畅而形成阴道积脓或宫腔积脓。

（三）处理原则

治疗原则为抑制细菌生长，增强阴道抵抗力。

1. 抑制细菌生长

阴道局部应用抗生素，如甲硝唑 200mg 或诺氟沙星 100mg，放入阴道深部，每日 1 次，7 ～ 10 日为 1 个疗程。对阴道局部干涩明显者，放药时可以使用润滑剂。

2. 增强阴道抵抗力

针对具体病因，补充雌激素是萎缩性阴道炎的主要治疗方法（注意：乳腺癌或子宫内膜癌患者慎用）。雌激素制剂可以局部给药，也可以全身用药。可以使用0.5%乙烯雌酚软膏或结合雌激素软膏局部涂抹，每日1～2次，14日为1个疗程。全身用药时，可以口服尼尔雌醇，首次4mg，以后每2～4周1次，每次2mg，维持使用2～3个月。

（四）护理要点

1. 加强健康教育

注意保持会阴部清洁干燥，勤换内裤，出现症状时及时就医。

2. 用药护理

让患者理解用药的目的、方法与注意事项，使其主动配合治疗。告知患者可以使用1%乳酸或0.5%醋酸冲洗阴道，每日1次，以增加阴道酸度。在阴道冲洗后进行阴道局部用药。如果患者本人用药困难，可以指导其家属协助用药或由医务人员帮助使用。

第四节　子宫颈炎

子宫颈炎（cervicitis）是妇科常见疾病之一，包括宫颈阴道部炎症及宫颈管黏膜炎症。急性子宫颈管黏膜炎在临床上较多见，若病原体持续存在或急性子宫颈黏膜炎未经及时诊治，可导致慢性子宫颈炎。

一、急性子宫颈炎

急性子宫颈炎（acute cervicitis）是指以宫颈管黏膜柱状上皮感染为主，局部表现为充血、水肿，上皮变性、坏死，黏膜、黏膜下组织、腺体周围可见大量中性粒细胞浸润，腺腔中可有脓性分泌物。急性子宫颈炎可由多种病原体引起，也可由物理因素、化学因素刺激或机械性子宫颈损伤、子宫颈异物伴发感染所致。

（一）病因

宫颈容易受性交、分娩、流产或手术操作的损伤，同时宫颈管单层柱状上皮抗感染能力较差，容易发生感染。而且因宫颈阴道部鳞状上皮与阴道鳞状上皮相延续，阴道的炎症也可引起宫颈阴道部炎症。

（二）病理

体检可见宫颈充血发红，轻度水肿。宫颈黏膜向外翻出，有大量脓性黏液自颈管内排出。镜下可见宫颈黏膜及黏膜下组织有大量中性粒细胞浸润、充血及程度不等的水肿。有时炎症病变可通过上皮侵入腺体的管腔，引起上皮脱落，腺体分泌物增多且呈脓性，充满腺腔，致使腺腔高度扩张。

（三）临床表现

阴道分泌物增多，呈黏液脓性，外阴瘙痒及灼热感。月经间期出血、性交后出血等症状。若合并尿路感染，可出现尿路刺激征。妇科检查可见宫颈充血、水肿、黏膜外翻，有黏液脓性分泌物附着，甚至从宫颈管流出，子宫颈管黏膜质脆，易出血。

（四）处理原则

主要为抗生素药物治疗。对有性传播性疾病高危因素的患者，即使并未获得病原体检测结果，也可立即给予经验性抗生素治疗，有病原体检测结果，则选择针对病原体的抗生素。

急性子宫颈炎彩图

（五）护理要点

1. 一般护理

保持外阴清洁干燥，养成良好卫生习惯。

2. 用药指导

指导患者遵医嘱及时、足量、规范应用抗生素。

（1）对于有性传播性疾病高危因素的患者（年龄＜25岁，有多个性伴侣或新性伴侣，并且为无保护性交），未获得病原体检测结果前，针对沙眼衣原体，可单次口服阿奇霉素1g；或多西环素100mg，每日2次，连服7日。

（2）对于获得病原体患者，选择针对病原体的抗生素。常用药物：头孢曲松钠250mg，单次肌内注射；头孢噻肟钠1g，单次肌内注射；阿奇霉素1g，单次顿服。合并细菌性阴道疾病的患者，同时治疗细菌性阴道炎。

3. 性伴侣处理

若为沙眼衣原体及淋病奈瑟菌感染，性伴侣同时行检查及治疗。

4. 随访症状持续存在者

告知患者治疗后症状持续存在的话及时随诊。应和医生一起分析原因制订个性化治疗方案，并了解有无再次感染性传播性疾病，性伴侣是否已经治疗。

二、慢性子宫颈炎

慢性子宫颈炎（chronic cervicitis）是指子宫颈间质内有大量淋巴细胞、浆细胞等慢性炎症细胞浸润，可伴有子宫颈腺上皮及间质的增生和鳞状上皮化生。

（一）病因

慢性子宫颈炎可由急性子宫颈炎迁延而来，也可为病原体持续感染所致，病原体与急性子宫颈炎相似。

（二）病理

慢性子宫颈黏膜炎可表现为宫颈黏膜皱襞增多，子宫颈管内有黏液及脓性分泌物，反复发作。子宫颈息肉可使颈管黏膜增生突起，色红，呈蛇状。光镜下可见被覆高柱状上皮，间质水肿、血管丰富及慢性炎症细胞浸润。

（三）临床表现

慢性子宫颈炎患者多无症状，少数患者可有阴道分泌物增多，呈淡黄色或脓性，偶有分泌物刺激引起外阴瘙痒或不适，或有性交后出血，月经间期出血。妇科检查可见子宫颈呈糜烂样改变，或有黄色分泌物覆盖子宫颈口或从子宫颈口流出，也可表现为子宫颈息肉或子宫颈肥大。

子宫颈糜烂样改变是一个临床征象，已不作为一个疾病来看待。可由生理性原因引起，即子宫颈的生理性柱状上皮异位，多见于青春期、生育年龄妇女雌激素分泌旺盛者，口服避孕药或妊娠期女性。由于雌激素的作用，鳞—柱交接部外移，子宫颈局部呈糜烂样改变。也可为病理性改变，除慢性子宫颈炎外，子宫颈上皮内瘤变、早期子宫颈癌也可呈现子宫颈糜烂样改变。因此，要注意进行子宫颈细胞学检查和（或）HPV 检测，必要时行阴道镜及活组织检查。

（四）处理原则

先筛查，除外子宫颈上皮内瘤变和子宫颈癌，然后根据不同病变采取不同的治疗方法。对宫颈糜烂改变者，若为无症状的生理性柱状上皮异位，则无须处理。对宫颈糜烂样改变伴有分泌物增多、乳头增生或出血者，可给予局部物理治疗，包括激光、冷冻、微波等方法，也可给予中药保妇康治疗或其作为物理治疗前后的辅助治疗。

（五）护理要点

1. 一般护理

加强外阴部护理，保持外阴清洁、干燥，减少局部摩擦。

2. 物理治疗注意事项

常用的物理治疗方法有激光治疗、冷冻治疗、红外线凝结疗法及微波疗法等。接受物理治疗的患者需注意：①治疗前常规进行宫颈细胞学检查；②急性生殖器炎症患者为禁忌；③一般选择在月经干净后 3 ～ 7 日内进行治疗；④治疗后每日清洗外阴 2 次，保持外阴清洁，在创面未愈合之前（4 ～ 8 周）禁盆浴、性交和阴道冲洗；⑤治疗后患者有阴道分泌物增多表现，在宫颈创面痂皮脱落之前，阴道有大量黄水流出，在术后 1 ～ 2 周脱痂时可有少量血水或少许阴道流血，则需急诊处理，局部用止血粉或压迫出血，必要时加用抗生素；⑥一般于两次月经干净后 3 ～ 7 日复查，以了解创面愈合情况。

3. 采取预防措施

积极治疗急性宫颈炎，定期做妇科检查，提高助产技术，避免分娩时器械损伤宫颈，产后发现宫颈裂伤要及时正确缝合。

第五节　盆腔炎性疾病

盆腔炎性疾病（pelvic inflammatory disease，PID）是女性上生殖道的一组感染性疾病，主要包括子宫内膜炎、输卵管炎、输卵管卵巢脓肿、盆腔腹膜炎。炎症可局限一个部位，也可同时累及几个部位。最常见的是输卵管炎及输卵管卵巢炎。盆腔炎性疾病多发生于性活跃期、有月经的妇女。若盆腔炎性疾病被延误诊断或迁延不愈，有可能导致上生殖道感染后遗症（不孕、输卵管妊娠、慢性腹痛、炎症反复发作），称为盆腔炎性疾病感染后遗症，从而影响女性生殖健康，增加家庭与社会的经济负担。

一、病因

女性生殖系统有较完整的自然防御功能，但当机体免疫力下降、内分泌发生变化及病原体侵入时，即可能导致炎症的发生。年轻妇女、不良性行为、下生殖道感染、宫腔内操作、不注意性卫生保健、邻近器官炎症是导致盆腔炎性疾病的高危因素。

病原体可经生殖道黏膜向上蔓延，如刮宫术、输卵管通液术、子宫输卵管造影术、宫腔镜检查等。病原体也可经外阴、阴道、宫颈及宫体创伤处的淋巴管经淋巴系统蔓延；或病原体先侵入人体的其他系统再经血液循环传播（结核），或因腹腔内其他脏器感染后直接蔓延到内生殖器，如阑尾炎、腹膜炎等蔓延至盆腔，导致炎症发作，病原体以大肠埃希菌为主。

二、病理

（一）急性子宫内膜炎及子宫肌炎

子宫内膜充血、水肿，有炎性渗出物，严重者内膜坏死、脱落形成溃疡。镜下见大量白细胞浸润，炎症向深部侵入形成子宫肌炎。

（二）急性输卵管炎、输卵管积脓、输卵管卵巢脓肿

急性输卵管炎因病原体传播途径不同而有不同的病变特点。

（1）炎症经子宫内膜向上蔓延：首先引起输卵管黏膜炎，输卵管黏膜肿胀、间质水肿及充血、大量中性粒细胞浸润，严重者输卵管上皮发生退行性变或成片脱落，引起输卵管黏膜粘连，导致输卵管管腔及伞端闭锁，若有脓液积聚于管腔内则形成输卵管积脓。

（2）病原菌通过宫颈的淋巴播散：通过宫旁结缔组织，首先侵及浆膜层发生输卵管周围炎，然后累及肌层，而输卵管黏膜层可不受累或受累很轻。病变以输卵管间质炎为主，其管腔常可因肌壁增厚受压变窄，但仍能保持通畅。轻者输卵管仅有轻度充血、肿胀、略增粗；严重者输卵管明显增粗、弯曲，纤维素性脓性渗出物增多，造成与周围组织粘连。卵巢很少单独发生炎症，白膜是良好的防御屏障，卵巢常与炎症的输卵管伞端粘连而发生卵巢周围炎，称为输卵管卵巢炎，习称附件炎。炎症可通过卵巢排卵的破孔侵入卵巢实质形成卵巢脓肿，脓肿壁与输卵管积脓粘连并穿通，形成输卵管卵巢脓肿。输卵管卵巢脓肿可为一侧或两侧病变，约半数是在可识别的急性盆腔炎性疾病初次发病后形成，另一部分是多次急性发作或重复感染而形成。输卵管卵巢脓肿多位于子宫后方或子宫阔韧带后叶及肠管间粘连处，可破入直肠或阴道，若破入腹腔则引起弥漫性腹膜炎。

（三）急性盆腔腹膜炎

盆腔内器官发生严重感染时，往往蔓延到盆腔腹膜，腹膜充血、水肿，并有少量含纤维素的渗出液，形成盆腔脏器粘连。当有大量脓性渗出液积聚于粘连的间隙内，可形成散在小脓肿；积聚于直肠子宫陷凹处形成盆腔脓肿，较多见。脓肿前面为子宫，后方为直肠，顶部为粘连的肠管及大网膜，脓肿可破入直肠而使症状突然减轻，也可破入腹腔引起弥漫性腹膜炎。

（四）急性盆腔结缔组织炎

病原体经淋巴管进入盆腔结缔组织而引起结缔组织充血、水肿及中性粒细胞浸润。以宫旁结缔组织炎最常见，开始局部增厚，质地较软，边界不清，以后向两侧盆壁呈扇形浸润，若组织化脓形成盆腔腹膜外脓肿，可自发破入直肠或阴道。

（五）败血症及脓毒血症

当病原体毒性强、数量多、患者抵抗力降低时，常发生败血症。发生盆腔炎性疾病后，若身体其他部位发现多处炎症病灶或脓肿者，应考虑有脓毒血症存在，但需经血培

养证实。

（六）肝周围炎

PID 宫颈脓性分泌物彩图

肝周围炎又称 Fitz-Hugh-Curtis 综合征，是继发于盆腔感染的肝包膜炎症，其无肝实质损害。淋病奈瑟菌及衣原体感染均可引起。由于肝包膜水肿，吸气时右上腹疼痛。肝包膜上有脓性或纤维渗出物，早期在肝包膜与前腹壁腹膜之间形成松软粘连，晚期形成琴弦样粘连。5% ～ 10% 输卵管炎患者可出现肝周围炎，临床表现为继下腹痛后出现右上腹疼痛，或下腹疼痛与右上腹疼痛同时出现。

三、临床表现

（一）盆腔炎性疾病

根据炎症轻重及范围大小不同，症状与体征表现也不尽相同。轻症者无症状或症状较轻。常见症状为下腹痛、阴道分泌物增多。腹痛多为持续性、活动性或性交后加剧。重者可表现为寒战、高热、食欲缺乏等。月经期发病者可出现经量增多、经期延长。腹膜炎患者出现消化系统症状，如恶心、呕吐、腹胀、腹泻等。腹腔内包块形成可有相应压迫症状，如尿频、尿急、腹泻、里急后重感。

轻者检查多无异常发现，或于妇科检查时发现宫颈举痛或宫体压痛或附件区压痛。重者患者呈急性病容，体温升高，心率呼吸加快，下腹部有压痛、反跳痛及肌紧张，叩诊下腹部鼓音明显，肠鸣音减弱或消失。盆腔检查：阴道充血，宫颈充血、水肿，可于宫颈口见大量脓性臭味分泌物从宫颈口外流；阴道穹隆有明显触痛，宫体增大、有压痛，活动受限。

（二）盆腔炎性疾病后遗症

患者有时出现低热、乏力，临床多表现为不孕、异位妊娠、慢性盆腔痛或盆腔炎性疾病反复发作等症状。根据病变波及部位不同，妇科检查可出现不同特点：通常发现子宫大小正常或稍大、常呈后位活动受限或粘连固定，触痛明显，宫旁组织增厚，骶韧带增粗，触痛。如果子宫被固定或封闭于周围瘢痕化组织中，则成“冰冻骨盆”状态。

四、处理原则

主要治疗原则为及时、足量、个性化的抗生素治疗，必要时手术治疗。依据药物及疾病严重程度确定给药途径，对于盆腔炎性疾病后遗症者，多采用综合性治疗方案控制炎症，缓解症状，增加受孕机会，包括物理治疗、中西医治疗、手术治疗等，同时注意调整生活状态，增加机体抵抗力。

五、护理要点

（一）健康教育

做好患者月经期、妊娠期及产褥期的卫生宣教，指导性生活卫生，减少性传播性疾病，告知其月经期禁止性交。对淋病及沙眼衣原体感染的高危妇女进行筛查和治疗，可降低盆腔炎性疾病发生率。

（二）对症护理

病情严重者或经门诊治疗无效者应住院治疗并提供相应的护理：①卧床休息，给予半卧位，有利于脓液积聚于子宫直肠陷凹，使炎症局限；②给予高热量、高蛋白、高维生素饮食，并遵医嘱纠正电解质紊乱和酸碱失衡；③高热时采用物理降温，若有腹胀等症状应遵医嘱行胃肠减压；④减少不必要的盆腔检查，以免炎症扩散。

（三）执行医嘱

通常根据病原体的特点，及时选择高效的抗生素，在诊断 48 小时内及时用药将明显降低 PID 后遗症的发生。应配合医生选择给药途径：①若患者一般状况好，症状轻，能耐受口服抗生素，并有随访条件，可给予抗生素口服或肌内注射，常用药物有头孢曲松钠、多西环素、氧氟沙星等；②若患者一般状况差，病情重，不能耐受口服抗生素或门诊治疗无效等，可静脉给药，常用药物有头孢西丁钠、多西环素等。

（四）心理护理

关心患者的疾苦，耐心倾听患者的诉说，为提供患者表达不适的机会，尽可能满足患者的需求，解除其思想顾虑，增强其康复的信心。和患者及其家属共同探讨适合个人的治疗方案，争取家人的理解和帮助，帮助减轻其心理压力。

（五）防治 PID 后遗症

为预防 PID 后遗症的发生，应注意：①严格掌握手术指征，严格遵循无菌原则，为患者提供高质量的围手术期护理；②及时诊断并积极正确治疗 PID；③建立正确两性观念，注意性生活卫生，减少性传播疾病。对于被确诊为 PID 后遗症的患者，帮助其了解中西医结合的综合性治疗方案，减轻患者的焦虑情绪。

（六）随访指导

对于接受抗生素治疗的患者，应在 72 小时内随诊，以确定疗效包括评估有无临床症状的改善，如体温下降，腹部压痛、反跳痛减轻，宫颈举痛，子宫压痛，附件区压痛减轻，若症状无改善或加重，则需进一步检查，重新进行评估，必要时行腹腔镜或手术探查。

本章小结

女性生殖系统具有自然防御功能，阴道乳酸杆菌及 pH 对维持阴道生态平衡具有重要作用。某些因素如生殖系统自然防御功能破坏、机体免疫力下降、激素水平变化或外源性病原体侵袭，均可导致生殖系统炎症发生。护士在为女性生殖系统炎症患者进行护理时，要注意保护患者隐私，关注患者心理护理及健康教育。

前庭大腺炎主要症状是疼痛和肿胀，可发展为前庭大腺囊肿或脓肿，一般采取前庭大腺囊肿造口术。滴虫阴道炎由阴道毛滴虫引起，阴道分泌物呈稀薄脓性、黄绿色、泡沫样腥臭味白带。外阴阴道假丝酵母菌疾病由假丝酵母菌引起，阴道分泌物呈现增多，白色稠厚呈凝乳或豆渣样，外阴瘙痒、灼痛。萎缩性阴道炎是由于激素水平降低、局部抵抗力低下引起。

急性宫颈炎表现为阴道分泌物增多、月经间期出血或伴泌尿系统感染。慢性宫颈炎多数无症状，治疗前需排除宫颈上皮内瘤变和宫颈癌。

盆腔炎性疾病常混合感染。轻者无症状，重者常有发热伴消化和泌尿系统症状。主要采取抗生素治疗，治疗不及时可导致 PID 后遗症。

（杨　晓　侯　睿　翟巾帼）

练习题

第十四章

女性生殖内分泌疾病患者的护理

女性生殖内分泌疾病患者的护理 PPT

学习目标

识记：排卵障碍性异常子宫出血、闭经、痛经、经前期综合征及绝经综合征的定义、病因、临床表现及护理要点。

理解：排卵障碍性异常子宫出血、闭经、痛经、经前期综合征及绝经综合征患者的护理问题；生殖内分泌疾病患者的健康教育内容。

运用：对女性生殖内分泌疾病患者进行护理。

女性生殖内分泌疾病是妇科常见疾病，通常由下丘脑—垂体—卵巢轴（H-P-O 轴）功能异常或靶细胞效应异常所导致，临床常见的有排卵障碍性异常子宫出血（AUB-O）、闭经、痛经、多囊卵巢综合征、经前期综合征和绝经综合征等，这类疾病主要临床表现为月经周期紊乱、经期和经量异常或伴发某些异常的症状。护士可通过健康教育帮助患者和家属正确认识生殖内分泌疾病的发病原因，积极采取措施，帮助患者减轻疾病带来的痛苦，提高患者生活质量。

第一节　排卵障碍性异常子宫出血

月经的正常周期为 21 ～ 35 日，经期持续 2 ～ 8 日，平均出血量为 20 ～ 60mL。凡是不符合以上任何一项标准的均属于异常子宫出血（abnormal uterine bleeding，AUB）。2011 年国际妇产科联盟（FIGO）发表了“育龄期非妊娠妇女 AUB 病因新分类 PALM-COEIN 系统”，用于指导临床治疗和研究。该分类系统将 AUB 病因分为两大类、9 个类型，P 表示子宫内膜息肉（polyp）所致 AUB（简称 AUB-P）、A 表示子宫腺肌病（adenomyosis）所致 AUB（简称 AUB-A）、L 表示子宫平滑肌瘤（leiomyoma）所致 AUB（简称 AUB-L）、M 表示子宫内膜恶变和不典型增生（malignancy and hyperplasia）所致 AUB（简称 AUB-M）、C 表示全身凝血相关疾病（coagulopathy）所致 AUB（简称 AUB-C）、O 表示排卵障碍相关疾病（ovulatory dysfunction）所致 AUB（简称 AUB-O）、E 表示子宫内膜局部异常（endometrial）所致 AUB（简称 AUB-E），I 表示医源性（iatrogenic）所致 AUB（简称 AUB-I）、N 表示未分类（not yet classified）所致 AUB（简称 AUB-N）。其中 AUB-O 最为常见，约占 AUB 的 50%。

排卵障碍性异常子宫出血（abnormal uterine bleeding-ovulatory dysfunction，AUB-O）包括无排卵、稀发排卵及黄体功能不足，无排卵主要因下丘脑—垂体—卵巢轴（H-P-O 轴）功能异常所致，多见于青春期、绝经过渡期，生育期也可因多囊卵巢综合征（PCOS）、肥胖、高催乳素血症、甲状腺和肾上腺疾病等引起。常表现为不规律的月经，月经临床评价指标（表 14-1）均可异常，有时会引起大出血和重度贫血。经期延长是子宫内膜不规则脱落最常见的病变，虽无明确的归类，但目前国内多认为其与黄体功能异常有关，故在本节介绍。

表 14-1　正常子宫出血与 AUB 术语范围

月经临床评价指标	术语	范围
周期频率	月经频发	＜ 21 日
	月经稀发	＞ 35 日
周期规律性（近 1 年）	规律月经	＜ 7 日
	不规律月经	≥ 7 日
	闭经	≥ 6 个月无月经
经期长度	经期延长	＞ 7 日
	经期过短	＜ 3 日
经期出血量	月经过多	＞ 80mL
	月经过少	＜ 5mL

一、病因及发病机制

（一）无排卵性异常子宫出血

无排卵引起的异常子宫出血常见于青春期和绝经过渡期，但在生育期也可能发生。

1. 青春期

青春期女性月经初潮后建立起稳定的月经周期调节机制平均需要 4 年左右的时间。这段时期下丘脑—垂体—卵巢轴（H-P-O 轴）发育尚未成熟，雌激素正反馈机制迟迟未能完全建立，促卵泡成熟激素（follicle-stimulating hormone，FSH）持续维持在低水平，虽有卵泡生长，但卵泡不会发育成熟，合成、分泌的雌激素量少，达不到促使黄体生成素（luteinizing hormone，LH）高峰（排卵必须）释放的阈值，因此造成不排卵。此外，青春期女性情绪紧张、压力过大、剧烈运动、营养失调、体重异常等，均会对生殖内分泌调节系统产生影响，导致无排卵异常子宫出血的发生。

2. 绝经过渡期

卵巢功能逐渐减退，卵泡逐渐减少，卵巢内剩余卵泡对垂体促性腺激素反应性降低，卵泡不能发育成熟，雌激素分泌量波动未能达到排卵前高峰，故不能排卵。

3. 生育期

有时因内、外环境刺激，如劳累、应激、流产、疾病和手术等引起短暂的无排卵，也可因肥胖、高催乳素血症、多囊卵巢综合征等引起持续无排卵。

各种因素导致的无排卵，均造成子宫内膜受单一的雌激素（estrogen, E）刺激，因缺少孕激素拮抗，使得雌激素达到或超过内膜出血的阈值，发生雌激素突破性出血（breakthrough bleeding）或撤退性出血（withdrawal bleeding）。雌激素突破性出血分为两种类型：一种是高水平雌激素维持在有效浓度，雌激素超过阈值水平引起长时间闭经，子宫内膜增厚但不牢固，容易发生急性突破性出血，血量汹涌；另一种是低水平雌激素维持在阈值水平，可发生间断性少量出血，内膜修复慢，出血时间延长。雌激素撤退性出血是指在单一雌激素的刺激下子宫内膜增生过度，此时因一批卵泡退化闭锁，导致雌激素水平突然急剧下降，内膜失去激素支持而剥脱出血。

无排卵性异常子宫出血与子宫内膜出血的自限性机制缺陷有关，如子宫内膜组织脆性增加、子宫内膜脱落不全致修复困难、血管结构及凝血功能异常、纤溶系统功能异常、血管舒缩因子异常。

（二）有排卵性异常子宫出血

1. 黄体功能不足

病因复杂，引起黄体功能不足的直接原因是卵泡发育不良，与卵泡期促卵泡激素分泌不足、黄体期黄体生成素分泌不足或其脉冲式分泌不充分有关。

2. 子宫内膜不规则脱落

由于下丘脑—垂体—卵巢轴（H-P-O 轴）调节功能紊乱或溶黄体机制失常，引起黄体萎缩不全，内膜持续受孕激素（progesterone，P）影响，以致不能如期完整脱落。常表现为混合型子宫内膜，即残留的分泌期内膜与出血坏死组织及新增生的内膜混合共存。

二、临床表现

（一）无排卵性异常子宫出血

临床上最常见的症状有：月经周期紊乱；经期长短和经量异常，出血量少者仅为点滴出血，出血量多、时间长者可能继发贫血，出血期间一般无腹痛或其他不适；大量出血可导致休克。

（二）有排卵性异常子宫出血

1. 黄体功能不足

月经周期缩短，表现为月经频发（周期＜ 21 日）。有时虽然月经周期正常，但卵泡期延长、黄体期缩短（＜ 11 日）以致患者不易受孕或在妊娠早期流产。

2. 子宫内膜不规则脱落

月经周期正常，但经期延长，可达 9 ～ 10 日，出血量可多可少。

三、处理原则

青春期 AUB–O 的治疗原则以止血、调整周期为主。根据出血的严重程度确定相应的治疗。AUB–O 的一线治疗是药物治疗。急性出血期以维持一般状况和生命体征为主，应积极支持疗法（输液、输血），尽快止血并纠正贫血；止血后调整周期，预防子宫内膜增生和异常子宫出血复发。有生育要求者需促排卵治疗，完成生育后应长期随访，并进行相关的健康教育。绝经过渡期以止血，调整经期，减少经量，防止子宫内膜病变为主。由于 AUB–O 涉及从初潮到绝经的各年龄段，不同年龄阶段的病因不同，临床表现多样，患者的需求也不同，涉及生育、生殖和避孕等，治疗措施需全面考虑。

四、护理评估

（一）健康史

询问患者的年龄、月经史、婚育史、避孕措施、既往有无慢性病史（如高血压、肝病、代谢性疾病、血液病等）。了解患者发病前有无精神情绪紧张、过度劳累及环境改变等引起月经紊乱的诱发因素。询问发病经过，包括发病时间、阴道流血情况、出血前有无停经史、诊治经历（包括激素名称、剂量、效果和诊刮的病理结果）以及有无贫血和感染征象。

（二）身心状况

观察患者的精神和营养状态，有无肥胖、黄疸、贫血貌、出血点、紫斑和其他病态。给患者进行全身体格检查，了解患者甲状腺、乳房、淋巴结的发育情况。妇科检查常无异常发现。由于病程延长并发感染，止血效果不佳而引起大量出血，使患者容易产生焦虑和恐惧的情绪；绝经过渡期患者经常会怀疑病情与肿瘤有关而产生不安；黄体功能不足常可引起妊娠早期流产或不孕，因而患者常感焦虑。要密切关注患者的心理变化，及时与患者进行沟通、疏导。

（三）辅助检查

1. 实验室检查

（1）凝血功能检查：排除凝血及出血功能障碍性疾病。可检查出、凝血时间，血小板计数，凝血酶原时间，部分促凝血酶原激酶时间等。

（2）全血细胞计数：确定有无贫血或血小板减少。

（3）尿妊娠试验或血人绒毛膜促性腺激素（human chorionic gonadotropin，HCG）检测：有性生活史者，应行妊娠试验，排除妊娠及妊娠相关疾病。

（4）血清激素测定：可在下次月经前7日测定血清黄体酮水平，了解黄体功能，确定有无排卵，但因出血频繁，经常难以选择测定黄体酮的时间。可于早卵泡期测定血清雌激素（E_2）、促卵泡成熟激素（FSH）、黄体生成素（LH）、睾酮（T）、催乳素（prolactin，PRL）及促甲状腺激素（thyroid-stimulating hormone，TSH）等，以排除其他内分泌疾病。

（5）宫颈黏液结晶检查：月经前检查出现宫颈黏液羊齿植物叶状结晶提示无排卵。

2. 盆腔超声检查

盆腔超声检查的主要目的在于发现“PALM-COEIN 系统分类”中 AUB-I 及 AUB-N 的线索，以排除导致 AUB 的其他可能病因，协助诊断。了解子宫内膜厚度和回声，以明确有无宫腔占位病变及其他生殖道器质性病变。

3. 其他检查

（1）基础体温（basal body temperature，BBT）测定：是测定排卵的简易可行的一种方法，不仅有助于判断有无排卵，还可了解黄体功能的情况。BBT 无上升改变而呈单相曲线（图 14-1），提示无排卵。BBT 双相型但高温相＜ 11 日（图 14-2），提示黄体功能不足。BBT 呈双相型，但下降缓慢（图 14-3），提示子宫内膜不规则脱落。

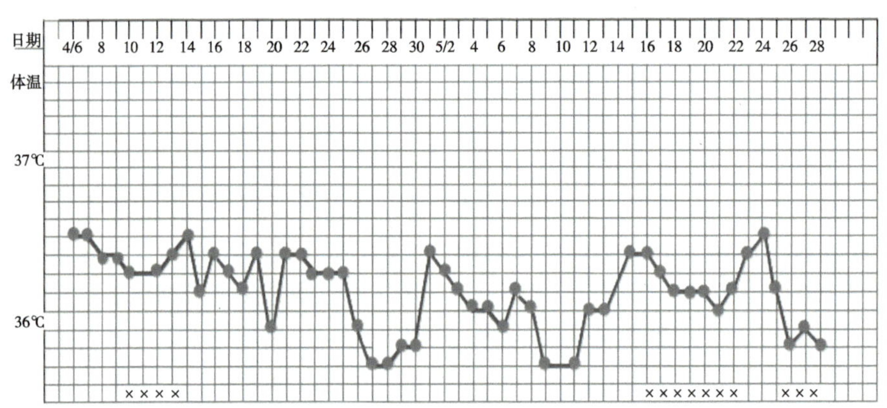

图 14-1 基础体温单相型（无排卵性异常子宫出血）

（2）诊断性刮宫（diagnostic & curettage，D&C）：简称诊刮，其目的是止血和明确子宫内膜病理诊断。若年龄≥45岁，药物治疗无效或存在子宫内膜癌高危因素（如高血压、肥胖、糖尿病）的异常子宫出血患者、B超检查提示子宫内膜过度增厚并且回声不均匀，建议行分段诊断性刮宫，以排除子宫内膜病变。拟确定卵巢排卵功能或了解子宫内膜增生程度时，宜在经前期或月经来潮6小时内刮宫；子宫内膜不规则脱落者在月经第5～6日进行诊刮；无性生活史的青少年患者，仅适用于大量出血且药物治疗无效需立即止血或检查子宫内膜组织者，经患者或其家属知情同意后行诊刮。刮宫时要特别注意两侧宫角部，并注意宫腔大小、形状，宫壁是否光滑，刮出物的性质和量，并将刮出物全部送病理学检查。

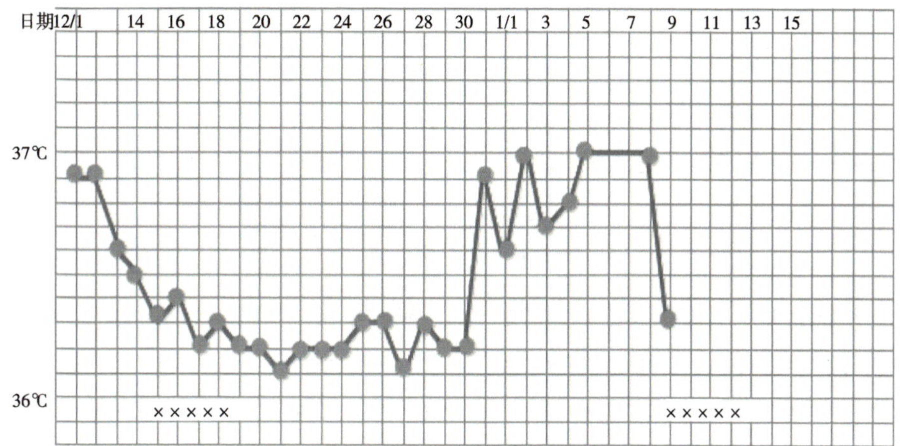

图 14-2　基础体温双相型（黄体期短）

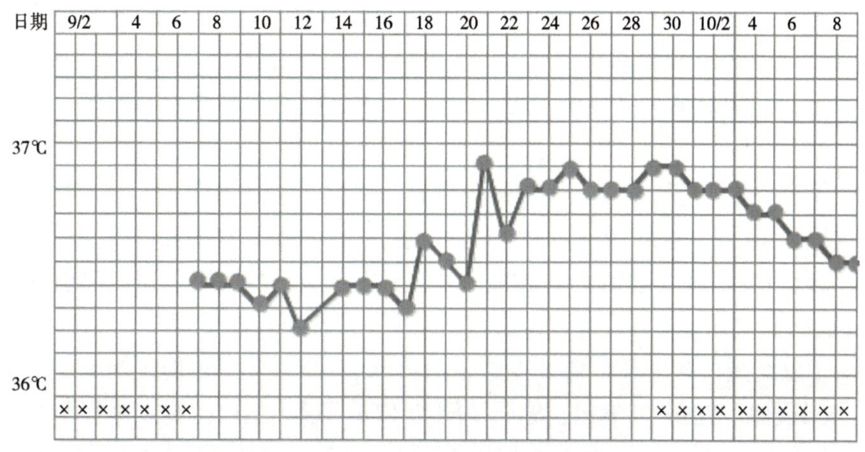

图 14-3　基础体温双相型（黄体萎缩不全）

（3）宫腔镜检查：可直接观察子宫内膜情况（表面是否光滑，有无组织突起及充血）；在宫腔镜直视下选择病变区如子宫内膜息肉、子宫黏膜下肌瘤、子宫内膜癌等进行活检，与盲取内膜相比，宫腔镜下检查诊断价值高。

五、常见护理诊断 / 问题

（一）疲乏

与子宫异常出血继发贫血有关。

（二）有感染的危险

与子宫异常出血继发贫血、机体抵抗力下降有关。

（三）焦虑

与不规则出血、影响工作生活有关。

六、护理目标

（1）患者的异常阴道出血停止，疲乏的感觉减弱或消失。

（2）患者无感染发生。

（3）患者焦虑减轻或消失。

七、护理措施

（一）补充营养

患者机体抵抗力较低，要加强营养，可补充维生素 C、铁剂和蛋白质。正常成人体内每 100mL 血液中大约含 50mg 铁，月经量多者要额外补铁，行经期妇女每日从食物中吸收铁 0.7 ～ 2.0mg，可向患者推荐猪肝、蛋黄、豆角、胡萝卜、葡萄干等含铁较多的食物。按照患者的饮食习惯，制订个性化饮食计划，保证患者获得足够的营养。

（二）诊疗配合

1. 无排卵性异常子宫出血

（1）止血：根据出血量选择合适的止血药物。对于出血量少的患者，使用激素时要求最低有效量。对于出血多，出血时间长的患者，要求性激素治疗应在 8 小时内见效，24 ～ 48 小时内出血基本停止，96 小时以上还未止血患者，应考虑有器质性病变存在的可能。

1）性激素：常用药物如下。①单纯孕激素，又称“内膜脱落法”“药物性刮宫”，适用于一般情况较好，血红蛋白≥ 90g/L 者。急性 AUB 推荐使用黄体酮针剂肌内注射，促使内膜快速同步脱落以达到止血目的。对于出血淋漓不尽、不愿肌内注射的患者，可口服孕激素制剂，如地屈孕酮、微粒化黄体酮。②高效合成孕激素：又称“内膜萎缩法”，适用于血红蛋白含量较低者（血红蛋白＜ 90g/L）。常用药物包括 19- 去甲基睾酮衍生物（炔诺酮）、左炔诺孕酮、地屈孕酮和 17α - 羟孕酮衍生物（甲羟孕酮、甲地孕酮）。使用大剂量高效合成孕激素，如炔诺酮 5 ～ 10mg/d 连续用药 10 ～ 21 日，血止、贫血纠正后停药；也可继续维持原剂量治疗 3 日以上仍无出血可开始减量，减量以不超过原剂量的 1/3 为原则，每 3 日减量 1 次，直至每日最低剂量不再出血为维持量，维持至血红蛋白含量正常、月经来潮，停药即可。③单纯雌激素：又称“子宫内膜修复法”，使用大量雌激素可促使子宫内膜迅速生长，短期内快速修复创面而止血。适用于急性大量出血的患者。常用药物有戊酸雌二醇、结合雌激素（针剂，片剂）等。所有雌激素疗法在血红蛋白≥ 90g/L 后，必须加用孕激素撤退。④复方口服避孕药（combined oral contraceptives，COCs）：含有雌、孕激素的复方口服避孕药，使用前需排除 COCs 的使用禁忌证。推荐新型复方短效口服避孕药，如屈螺酮炔雌醇片、屈螺酮炔雌醇片（Ⅱ）、炔雌醇环丙孕酮片、去氧孕烯炔雌醇片等，用于青春期与生育期患者，围绝经期不推荐使用大剂量 COCs 止血。⑤雄激素：具有对抗雌激素的作用，能增强子宫平滑肌及血管张力，减少子宫出血。临床上常见的有丙酸睾酮，每个周期肌内注射 75 ～ 300mg，可平分为多次注射。

刮宫术：适用于急性大出血、有子宫内膜癌高危因素、病程长的生育期患者和绝经过渡期患者。

辅助治疗：给予一般止血药，如氨甲环酸、酚磺乙胺、巴曲酶、维生素 K 等。出血严重时，可补充凝血因子（血小板、纤维蛋白原、新鲜冻干血浆或新鲜血），用于矫正凝血功能，对于中、重度贫血患者，除上述治疗外还需补充铁剂和叶酸，预防感染。

（2）调整月经周期：使用性激素止血后，需要调整月经周期。月经周期的调整是 AUB-O 长期管理最重要的举措。常用方法如下。

1）孕激素定期撤退法：适用于青春期体内含有内源性雌激素或子宫内膜增生期需组织学检查的患者。推荐使用对 H-P-O 轴无抑制或抑制较轻的天然孕激素或地屈孕酮。从月经周期后半期开始，即撤退性出血的第 16 ～ 25 日，可口服孕激素，如微粒化黄体酮胶囊或地屈孕酮，根据病情酌情应用 3 ～ 6 个周期。

2）雌、孕激素序贯治疗：又称人工周期治疗。通过对自然月经周期中卵巢内分泌变化的模拟，序惯应用雌、孕激素，使子宫内膜出现周期性变化。常用于孕激素治疗后未出现撤退性出血，缺乏内源性雌激素的青春期及生育期患者。从撤退性出血第 5 日起，口服雌激素（戊酸雌二醇或结合雌激素），每晚 1 次，连续 21 日，在使用雌激素第 11 ～ 14 日起加用孕激素 12 ～ 14 日（图 14-4），建议首选天然或接近天然的孕激素，连续用药 3 ～ 6 个周期为 1 个疗程。

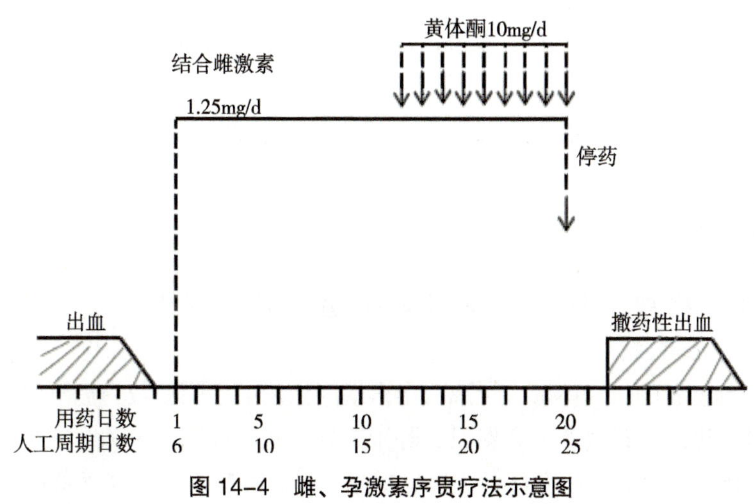

图 14-4 雌、孕激素序贯疗法示意图

3）雌、孕激素联合法：先使用孕激素限制雌激素的促内膜生长功能，逐渐减少撤退性出血，雌激素则可预防孕激素治疗过程中出现突破性出血。对于有生育要求的患者，一般采取口服避孕药，从撤退性出血的第 5 日开始，连续使用 3 个周期为 1 个疗程，病情反复的患者可延至 6 个周期。有心脑血管疾病、血栓性疾病病史或年龄＞ 40 岁吸烟的女性不宜使用口服避孕药。

4）左炔诺孕酮宫内缓释系统（levonorgestrel intrauterine system，LNG-IUS）：通过在子宫内放置含有孕酮或左炔诺孕酮宫内缓释系统的节育器，在宫腔内局部定期释放低剂量孕激素（LNG 20μg/d），既能起到很好的避孕作用，又可长期保护子宫内膜、显著减少出血量。但因能减少经量的80%～90%，甚至出现闭经，所以只适用于无生育要求的育龄期患者。

（3）促排卵：希望妊娠的患者可给予诱导排卵治疗。包括口服来曲唑、氯米芬、中药等，单独使用氯米芬建议不超过6个周期。如有卵子排出，即使未能妊娠，也可通过排卵后产生的孕激素调整月经周期。

（4）手术治疗：对于药物治疗效果不佳或不适宜用药、无生育要求的患者，尤其是年龄较大不易随访的患者，可考虑子宫内膜切除术或子宫切除术。

2. 排卵性异常子宫出血

（1）黄体功能不足：一般无症状，但有时可表现为月经间期出血（IMB），是有规律的、在可预期的月经之间发生的出血。治疗方法：①口服氯米芬或使用人绝经后尿促性腺激素联合人绒毛膜促性腺激素（HMG-HCG）疗法，促进正常黄体生成；②肌内注射绒毛膜促性腺激素，促进黄体生成，增加黄体酮分泌，延长黄体期；③补充黄体酮，一般使用天然黄体酮制剂；④对于合并高催乳素血症的患者，一般选择口服溴隐亭，以降低催乳素水平，改善黄体功能。

（2）子宫内膜不规则脱落：有生育要求者可口服黄体酮、甲羟孕酮或肌内注射黄体酮，使黄体及时萎缩，促进内膜按时完整脱落。无生育要求者可口服避孕药，调整月经周期。

（三）遵医嘱使用性激素

（1）按时、按量正确服用性激素，保持药物在血液中的稳定水平，不得随意停药或漏服。

（2）药物减量必须遵医嘱规定在流血停止后才能开始，每3日减量1次，每次减量不得超过原剂量的1/3，直至维持量。

（3）服用维持量的时间，通常按照停药后发生撤退性出血的时间与患者上一次行经时间相应考虑。

（4）告知患者在治疗期间如出现不规则阴道出血应及时就诊。

（四）维持正常血容量

观察并记录患者的生命体征，嘱患者出血期间使用的会阴垫及内裤不得随意丢弃，以免漏记出血量。出血量较多者，督促患者卧床休息，避免过度劳累和剧烈活动。贫血严重的患者，嘱其卧床休息，遵医嘱做好止血、配血、输血等措施，以维持患者正常血容量。

（五）预防感染

严密观察患者体温、子宫底压痛等，及时发现与感染有关的征象，定期监测患者白细胞计数和分类，保持会阴部清洁，预防感染。如有感染征象，及时与医师联系并遵医嘱进行抗感染治疗。

（六）加强心理护理

鼓励患者表达内心感受，耐心倾听患者的诉说，了解患者的诉求。向患者行疾病相关健康教育，帮助患者解决问题，解除心理负担，摆脱焦虑。可通过听广播、看电视、看书等方式分散患者的注意力。

（七）必要时进行手术护理常规护理

需要手术的患者，按照手术护理常规护理。

八、护理评价

（1）患者异常阴道出血停止，疲乏感消失。

（2）患者未发生感染，体温正常，白细胞、血红蛋白正常。

第二节 闭 经

闭经（amenorrhea）是妇科常见症状，临床表现为无月经或月经停止。包括生理性闭经和病理性闭经。病理性闭经通常根据既往有无月经来潮分为原发性或继发性两类。原发性闭经是指年龄＞ 14 岁，第二性征未发育；或者年龄＞ 16 岁，第二性征已发育，月经尚未来潮。继发性闭经是指建立正常月经周期后，月经停止 6 个月及以上，或按自身原有月经周期停止 3 个周期以上者。生理性闭经是指青春期前、妊娠期、哺乳期及绝经后的月经不来潮现象，本节不展开讨论。

一、病因

正常月经的建立和维持，有赖于 H-P-O 轴的神经内分泌调节，靶器官子宫内膜对性激素的周期反应和下生殖道的通畅，其中任何一个环节发生障碍均可导致闭经。

（一）原发性闭经

原发性闭经较少见，常见原因为遗传学因素或先天性发育缺陷，如米勒管发育不全综合征、雄激素不敏感综合征、卵巢不敏感综合征等。诊断时应重视染色体核型分析。

（二）继发性闭经

继发性闭经发生率明显高于原发性闭经， 病因复杂。根据控制正常月经周期的 5 个主要环节，以下丘脑性闭经最常见。按生殖轴病变和功能失调的部位分类，闭经可分为下丘脑性闭经、垂体性闭经、卵巢性闭经、子宫性闭经及其他原因导致的闭经。

1. 下丘脑性闭经

下丘脑性闭经是最常见的一类闭经，是由中枢神经系统包括下丘脑各种功能和器质性疾病引起的闭经，以功能性原因为主。此类闭经的特点是下丘脑合成和分泌促性腺激素释放激素（GnRH）功能下降导致垂体促性腺激素（FSH），尤其是黄体生成素（LH）分泌功能低下，属于低促性腺激素性闭经，及时治疗是可逆的。

（1）精神应激引起闭经：精神打击、过度紧张或环境变化等会抑制下丘脑 GnRH 的分泌，可引起内源性阿片类物质、多巴胺和促肾上腺皮质激素释放激素水平应激性升高，导致闭经。

（2）运动性闭经：长期过度锻炼如长跑、芭蕾舞、现代舞训练等易致闭经，与患者的心理、应激反应程度和体脂下降有关。初潮发生和月经维持有赖于一定比例（17% ～ 22%）的机体脂肪，脂肪是合成甾体激素的原料，若机体肌肉 / 脂肪比率增加或总体脂肪减少，均可致月经异常。另外，运动剧增后，GnRH 释放受到抑制，使 LH

释放受到抑制，也可能引起闭经。

（3）体重下降和神经性厌食所致闭经：中枢神经对体重急剧下降极度敏感，1 年内体重下降 10% 左右，即使体重仍在正常范围内也可能会引起闭经；若体重减轻 10% ～ 15%，或体脂丢失 30%，可能出现闭经。当内在情感发生剧烈矛盾或为保持体型强迫节食时，易出现严重的神经性厌食；因过度节食，使体重急剧下降，最终导致下丘脑多种神经内分泌激素分泌水平的降低，引起垂体前叶多种促性腺激素包括 LH、FSH、促肾上腺皮质激素（ACTH）等分泌水平下降；临床表现为厌食、极度消瘦、皮肤干燥、低体温、低血压、低促性腺激素性闭经、各种血细胞计数及血浆蛋白水平低下，重症可危及生命。

（4）药物性闭经：长期使用甾体类药物可能会引起闭经，如吩噻嗪衍生物、利血平等，药物会抑制下丘脑 GnRH 的分泌而引起闭经。药物闭经通常是可逆的，停药后 3 ～ 6 个月一般会自然恢复。

（5）营养相关性闭经：慢性消耗性疾病（颅咽管瘤）、肠道疾病、营养不良、肥胖、颅内压增高等均能引起闭经。

2. 垂体性闭经

垂体性闭经是由于垂体病变致使促性腺激素分泌降低而引起的闭经。主要病变在垂体，腺垂体器质性病变或功能失调，均可影响促性腺激素的分泌，继而影响卵巢功能引起闭经，如垂体梗死（希恩综合征）、垂体肿瘤、空蝶鞍综合征。

3. 卵巢性闭经

由于卵巢分泌的性激素水平低下，子宫内膜未发生周期性变化而引起闭经，这类闭经促性腺激素升高，属高促性腺激素性闭经。包括先天性卵巢发育不全、酶缺陷、卵巢抵抗综合征、卵巢早衰等。

4. 子宫性闭经

子宫内膜因结核、感染、创伤、手术切除或放疗被破坏而引起的闭经。月经周期正常，第二性征发育也正常，如子宫腔粘连综合征，常见于产后、人工流产或流产后出血过度清宫引起的子宫内膜损伤、瘢痕化和粘连，粘连可使宫颈管、宫颈内口或宫腔多处或全部阻塞，从而引起闭经。

5. 其他

（1）雄激素水平升高的疾病：包括多囊卵巢综合征（PCOS）、先天性肾上腺皮质增生症（CAH）、分泌雄激素的肿瘤及卵泡膜细胞增殖症等。

（2）甲状腺疾病：常见的有桥本病及毒性弥漫性甲状腺肿（Graves 病）。常因自身免疫抗体引起甲状腺功能亢进或减退，并抑制 GnRH 分泌进而引起闭经；也可因抗体的交叉免疫破坏卵巢组织引起闭经。

二、处理原则

确定闭经病因后，针对病因给予治疗，改善全身健康情况，进行心理治疗。因某种疾病或因素引起的下丘脑—垂体—卵巢轴功能紊乱者，可用性激素替代治疗。

三、护理评估

（一）健康史

详细询问患者的月经史，包括初潮年龄、月经周期、经期、经量、有无痛经，还应了解闭经前月经情况、闭经期限及伴随症状；原发性闭经还要询问第二性征发育情况，了解患者生长发育情况，有无先天性缺陷或其他疾病，家中有无相同疾病者。发病前有无引起闭经的诱因如精神因素、剧烈运动、体重增减、环境改变、各种疾病及用药影响等。已婚妇女询问其生育史及产后并发症。

（二）身心状况

注意观察患者的精神状态、营养状况、全身发育情况，包括测量患者的身高、体重、智力、躯干和四肢的比例，检查患者的五官生长特征、第二性征发育情况（如音调、乳房发育、阴毛及腋毛情况、骨盆及是否具有女性体态，挤双乳观察有无乳汁分泌）。因主要症状是闭经，而闭经对患者的自我概念有较大的影响，患者会担心闭经对自己的健康、性生活和生育能力产生影响，病程过长及反复治疗效果不佳会加重患者及其家属的心理压力，对治疗和护理丧失信心，反过来又会加重闭经。

（三）辅助检查

1. 全身检查

检查患者第二性征发育情况，注意内、外生殖器的发育，有无缺陷、畸形和肿瘤。

2. 功能试验

（1）药物撤退试验：用来评估体内雌激素水平，以确定闭经程度，有性生活史的妇女出现闭经，必须首先排除妊娠。

（2）孕激素试验：常用黄体酮、地屈孕酮、甲羟孕酮，方法见表 14–2。停药后出现撤药性出血（阳性反应），则提示子宫内膜已受一定水平雌激素的影响。如孕激素试验无撤药性出血（阴性反应）则存在两种情况：①患者体内雌激素水平低下；②子宫病变所致闭经。应进一步做雌、孕激素序贯试验。

（3）雌、孕激素序贯试验：适用于孕激素试验阴性的患者。服用雌激素如戊酸雌二醇、17β–雌二醇 2 ～ 4mg/d 或结合雌激素 0.625 ～ 1.25mg/d，20 ～ 30 日后加用孕激素。停药后出现撤药性出血为阳性，提示子宫内膜功能正常，闭经是由于患者体内雌激素水平低落所致，应进一步寻找原因。若无撤药性出血为阴性，可再重复试验一次，若两次试验均为阴性，提示子宫内膜有缺陷或被破坏，可诊断为子宫性闭经。

表 14–2　孕激素试验方法

药物	剂量	用法	用药时间（日）
黄体酮	20mg/d	肌内注射，每日 1 次	3 ～ 5
甲羟孕酮	10mg/d	口服，每日 1 次	8 ～ 10
地屈孕酮	10 ～ 20mg/d	口服，每日 1 次	10
微粒化黄体酮	每次 100mg	口服，每日 2 次	10

3. 激素水平测定

停用雌激素、孕激素药物至少 2 周后行促卵泡激素（FSH）、黄体生成素（LH）、催乳素（PRL）、促甲状腺激素（TSH）等激素水平测定，以协助诊断。

（1）血 PRL、FSH 测定：血 PRL > 25mg/L（1.1mmol/L）时诊断为高催乳素血症，PRL、TSH 水平同时升高提示甲状腺功能减退引起的闭经。

（2）FSH、LH 的测定：血 FSH > 40U/L（相隔 1 个月，两次以上的测定）提示卵巢功能衰竭；FSH > 20U/L，提示卵巢功能减退；LH < 5U/L，提示病变可能在垂体或下丘脑。

4. 影像学检查

（1）盆腔超声检查：观察盆腔有无子宫，子宫的形态、大小及内膜厚度，观察卵巢大小、形态和卵泡数等。

（2）子宫输卵管造影：了解宫腔形态、大小及输卵管情况，用于诊断生殖系统发育不良、畸形、结核及宫腔粘连等病变。

（3）CT 或磁共振显像：用于盆腔及头部蝶鞍区检查，以确定是否存在颅内肿瘤及空蝶鞍综合征。

（4）静脉肾盂造影：怀疑米勒管发育不全综合征时，用于确定有无肾脏畸形。

5. 宫腔镜检查

能精确诊断宫腔粘连。

6. 腹腔镜检查

直视下观察子宫的大小、卵巢的形态，对诊断 PCOS 有价值。

7. 染色体检查

既可诊断原发性闭经的病因，又能鉴别性腺发育不全的病因，还对指导临床处理有重要意义。

8. 其他检查

靶器官反应检查（基础体温测定，子宫内膜取样等），怀疑结核或血吸虫病变时，行内膜培养。

四、常见护理诊断 / 问题

（一）自尊紊乱

与长期闭经及治疗效果不明显，不能正常月经来潮而出现自我否定等有关。

（二）焦虑

与担心疾病对健康、性生活、生育的影响有关。

（三）悲伤

与担心丧失女性形象有关。

五、护理目标

（1）患者能接受闭经的事实，客观地评价自己。

（2）患者能主动诉说病情与担心。

（3）患者能主动、积极地配合诊治方案。

六、护理措施

（一）加强心理护理

建立良好的护患关系，鼓励患者表达自己的感受，对健康问题、治疗和预后提出疑问。向患者进行闭经知识指导，解除患者担心疾病及其影响的心理压力。鼓励患者与同伴、亲人交流，参加力所能及的社会活动，保持心情舒畅，正确对待疾病。

（二）诊疗配合

（1）激素治疗：包括性激素补充治疗和促排卵治疗。

1）性激素补充治疗：能维持女性心血管系统、神经系统、骨骼及骨代谢等的健康，也可以促进和维持第二性征和月经。主要分为雌激素补充治疗（适合无子宫者）；雌、孕激素人工周期疗法（适用于有子宫者）和孕激素疗法（适用于体内有一定内源性雌激素水平者）。

2）促排卵治疗：适用于有生育要求的患者。①对于 FSH 和 PRL 正常的闭经患者，体内有一定内源性雌激素，氯米芬可作为首选药物。②对于促性腺激素低下的闭经患者及使用氯米芬促排卵失败的患者，在使用雌激素治疗促进生殖器发育且子宫内膜对雌激素有反应后，可使用人绝经后尿促性素联合人绒毛膜促性腺激素（HMG-HCG）疗法促进卵泡发育，诱发排卵。

（2）其他治疗：常用方法如下。①溴隐亭：属于多巴胺受体激动剂，通过垂体与多巴胺受体相结合，直接抑制垂体分泌 PRL，恢复排卵。②肾上腺皮质激素：适用于先天性肾上腺皮质增生所导致的闭经，临床上一般使用泼尼松或地塞米松。③甲状腺素：适用于甲状腺功能减退引起的闭经，一般口服甲状腺片。④辅助生殖技术：适用于有生育要求、诱发排卵失败、合并输卵管问题的闭经患者或男方因素不孕者。⑤手术治疗：适用于生殖道畸形、肿瘤、子宫腔粘连综合征等。

（3）指导合理用药：指导患者合理使用性激素，向患者说明性激素的作用、用药方法、剂量、用药时间、不良反应等。嘱患者严格按医嘱用药，不要擅自停药及漏服药，不要随意更改药量，并监测用药效果。

七、护理评价

（1）患者能正视自己闭经，主动、积极地配合诊治方案。

（2）患者能了解病情，并与病友交流病情和治疗感受。

第三节 痛 经

痛经（dysmenorrhea）是妇科最常见的症状之一，是指女性月经期出现的子宫痉挛性疼痛，可伴下腹部疼痛、坠胀、腰酸等不适，以致影响正常工作及生活的一种症状。痛经分为原发性和继发性两类：原发性痛经指生殖器官无器质性病变的痛经，占痛经的 90% 以上；继发性痛经指因盆腔器质性疾病如盆腔炎、子宫内膜异位症等引起的痛经。

本节仅叙述原发性痛经。

一、病因

原发性痛经多见于青少年期，其疼痛与子宫肌肉活动增强导致的子宫张力增加和过度收缩有关。原发性痛经的发生与月经时子宫内膜释放前列腺素（prostaglandin，PG）含量增高或失衡有关。痛经患者子宫内膜和月经血中前列腺素 $F_{2\alpha}$（$PGF_{2\alpha}$）和前列腺素 E_2（PGE_2）较正常女性明显升高，尤其是 $PGF_{2\alpha}$ 含量增高是造成痛经的主要原因。痛经患者子宫基础张力升高，收缩强度及频率增加，且收缩不协调或非节律性，异常的子宫收缩使子宫缺血缺氧引起疼痛。原发性痛经的发生受内分泌因素、遗传因素、免疫因素、精神因素、神经因素等的影响。

二、临床表现

下腹痛是原发性痛经的主要症状，疼痛多位于下腹耻骨上，可放射至腰骶部、外阴与肛门，少数患者的疼痛可放射至大腿内侧。疼痛的性质以坠痛为主，重者呈痉挛性。疼痛时月经来潮或仅见少量经血，行经第1日疼痛最剧烈，持续2～3日后疼痛即可缓解。可伴随恶心、呕吐、头晕、乏力、腹泻等症状，严重时出现面色发白、出冷汗。妇科检查无异常发现，偶可触及子宫呈过度的前倾前屈或过度的后倾后屈位。常在初潮后1～2年内发生。

三、处理原则

本病的处理原则是避免精神刺激和过度劳累，以对症治疗为主。疼痛不能忍受时使用镇痛、镇静、解痉药，口服避孕药有治疗痛经的作用，未婚少女可行雌、孕激素序贯疗法减轻症状，还可配合中医中药治疗。

四、护理评估

（一）健康史

了解患者的年龄、月经史与婚育史，询问与诱发痛经相关的因素，疼痛与月经的关系，疼痛发生的时间、部位、性质、程度及持续时间，是否服用止痛药缓解疼痛及用药量，疼痛时伴随的症状及自觉最能缓解疼痛的方法和体位。

（二）身心状况

评估患者下腹痛严重程度及伴随症状，注意鉴别造成下腹部疼痛的原因，是否由其他疾病引起。评估患者的心理状况，缓解患者因疼痛而引起的焦虑。

（三）辅助检查

妇科检查无阳性体征。为排除盆腔病变，可做超声检查、腹腔镜检查、子宫输卵管造影、宫腔镜检查，用于排除子宫内膜异位、子宫肌瘤、盆腔粘连、感染、充血等疾病。腹腔镜检查是最有价值的辅助诊断方法。

五、常见护理诊断 / 问题

（一）疼痛

与月经期子宫收缩、子宫肌组织缺血缺氧、刺激疼痛神经元有关。

（二）焦虑

与反复痛经造成的精神紧张有关。

（三）睡眠型态紊乱

与痛经、焦虑有关。

六、护理目标

（1）患者的疼痛症状缓解。

（2）患者月经来潮前及月经期无焦虑感。

（3）患者在月经期得到充分的休息和睡眠。

七、护理措施

（一）心理护理

关心并理解患者的不适及焦虑的心理，向患者讲解有关痛经的生理知识，告知患者痛经是月经期常见的生理表现，缓解患者焦虑的心情。

（二）健康教育

进行月经期保健的教育工作，指导患者注意经期清洁卫生，经期禁止性生活；适当锻炼，增强免疫力，预防感冒；避免熬夜，保持充足的睡眠；摄入充分的营养。

（三）缓解症状

（1）腹部局部热敷，进食热的汤饮如热汤、热茶。

（2）增加患者的自我控制感，使其放松身体，以缓解疼痛。

（3）疼痛无法忍受时，遵医嘱服用止痛药，若每一次经期习惯性服用止痛药，则应防止成瘾。

（四）诊疗配合

口服避孕药和前列腺素合成酶抑制剂可以有效地治疗原发性痛经。①避孕药适用于有避孕要求的痛经妇女，可抑制子宫内膜生长，降低加压素和前列腺素水平，以缓解疼痛。②前列腺素合成酶抑制剂可抑制环氧合酶系统而减少前列腺素的产生，防止子宫过强收缩和痉挛。常用的药物有布洛芬、酮洛芬、甲氯芬那酸、甲芬那酸、双氯芬那酸及萘普生。

八、护理评价

（1）患者诉疼痛症状减轻，并能够列举疼痛减轻的应对措施。

（2）患者焦虑的行为表现和体征减少，在心理和生理上的舒适感增加。

（3）患者自诉在月经期睡眠良好。

第四节　经前期综合征

经前期综合征（premenstrual syndrome，PMS）指妇女月经前周期性发生，影响妇女的日常生活和工作的一组症候群。严重者会影响患者学习、工作和生活质量。月经来潮后，症状可以自然消失。伴有严重情绪不稳定者，称为经前焦虑性障碍（premenstrual dysphoric disorder，PMDD）。

一、病因

病因目前尚无定论，一般与以下因素有关。

（一）神经递质异常

研究发现，PMS 与应激反应及控制情感的神经递质有关，可以影响精神、神经和行为方面的变化。

（二）卵巢激素失调

PMS 的发生可能与黄体后期雌、孕激素的撤退有关。临床上补充雌、孕激素合剂，会减少性激素周期性生理性改变，能有效缓解症状。

（三）精神社会因素

据统计，PMS 患者对安慰剂治疗反应率高达 30% ～ 50%，部分患者接受精神心理治疗会有较好疗效。

二、临床表现

PMS 多见于 25 ～ 45 岁年龄段的妇女，一般出现在月经前 1 ～ 2 周，症状会逐渐加重。月经来潮前 2 ～ 3 日最为严重，月经来潮后，症状迅速减轻直至消失。其临床表现特点为周期性反复出现。主要症状如下。

（一）躯体症状

头痛、背痛、乳房胀痛、腹部胀满、肢体水肿、便秘、体重增加及运动协调功能减退。

（二）精神症状

易怒、焦虑、抑郁、情绪不稳定、疲乏，以及饮食、睡眠、性欲改变，易怒是其主要症状。

（三）行为改变

注意力不集中、记忆力会减退、工作效率低、神经质、容易激动等。

三、处理原则

以调整生活状态和心理治疗为主，药物治疗为辅。

四、护理评估

（一）健康史

了解经前期综合征持续时间，每次发病的影响，是否治疗及治疗效果，并了解近期有无诱发因素，处理压力的方法等，还要注意了解患者生理、心理等方面的疾病史、以往妇科、产科等病史。

（二）身心情况

评估患者年龄、检查史、精神症状、身心状况、有无躯体症状、行为改变等，症状出现时间与月经的关系，以及对患者日常工作、生活的影响。妇科检查没有异常，应排除精神疾病。

（三）辅助检查

主要检查心脏及腹部超声等项目，排除因心、肝、肾等疾病引起的水肿；开展精神疾病专科检查，以排除精神疾病。

五、常见护理诊断 / 问题

（一）焦虑

与月经前周期性出现不适症状相关。

（二）体液过多

与雌激素、孕激素失调有关。

六、护理目标

（1）患者在月经来潮前 2 周及月经期，减轻或消除焦虑。

（2）患者能够列举出预防水肿的几种方法。

七、护理措施

（一）心理护理

给予心理安慰与疏导，使患者精神放松，症状严重的可行认知—行为心理治疗。指导患者应对压力的技巧，如腹式呼吸、渐进性肌肉松弛、生物反馈训练等。

（二）调整生活状态

摄入高碳水化合物、低蛋白食物，有水肿者，限制摄入盐、糖、咖啡因、酒等食物，多摄取富含维生素 E、维生素 B_6 和镁的食物，如猪肉、牛奶、蛋黄和豆类食物等。为了缓解神经紧张和焦虑，可进行有氧运动，如舞蹈、慢跑、游泳等。

（三）指导用药

药物治疗以解除症状为主，如利尿、止痛、镇静等。

（1）抗焦虑药（如阿普唑仑）、抗抑郁药（如氟西汀），适用于有较明显焦虑或抑郁症状者，但其对躯体症状的疗效不佳。

（2）利尿剂（如螺内酯），可拮抗醛固酮而利尿，减轻水潴留现象，对改善精神症状也有一定疗效，适用于月经前体重增加明显者。

（3）维生素 B_6，主要调节自主神经系统与下丘脑—垂体—卵巢轴（H-P-O 轴）关系，也可抑制催乳素的合成。

（4）有避孕要求的妇女，可口服避孕药。

（四）健康教育

向患者及其家属讲解可能造成经前期综合征的原因及处理措施，指导合理饮食（限制钠盐、咖啡因的摄入，多食富含维生素 B_6 的食物），注意自我保健，加强锻炼，指导患者记录月经周期及症状，帮助患者获得其家人支持，增加自我控制能力。

八、护理评价

（1）患者焦虑感减轻或消失，月经来潮前无明显的不适。

（2）患者水肿的体征减轻或消失。

第五节　绝经综合征

绝经（menopause）指卵巢功能停止导致的永久性无月经状态。绝经判断是回顾性的，停经后 12 个月随诊方可判定是否绝经。绝经综合征（menopausal syndrome，MPS），指妇女绝经前后，出现性激素波动或减少导致一系列的躯体及精神心理症状。绝经分为自然绝经和人工绝经。自然绝经指卵巢内卵泡生理性耗竭，或者残余卵泡对促性腺激素失去反应，卵泡不再发育和分泌雌激素而导致绝经；人工绝经指通过手术切除双侧卵巢，或放疗、化疗等损伤卵巢功能，人工绝经者更易发生绝经综合征。绝经年龄与遗传、环境、地区、营养等因素有关。

一、内分泌变化

绝经前后最明显变化是卵巢功能衰退，随后表现为下丘脑—垂体功能逐渐退化。

（一）雌激素

卵巢功能衰退最早征象是卵泡对卵泡刺激素（FSH）敏感性降低，FSH 水平升高。绝经过渡期的早期雌激素水平波动很大，FSH 水平升高对卵泡过度刺激，引起雌二醇（E_2）分泌过多，甚至高于正常卵泡期水平。因此，整个绝经过渡期雌激素水平并非逐渐在下降，而是卵泡完全停止生长发育后，雌激素水平才迅速下降。绝经后，卵巢极少分泌雌激素，但妇女循环中仍会有低水平雌激素，主要为来自肾上腺皮质及来自卵巢的睾酮和雄烯二酮，经周围组织中芳香化酶转化的雌酮（E_1）。因此，绝经后妇女循环中雌酮高于雌二醇。

（二）孕激素

绝经过渡期的卵巢尚有排卵功能，仍可分泌孕激素。因卵泡期延长，黄体功能不良，会导致孕激素分泌减少。绝经后极少量黄体酮可能来自肾上腺。

（三）雄激素

绝经后的雄激素来源于卵巢间质细胞及肾上腺，总体的雄激素水平下降。其中雄烯二酮主要来自肾上腺，量约为绝经前一半。卵巢主要产生睾酮，由于黄体生成素（LH）的升高对卵巢间质细胞刺激增加，睾酮水平较绝经前有所增高。

（四）促性腺激素

绝经过渡期 FSH 水平升高呈波动型，但 LH 仍在正常范围，$FSH/LH < 1$。绝经后雌激素水平降低，诱导下丘脑释放 GnRH 增加，刺激垂体释放更多 FSH 和 LH，其中 FSH

较 LH 升高更显著，FSH/LH ＞ 1。

（五）抑制素

绝经后，妇女血抑制素水平下降，较雌二醇下降早且明显，可能成为卵巢功能衰退更敏感的指标。绝经的主要信号是卵泡闭锁导致雌激素和抑制素水平降低、FSH 水平升高。

二、临床表现

（一）近期症状

1. 月经紊乱

月经紊乱，是绝经过渡期最早出现的症状，大致分为以下 3 种类型。①月经周期缩短、经量减少，乃至最后绝经。②月经周期不规则，周期和经期延长。经量有所增多，甚至大出血或出血淋漓不断，然后逐渐减少至停止。③月经突然停止，较为少见。

2. 血管舒缩症状

主要表现为潮热，为血管舒缩功能不稳定导致，是雌激素低落的特征性症状，特点是面部、颈部及胸部皮肤反复出现短暂阵阵发红，伴有轰热并继之出汗，一般持续 1 ～ 3 分钟。症状轻者一般每日发作数次，严重者每日达十余次或更多，夜间或应激状态较易促发。该症状或可持续 1 ～ 2 年，甚至长达 5 年或更长。潮热严重时会影响妇女的工作、生活和睡眠，是绝经后期妇女需要性激素治疗的主要原因。

3. 自主神经失调症状

常出现头痛、眩晕、耳鸣、失眠、心悸等神经失调症状。

4. 精神神经症状

表现为注意力不易集中，且情绪波动大，如易激动、易怒、焦虑不安，或情绪低落、抑郁、不能自我控制等，记忆力减退也比较常见。

（二）远期症状

1. 泌尿生殖道症状

有 50% 以上的绝经期女性出现泌尿生殖道症状，主要表现为泌尿生殖道萎缩，出现阴道干燥、反复阴道感染、性交困难，子宫脱垂，膀胱或直肠膨出，压力性尿失禁，尿急、尿频、尿痛、反复发生的尿路感染。

2. 骨质疏松

绝经后妇女缺乏雌激素，使骨质吸收增加导致骨量快速丢失，从而出现骨质疏松。50 岁以上的妇女半数以上会出现绝经后骨质疏松，一般在绝经后 5 ～ 10 年内发生，最常发生部位在椎体。

3. 阿尔茨海默病（Alzheimer’s disease）

绝经后期妇女比老年男性患病风险高，这可能与绝经后内源性雌激素水平降低有关。

4. 心血管疾病

绝经后妇女糖、脂代谢异常增加，动脉硬化、冠心病发病风险较绝经前明显增加，可能与雌激素水平低落有关。

三、处理原则

缓解近期症状，早期发现，并能有效预防动脉硬化、骨质疏松症等老年性疾病。

四、护理评估

（一）健康史及身心状况

了解患者检查史、月经史、用药史、手术史、家族史、身心状况、婚姻状况等情况。了解绝经综合征症状的持续时间、严重程度及治疗等信息；了解既往健康状况，排除高血压、肝脏疾病、冠心病、糖尿病、其他内分泌腺体器质性疾病及精神疾病；评估患者因卵巢功能减退及雌激素不足引起的相关症状，对患者进行全身的体格检查，排除明显的器质性病变。工作、家庭、社会环境等变化会加重身体和心理负担，可能诱发和加重绝经综合征症状。注意评估患者近期出现的不愉快、忧虑、多疑、孤独的生活事件。注意排除相关症状的器质性病变及精神疾病。评估患者的自理能力。

（二）辅助检查

1. 血清激素测定

① FSH 及 E_2 测定：了解卵巢功能，检查血清 FSH 及 E_2。绝经过渡期血清 FSH ＞ 10U/L，即提示卵巢储备功能下降；闭经、FSH ＞ 40U/L 且 E_2 ＜ 20pg/mL，即提示卵巢功能衰竭。②抑制素 B（inhibin B）：血清抑制素 B ≤ 45ng/L，即卵巢功能减退的最早标志，比 FSH 更敏感。③抗苗勒管激素（anti-mullerian hormone，AMH）：抗苗勒管激素≤ 1.0ng/mL，即提示卵巢储备功能下降。

2. 超声检查

基础状态：卵巢的窦状卵泡数减少，卵巢容积缩小，子宫内膜变薄。

五、常见护理诊断 / 问题

（一）焦虑

与绝经过渡期内分泌的改变、个性特点、精神因素等有关。

（二）知识缺乏

缺乏绝经期生理心理变化的知识及应对技巧。

六、护理目标

（1）患者能讲述自己的焦虑心态和应对方法。

（2）患者能正确描述绝经期生理心理的变化。

七、护理措施

（一）调整生活状态

帮助患者建立起适应绝经过渡期生理、心理变化的新生活形态，使其安全、平稳度过该阶段。帮助患者选择既有营养又符合个人饮食习惯的食物。多摄入奶制品，补充钙；多摄入豆制品，因大豆中含有类雌激素物质。鼓励并督促患者加强体育锻炼，保持一定运动量，如打太极拳、散步、跳舞、骑自行车等；鼓励患者增加社交和脑力活动，以促进良好的正性心态。

（二）诊疗配合

1. 激素补充治疗（hormone replacement therapy，HRT）

HRT 是针对绝经相关健康问题而采取的医疗措施，可以有效缓解绝经相关症状，并对骨骼、心血管系统和神经系统产生长期保护作用。HRT 应在有适应证、无禁忌证前提下，在治疗窗口期使用。

（1）适应证：①绝经相关症状，包括月经紊乱、睡眠障碍、潮热、盗汗、情绪障碍（如易激动、烦躁、焦虑、或情绪低落）等；②泌尿生殖道萎缩相关问题，包括排尿困难、阴道干涩疼痛、性交痛、阴道炎反复发作、泌尿系统反复感染、夜尿多、尿频和尿急；③低骨量及骨质疏松症，有骨质疏松症危险因素（如低骨量）及绝经后骨质疏松症。

（2）禁忌证：已知或可疑妊娠、原因不明的阴道流血；已知或可疑患有乳腺癌；已知或可疑患有性激素依赖性恶性肿瘤，最近 6 个月内患有活动性静脉或动脉血栓栓塞性疾病、严重肝肾功能障碍、血卟啉症、脑膜瘤（禁用孕激素）等。

（3）慎用情况：绝经期女性有 HRT 适应证，同时又合并存在某些性激素影响性疾病。是否启动 HRT，应根据其具体病情判定。慎用情况非禁忌证，目前尚无充足循证医学证据证实可用或禁用。在进一步观察和研究并获得充足证据后，可能转化为 HRT 非禁忌证或禁忌证。慎用情况包括子宫肌瘤、子宫内膜异位症、子宫内膜增生史、尚未受控的糖尿病、严重高血压、有血栓形成倾向、胆囊疾病、偏头痛、哮喘、癫痫、高催乳素血症、乳腺良性疾病、乳腺癌家族史、系统性红斑狼疮，以及完全缓解的部分激素依赖性恶性肿瘤，如子宫内膜癌等。

（4）制剂：主要药物为雌激素，辅以孕激素。①雌激素制剂：原则上选择天然制剂。常用雌激素有戊酸雌二醇、17β-雌二醇、结合雌激素、尼尔雌醇等。②组织选择性雌激素活性调节剂：如替勃龙。根据靶组织的不同，其在体内 3 种代谢物分别出现雌激素、孕激素及弱雄激素活性。③孕激素制剂：近年倾向于选用天然孕激素制剂，如微粒化黄体酮胶丸和黄体酮胶丸，或接近天然孕激素，如地屈孕酮。

（5）用药途径及方案：主要包括口服和胃肠道外途径。

1）口服：是 HRT 时常规应用的给药途径，主要优点是血药浓度稳定，但对肝脏有一定的损害，还可能刺激而产生肾素底物及凝血因子。用药方案如下。①单用雌激素：适用于已切除子宫者。②雌、孕激素联合：适用于有完整子宫者，包括序贯用药和联合用药。两种用药方法分为周期性和连续性用药。前者每周期停用激素 5～7 日，有周期性出血，又称预期计划性出血，比较适用于年纪较轻、绝经早期，或愿意有月经样定期出血者；后者连续性用药，避免出现周期性出血，适用于年龄较大，或不愿意有月经样出血的绝经后期妇女。③单用孕激素：适用于绝经过渡期出现的无排卵性异常子宫出血者。

2）胃肠道外途径：能缓解潮热，防止骨质疏松，避免肝脏的首过效应，对血脂影响较小。①经阴道给药：常用药物有结合雌激素软膏、普罗雌烯阴道胶囊、氯喹那多—普罗雌烯阴道片、雌三醇乳膏、普罗雌烯乳膏，主要治疗下泌尿生殖道局部低雌激素症状。②经皮肤给药：适用于尚未控制的糖尿病、严重的高血压、有血栓形成倾向、癫痫、偏头痛、哮喘、胆囊疾病、高催乳素血症患者。包括雌二醇皮贴和雌二醇凝胶，药物主要为 17β－雌二醇。

（6）用药剂量与时间：HRT 需个体化用药，要综合考虑绝经期的具体症状、治疗目的和危险性，选择达到治疗目的的最低有效剂量。卵巢功能开始减退并出现相关绝经症状后，即开始给予 HRT，可达到最大治疗益处。每年至少进行 1 次个体化危险 / 受益评估，明确受益大于风险后方可继续应用。停止雌激素治疗时，一般缓慢减量或间歇用药，至逐步停药，防止症状复发。

（7）不良反应及危险性：注意观察服用性激素不良反应。性激素补充治疗时，可能引起子宫异常出血，必须高度重视突破性出血，并查明原因，必要时行诊断性刮宫，以排除子宫内膜病变。其他不良反应包括雌激素剂量过大可引起头痛、水肿、色素沉着、乳房胀、白带多等；孕激素的不良反应包括易怒、抑郁、乳房痛和水肿，患者不易耐受。长期 HRT 则可增加患者子宫内膜癌、乳腺癌、卵巢癌、心血管疾病，以及血栓性疾病、糖尿病发病风险。要督促长期使用性激素者接受定期随访。开始 HRT 后，用药后 1 个月、3 个月、6 个月、12 个月复诊，主要了解 HRT 疗效和不良反应，并根据实际情况调整用药。长期 HRT 者，每年应至少复诊 1 次，内容包括：①体格检查，如体重、血压、身高、乳腺及妇科检查等；②辅助检查，如盆腔 B 超、血脂、血糖及肝肾功能检查，每 3～5 年检测 1 次骨密度，可根据患者实际情况，酌情调整检查频率。

2. 非激素类药物

①选择性 5- 羟色胺再摄取抑制剂（如盐酸帕罗西汀），可有效改善血管舒缩症状及精神神经症状。②降钙素、阿仑膦酸钠、雷洛昔芬等药物，可防治骨质疏松症。此外也要适当摄入钙剂，与维生素 D 合用，有利于钙的吸收。③适量服用镇静药如艾司唑仑，有助于睡眠。④谷维素，可调节自主神经功能。

（三）心理护理

与患者建立良好的信任关系，倾听患者表达自己的困惑和忧虑，进行心理疏导，帮助患者及其家属及时了解绝经过渡期的生理和心理变化，减轻患者的焦虑和恐惧，取得患者的理解和配合，护患双方共同努力达到缓解症状的目的。根据患者心理问题的性质和严重程度，以及患者的年龄和个性特点选择心理治疗方法。

（四）健康教育

向患者讲解绝经前后减轻症状的方法以及预防绝经综合征的具体措施，包括：规律运动不仅可促进血液循环，维持肌肉良好张力，延缓老化速度，还可以刺激骨细胞活动，延缓骨质疏松症的发生；正确对待性生活等。设立“妇女围绝经期门诊”，提供绝经过渡期系统的咨询、指导和知识普及，定期体检，早期发现症状，及时治疗。

八、护理评价

（1）患者明白绝经是女性正常生理过程，能够以乐观、积极的态度对待自己，参与社区活动。患者焦虑程度减轻或没有焦虑。

（2）患者清楚激素补充治疗的利弊。

本章小结

排卵障碍性异常子宫出血（AUB-O）包括无排卵、稀发排卵及黄体功能不足，通常由下丘脑—垂体—卵巢轴（H-P-O 轴）功能异常或靶细胞效应异常所致。常见于青春期、绝经过渡期。AUB-O 主要采用性激素治疗，以止血、调整月经周期为治疗原则。使用激素时要告知患者严格遵医嘱用药，不能随意停服、漏服。用药期间指导患者保持外阴部清洁，防止感染。

闭经分为原发性闭经和继发性闭经，临床上以继发性闭经多见，继发性闭经又以下丘脑性闭经最为常见。治疗原则为明确病变环节及病因，然后针对病因进行治疗。

原发性痛经与月经发生时子宫内膜释放前列腺素（PG）含量增高或失衡有关。临床表现为子宫痉挛性疼痛，伴有下腹疼痛、坠胀、腰痛等不适。临床上以对症治疗为主，避免精神刺激和过度劳累，同时要重视对患者的精神心理护理。经前期综合征是指在月经前周期性发生的影响女性日常生活和工作，涉及躯体、精神及行为的综合征症状。月经来潮后，症状一般会自然消失。治疗原则以心理治疗、调整生活状态为主，药物治疗为辅。

绝经综合征是由于卵巢功能的衰退、雌激素低落而引起的一系列躯体、精神和心理症状，包括近期症状和远期症状。激素补充治疗可以有效地改善相关症状，提高女性生活质量。长期服用激素的患者要进行定期体检，每年至少要进行 1 次个体化危险或受益评估。

（朱社宁　李晓英　欧秀华）

练习题

第十五章 妊娠滋养细胞疾病患者的护理

妊娠滋养细胞疾病患者的护理 PPT

学习目标

识记：妊娠滋养细胞疾病、葡萄胎、妊娠滋养细胞肿瘤的定义；滋养细胞肿瘤患者常用化疗药物的主要不良反应和护理措施。

理解：葡萄胎、侵蚀性葡萄胎、绒毛膜癌三者之间的异同点；妊娠滋养细胞疾病的处理原则。

运用：评估妊娠滋养细胞疾病患者，并为其制订随访计划和护理措施。

妊娠滋养细胞疾病（gestational trophoblastic disease，GTD）是一组源于胎盘绒毛滋养细胞的疾病，根据组织学特征可分为葡萄胎、侵蚀性葡萄胎、绒毛膜癌、胎盘部位滋养细胞肿瘤（placental site trophoblastic tumor，PSTT）及上皮样滋养细胞肿瘤（epithelioid trophoblastic tumor，ETT）。2014 年世界卫生组织将绒毛膜癌、PSTT、ETT 归类为肿瘤，侵蚀性葡萄胎归为葡萄胎妊娠（molar pregnancy）。滋养细胞疾病绝大部分继发于妊娠，本章主要讨论妊娠滋养细胞疾病患者的护理。

第一节　葡萄胎

预习案例

李女士，25 岁，已婚。因停经 3 个月，不规则阴道流血 1 月余，出血量增多半日而入院。病程中早孕反应较剧烈，无咳嗽、腹痛，大、小便正常。体格检查：体温 37.5℃，血压 110/70mmHg，两肺呼吸音清。盆腔检查：阴道中量、暗红色血液伴有水泡状物，宫颈光滑，宫体如孕 4 个月大小，质软，右侧附件触及 6cm × 8cm 的囊性肿物，左侧附件触及 5cm × 4cm 的囊性肿物。实验室检查：血红蛋白 90g/L，白细胞总数 8.0×10^9/L，中性粒细胞百分比 0.70，淋巴细胞百分比 0.20。B 超检查：宫腔内充满弥漫分布的光点和小囊样无回声区，无胎儿结构。

思考：

1. 上述案例中患者最可能的诊断是什么？
2. 上述案例中患者主要治疗原则是什么？
3. 上述案例中患者的护理措施有哪些？

妊娠后胎盘绒毛滋养细胞增生、间质水肿变性，形成大小不一的水泡，水泡间借蒂相连成串，形如葡萄，故称葡萄胎，又称水泡状胎块（hydatidiform mole，HM）。葡萄胎是一种滋养细胞的良性病变，可发生在任何年龄的生育期妇女，35 岁以上或 20 岁以下好发，经产妇多见，可能与该年龄段易发生异常受精有关。有过 1 次和 2 次葡萄胎妊娠者，再次发生葡萄胎的概率分别为 1% 和 15% ～ 20%。另外，营养不良、病毒感染、孕卵异常、细胞遗传学异常、地域差异等可能与发病有关。

一、分类

（一）完全性葡萄胎（complete hydatidiform mole）

常见，表现为宫腔内充满水泡状组织，没有胎儿及其附属物，有较高的恶变率。

（二）部分性葡萄胎（partial hydatidiform mole）

表现为有胚胎，胎盘绒毛部分水泡状变性，并有滋养细胞增生，恶变罕见。

二、病理

病变仅局限于子宫腔内，不侵入肌层，也不发生远处转移。完全性葡萄胎大体检查水泡状物形如串串葡萄，直径从数毫米至数厘米不等，水泡壁薄、透亮，内含黏液性液体，其间由纤细的纤维素相连，水泡间隙常混有血块及蜕膜碎片。水泡状物占满整个宫腔，无胎儿及其附属物痕迹。镜下为弥漫性滋养细胞增生，绒毛间质水肿呈水泡样，间质内胎源性血管消失。部分性葡萄胎仅部分绒毛变为水泡，常合并胚胎或胎儿组织，胎儿多已死亡，合并足月儿极少，且常伴发育迟缓或多发性畸形。镜下见部分绒毛水肿，常呈扇形，轮廓不规则，局限性滋养细胞增生，间质内可见胎源性血管。

三、临床表现

（一）完全性葡萄胎

随着诊断技术的进展，患者在尚未出现症状或仅有少量阴道流血时已能作出诊断并治疗，因此症状典型的葡萄胎患者已少见，典型症状如下。

1. 停经后阴道流血

此为最常见的症状。多数患者在停经后 8 ～ 12 周开始出现不规则阴道流血，开始量少，以后逐渐增多，也可因反复大量出血造成贫血及感染，有时在血中可发现水泡状物。

2. 子宫异常增大、变软

由于滋养细胞异常增生及水泡状变化，或宫腔内积血，大多数患者的子宫大于停经月份，质地极软。少数患者因水泡退行性变或停止发育的缘故，其子宫大小可能与停经月份相符或小于停经月份。

3. 妊娠呕吐

多发生于子宫异常增大和人绒毛膜促性腺激素（human chorionic gonadotropin，HCG）水平异常升高者，出现时间较正常妊娠早，持续时间长且症状严重。发生严重呕吐未及时纠正者可致水、电解质紊乱。

4. 子痫前期征象

多见于子宫异常增大者，可在妊娠 24 周前出现高血压、蛋白尿、水肿等症状，且症状严重，但子痫罕见。

5. 卵巢黄素化囊肿

大量 HCG 刺激卵巢卵泡内膜细胞发生黄素化而形成囊肿，称为卵巢黄素化囊肿。常为双侧性，大小不等，囊壁薄，表面光滑。一般无症状，偶可发生扭转而致急腹症。黄素化囊肿常在水泡状胎块清除后 2 ～ 4 个月自行消退。

6. 腹痛

为阵发性下腹隐痛。一般发生在阴道流血前，因葡萄胎生长迅速、子宫急速增大或葡萄胎流产所致。黄素化囊肿急性扭转或破裂时则为急性腹痛。

7. 甲状腺功能亢进征象

约 7% 患者出现轻度甲状腺功能亢进，表现为心动过速、皮肤潮湿和震颤，血清游离 T_3、T_4 水平升高。

（二）部分性葡萄胎

除阴道流血外，患者常没有完全性葡萄胎的典型症状，子宫大小与停经月份多相符或小于停经月份，妊娠呕吐少见并较轻，多无子痫前期症状，常无腹痛及卵巢黄素化囊肿。易误诊为不全流产或过期流产，需对流产组织进行病理学检查时才能确诊。

四、处理原则

（一）清除宫腔内容物

葡萄胎一经确诊应及时清宫，清宫应在超声监测下，并在充分的准备下进行。在清宫开始时，持续至清宫数小时使用催产素可以减少大出血的风险，并将刮出物送病理检查。

（二）子宫切除术

除非有合并症的存在，否则没有切除子宫的指征。

（三）预防性化疗

预防性单药化疗（甲氨蝶呤或放线菌素 D）可使恶变率降低 3% ～ 8%，但通常情况下不推荐使用，仅限于高危情况或随访无法进行时。葡萄胎的恶变率一般为 8% ～ 20%，对于年龄＞ 40 岁、刮宫前子宫比相应的妊娠月份明显大或短期内迅速增大、清宫后血 HCG 下降缓慢、卵巢黄素化囊肿直径＞ 6cm、滋养细胞高度增生或伴有不典型增生、出现可疑转移灶、无条件随访的患者可采用预防性化疗。

（四）卵巢黄素化囊肿的处理

一般不需处理，随着 HCG 的下降会自然消失。若发生急性扭转，可在 B 超或腹腔镜下做穿刺吸液，多能自然复位。若扭转时间较长发生坏死，则需做患侧附件切除术。

五、护理评估

（一）健康史

询问患者的年龄、月经史、生育史、既往史（包括妊娠滋养细胞疾病史）、家族史，以及本次妊娠早孕反应的时间、程度等。

（二）身心状况

1. 症状

（1）评估阴道流血情况，包括阴道流血的量、性质、时间，是否有水泡状物排出等。

（2）评估腹痛情况，包括疼痛的部位、时间、性质、程度。

（3）评估有无妊娠呕吐，包括呕吐的次数，呕吐物的量、色、性状，有无水、电解质紊乱表现等。

（4）评估有无头晕、乏力、面色苍白等贫血症状。

2. 体征

（1）评估子宫大小是否与停经月份相符，能否触及胎体、听到胎心音。

（2）评估有无蛋白尿、水肿、高血压等妊娠期高血压疾病征象。

（3）评估有无心动过速、皮肤潮湿和震颤等甲状腺功能亢进征象。

（4）评估有无心率加快、血压下降等休克表现。

3. 心理社会状况

一旦确诊，患者及其家属可有极大的不安，担心此次妊娠的结局及对今后生育的影响，并表现出对清宫手术的恐惧、焦虑等情绪。

（三）辅助检查

1. 超声检查

超声检查是诊断葡萄胎的重要辅助检查方法，最好采用经阴道彩色多普勒超声。完全性葡萄胎的典型超声图像表现为子宫内无妊娠囊或胎心搏动，宫腔内充满不均质密集状或短条状回声，呈“落雪状”，若水泡较大形成大小不等的回声区，则呈“蜂窝状”。一侧或双侧卵巢可探及囊肿。部分性葡萄胎宫腔内见水泡状胎块引起的超声图像改变及胎儿或羊膜腔，胎儿常合并畸形。

2. HCG 测定

患者血、尿 HCG 处于高值范围且持续不降或超出正常妊娠水平，在停经 8 ～ 10 周后仍持续上升。

3. 其他检查

DNA 倍体分析，母源表达印迹基因检测、胸部 X 线检查等。

六、常见护理诊断 / 问题

（一）焦虑

与担心清宫手术及预后有关。

（二）自我认同紊乱

与分娩的期望得不到满足及对将来妊娠担心有关。

（三）有感染的危险

与长期阴道流血、贫血，造成免疫力低下有关。

（四）知识缺乏

缺乏疾病的相关信息及葡萄胎随访的知识。

七、护理目标

（1）患者焦虑程度减轻，能积极配合完成清宫手术。

（2）患者能接受葡萄胎及流产的结局。

（3）患者感染能及时得到预防和控制。

（4）患者能陈述随访的重要性和具体方法。

八、护理措施

（一）一般护理

嘱患者进食高蛋白质、高维生素、易消化食物；保证充足睡眠，适当活动；保持会阴清洁，勤换会阴垫，每日擦洗会阴 1 ～ 2 次，流血时间长者遵医嘱予以抗生素预防感染。

（二）心理护理

评估患者对疾病的心理承受能力，鼓励患者表达不能得到良好妊娠结局的悲伤，提高患者对疾病、治疗手段的认识，确定其主要的心理问题。向患者及其家属讲解葡萄胎的疾病知识，说明清宫手术的必要性。告知患者疾病治愈 1 年后可正常妊娠，以减轻其不良心理反应程度，增强其战胜疾病信心。

（三）严密观察病情

观察腹痛及阴道流血情况，评估出血量及流出物的性质，检查流出物内有无水泡状组织。流血过多时，密切观察血压、脉搏、呼吸等生命体征。

（四）做好术前准备和术中护理

清宫术前嘱患者排空膀胱，配血备用，建立静脉通路，选用大号吸管，并准备好缩宫素和抢救用物，以便大出血时及时抢救。术中严密观察患者的生命体征及有无呼吸困难、咳嗽等羊水栓塞的表现。术后注意观察阴道出血及腹痛情况，并将刮出物送病理检查，注意挑选较小的、靠近宫壁的葡萄状组织送检以提高阳性检出率。葡萄胎清宫不易一次吸刮干净，一般于 1 周后再次刮宫。

（五）健康教育

让患者及其家属了解坚持正规的治疗和随访是根治葡萄胎的基础，理解监测 HCG 的意义。指导患者摄取高蛋白、富含维生素 A、易消化饮食；适当活动，保证充足睡眠，保持外阴清洁，以防感染。每次刮宫手术后禁止性生活及盆浴 1 个月。

（六）预防性化疗

不常规推荐。对于年龄＞ 40 岁、刮宫前 HCG 值异常升高、刮宫后 HCG 值不进行性下降、子宫比相应的妊娠月份明显大或短期内迅速增大、黄素化囊肿直径＞ 6cm、滋养细胞高度增生或伴有不典型增生、出现可疑的转移灶或无条件随访的患者，可采用预防性化疗，但不能代替随访。

（七）随访指导

葡萄胎患者清宫后必须定期随访，可早期发现妊娠滋养细胞肿瘤并及时处理。随访内容包括定期测定血清 HCG，葡萄胎清宫后每周 1 次，直至连续 3 次阴性，以后每个月 1 次共 6 个月，此后再每 2 个月 1 次共 6 个月，自第一次阴性后共计 1 年。在随访同时应注意询问有无阴道异常流血、咳嗽、咯血及其他转移灶症状。定时做妇科检查、盆腔 B 超及胸部 X 线摄片或 CT 检查。

（八）计划生育指导

葡萄胎患者随访期间严格避孕 1 年，HCG 阴性后 6 个月可以妊娠，下降缓慢者应延长避孕时间。避孕方法可选用阴茎套及口服避孕药，一般不选用宫内节育器，以免混淆子宫出血的原因或造成子宫穿孔。

九、护理评价

（1）患者及其家属能理解清宫手术的重要性，积极配合治疗和护理。

（2）患者情绪稳定，焦虑减轻，治愈疾病的信心增强。

（3）患者生命体征稳定，血象正常，未发生感染。

（4）患者及其家属了解随访的重要性，能正确参与随访。

第二节　妊娠滋养细胞肿瘤

预习案例

王女士，25岁，已婚。葡萄胎清宫术后6个月，现停经2个月，阴道不规则流血10日，咳嗽、痰中带有血丝1周，经抗炎治疗不见好转，检查子宫增大、变软，尿β-HCG阳性，B超显示子宫未见胚囊，肺部X线检查有棉球状阴影。

思考：

1. 该患者最可能的诊断是什么？
2. 该患者主要治疗原则是什么？
3. 该患者的护理措施有哪些？

妊娠滋养细胞肿瘤（gestational trophoblastic tumor，GTT）是滋养细胞的恶性病变，组织学分类上包括侵蚀性葡萄胎（invasive mole）、绒毛膜癌（choriocarcinoma）、胎盘部位滋养细胞肿瘤（placental site trophoblastic tumor，PSTT）和上皮样滋养细胞肿瘤。本节主要讨论侵蚀性葡萄胎和绒毛膜癌。

妊娠滋养细胞肿瘤60%继发于葡萄胎，30%继发于流产，10%继发于足月妊娠或异位妊娠。其中侵蚀性葡萄胎全部继发于葡萄胎妊娠；绒毛膜癌可继发于葡萄胎妊娠，也可继发于非葡萄胎妊娠。

侵蚀性葡萄胎是指葡萄胎组织侵入子宫肌层或转移至子宫以外的其他组织器官，引起局部组织破坏，多发生在葡萄胎清宫后6个月内。侵蚀性葡萄胎具有恶性肿瘤的行为，但恶性程度不高，多为局部侵犯，仅4%的患者并发远处转移，预后较好。

绒毛膜癌简称绒癌，是指恶变的滋养细胞失去绒毛或葡萄胎样结构，散在地侵蚀子宫肌层或转移到其他器官造成破坏。多发生于育龄期妇女，继发于葡萄胎者常发生在葡萄胎清宫术后1年以上，恶性程度极高，早期就可通过血行转移至全身，在化疗药物问世前，死亡率高达90%以上。随着诊断技术和化疗的发展，患者的预后已得到极大改善。

一、病理

侵蚀性葡萄胎大体检查可见子宫肌壁内有大小不等、深浅不一的水泡状组织。宫腔内可有原发病灶，也可无原发病灶。当侵蚀性病灶接近子宫浆膜层时，子宫表面见紫蓝色结节。侵蚀较深时可穿透子宫浆膜层或阔韧带。镜下可见侵入子宫肌层的水泡状组织的形态与葡萄胎相似，可见绒毛结构及滋养细胞增生和分化不良。绒毛结构也可退化，仅见绒毛阴影。

绒癌多原发于子宫，肿瘤常位于子宫肌层内，也可突入宫腔或穿破浆膜，单个或多个，无固定形态，与周围组织分界清，质地软而脆，海绵样，暗红色，伴明显出血坏死。

镜下可见滋养细胞极度不规则增生，排列紊乱，不形成绒毛，或水泡状结构广泛侵入子宫肌层及血管，周围大片出血、坏死。肿瘤不含间质和自身血管，肿瘤细胞依靠侵蚀母体血管获取营养。

二、临床表现

（一）无转移妊娠滋养细胞肿瘤

多数继发于葡萄胎后，仅少数继发于流产或足月产后。

1. 不规则阴道流血

此为最主要的症状。在葡萄胎清宫术后、流产或足月产后出现不规则阴道流血，量多少不定，也可表现为一段时间的正常月经后停经，然后出现阴道流血。长期阴道流血者可继发贫血。

2. 子宫复旧不全或不均匀增大

葡萄胎排空后 4 ～ 6 周子宫未恢复到正常大小，质地软，也可表现为子宫不均匀性增大。

3. 卵巢黄素化囊肿

由于 HCG 持续作用，在葡萄胎排空、流产或足月产后，黄素化囊肿可持续存在。

4. 假孕症状

由于肿瘤分泌 HCG 及雌、孕激素的作用，表现为乳房增大，乳头、乳晕着色，甚至有初乳样分泌，外阴、阴道、宫颈着色，生殖道质地变软。

5. 腹痛

一般无腹痛。若肿瘤组织突破子宫，可出现急性腹痛及腹腔内出血。黄素化囊肿发生扭转或破裂时也可出现急性腹痛。

（二）转移性妊娠滋养细胞肿瘤

大多为绒毛膜癌，主要经血行播散，转移发生早且广泛。最常见的转移部位是肺，其次是阴道、盆腔、肝和脑等。滋养细胞的生长特点是破坏血管，所以各转移部位的共同症状是局部出血。

1. 肺转移

常见症状为咳嗽、血痰或反复咯血、胸痛及呼吸困难，常急性发作，偶可因肺动脉滋养细胞瘤栓形成，造成急性肺梗死，出现肺动脉高压、急性肺功能衰竭。当转移灶较小时，可无任何症状。

2. 阴道转移

转移灶常位于阴道前壁，呈紫蓝色结节，破溃时可引起不规则阴道流血，甚至大出血。

3. 肝转移

多同时伴有肺转移，表现为上腹部或肝区疼痛，若病灶突破肝包膜可出现腹腔内出血，导致死亡。

4. 脑转移

脑转移为主要致死原因。按病情进展可分为 3 期：瘤栓期，表现为一过性脑缺血症状，如暂时性失语、失明、突然跌倒等；脑瘤期，瘤组织增生侵入脑组织形成脑瘤，表现为头痛、喷射样呕吐、偏瘫、抽搐直至昏迷；脑疝期，瘤组织增大及周围组织出血、水肿，表现为颅内压增高，脑疝形成，压迫生命中枢，最终死亡。

5. 其他部位转移

包括脾、肾、膀胱、消化道、骨骼等，其症状视转移部位而异。

三、临床分期和预后评分系统

采用国际妇产科联盟（FIGO）分期系统（表 15-1），预后评分系统见表 15-2。其中预后评分≤ 6 分者为低危，≥ 7 分者为高危。预后评分为妊娠滋养细胞肿瘤治疗方案制订和预后评估的重要依据，而临床分期有助于明确肿瘤进展和各医疗单位之间比较治疗效果。

表 15-1 妊娠滋养细胞肿瘤的 FIGO 分期

期别	描述
Ⅰ	肿瘤局限于子宫
Ⅱ	肿瘤直接扩散或转移到其他生殖结构（卵巢、输卵管、阴道、子宫阔韧带）
Ⅲ	肺转移
Ⅳ	所有其他部位的远处转移

表 15-2 妊娠滋养细胞肿瘤的预后评分系统

预后因素	危险评分（分）			
	0	1	2	3
年龄（岁）	＜ 40	≥ 40	—	—
前次妊娠	葡萄胎	流产	足月产	—
距离前次妊娠的时间间隔（月）	＜ 4	4 ~ 6	7 ~ 12	＞ 12
治疗前 HCG 水平（U/L）	＜ 10^3	10^3 ~ 10^4	10^4 ~ 10^5	≥ 10^5
最大肿瘤径线，包括子宫病灶（cm）	＜ 3	3 ~ 5	＞ 5	—
转移部位	肺	脾、肾	胃肠道	脑、肝
转移病灶数目（个）	0	1 ~ 4	5 ~ 8	＞ 8
既往化疗失败史	—	—	单药	两药及以上

注 每个预后因素的评分相加得出的总分为 FIGO 预后得分，＜ 7 分为低危，≥ 7 分为高危；资料原始来源为施普林格国际出版社出版于 2017 年的第 8 版《AJCC 癌症分期手册》。

四、处理原则

以化疗为主、手术和放疗为辅的综合治疗。化疗方案主要取决于分期和评分。

病灶在子宫，化疗无效时可行子宫切除。年轻患者行子宫切除时可考虑保留卵巢。放射治疗应用较少，主要用于肝转移、脑转移和肺部耐药病灶的治疗。

五、护理评估

（一）健康史

采集患者及其家属的既往史，包括滋养细胞疾病史、药物使用及药物过敏史。重点收集葡萄胎第一次清宫的资料，包括时间、水泡大小、量等；了解清宫次数及清宫后阴道流血的量、质、时间，子宫复旧情况，收集血、尿 HCG 随访的资料，胸部 X 线检查结果，询问原发病灶及转移灶症状的主诉，是否用过化疗药及化疗的时间、药物、剂量、疗效及用药后机体的反应情况等。

（二）身心状况

1. 症状

（1）评估转移灶症状：有无咳嗽、咯血、胸痛及呼吸困难，有无上腹部或肝区疼痛，有无失语、失明、头痛、喷射样呕吐、偏瘫、抽搐、昏迷。

（2）评估阴道流血情况：阴道流血的量、持续时间，是继发于流产、足月产还是葡萄胎之后。

（3）评估腹痛情况：疼痛的部位、时间、程度、性质等。

2. 体征

（1）评估腹腔内出血征象：有无贫血、感染、休克等。

（2）评估盆腔情况：阴道壁内有无紫蓝色结节，子宫复旧情况，子宫大小、质地、有无压痛，双侧附件情况等。

3. 心理社会状况

本病病程较长，患者及其家属担心疾病的预后，害怕化疗药物的不良反应，担心手术切除子宫失去女性特征和生育能力，加上昂贵的医疗费用，容易出现严重的抑郁、悲观情绪，使患者对治疗和生活失去信心。

（三）辅助检查

1. 血 HCG 测定

血 HCG 为妊娠滋养细胞肿瘤主要诊断依据。符合下列标准中的任何一项，且排除妊娠物残留或妊娠，即可诊断：血 HCG 测定 4 次呈平台状态（±10%），并持续 3 周或更长时间，即 1 日、7 日、14 日、21 日；血 HCG 测定 3 次升高（>10%），并至少持续 2 周，即 1 日、7 日、14 日。非葡萄胎后妊娠滋养细胞肿瘤主要诊断标准：足月产、流产和异位妊娠后 4 周以上，血 HCG 仍持续高水平或一度下降后又上升，已排除妊娠物残留或再次妊娠。

2. 胸部 X 线摄片

此是诊断肺转移的重要方法。肺转移者最初 X 线征象为肺纹理增粗，发展为片状或小结节阴影，典型表现为棉球状或团块状阴影。

3. 影像学检查

B 超检查是诊断子宫原发病灶最常用的方法。CT 主要用于发现肺部较小病灶和肝、脑转移灶。MRI 主要用于脑和盆腔病灶诊断。

4. 组织学检查

在子宫肌层或子宫外转移灶中若见到绒毛结构或退化的绒毛阴影，诊断为侵蚀性葡萄胎；若仅见大量滋养细胞浸润和出血坏死，未见绒毛结构则诊断为绒癌。

六、常见护理诊断 / 问题

（一）活动无耐力

与腹痛、化疗不良反应有关。

（二）焦虑

与接受化疗、担心预后有关。

（三）自我认同角色紊乱

与较长时间住院及化疗有关。

（四）潜在并发症

肺转移、阴道转移、脑转移。

七、护理目标

（1）患者的体力能满足自理的需求。

（2）患者能讲出恐惧的原因，积极配合治疗护理。

（3）患者适应角色改变。

（4）患者并发症及时被发现，并及时予以相应处理。

八、护理措施

（一）一般护理

嘱患者进食高蛋白、高维生素、易消化食物。保证充足睡眠与休息，减少体力消耗。保持外阴清洁，避免感染。

（二）心理护理

评估患者及其家属的心理反应，建立良好的护患关系，让患者宣泄痛苦心理及失落感，帮助患者分析可利用的支持系统，纠正消极的应对方式。提供有关化疗及其护理的信息，让患者及其家属了解滋养细胞肿瘤的疗效，帮助患者树立战胜疾病的信心。

（三）病情观察

观察腹痛及阴道流血情况，记录出血量，出血多者除密切观察患者生命体征外，配合医师做好抢救工作，及时做好手术准备。识别转移灶症状，发现异常应立即通知医师并配合处理。

（四）治疗配合护理

化疗患者的护理参见本章第三节，手术治疗患者按妇科手术前后常规实施护理。

（五）转移患者的护理

1. 肺转移患者的护理

（1）卧床休息，减轻患者消耗，有呼吸困难者给予半卧位并吸氧。

（2）按医嘱给予镇静剂及化疗药物。

（3）大量咯血患者有窒息、休克甚至死亡的危险，如发现应立即通知医师，同时给予头低足高侧卧位并保持呼吸道通畅，轻击背部，排出积血。

2. 阴道转移患者的护理

（1）限制走动，密切观察阴道有无转移病灶破溃出血，禁止不必要的阴道检查。

（2）配血备用，准备好各种抢救器械和物品。

（3）如发生溃破大出血，立即通知医师并配合抢救。用无菌长纱条填塞阴道压迫止血。填塞的纱条一般于 24 ～ 48 小时内取出，如出血未止则再用无菌纱条重新填塞或凝胶止血，记录取出和再次填入的纱条数。同时给予输血、输液，按医嘱用抗生素预防感染。

3. 脑转移患者的护理

（1）尽量卧床休息，起床时应有人陪伴，防止瘤栓期一过性脑缺血症状导致意外损伤。

（2）按医嘱给予静脉补液，给予止血剂、脱水剂、吸氧、化疗等。

（3）采取必要的护理措施预防跌倒、咬伤、吸入性肺炎、角膜炎、压疮等发生。

（4）做好 HCG 测定、腰椎穿刺、CT 等项目的检查配合。

（5）昏迷、偏瘫患者按相应的护理常规进行护理。

（六）健康教育

1. 一般健康指导

指导患者进食高蛋白质、高维生素、易消化食物，以增强机体的抵抗力。告知患者坚持化疗的重要性，保持外阴清洁，注意休息，转移患者应卧床休息。

2. 出院后随访

出院后严密随访。第 1 次在出院后 3 个月，然后每 6 个月 1 次至 3 年，此后每年 1 次直至 5 年，此后每两年 1 次。随访内容同葡萄胎。

3. 计划生育指导

随访期间严格避孕，应于化疗停止 12 个月以上方可妊娠，避孕方式同葡萄胎清宫后。有阴道转移者严禁性生活。

九、护理评价

（1）患者的体力能满足自理的需求。

（2）患者能配合治疗，树立战胜疾病的信心。

（3）患者能适应角色改变，较好地处理与家人的关系，诊治过程积极。

（4）患者并发症及时被发现，并得到相应处理。

第三节 化疗患者的护理

化学药物治疗（简称化疗）使许多恶性肿瘤患者的症状得到缓解，目前已成为治疗恶性肿瘤的主要方法之一。滋养细胞疾病是所有肿瘤中对化疗最敏感的一种，随着化疗方法和化疗药物的发展，绒毛膜癌患者的死亡率已大为下降。

一、常用化疗药物种类

（一）烷化剂

细胞周期非特异性药物，作用于 DNA、RNA、酶或蛋白质，如邻脂苯芥、硝卡芥等。

（二）抗代谢药物

可影响与阻断核酸的合成，如甲氨蝶呤、氟尿嘧啶。

（三）抗肿瘤抗生素

具有抗肿瘤活性的化学物质，如放线菌素 D（更生霉素）。

（四）抗肿瘤植物药

主要干扰细胞类纺锤体的形成，使细胞停留在有丝分裂中期，如长春新碱、长春碱等。

（五）铂类化合物

属于细胞周期非特异性药物，妇科肿瘤化疗中常用的有顺铂和卡铂。

二、药物作用机制

（1）影响去氧核糖核酸（DNA）的合成。

（2）直接干扰核糖核酸（RNA）复制。

（3）干扰转录，抑制信使核糖核酸（mRNA）的合成。

（4）阻止纺锤丝的形成。

（5）阻止蛋白质的合成。

抗肿瘤药物既能抑制肿瘤细胞的生长，也能影响机体正常细胞的代谢，故均有一定的毒性。

三、化疗药物常见不良反应

（一）骨髓抑制

主要表现为外周血白细胞和血小板计数减少，对红细胞影响较少。多数化疗药物骨髓抑制作用最强的时间为用药后的 7 ～ 14 日，恢复时间多为之后的 5 ～ 10 日，但也因人而异。

（二）消化系统损害

最常见的为恶心、呕吐，多数在用药后 2 ～ 3 日开始，5 ～ 6 日后达高峰，停药后即逐步好转，一般不影响继续治疗。其次为消化道溃疡，以口腔溃疡明显，多数是在用药后 7 ～ 8 日出现，一般于停药后自然消失。

（三）药物中毒性肝炎

主要表现为用药后血转氨酶值升高，偶见黄疸。停药后一定时期恢复正常，但未恢复时不能继续化疗。

（四）泌尿系统损伤

环磷酰胺对膀胱有损害，顺铂、甲氨蝶呤对肾脏有一定的毒性，肾功能正常者才能应用。

（五）神经系统损害

长春新碱对神经系统有毒性作用，有指（趾）端麻木、复视等表现。大剂量应用氟尿嘧啶可以导致小脑共济失调。

（六）皮疹和脱发

皮疹最常见于应用甲氨蝶呤后，严重者可致剥脱性皮炎，脱发最常见于应用放线菌素 D 后，但停药后均可生长。

四、护理评估

（一）健康史

收集患者既往用药史，尤其是化疗史及药物过敏史。记录既往接受化疗过程中出现的药物不良反应及应对情况。询问有关造血系统、肝、肾及消化系统疾病史。采集患者的肿瘤疾病史、发病时间、治疗方法及效果，目前的病情状况。

（二）身心状况

测量生命体征，了解患者一般情况（意识状态、发育、营养、面容与表情），观察皮肤、黏膜、淋巴结有无异常，了解患者的日常生活规律，了解原发肿瘤的症状和体征，以便为护理活动提供依据。

患者往往对化疗的不良反应有恐惧感，对疾病的预后及化疗效果产生焦虑、悲观情绪，也可因长期的治疗产生经济困难而闷闷不乐或烦躁，甚至丧失治疗信心。

（三）辅助检查

测血常规、尿常规、肝功能、肾功能、血小板计数等，化疗前如有异常则暂缓治疗。每日或隔日测血常规 1 次，为用药提供依据。若白细胞在用药前低于 $4.0 \times 10^9/L$，血小板低于 $50 \times 10^9/L$ 者不能用药，用药期间若白细胞低于 $3.0 \times 10^9/L$ 者，需考虑停药。

五、常见护理诊断 / 问题

（一）营养失调：低于机体需要量

与化疗所致的消化道反应有关。

（二）自我形态紊乱

与化疗所致的脱发有关。

（三）有感染的危险

与化疗引起的白细胞减少有关。

六、护理目标

（1）患者能满足机体的营养需要。

（2）患者能接受自己形象的改变。

（3）患者无感染发生。

七、护理措施

（一）心理护理

认真倾听患者主诉，关心安慰患者以取得信任。提供国内外及本科室治疗滋养细胞疾病的相关信息，增强患者战胜疾病的信心。鼓励患者克服化疗不良反应，帮助其度过脱发等造成的心理危险期。

（二）健康教育

讲解化疗护理的常识，教会患者化疗时的自我护理。讲明坚持化疗的重要性，指导患者坚持正规化疗；保持皮肤、外阴清洁干燥，预防感染；鼓励进食高蛋白、高维生素、低脂、易消化的饮食，避免油腻、辛辣、刺激性食物，少食多餐，多饮水，进食前后漱口，保持口腔清洁。注意休息，保证充足睡眠以减少消耗。

（三）病情观察

经常巡视患者，观察体温变化，判断有无感染；观察有无牙龈出血、鼻出血、皮下淤血或阴道活动性出血等倾向；观察有无上腹疼痛、恶心、腹泻等肝损害的症状和体征，如有腹痛、腹泻，应严密观察次数及性状，并报告医生以警惕假膜性结肠炎；观察有无尿频、尿急、血尿等膀胱炎症状；观察有无皮疹等皮肤反应。如有上述发现，应即刻报告医生。

（四）用药护理

1. 准确测量并记录体重

化疗时应根据体重来正确计算和调整药量，一般在每个疗程用药前及用药中各测1次体重，应在早晨、空腹、排空大小便后进行测量，酌情减去衣物重量。如体重不准确，用药剂量过大，可发生中毒反应，过小则影响疗效。

2. 正确使用药物

根据医嘱严格“三查八对”，正确溶解和稀释药物，并做到现配现用，一般常温下不超过1小时，合理安排给药顺序。放线菌素D、顺铂等需严格避光；环磷酰胺等药物需要快速进入，宜选择静脉推注；氟尿嘧啶、阿霉素等药物需要慢速进入，宜使用静脉注射泵或输液泵给药；顺铂对肾脏损害严重，需要在给药前后给予水化，同时鼓励患者多饮水并监测尿量，保持每日尿量在2500mL以上。腹腔内化疗时注意变动体位以增强效果。

3. 合理使用及保护静脉

化疗药物对血管刺激性大，要有计划地由远端开始选择静脉并注意保护，妥善固定针头防止滑脱、药物外渗。对外周血管条件差、药物刺激性强、化疗时间长、经济条件允许者可行深静脉置管（PICC、输液港），以保护静脉减少反复穿刺的痛苦。用药前先注入少量生理盐水，确认针头在静脉后再注入化疗药物。如发现药物外渗应立即停止滴入并更换注射部位。遇到局部刺激较强的药物，如氮芥、放线菌素D等外渗，可采用硫代硫酸钠局部封闭，如长春新碱外渗可采用透明质酸酶局部封闭，其他药物可采用生理盐水或普鲁卡因局部封闭，以防止局部组织坏死、减轻疼痛和肿胀。化疗结束前用生理盐水冲管，以降低穿刺部位拔针后的残留浓度，减少刺激，保护血管。

（五）药物不良反应的护理

1. 口腔护理

保持口腔清洁，预防口腔炎症。口腔溃疡多在用药后 7～8 日出现，一般于停药后自然消失。已有口腔溃疡者，用软毛牙刷刷牙或用清洁水漱口，进食前用消毒溶液漱口，给予温凉的流食或软食，避免刺激性食物，可在进食前 15 分钟用丁卡因溶液涂敷溃疡面以减轻进食疼痛。进食后漱口，并用龙胆紫、锡类散或冰硼散等局部涂抹。鼓励患者进食促进咽部活动，减少咽部溃疡引起的充血、水肿、结痂。

2. 止吐护理

采取有效措施，减轻恶心、呕吐症状。如提供患者喜欢的清淡饮食，少食多餐，创造良好的进餐环境；化疗前后给予镇吐剂，合理安排用药时间，减少化疗所致的恶心、呕吐。对不能自行进餐者，主动提供帮助。患者呕吐严重时应补充液体，以防电解质紊乱。

3. 骨髓抑制的护理

按医嘱定期测定白细胞计数，若白细胞低于 $3.0 \times 10^9/L$ 应报告医师考虑停药，对于白细胞计数低于正常的患者要采取预防感染的措施，严格无菌操作。对白细胞低于 $1.0 \times 10^9/L$ 者，要进行保护性隔离，减少探视，禁止带菌者入室，净化空气，遵医嘱应用抗生素、输新鲜血或白细胞等。

4. 肝、肾损害护理

化疗期间应定期检查肝、肾功能，遵医嘱给予保肝措施，鼓励多饮水，碱化尿液，减轻化疗所致的不良反应。肝、肾功能受到严重损害者应暂停用药，待功能恢复后方可用药。

5. 动脉化疗并发症的护理

动脉灌注化疗可因穿刺损伤或患者凝血机制异常而出现穿刺部位血肿或大出血。术后应密切观察穿刺点有无渗血、皮下淤血或大出血，用沙袋压迫穿刺部位 6 小时，穿刺肢体制动 8 小时，卧床休息 24 小时。若有渗血应及时更换敷料，出现血肿及大出血者立即对症处理。

6. 其他

有皮肤色素沉着及脱发者，向患者解释停药后可逐渐恢复。如发现皮疹应及时治疗，防止剥脱性皮炎的发生。保持皮肤清洁干燥，不用刺激性物质如肥皂等。协助脱发者选购合适的发套，避免因外观改变所致的负性情绪。

八、护理评价

（1）患者能坚持进食，保证摄入量，未发生水电解质紊乱。

（2）患者能以平和的心态接受自己形象的改变。

（3）患者住院期间未出现严重感染，病情好转或痊愈。

本章小结

葡萄胎是妊娠后胎盘绒毛滋养细胞增生、间质水肿，形成的水泡状胎块，分为完全性葡萄胎和部分性葡萄胎。两者最重要的鉴别要点是前者缺失可确认的胚胎或胎儿组织，后者存在。最常见的临床症状是停经后阴道流血和子宫异常增大，超声检查和血 HCG 是重要的临床诊断依据，一经诊断，应及时清宫并送检。治疗后必须定期随访。

侵蚀性葡萄胎和绒毛膜癌在临床上统称为滋养细胞肿瘤，侵蚀性葡萄胎病理特征为水泡状组织侵入子宫肌层，绒毛膜癌在镜下可见细胞滋养细胞和合体滋养细胞广泛侵入子宫肌层，但不形成绒毛或水泡样结构。无转移滋养细胞肿瘤主要表现为异常阴道流血，转移性滋养细胞肿瘤最常见转移部位为肺。血 HCG 异常升高是主要诊断依据。化疗是主要治疗方法。护理重点包括心理护理和化疗药物的不良反应等。

（吴　斌　王桂敏）

练习题

第十六章

腹部手术患者的护理

腹部手术患者的护理 PPT

学习目标

识记：腹部手术患者的护理评估。

理解：腹部手术的范围及种类。

运用：对腹部手术患者进行术前及术后护理。

腹部手术是妇科疾病尤其是妇科肿瘤的主要治疗方法，手术既是治疗手段也是创伤过程，做好术前准备和术后护理是手术顺利进行、患者如期康复的重要保证。

第一节　腹部手术患者的一般护理

预习案例

黄女士，45 岁，因子宫内膜癌次日拟行腹式全子宫切除术 + 盆腔淋巴清扫术，护士巡房发现患者因担心手术风险大及术后性生活问题偷偷哭泣。

思考：

1. 术前患者存在哪些主要的护理问题？
2. 如何为患者进行心理护理？
3. 术后有何护理措施？

妇科腹部手术依据急缓程度可分为择期手术、限期手术和急诊手术3种。按手术范围区分主要有剖腹探查术、附件切除术、次全子宫切除术、全子宫切除术、次全子宫及附件切除术、全子宫及附件切除术、子宫根治术等。

一、腹部手术术前准备及护理配合

（一）护理评估

1. 病史

了解患者的情况，包括患者的一般情况、月经史、性生活史、婚育史、既往疾病史、手术史、过敏史、饮食及生活习惯等。

2. 身体评估

（1）生命体征：对体温、脉搏、呼吸及血压评估。

（2）症状：根据疾病的种类、发生部位、发展评估患者出现的不同症状。如子宫肌瘤患者可出现的症状有月经改变、腹部包块和继发性贫血等；而子宫内膜癌患者可出现绝经后出血和恶病质等。

（3）营养及饮食：术前患者的营养状况，直接影响患者术后的康复。

（4）辅助检查：血、尿、粪三大常规，血型鉴定及交叉配血结果，肝、肾功能，病原体检测（HIV、HCV、TP、HBsAg），心电图、B超、X线检查等。根据病情选择其他特殊辅助检查，如CT、肺通气、胃肠镜等。

3. 心理社会评估

评估对手术不了解、对手术预后的担心产生的心理问题。评估家庭社会支持情况。

（二）常见护理诊断/问题

1. 焦虑、恐惧

与担心手术危险、生殖器官的缺失及手术效果有关。

2. 知识缺乏

缺乏对手术方式及生殖器官功能的相关知识。

（三）护理措施

1. 心理护理

与患者交流，减轻其焦虑、恐惧心理，使其树立对手术治疗的信心。为患者提供相关信息、疾病知识、术后康复相关知识、预防术后并发症相关知识。

2. 手术前一般准备

（1）生命体征观察：术前监测体温、脉搏、呼吸、血压，每日3次，如发现患者生命体征有异常及时报告医生。

（2）化验检查：遵医嘱及时做好术前各项检查，并跟踪化验检查结果，如有异常及时报告医生，避免延误手术。

（3）讨论术后可能出现的护理问题，如疼痛、清理呼吸道无效、腹胀等。针对术后可能出现的护理问题对患者进行积极的健康教育，包括床上主动运动、早期下床活动，促进肠道功能恢复及预防下肢静脉血栓，术后深呼吸、有效咳嗽、床上使用便器等的指导，提高患者术后的依从性，促进早期康复。

（4）签手术同意书：协助医生告知患者及其家属麻醉及手术方式，以及术中、术后可能出现的相关问题，争取家属的理解、配合，并签署手术知情同意书。

（5）完成药物过敏试验，备好抗生素。

（6）术前取下义齿、发夹、首饰、眼镜等物品。

3. 手术配合

（1）皮肤准备：术前沐浴，更衣，剪指甲，术前 2 小时备皮，备皮范围：上至剑突下，两侧至腋中线，下至大腿上 1/3，外阴部备皮，注意清洁脐部。

（2）肠道准备：妇科腹部手术部位位于盆腔，与肠道相邻，肠道准备有利于暴露手术视野，防止术中肠道膨胀被误伤，防止术中患者排便，污染手术。肠道准备方式有两种。①一般妇科腹部手术（如全子宫切除术、附件切除术等），术前 1 日中午进食半流质饮食，术前 1 日晚进食全流质饮食，禁食 8 小时、禁饮 4 小时。于术前一日口服缓泻剂导泻或行清洁灌肠。灌肠后排便至少 3 次或排出灌肠液中无粪便残渣即可。②可能涉及肠道的手术（如卵巢癌细胞减灭术、子宫根治术），术前 3 日进食少渣半流质饮食，口服肠道抗生素；术前 2 日进流质饮食，术前 1 日晚及手术当日清洁灌肠，直至排出的灌肠液中无粪便残渣。

（3）阴道准备：子宫全切患者术前 3 日用消毒液冲洗阴道，每日 1 次。常用的消毒液有 1 ∶ 5 000 高锰酸钾、0.2% 的聚维酮碘（碘伏）或 1 ∶ 1 000 苯扎溴铵。手术日晨再次阴道冲洗，冲洗后用棉球拭干，在宫颈和穹隆部涂 1% 甲紫作为标志。

（4）镇静剂：为缓解患者术前焦虑，保证休息，术前 1 日晚遵医嘱睡前给予镇静催眠药，如地西泮、阿普唑仑片等口服。

4. 环境准备

床边有监护仪、吸氧装置等。

二、腹部手术术后护理

（一）护理评估

1. 病史

与麻醉师做好床边交接工作，了解手术情况，包括麻醉方法、手术方式、手术经过、术中有无出现异常情况，输血、输液、用药情况，尿量情况，是否安置引流管及引流情况等。

2. 身体评估

（1）生命体征：及时测量血压、呼吸、心率、脉搏，并与术前进行比较。

（2）意识：观察患者意识，了解全麻后的意识恢复情况。

（3）皮肤：观察切口是否干燥，有无渗血、渗液等。

（4）疼痛：及时评估疼痛的部位、性质、程度及使用止痛剂后疼痛缓解程度。一般术后 4 ～ 6 小时可出现伤口疼痛，术后 24 小时内最明显。

（5）各种管道：观察引流管是否通畅，评估引流液的颜色、性质、量。

3. 心理社会评估

了解患者的心理反应。

（二）常见护理诊断 / 问题

1. 疼痛

与手术创伤有关。

2. 自理缺陷

与手术后伤口疼痛、留置尿管及引流管有关。

3. 焦虑

与担心手术效果及术后康复有关。

4. 有感染的危险

与手术创伤及机体抵抗力降低有关。

（三）护理措施

1. 密切观察病情

（1）体位：全身麻醉手术者尚未清醒前要有专人守护，去枕平卧，头偏向一侧；硬膜外麻醉者，去枕平卧 6 ～ 8 小时；蛛网膜下腔麻醉者，去枕平卧 12 小时；患者情况稳定后，术后次日晨取半卧位。

（2）生命体征：术后 24 小时内病情变化较快，需要密切监测并记录生命体征。一般手术后 2 小时，每 15 ～ 30 分钟监测 1 次血压、脉搏和呼吸，术后 2 小时以后改为每小时监测 1 次；病情稳定后改每 4 小时监测 1 次；24 小时以后，每日 2 次。

（3）麻醉的恢复：全麻患者应观察意识的恢复情况；腰麻及硬膜外麻醉患者观察下肢感觉恢复。

（4）切口：注意有无出血、渗血及红、肿、热、痛等。

2. 留置管的护理

（1）引流管的护理：术后留置腹腔引流管或盆腔引流管者，观察引流管的位置、固定情况，引流管是否通畅及引流管的颜色、性质、量，并做好记录，如有异常及时报告医生。一般负压引流液 24 小时不超过 200mL。引流液应为淡血性或淡黄色浆液性，引流液的颜色应逐渐变浅，量逐渐减少。引流袋应低于引流管口，防止引流液逆行感染，操作过程应加强无菌操作。

（2）导尿管的护理：指导患者多喝水，有利于减少尿路感染。保持外阴清洁卫生，每日用 0.5% 碘伏棉球擦洗会阴 2 次，直至尿管拔除，以免感染。观察尿液的颜色、性质、量，并记录。患者术后每小时尿量应＞ 50mL，若每小时尿量＜ 30mL，伴烦躁不安、血压下降、脉搏细速、自述肛门坠胀感，应考虑有腹腔内出血的可能，需及时与医师沟通。术后留置尿管 24 ～ 48 小时，注意保持尿管引流通畅，观察并记录尿量及性质。若为子宫切除术 + 盆腔淋巴结清扫术术后留置导尿管时间为 7 ～ 14 日。导尿管拔除后注意观察患者能否自行排尿，必要时行膀胱残余尿量测定，若残余尿量大于100mL应重新留置尿管。

3. 饮食护理

一般妇科腹部手术（如全子宫切除术、附件切除术等），术后禁食禁水。于6小时后可进流质饮食，避免牛奶、豆浆等产气食物，防止肠胀气。待肛门恢复排气后予半流质饮食，再逐渐过渡到普通饮食。涉及肠道手术，术后禁食，恢复肛门排气后进食流质饮食，逐渐过渡到半流质、普食。术后患者应加强营养，进食高能量、高蛋白、高维生素的食物，避免进食刺激性强及煎炸的食物，保持大便通畅。

4. 活动与休息

术后患者身体虚弱，病情不稳定，建议床上休息，家属可为其翻身，鼓励患者进行床上活动。术后若患者生命体征正常、疼痛减轻、无头晕等不适，经评估能够下床活动，应鼓励患者积极下床活动，并告知患者早期下床活动有利于促进肠道蠕动，加快肛门排气，减少肺部感染，预防下肢深静脉血栓形成。第一次下床活动时，家属或护士要协助患者，注意观察患者的面色、脉搏，防止直立性低血压而发生跌倒。

5. 腹胀的护理

术后鼓励患者勤翻身、早下床活动刺激肠道蠕动。一般在手术后48小时内可自行排气。若48小时后仍无自行排气，反而腹胀加剧，则应排除粘连引起的肠梗阻或麻痹性肠梗阻。除上述情况外，可给腹部热敷，遵医嘱用新斯的明0.5mg肌内注射，针刺足三里或服用理气中药；必要时行肛管排气等刺激肠蠕动、缓解腹胀。

6. 心理护理

协助患者提高自我护理能力，在评估患者疼痛的基础上及时给予止痛，减轻患者疼痛，缓解不适。

7. 出院指导

（1）制订出院计划，进行健康教育。

（2）指导患者如出现不明原因阴道流血、腹痛等异常情况及时就医。

（3）告知患者复诊时间，指导恶性肿瘤患者定期放疗、化疗，并做好出院随访。

妇科围手术期的护理微课

第二节　宫颈上皮内瘤变

预习案例

王女士，32岁，未生育，因“体检发现宫颈上皮内瘤变（CIN）Ⅱ～Ⅲ级23日” 入院。患者平时月经正常，经量中等，每次月经用10余片卫生巾，无痛经史。末次月经：2021年7月24日。23日前，患者于我院体检，HPV DNA16阳性，2021年7月6日在我院行阴道镜下活组织检查，提示宫颈 2、4、8、10 点钟位 CIN Ⅱ～Ⅲ级，累及腺体。门诊以“宫颈 CIN Ⅲ”收入我科。

思考：

1. 宫颈上皮内瘤变的病因是什么？
2. 宫颈上皮内瘤变与宫颈癌的关系是什么？

宫颈上皮内瘤变（cervical intraepithelial neoplasia，CIN）是一组与宫颈浸润癌密切相关的癌前病变的统称。包括宫颈不典型增生和宫颈原位癌，反映了宫颈癌连续发展的过程，即由宫颈不典型增生（轻→中→重）→原位癌→早期浸润癌→浸润癌的一系列病理变化。

一、病因

宫颈癌与人乳头瘤病毒（human papilloma virus，HPV）感染、多个性伴侣、吸烟、性生活过早（＜16 岁）、性传播疾病、经济状况低下和免疫抑制等因素相关。目前已知 HPV 有 120 多个型别，其中 10 余种与 CIN 和宫颈癌发病密切相关。多个性伴侣、初次性生活＜16 岁、早年分娩多次与宫颈癌发生有关。其他，如吸烟可增加感染 HPV 风险。

二、子宫颈组织学特点

子宫颈上皮由子宫颈阴道部鳞状上皮和子宫颈管柱状上皮组成。

（一）子宫颈阴道部鳞状上皮

由深至浅可分为基底带、中间带及浅表带 3 个带。

（二）子宫颈管柱状上皮

柱状上皮为分化良好细胞，而柱状上皮下细胞为储备细胞，具有分化或增殖能力。

（三）转化区

又称移行带，因其位于子宫颈鳞状上皮与柱状上皮交接的部位，又称鳞—柱交接部。鳞—柱交接部又分为原始鳞—柱交接部和生理鳞—柱交接部。

三、病理学诊断和分级

CIN 分为 3 级，反映了 CIN 的连续病理过程。

Ⅰ级：即轻度异型。上皮下 1/3 层细胞核增大，核质比例略增大，核染色稍加深，核分裂象少，细胞极性正常。

Ⅱ级：即中度异型。上皮下 1/3 ～ 2/3 层细胞核明显增大，核质比例增大，核深染，核分裂象较多，细胞数量明显增多，细胞极性尚存。

Ⅲ级：包括重度异型和原位癌。病变细胞占 2/3 层以上或全部上皮层，细胞核异常增大，核质比例显著增大，核形不规则，染色较深，核分裂象多，细胞拥挤，排列紊乱，无极性。

四、临床表现

（1）偶有阴道排液增多，伴或不伴臭味。

（2）性生活或妇科检查后发生接触性出血。

（3）子宫颈可光滑，或仅见局部红斑、白色上皮，或子宫颈糜烂样表现，未见明显病灶。

五、诊断

（一）子宫颈细胞学检查

此检查是 CIN 及早期子宫颈癌筛查的基本方法，也是诊断的必要步骤。

（二）高危型 HPV DNA 检测

相对于细胞学检查其敏感性较高，特异性较低。可与细胞学检查联合应用于宫颈癌筛查。

（三）阴道镜检查

若细胞学检查显示不典型鳞状细胞（ASCUS）并高危 HPV DNA 检查阳性，或低度鳞状上皮内病变（LSIL）及以上者，应做阴道镜检查。

（四）子宫颈或组织检查

此检查是确诊子宫颈鳞状上皮内瘤变的最可靠方法。任何肉眼可见病灶，均应做单点或多点活检。可选择在子宫颈转化区 3 点、6 点、9 点、12 点处活检，或在宫颈黏膜碘试验（schiller test）不染色区或涂抹醋酸后的醋酸白上皮区取材，或在阴道镜下取材以提高确诊率。

六、处理原则

（一）CIN Ⅰ

约 60% CIN Ⅰ会自然消退，若细胞学检查为 LSIL 及以下，可观察随访。若在随访过程中病变发展或持续存在 2 年，宜进行治疗。

（二）CIN Ⅱ和 CIN Ⅲ

约 20% CIN Ⅱ会发展为 CIN Ⅲ，5% 发展为浸润癌。所有的 CIN Ⅱ和 CIN Ⅲ均需要治疗。阴道镜检查满意的 CIN Ⅱ可用物理治疗或宫颈锥切术；阴道镜检查不满意的 CIN Ⅱ和所有 CIN Ⅲ通常采用宫颈锥切术，包括宫颈环形电切除术和冷刀锥切术。经宫颈锥切确诊、年龄较大、无生育要求、合并有其他手术指征的妇科良性疾病的 CIN Ⅲ也可行全子宫切除术。

（三）妊娠合并子宫颈上皮内瘤变

妊娠期间，增高的雌激素使柱状上皮外移至子宫颈阴道部，转化区的基底细胞出现不典型增生改变；妊娠期免疫功能可能低下，易患 HPV 感染。诊断时应注意：妊娠时转化区的基底细胞可有核增大、深染等表现，细胞学检查易误诊，但产后 6 周可恢复正常。妊娠期的 CIN 仅观察随访，产后复查后再处理。

第三节　子宫颈癌

预习案例

王女士，45 岁，因接触性出血近 1 年，加重 1 个月，于 2019 年 4 月 16 日入院。患者入院体检生命体征正常，妇科检查：阴道穹隆光滑，宫颈肥大，失去正常形态，后唇呈菜花样组织增生，质脆，触之易出血，宫旁无增厚。辅助检查：妇科彩超显示，子宫前位，大小形态正常，轮廓清晰，宫颈大小 3.5cm × 3.7cm × 3.6cm，内部回声不均匀。宫颈活检，病理结合报告为宫颈鳞状细胞癌。

思考：

1. 该病的诊断依据是什么？
2. 该病的治疗原则有哪些？
3. 该病的护理措施有哪些？

子宫颈癌（cervical cancer）又称宫颈癌，是妇科最常见的恶性肿瘤之一。高发年龄为 50 ～ 55 岁。

一、病因

（1）可能与早婚、早育、多产、宫颈慢性炎症、性生活紊乱有关，此类人群宫颈癌的发病率明显提高。

（2）与有阴茎癌、前列腺癌或前妻曾患宫颈癌的高危男子有性接触的妇女易患宫颈癌。

（3）与经济状况、种族及地理环境等因素有关，但确切的病因目前尚不清楚。

（4）与通过性交传播的某些病毒，如单纯疱疹病毒Ⅱ型、人乳头瘤病毒（HPV）、人巨细胞病毒等有关。

二、病理巨检

宫颈癌可以分为以下 4 种类型（图 16–1）。

外生型：又称菜花型，此型最常见。癌组织向外生长，向阴道内突出的菜花样赘生物，质脆易出血。常累及阴道。

内生型：又称浸润型，宫颈肥大、质硬，表面光滑或仅有表浅溃疡，整个宫颈段膨大如桶状。常累及宫旁组织。

溃疡型：形成凹陷性溃疡。严重者宫颈为空洞所代替，形如火山口。

颈管型：癌灶发生在子宫颈外口内，隐蔽于宫颈管，侵入宫颈及子宫下段供血层，并转移到盆壁的淋巴结。

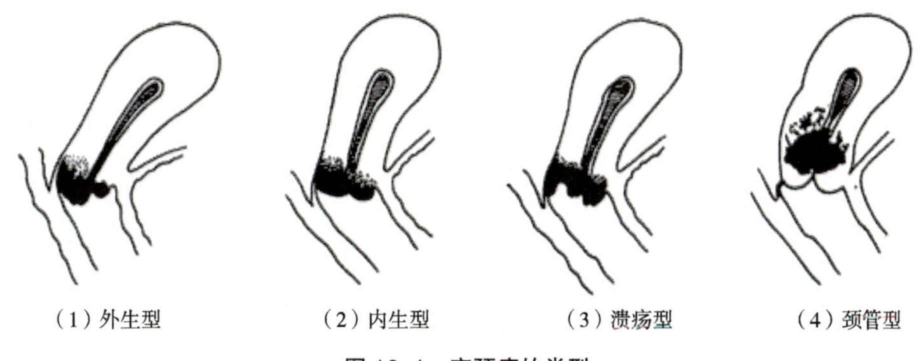

图 16-1　宫颈癌的类型

三、显微镜检查

宫颈癌主要有鳞癌（占 80%～85%）、腺癌（约占 15%）两大类，按癌组织发展的程度，宫颈癌可分为以下 3 个阶段。

宫颈不典型增生：宫颈下底层细胞增生，从正常的仅 1～2 层底细胞增至多层，细胞排列紊乱，细胞核增大、深染，染色质分布不均等、有核异质的改变。不典型增生分轻、中、重 3 度，重度与原位癌不宜区别。

宫颈原位癌：又称上皮内癌。癌变局限于上皮内，尚未穿透基底膜，病变可累及腺体，但无间质浸润。上皮全层极性消失、细胞显著异型，核大、深染，染色质分布不均，有核分裂相。

宫颈浸润癌：癌细胞进一步增殖，破坏上皮细胞基底膜，并侵入间质。

四、转移途径

以直接蔓延和淋巴转移为主，血行转移极少见。直接蔓延是最常见的转移途径。晚期可出现锁骨旁淋巴结转移。血行转移多发生在晚期。

五、临床分期

宫颈癌的临床分期（FIGO，2009 年），见表 16-1。

表 16-1　宫颈癌的临床分期（FIGO，2009 年）

分期	肿瘤范围
Ⅰ期	肿瘤局限在子宫颈（扩展至宫体应被忽略）
ⅠA 期	镜下浸润癌（所有肉眼可见的病灶，包括表浅浸润，均为ⅠB 期）。间质浸润深度＜5mm，宽度≤7mm
ⅠA1 期	间质浸润深度≤3mm，宽度≤7mm
ⅠA2 期	间质浸润深度＞3mm 且＜5mm，宽度≤7mm
ⅠB 期	肉眼可见癌灶局限于宫颈，或者镜下病灶＞ⅠA2
ⅠB1 期	肉眼可见病灶≤4cm

续表

分期	肿瘤范围
Ⅰ B2 期	肉眼可见病灶＞ 4cm
Ⅱ期	肿瘤超越子宫，但未达到骨盆壁或未达阴道下 1/3
Ⅱ A 期	肿瘤侵犯阴道上 2/3，无明显宫旁浸润
Ⅱ A1 期	肉眼可见癌灶≤ 4cm
Ⅱ A2 期	肉眼可见癌灶＞ 4cm
Ⅱ B 期	有明显宫旁浸润，但未达到盆壁
Ⅲ期	肿瘤已扩散到骨盆壁，直肠指诊时，在肿瘤和盆壁之间无间隙。肿瘤累及阴道下 1/3。由肿瘤引起的肾盂积水或无功能肾的所有病例，除非已知道由其他原因所引起
Ⅲ A 期	肿瘤累及阴道下 1/3，没有扩展到骨盆壁
Ⅲ B 期	肿瘤扩展到骨盆壁，或引起肾盂积水或无功能肾
Ⅳ期	肿瘤超出了真骨盆范围，或侵犯膀胱和（或）直肠黏膜
Ⅳ A 期	肿瘤侵犯邻近的盆腔器官
Ⅳ B 期	远处转移

六、临床表现

（一）症状

（1）阴道出血：早期表现为性交后或双合诊检查后少量出血，即接触性出血。

（2）阴道排液：多发生在阴道流血之后，白色或血性，稀薄如水样或米泔样，有腥臭味。晚期因癌组织坏死继发感染，则出现大量脓性或米汤样恶臭白带。

（3）晚期症状：癌症末期患者，表现为全身衰竭等恶病质状态。

（二）体征

（1）外生型可见宫颈表面有呈息肉状或乳头状突起的赘生物向外生长，形成菜花状赘生物。

（2）内生型则表现为宫颈肥大、质硬，宫颈管膨大如桶状，宫颈表面光滑或有表面溃疡。

（3）晚期患者因癌组织坏死脱落，宫颈表面形成凹陷性溃疡，或被空洞替代，并盖有坏死组织，有恶臭。

（4）癌灶浸润阴道壁时，局部见有赘生物，有时浸润盆腔，形成冰冻骨盆。

七、处理原则

宫颈癌的常用治疗方法有手术治疗、放射治疗及化学药物治疗等综合应用方案。

（一）手术治疗

适用于Ⅰ A～Ⅱ A 期患者，无严重内、外科合并症，无手术禁忌证患者。

（二）放射治疗

简称放疗，适用于各期患者。早期患者主张以腔内照射为主、体外照射为辅。晚期患者以外照射为主、辅以腔内照射。放疗的优点是疗效高，危险少；缺点是个别患者对放疗不敏感，并能引起放射性直肠炎、膀胱炎等并发症。

（三）手术及放射综合疗法

适用于宫颈病灶较大者，术前放疗，待癌灶缩小后再行手术，或手术后证实淋巴结或宫旁组织有转移或切除残端有癌细胞残留者，放疗作为术后的补充治疗。

（四）化学药物治疗

主要适用于晚期或复发转移的宫颈癌患者。也采用化疗作为手术或放疗的辅助治疗，用于治疗局部巨大肿瘤。

八、诊断检查

宫颈癌在发生浸润前几乎可以全部治愈，争取早期发现、早期诊断、早期治疗是提高患者 5 年生存率的关键。

（一）盆腔检查

通过双合诊或三合诊可见不同类型宫颈癌临床表现中所描述的局部体征。

（二）宫颈刮片细胞学检查

此为普查常用的方法，也是发现宫颈癌前期病变和早期宫颈癌的主要方法。防癌涂片用巴氏染色，结果分为 5 级。Ⅰ级正常；Ⅱ级炎症引起；Ⅲ级可疑癌；Ⅳ级高度可疑癌；Ⅴ级癌细胞阳性。Ⅱ级涂片需要按炎症处理后，重复涂片进一步检查；Ⅲ级及以上者重复刮片并行宫颈活组织检查，明确诊断。

（三）宫颈黏膜碘试验

正常宫颈、阴道上皮含有丰富的糖原，可被碘液染成棕色或深赤褐色。宫颈管柱状上皮、瘢痕、宫颈糜烂部位及异常鳞状上皮区无糖原，故不着色。采用宫颈黏膜碘试验法，若发现碘不着色区，需进行宫颈活体组织检查，以提高诊断率。

（四）阴道镜检查

凡宫颈刮片细胞学检查Ⅲ级或以上者，应在阴道镜检查下，选择有病变部位进行宫颈活体组织检查，以提高诊断正确率。

（五）宫颈和宫颈管活体组织检查

此检查是确诊宫颈癌前期病变和宫颈癌的最可靠且不可缺少方法。选择宫颈鳞—柱交接部 3 点、6 点、9 点及 12 点钟位处取活体组织送检，或在宫颈黏膜碘试验、阴道镜观察到的可疑区，取多处组织（所取组织应包括上皮及间质）进行病理检查。宫颈刮片细胞检查为Ⅲ级或以上者，宫颈活检为阴性时，需用小刮匙刮宫颈管，将刮出物送病理检查。

九、常见护理诊断 / 问题

（一）恐惧

与担心宫颈癌危及生命有关。

（二）疼痛

与晚期病变浸润或广泛性子宫切除术后创伤有关。

（三）排尿障碍

与宫颈癌根治术后影响膀胱正常张力有关。

十、护理目标

（1）患者能接受各种诊断、检查和治疗方案。

（2）出院时，患者恢复正常排尿功能。

（3）患者适应术后生活方式。

十一、护理措施

（一）协助患者接受各种诊治方案

对确诊为 CIN Ⅰ级者，可按炎症处理，每 3 ～ 6 个月随访刮片检查，必要时再次活检；确诊为 CIN Ⅱ级者，选用电熨、冷冻等宫颈炎的物理疗法，术后每 3 ～ 6 个月随访 1 次；诊断为 CIN Ⅲ者，多主张子宫全切除术。对有生育要求的年轻患者，可行宫颈锥形切除术，术后定期随访。

（二）鼓励患者摄入足够的营养

以多样化食谱满足患者需要，维持体重不继续下降。

（三）指导患者维持个人卫生

协助患者勤擦身、更衣，保持床单元清洁，注意室内空气流通，指导患者勤换会阴垫，每日冲洗会阴 2 次，便后及时冲洗外阴并更换会阴垫。

（四）以最佳身心状态接受手术治疗

认真执行术前护理活动，手术前 3 日选用消毒剂消毒宫颈及阴道。手术前一晚认真做好清洁灌肠，保证肠道呈清洁、空虚状态。

（五）协助术后康复

宫颈癌根治术涉及范围广，术后 48 ～ 72 小时拔除引流管，术后 7 ～ 14 日拔除尿管。

（六）做好出院指导

出院后第 1 年，出院后 1 个月行首次随访，以后每 2 ～ 3 个月复查 1 次。出院后第 2 年，每 3 ～ 6 个月复查 1 次。出院后第 3 ～ 5 年，每 6 个月复查 1 次。出院后第 6 年开始，每年复查 1 次。性生活的恢复需根据术后复查结果而定。

（七）提供预防保健知识

30 岁以上妇女到妇科门诊就医时，常规接受宫颈刮片检查，一般妇女每 1 ～ 2 年普查 1 次，有异常者应进一步处理。

十二、护理评价

（1）患者住院期间能以积极态度配合诊治全过程。

（2）出院时，患者已经恢复正常排尿功能。

（3）患者能陈述出院后个人康复计划内容。

第四节　子宫肌瘤

预习案例

王女士，38 岁，因“经量增多两年余”入院。妇科检查：宫体中位，子宫孕 2 个半月大小，形态不规则；无压痛。辅助检查：超声检查显示，子宫右前壁突起中低回声 79mm × 77mm × 75mm，左后壁肌层中低回声，直径 8mm，右卵巢大小 28mm × 24mm × 19mm，内无回声区 19mm × 16mm × 12mm，提示：子宫不规则增大，质地不均匀，多发肌瘤可能，右卵巢内囊性结构。

思考：

1. 子宫肌瘤的诊断依据是什么？
2. 子宫肌瘤有哪些体征？
3. 子宫肌瘤的护理措施有哪些？

子宫肌瘤（uterus myoma）是女性生殖器官中最常见的良性肿瘤，多见于育龄妇女。子宫肌瘤是卵巢激素依赖性肿瘤，其确切的病因尚不明确，一般认为其发生和生长与雌激素长期刺激有关。

一、病理

（1）肌瘤为实质性球形结节，表面光滑，单个或多个，大小不一，大体可为大瘤体上附有小的肌瘤，常为散在性多个分布。

（2）镜检可见肌瘤由皱纹状排列的平滑肌纤维相互交叉组成，细胞大小均匀，核染色较深。

（3）肌瘤的血运来自肿瘤的假包膜，当肿瘤生长快时血运不足，发生中心性缺血，造成变性。肿瘤生长越快、越大，缺血越严重，可引起急性或慢性退行性变，常见变性有玻璃样变、囊性变、红色变、肉瘤变及钙化。

二、分类

根据肌瘤的生长部位可分为子宫体肌瘤和子宫颈部肌瘤。前者尤为常见，占 95% ～ 98%。根据肌瘤与子宫肌层关系不同，可分为以下 3 类。

（一）肌壁间肌瘤

肌瘤位于子宫肌层内，周围均为肌层包绕，为最常见的类型，一般占总数的 60% ～ 70%。

（二）浆膜下肌瘤

肌瘤突出于子宫表面，有浆膜层覆盖，约占总数的 20%。浆膜下肌瘤继续向腹腔内生长，基底部形成细蒂的浆膜下肌瘤；若向阔韧带两叶腹膜间伸展，则形成阔韧带内肌瘤。

（三）黏膜下肌瘤

肌瘤向宫腔方向突出，表面由子宫黏膜层覆盖，称为黏膜下肌瘤，一般占总数10% ～ 15%。

子宫肌瘤常为多发性。肌瘤生长迅速或有蒂形成后，由于血运供给不足，可发生多种变性。

三、临床表现

（一）症状

（1）月经改变：是肌瘤患者最常见的症状。浆膜下肌瘤、肌壁间小肌瘤常无明显月经改变。黏膜下肌瘤常表现为月经量过多，随肌瘤逐渐增大，经期延长。肌瘤一旦发生坏死、溃疡、感染，则出现持续性或不规则阴道流血或脓血性排液等。

（2）腹部肿块：随着肌瘤长大，患者于下腹正中可扪及肿物，尤其膀胱充盈将子宫推向上方时更容易扪及。

（3）白带增多：肌壁间肌瘤使宫腔内膜面积增大，内膜腺体分泌增加，并伴盆腔充血致白带增多；脱出于阴道内的黏膜下肌瘤表面极易感染、坏死，产生大量脓血性排液，或有腐肉样组织排出，伴臭味。

（4）腹痛、腰酸、下腹坠胀：患者通常无腹痛，肌瘤压迫盆腔器官、神经、血管时，可使盆腔淤血，出现腰酸、下腹坠胀，月经期加重。

（5）压迫症状：肿瘤增大时可压迫邻近器官，出现相应器官受压的各种症状。

（6）不孕或流产：子宫肌瘤可压迫输卵管使其管腔变形，影响精子运行，妨碍受精卵着床，造成不孕或流产。

（7）贫血：长期月经量过多可引起不同程度的贫血。

（二）体征

（1）与肌瘤大小、数目、位置以及有无变性有关。

（2）较大的浆膜下肌瘤可于腹部扪及，表现为不规则或均匀增大，表面呈结节状，质硬，无压痛。

（3）黏膜下肌瘤突出于宫颈口或阴道内，呈红色，表面光滑。

（4）伴有感染时表面则有渗出液覆盖或形成溃疡。

四、处理原则

根据患者的年龄、症状、肌瘤大小、数目、生长部位及对生育功能的要求等情况进行全面分析后选择处理方案。

（一）保守治疗

1. 随访观察

肌瘤小，症状不明显，或已近绝经期的妇女，可每 3 ～ 6 个月定期复查 1 次，加强随访观察，必要时再考虑进一步治疗措施。

2. 药物治疗

子宫小于2个月妊娠大小，可用雄激素对抗雌激素，促使子宫内膜萎缩；直接作用于平滑肌，使其收缩而减少出血。①甲基睾酮5mg舌下含服，每日2次，每月用药20日。②丙酸睾酮注射液25mg肌内注射，每5日1次，每月总量不超过300mg。③使用抗雌激素制剂三苯氧胺治疗月经量明显增多者，每次10mg，每日口服2次，连续3～6个月。

（二）手术治疗

1. 肌瘤切除术

有希望生育者，术前排除子宫及宫颈的癌前病变后可考虑经腹或经腹腔镜切除肌瘤，保留子宫。突出于宫颈口或阴道内的黏膜下肌瘤可经阴道或宫腔镜切除。

2. 子宫切除术

子宫大于2.5个月妊娠子宫大小，或临床症状明显者，或经保守治疗效果不明显、且无须保留生育功能的患者可行子宫切除术。年龄50岁以下，或虽50岁以上但未绝经、卵巢外观正常者应考虑保留子宫。

五、护理评估

（一）病史

询问病史时，注意月经史、婚育史，是否有不孕或自然流产史；评估并记录是否存在长期使用雌激素的诱发因素；病发后月经变化情况及伴随症状；曾接受的治疗经过、疗效及用药后机体反应。同时，注意排除因妊娠、内分泌失调及癌症所致的子宫出血现象。

（二）身心状况

（1）多数患者无明显症状，与肌瘤生长部位关系密切。

（2）浆膜下肌瘤患者下腹部可扪及包块，患者可有“压迫感”。肌瘤长大向前方突起可致尿频、尿急、排尿障碍；向后方突起压迫直肠，可致里急后重、排便不畅等。

（3）长期月经量过多导致继发性贫血，并伴有倦怠、虚弱和嗜睡等症状。

（三）诊断检查

1. 妇科检查

通过双合诊或三合诊发现不同类型子宫肌瘤，有相应的局部体征。

2. 辅助检查

体积较小、症状不明显，或诊断有困难者，可借助探针探测宫腔深度及方向，进行子宫输卵管造影、B超及内镜等检查，协助明确诊断。

六、常见护理诊断 / 问题

（一）知识缺乏

缺乏子宫肌瘤相关知识。

（二）应对无效

与选择子宫肌瘤治疗方案的无助感有关。

七、护理目标

（1）患者能陈述子宫肌瘤的性质，出现症状的原因。

（2）患者能列举可利用的资源及支持系统。

（3）患者于出院时，不适症状缓解。

八、护理措施

（1）提供信息，增强信心：讲解有关疾病知识，纠正患者的错误认识。为患者提供表达内心顾虑、恐惧、感受和期望的机会，消除患者不必要的顾虑，增强其康复信心。

（2）观察病情，认真护理：认真收集会阴垫，评估出血量。

（3）合并妊娠者，定期接受产前检查，预防产后出血。

（4）鼓励患者参与决策过程：根据患者的实际情况提供疾病的治疗信息，由患者本人评价自己的行为，认识自己的能力。

（5）提供随访及出院指导：选用抗雌激素治疗者，每月总剂量控制在 300mg 以内。告知术后患者术后 1 个月返院检查的内容及注意事项。

九、护理评价

（1）患者在诊疗全过程表现出积极行为。

（2）患者能列举可利用的资源及支持系统。

（3）患者出院时，能列举康复期随访事宜。

第五节　子宫内膜癌

预习案例

梅女士，65 岁，患者自诉 52 岁时停经半年后，再次出现阴道流血，自觉月经来潮，持续 3 ~ 4 日，量不多，间隔约 30 日，反复持续 13 年多，无腹痛、发热等不适，未就诊。今年 10 月无诱因出现阴道持续少量流血。行分段诊刮术，术后病理结果显示子宫内膜样腺癌。入院后完善相关检查，拟全麻下实施腹腔镜下全子宫及双侧附件切除 + 双侧盆腔淋巴结清扫术 + 肠粘连松解术 + 腹主动脉旁淋巴切除术 + 盆腔置管引流术 + 盆腔血管探查术。

思考：

1. 责任护士应如何对该患者进行术前准备？

2. 该患者可能存在哪些护理问题？

3. 针对患者可能存在的护理问题，应采取哪些相关护理措施？

子宫内膜癌(endometrial carcinoma)是发生于子宫体内膜层的一组上皮性恶性肿瘤，以来源于子宫内膜腺体的腺癌最为常见，其前驱病变为子宫内膜增生过长和子宫内膜不典型增生。该病占女性生殖道恶性肿瘤的 20% ～ 30%，约占女性全身恶性肿瘤的 7%，是女性生殖系统最常见三大恶性肿瘤之一。平均发病年龄为 60 岁。在发达国家和地区子宫内膜癌是最常见的女性生殖器官恶性肿瘤，近年来我国该病的发生率也明显上升。

一、病因及分型

病因尚不清楚，可分为两种类型。Ⅰ型，即雌激素依赖型（estrogen-dependent）：长期雌激素刺激致子宫内膜增生症，继而癌变。均为内膜样腺癌，分化好，预后好。约 5% 与林奇综合征有关。Ⅱ型，即非激素依赖型（estrogen-independent）：发病与雌激素无明确关系。病理形态属少见类型，分化差，恶性度高。

子宫内膜癌彩图

二、病理特点

（一）巨检

不同组织学类型内膜癌的肉眼表现无明显区别，分为两种类型。

1. 弥散型

子宫内膜大部或全部为癌组织侵犯并突向宫腔，常伴有出血、坏死，较少有肌层浸润。晚期癌灶可侵及深肌层或宫颈，若阻塞宫颈管可引起宫腔积脓。

2. 局灶型

多见于宫腔底部或宫角部，癌灶小，呈息肉或菜花状，易浸润肌层。

（二）镜检

（1）内膜样腺癌：占 80% ～ 90%。按腺癌分化程度分为Ⅰ级（高分化，G1）、Ⅱ级（中分化，G2）、Ⅲ级（低分化，G3）。分级越高，恶性程度越高。

（2）腺癌伴鳞状上皮分化：腺癌组织中含鳞状上皮成分，包括棘腺癌、鳞腺癌、腺癌伴鳞状上皮不典型增生。

（3）浆液性癌：占 1% ～ 9%。恶性程度高，预后极差。

（4）黏液性癌：约占 5%，病理变化与内膜样腺癌相似，预后较好。

（5）透明细胞癌：占 5% 以下，恶性程度高，易早期转移。

三、转移途径

（1）直接蔓延：癌灶初期沿子宫内膜蔓延生长，若肿瘤向肌壁浸润，可穿透子宫肌层，累及邻近组织。

（2）淋巴转移：主要转移途径。

（3）血行转移：晚期患者经血行转移至全身各器官，常见部位为肺、肝、骨等。

四、临床分期

目前，临床上广泛采用国际妇产科联盟（FIGO）2014年修订的手术—病理分期（表16-2）。

表16-2　国际妇产科联盟（FIGO）2014年修订的手术—病理分期

分期	肿瘤范围
Ⅰ期	肿瘤局限于子宫体
ⅠA期	肿瘤浸润深度＜1/2肌层
ⅠB期	肿瘤浸润深度≥1/2肌层
Ⅱ期	肿瘤侵犯宫颈间质，但无宫体蔓延
Ⅲ期	肿瘤局部和（或）区域扩散
ⅢA期	肿瘤累及浆膜层和（或）附件
ⅢB期	阴道和（或）宫旁组织受累及
ⅢC期	盆腔淋巴结和（或）腹主动脉旁淋巴结转移
ⅢC1期	盆腔淋巴结转移
ⅢC2期	腹主动脉旁淋巴结转移伴（或不伴）盆腔淋巴结转移
Ⅳ期	肿瘤累及膀胱和（或）直肠黏膜；（或）远处转移
ⅣA期	肿瘤累及膀胱和（或）直肠黏膜
ⅣB期	远处转移，包括腹腔内转移和（或）腹股沟淋巴结转移

五、临床表现

（一）异常子宫出血

此为子宫内膜增生过长和子宫内膜癌最常见的临床表现。绝经后阴道出血为绝经后子宫内膜癌患者的主要症状，90%以上的患者有阴道出血症状。尚未绝经者可表现为经量增多、经期延长和（或）月经紊乱。

（二）阴道异常排液

多为血性或浆液性分泌物，合并感染有脓性或脓血性排液，有恶臭。

（三）下腹疼痛及其他症状

下腹疼痛可由宫腔积脓或积液引起，晚期则因癌肿扩散或压迫神经会出现腰骶部疼痛；患者可能出现贫血、消瘦及恶病质等体征。

六、诊断

（一）病史

高危因素和家族肿瘤史。

（二）临床表现

围绝经期妇女月经紊乱或绝经后再现不规则阴道流血。

（三）分段诊刮

分段诊刮是确诊内膜癌最常用且最有价值的诊断方法。

（四）其他辅助检查

1. 细胞学检查

采用特制的宫腔吸管或宫腔刷放入宫腔，吸取分泌物做细胞学检查，供筛选检查用。

2. 超声检查

常规检查，可以了解子宫大小、子宫内膜厚度、有无回声不均或宫腔内赘生物，有无肌层浸润及其程度等，其诊断符合率达 80% 以上。

3. 宫腔镜检查

直视下取可疑病灶活组织进行活检，有助于发现较小的或较早期的病变，减少对子宫内膜癌的漏诊率。

七、鉴别诊断

子宫内膜癌需要与以下疾病鉴别：功能失调性子宫出血，老年性阴道炎，子宫黏膜下肌瘤或内膜息肉，原发性输卵管癌，老年性子宫内膜炎合并宫腔积脓。

八、处理原则

（一）手术治疗

手术治疗是首选的治疗方法，通过手术切除病灶，同时进行手术—病理分期。

（二）放射治疗

放射治疗是治疗子宫内膜癌有效方法之一，适用于已有转移或可疑淋巴结转移及复发的内膜癌患者。根据病情需要于术前或术后加用放射治疗提高疗效。

（三）药物治疗

1. 孕激素

适用于晚期或癌症复发、不能手术切除者，或年轻、早期、要求保留生育功能者，以高效、大剂量、长期应用为宜。

2. 抗雌激素制剂

他莫昔芬属于非甾体类抗雌激素药物，也有弱雌激素作用，适应证与孕激素相同，与孕激素配合使用可增加疗效。

3. 化学药物

适用于晚期不能手术或治疗后复发者。常用的化疗药物有顺铂、阿霉素、紫杉醇等，多联合应用，还可与孕激素合并应用。

九、常见护理诊断 / 问题

（一）焦虑

与住院、需要接受的诊治方案有关。

（二）知识缺乏

缺乏术前常规、术后锻炼及活动方面的知识。

（三）睡眠型态紊乱

与环境（住院）变化有关。

十、护理目标

（1）住院期间，患者将能主动参与诊断性检查过程。

（2）手术前，患者将能示范手术后锻炼、呼吸控制等活动技巧。

（3）患者能叙述影响睡眠因素，并列举应对措施。

十一、护理措施

（1）普及防癌知识。

（2）提供疾病知识，缓解焦虑。

（3）协助患者配合治疗。

（4）出院指导：指导患者禁止性生活、盆浴 3 个月，避免劳累及剧烈运动，休息 3 个月；患者完成治疗后定期随访，及时确定有无复发。定期随访时间：术后 3 年内每 3 个月 1 次，3 ~ 5 年每 6 个月 1 次，5 年后每年 1 次。

十二、护理评价

（1）住院期间，患者主动参与治疗过程并表现积极配合的行为。

（2）住院期间，患者如期恢复体能并承担生活自理。

第六节　卵巢肿瘤

预习案例

李女士，31 岁，发现下腹部包块 3 年，剧烈腹痛 1 日，急诊入院。患者 3 年前发现下腹部包块后，因无疼痛，一直没有检查，现停经 2 个月，有轻微恶心，无呕吐。门诊检查：子宫稍大，软，HCG（ − ）。入院后检查：子宫大小正常，质中，无压痛，子宫左前方有一拳大、软、边界清楚的肿块，有压痛，腹壁稍紧张，半小时后，患者感腹痛加剧，面色苍白，呕吐，出冷汗，检查：体温 37.5℃，脉搏 98 次 / 分，呼吸 24 次 / 分，血压 90/60mmHg，表情痛苦，面色苍白。腹部检查：腹肌紧张，明显压痛，反跳痛，未触及包块。化验：白细胞数 18×10^9/L，中性粒细胞数 9×10^9/L。

思考：

1. 初步诊断是什么？
2. 患者症状为什么会加重？
3. 处理原则及护理措施有哪些？

卵巢是人体内较小的器官，但它是肿瘤的好发部位。卵巢肿瘤是妇科的常见肿瘤，可发生于任何年龄。卵巢肿瘤可以有各种不同的形态和性质，如单一或混合型，一侧或双侧性，囊性或实质性，良性、交界性或恶性。卵巢恶性肿瘤是女性生殖器官三大恶性肿瘤之一；早期诊断率低，5 年生存率低（25% ~ 30%）；随着宫颈癌和子宫内膜癌诊断和治疗的进展，卵巢癌已成为当今妇科肿瘤中威胁最大的疾病。

一、病因

遗传因素和家族因素：20% ~ 25% 有家族史。环境因素：可能与饮食中胆固醇含量高有关。内分泌因素：卵巢癌患者平均妊娠数低，未孕妇女发病率高。

二、组织学分类

卵巢虽然体积小，但其肿瘤组织形态的复杂性居全身各器官之首，目前普遍采用世界卫生组织修订后的卵巢肿瘤组织学分类法（表 16-3）。

表 16-3　卵巢肿瘤组织学分类（WHO，2014 年）

卵巢肿瘤组织学分类	
一、上皮性肿瘤	
（一）浆液性肿瘤	良性、交界性、恶性
（二）黏液性肿瘤	良性、交界性、恶性
（三）子宫内膜样肿瘤	良性、交界性、恶性
（四）透明细胞瘤	良性、交界性、恶性
（五）勃勒纳瘤	良性、交界性、恶性
（六）浆黏液性肿瘤	良性、交界性、恶性
（七）未分化癌	良性、交界性、恶性
二、间叶性肿瘤：低级别子宫内膜样间质肉瘤、高级别子宫内膜样间质肉瘤	
三、混合性上皮性和间叶性肿瘤：腺肉瘤、癌肉瘤	
四、性索—间质肿瘤	
（一）单纯间质肿瘤：纤维瘤、细胞型纤维瘤、泡膜瘤、硬化性腹膜炎相关的黄素化泡膜瘤、纤维肉瘤、硬化间质瘤、印戒间质瘤、微囊性间质瘤、Leydig 细胞瘤、类固醇细胞瘤、恶性类固醇细胞瘤	
（二）单纯性索肿瘤：成人型颗粒细胞瘤、幼年型颗粒细胞瘤、Sertoli 细胞瘤、环管状性索瘤	
（三）混合性性索—间质瘤：Sertoli-Leydig 细胞瘤、非特异性性索—间质瘤	
五、生殖细胞肿瘤	
（一）无性细胞瘤	
（二）卵黄囊瘤	
（三）胚胎癌	
（四）非妊娠性绒癌	

续表

（五）成熟畸胎瘤
（六）未成熟畸胎瘤
（七）混合性生殖细胞瘤
六、单胚层畸胎瘤及皮样囊肿有关的体细胞肿瘤：卵巢甲状腺肿、类癌、神经外胚层肿瘤、皮脂腺肿瘤、其他罕见单胚层畸胎瘤
七、生殖细胞—性索间质瘤：性母细胞瘤、混合性生殖细胞—性索间质瘤
八、其他各种肿瘤：卵巢网肿瘤、小细胞癌、Wilms 肿瘤、副神经节瘤、实性假乳头状瘤
九、间皮组织肿瘤：腺瘤样瘤、间皮瘤
十、软组织瘤：黏液瘤、其他
十一、瘤样病变：滤泡囊肿、黄体囊肿、大的孤立性黄素化滤泡囊肿、高反应性黄素化、妊娠黄体瘤、间质增生、间质泡膜增生症、纤维瘤样增生、卵巢广泛水肿、Leydig 细胞增生等
十二、淋巴瘤和髓样肿瘤：淋巴瘤、浆细胞瘤、髓样肿瘤
十三、继发肿瘤

三、常见的卵巢肿瘤及病理特点

（一）卵巢上皮性肿瘤

卵巢上皮性肿瘤为最常见的卵巢肿瘤，占原发性卵巢肿瘤的 50% ～ 70%。多见于中老年妇女。

1. 浆液性肿瘤

（1）浆液性囊腺瘤：常见卵巢良性肿瘤中约占 25%。多为单侧，大小不等，表面光滑，呈灰白色。囊内充满浆液性、淡黄色或清亮液体。单纯型：囊壁光滑，多为单房、良性较多见。乳头型：乳头状物向囊内突起，常为多房性。偶见囊外生长。交界性、恶性较多（35% ～ 50%）。

（2）交界性浆液性囊腺瘤：中等大小，双侧多见，多为向囊外乳头状生长。

（3）浆液性囊腺癌：最常见的卵巢恶性肿瘤（40% ～ 50%）。呈乳头状或菜花状生长，半实质性，多发，恶性度较高，5 年生存率为 20% ～ 30%。

浆液性囊腺瘤彩图

浆液性囊腺癌彩图

2. 黏液性肿瘤

（1）黏液性囊腺瘤：常见，约占卵巢良性肿瘤的 20%。多为单侧多房性，圆形或卵圆形，表面光滑，灰白色。体积较大或巨大。囊内充满灰白色胶冻样黏液状液体。偶形成腹膜黏液瘤。

（2）交界性黏液性囊腺瘤：一般较大，单侧较多，表面光滑，常为多房。

（3）黏液性囊腺癌：约占卵巢上皮癌 20%。多为单侧，瘤体较大，囊壁可见乳头或实质区，切面为囊实性，囊液浑浊或血性。

黏液性囊腺瘤彩图

黏液性囊腺癌彩图

（二）卵巢生殖细胞肿瘤

卵巢生殖细胞肿瘤好发于儿童、青少年，除成熟畸胎瘤之外，其他均为恶性，故预后较差。

1. 畸胎瘤

（1）成熟畸胎瘤：①最常见，良性占 95%，可发生于任何年龄（多见于 20 ～ 40 岁）；②单侧单发多，中等大小；③圆形或卵圆形，表面光滑，实质性，囊壁上有“头节”；④囊内有三胚层组织，细胞分化较好；⑤恶变率低。

畸胎瘤彩图

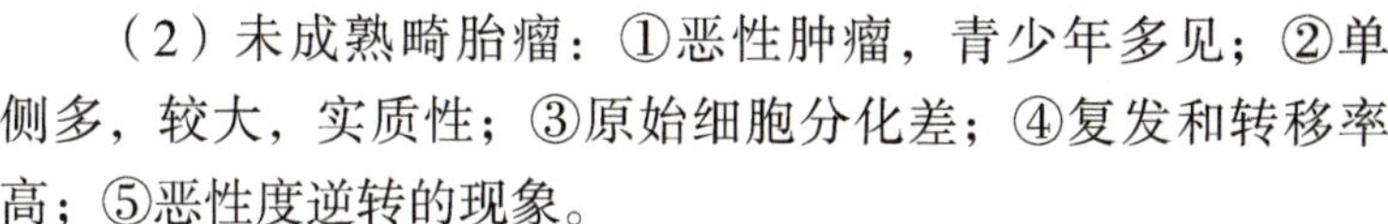

（2）未成熟畸胎瘤：①恶性肿瘤，青少年多见；②单侧多，较大，实质性；③原始细胞分化差；④复发和转移率高；⑤恶性度逆转的现象。

2. 无性细胞瘤

①中等恶性，好发于青春期或生育年龄期；②单侧、中等大小多见；③圆形或椭圆形，表面光滑，实性，触之橡皮样；④对放疗敏感；⑤ 5 年生存率高达 90%。

无性细胞瘤彩图

3. 内胚窦瘤

①儿童及年轻妇女多见；②单侧、实性多；③恶性度高，生长快。

内胚窦瘤彩图

（三）卵巢性索间质肿瘤

1. 颗粒细胞瘤

①低度恶性肿瘤；②单侧、中等大小多见，高峰年龄为 45 ～ 55 岁；③圆形或椭圆形，表面光滑，实性；④分泌雌激素。

2. 卵泡膜细胞瘤

①良性，多见于绝经后的妇女，中等大小；②圆形或卵圆形或分叶状，表面光滑，实质性；③分泌大量雌激素；④常合

并颗粒细胞瘤或子宫内膜增生过长。

颗粒细胞瘤彩图

3. 纤维瘤

①良性、多见于中年妇女；②单侧、表面光滑、极坚硬、多为中等大小；③梅格斯综合征：部分卵巢纤维瘤，伴有胸腔积液或腹水现象。

卵泡膜细胞瘤彩图

纤维瘤彩图

4. 睾丸母细胞瘤

罕见。

（四）卵巢瘤样病变

卵巢瘤样病变包括卵泡囊肿、黄体囊肿、黄素囊肿、多囊卵巢、卵巢子宫内膜异位囊肿（又称卵巢巧克力囊肿）。

四、卵巢恶性肿瘤的转移途径

（1）直接蔓延、腹腔种植：是卵巢恶性肿瘤转移的主要途径。

（2）淋巴转移：是卵巢恶性肿瘤转移的重要方式。

（3）血行转移：是卵巢恶性肿瘤转移少见的方式。

五、卵巢恶性肿瘤分期

卵巢恶性肿瘤分期采用国际妇产科联盟（FIGO）的手术—病理分期（表 16–4）。

表 16–4 卵巢癌、输卵管癌、原发性腹膜癌的手术—病理分期（FIGO，2014 年）

分期	肿瘤范围
Ⅰ期	病变局限于卵巢或输卵管
ⅠA 期	肿瘤局限于单侧卵巢（包膜完整）或输卵管，卵巢或输卵管表面无肿瘤，腹腔积液或腹腔冲洗液未找到癌细胞
ⅠB 期	肿瘤局限于双侧卵巢（包膜完整）或输卵管，卵巢或输卵管表面无肿瘤，腹腔积液或腹腔冲洗液未找到癌细胞
ⅠC 期	肿瘤局限于单侧或双侧卵巢或输卵管，并伴有如下任何一项
ⅠC1 期	手术导致肿瘤破裂
ⅠC2 期	手术前包膜已破裂或卵巢、输卵管表面有肿瘤
ⅠC3 期	腹腔积液或腹腔冲洗液发现癌细胞
Ⅱ期	肿瘤累及单侧或双侧卵巢并有盆腔扩散（在骨盆入口平面以下）或原发性腹膜癌

续表

分期	肿瘤范围
Ⅱ A 期	肿瘤蔓延或种植到子宫和（或）输卵管和（或）卵巢
Ⅱ B 期	肿瘤蔓延至其他盆腔内组织
Ⅲ期	肿瘤累及单侧或双侧卵巢、输卵管或原发性腹膜癌，伴有细胞学或组织学证实的盆腔外腹膜转移或证实腹膜后淋巴结转移
Ⅲ A1 期	仅有腹膜后淋巴结转移（细胞学或组织学证实）
Ⅲ A1（i）期	淋巴结转移最大直径≤ 10cm
Ⅲ A1（ii）期	淋巴结转移最大直径＞ 10cm
Ⅲ A2 期	显微镜下盆腔外腹膜受累，伴或不伴腹膜后淋巴结转移
Ⅲ B 期	肉眼见盆腔外腹膜转移，病灶最大直径≤ 2cm，伴或不伴腹膜后淋巴结转移
Ⅲ C 期	肉眼见盆腔外腹膜转移，病灶最大直径＞ 2cm，伴或不伴腹膜后淋巴结转移（包括肿瘤蔓延至肝包膜和脾，但未转移到脏器实质）
Ⅳ期	超出腹腔外的远处转移
Ⅳ A 期	胸腔积液细胞学阳性
Ⅳ B 期	腹膜外器官实质转移（包括肝实质转移和腹股沟淋巴结和腹腔外淋巴结转移）

六、临床表现

（一）卵巢良性肿瘤

①初期多无症状，妇科检查偶然发现；②随肿瘤增长，可感腹胀或扪及肿块；③较大肿瘤可有尿频、便秘、气急、心悸等压迫症状。

（二）卵巢恶性肿瘤

①早期多无症状，出现症状时往往已晚期；②腹胀、腹部肿块及腹水；③压迫症状；④消瘦、贫血、恶病质。

七、常见并发症

（一）蒂扭转

常见急腹症，约占 10%。①好发的肿瘤：蒂长、活动度大、中等大小、重心偏于一侧的肿瘤，如成熟畸胎瘤。②诱因：体位改变，运动，腹压骤降时（如产后）。③蒂形成：输卵管，卵巢固有韧带，骨盆漏斗韧带。④扭转后变化。⑤临床表现：突然下腹部剧烈疼痛，伴恶心、呕吐。体征：痛苦面容，一侧瘤蒂处明显压痛，肌张力增强。妇科检查：附件区可触及包块，张力大，压痛。⑥治疗：立即手术治疗（禁止复位）。

蒂扭转

（二）破裂

破裂的发生率约为 3%。①诱因：自发性和损伤性。②临床表现：剧烈腹痛，伴恶心、呕吐。体征：全腹压痛，反跳痛，移动性浊音（+），包块变小或消失。妇科检查：宫颈举痛（+），子宫大小正常，附件区包块变小或消失。③处理：立即手术治疗。注意：腹腔清洗干净，送病理检查。

（三）感染

①临床表现：发热，腹痛，白细胞增多，腹膜炎的表现。②处理：先用抗生素抗感染治疗，再手术。

（四）恶变

恶变多见于年龄大，尤其是绝经后的妇女。

八、治疗

（一）良性卵巢肿瘤的治疗

年轻患者：原则上只切除患侧附件，保留健侧卵巢。如果双侧卵巢肿瘤，也应争取行卵巢肿瘤剔除术，以保留卵巢，维持内分泌功能。绝经以后妇女：行子宫及附件切除术。

（二）交界性肿瘤

手术治疗为主。

（三）恶性卵巢肿瘤的治疗

以手术治疗为主，辅以化疗、放疗。晚期患者行肿瘤细胞减灭术。

（四）卵巢肿瘤并发症

属急腹症，一旦确诊立即手术。怀疑卵巢瘤样变且肿瘤直径＜ 5cm 者可随访。

九、护理评估

护理评估包括：①病史；②身体评估，如症状、体征；③辅助检查，包括 B 超检查、腹腔镜检查、细胞学检查、细针穿刺活检、肿瘤细胞标志物等。

十、常见护理诊断 / 问题

（一）营养失调：低于机体需要量

与癌症、化疗药物的治疗反应等有关。

（二）预感性悲哀

与切除子宫、卵巢有关。

（三）焦虑

与发现盆腔包块有关。

十一、护理目标

（1）患者能用语言表达对丧失子宫及附件的看法，并积极接受治疗过程。

（2）患者能说出影响营养摄取的原因，并列举应对措施。

（3）患者能描述自己的焦虑，并列举缓解焦虑程度的方法。

十二、护理措施

（一）提供支持，协助患者应对压力

①为患者提供表达情感的机会和环境；②评估患者焦虑的程度及应对压力的技巧。

（二）协助患者接受各种检查和治疗

①向患者及家属介绍将经历的手术经过，可能进行的检查，以取得主动配合。②协

助医生完成各种诊断性检查。③使患者理解手术是卵巢肿瘤的主要治疗手段，解除患者对手术的各种顾虑，做好手术患者的术前、术后护理。④需化疗、放疗的患者，为其提供相应的护理措施。

（三）做好随访工作

①卵巢非赘生性肿瘤直径＜ 5cm 者，定期（3 ～ 6 个月）接受复查，并详细记录。②手术后患者，根据情况制订术后康复计划。③卵巢癌易复发，患者需长期接受随访及监测，包括临床症状与体征、全身及盆腔检查、B 超检查及血清标志物检查等。

（四）加强预防保健意识

①大力宣传卵巢癌的高危因素，加强高蛋白、富含维生素 A 的饮食，避免高胆固醇饮食，高危妇女宜预防性口服避孕药。②开展普查工作，30 岁以上妇女，每 1 ～ 2 年进行 1 次妇科检查，高危人群不论年龄大小最好每半年接受 1 次检查，以排除卵巢肿瘤，如能配合辅助检查将提高阳性检出率。③卵巢实性肿瘤或肿瘤直径＞ 5cm 者，建议及时手术切除。盆腔肿块诊断不清或治疗无效的患者，宜及早行腹腔镜检查或剖腹探查。凡乳腺癌、子宫内膜癌、胃肠癌等患者，术后随访中定期接受妇科检查。

十三、护理评价

（1）患者在住院期间能与同室病友交流，并积极配合各种诊治过程。

（2）患者能努力克服化疗药物的治疗反应，摄入足够热量，维持化疗前体重。

（3）患者能描述造成压力大、焦虑的原因，并用积极方式面对自己的健康问题。

本章小结

本章介绍了妇科腹部手术的一般护理及 5 种常见腹部手术相关疾病（包括宫颈上皮内瘤变、子宫颈癌、子宫肌瘤、子宫内膜癌、卵巢肿瘤）的基本知识及护理。妇科腹部手术常见的并发症包括恶心、呕吐、腹胀、尿潴留、感染、腹腔内出血、静脉血栓形成等。为预防术后并发症的发生，提高手术疗效，围手术期的护理尤为重要，本章内容为妇科围手术期临床护理工作提供参考借鉴。

（朱燕妮　陆燕英　赵冬梅　董兰菊）

练习题

第十七章 妇女保健

妇女保健 PPT

学习目标

识记：妇女保健工作的意义、方法及内容。

理解：妇女保健统计的常用指标。

运用：对青春期、婚前期、围生期、绝经过渡期、老年期妇女进行保健指导。

妇女保健是通过先进的医学科学技术、有效的防范措施及科学的管理方法对处于各时期的女性开展保健，其主要任务包括妇女各生理周期保健、常见疾病防治、妇女职业劳动保健及妇女保健信息的统计管理。妇女健康水平是社会发展和文明的标志。近年来，我国妇女保健工作取得了显著成绩，特别在降低孕产妇死亡率方面提前完成了联合国千年发展目标，但在保护和促进妇女身心健康、提高人口素质方面仍需进一步完善，也将迎来新的挑战。

第一节　妇女保健概述

一、妇女保健工作的目的、意义和方法

（一）妇女保健工作的目的

妇女保健工作的目的是通过普查、预防、监护及保健措施，做好女性青春期、婚前期、围生期、绝经过渡期及老年期的各项保健工作，以降低患病率和伤残率，消灭或控制某些疾病及遗传病的发生，控制性疾病的传播，降低孕产妇及围生儿死亡率，促进妇女的身心健康。

（二）妇女保健工作的意义

妇女保健工作以维护及促进妇女健康为目的，以临床为基础，面向基层妇女群体，以预防为主，以保健为中心，开展以生殖健康为核心的妇女保健工作，保护妇女健康，提高人口素质。

（三）妇女保健工作的方法

妇女保健工作应由政府行政机构和妇幼专业机构组成一个社会系统工程，充分发挥各级妇幼保健专业机构和基层三级妇幼保健网的作用，按照保健与临床相结合原则，根据服务人群来优化服务流程，整合服务内容，做到群体保健与临床保健相结合，预防与治疗相结合，优化创新服务模式，有计划地组织培训及继续教育，不断地提高专业队伍业务技能水平，加强孕产保健、妇幼保健及计划生育技术服务间的功能衔接与合作，提高群众自我保健意识。

二、妇幼保健工作的组织机构

（一）行政机构

1. 国家级行政机构

国家卫生健康委员会内设妇幼健康司，下设综合处、妇女卫生处、儿童卫生处、出生缺陷防治处。

2. 省级行政机构

省（直辖市、自治区）卫生健康委员会内设妇幼健康服务处。

3. 市（地）级行政机构

一般与省（直辖市、自治区）卫生健康委员会关于妇幼保健行政机构的设置一致，也设立妇幼健康处。

4. 县（市）级行政机构

县（市）级卫生健康委员会内设妇幼健康科。

（二）专业机构

《妇幼健康服务机构标准化建设与规范化管理指导意见》中明确，要加强妇幼健康服务机构建设，根据辖区常住人口数，妇女儿童健康需求、功能定位、职责任务和区域卫生规划、医疗机构设置规划进行合理设置。包括省、市级妇幼健康服务机构，县、区

级妇幼健康服务机构，计划生育科及预防保健科。

1. 省、市级妇幼健康服务机构主要设有 4 个部门

①孕产保健部；②儿童保健部；③妇女保健部；④计划生育技术服务部：设有计划生育服务指导科、计划生育咨询指导科、计划生育手术科、男性生殖健康科、避孕药具管理科。

2. 县、区级妇幼健康服务机构业务部门设置主要也有 4 个部门

①孕产保健部；②儿童保健部；③妇女保健部；④计划生育技术服务部。

此外，乡级计划生育技术服务机构与乡（镇）卫生院妇幼保健职能整合，村级卫生室和计划生育服务室同时保留。《关于各级妇幼健康服务机构业务部门设置指南》还明确提出，省级妇幼健康服务机构应设妇幼保健科学研究中心、妇幼卫生计划生育适宜技术培训推广中心，承担科学研究和适宜技术培训推广等工作。

第二节　妇女保健工作内容

妇女保健工作内容包括：①妇女各期保健；②计划生育指导；③妇女常见疾病及恶性肿瘤的普查普治；④妇女劳动保护。

一、妇女各期保健

（一）青春期保健

青春期保健能促进女性生理与心理发育。青春期保健应重视女性健康与行为，积极开展三级预防，以加强一级预防为主。①一级预防：通过开展健康教育，使青春期女性了解自己的生理、心理和社会行为特点，正确对待性发育过程中的各种问题，以减少非意愿妊娠。培养良好的生活习惯，注意经期卫生，预防性传播疾病等。②二级预防：包括早期发现疾病问题和行为偏差两个方面，通过学校保健等及早进行筛查。③三级预防：及时开展疾病的治疗和康复。

（二）婚前保健

婚前保健是指为即将婚配的妇女在其结婚登记前提供的保健服务，包括婚前医学检查、婚前卫生指导和咨询。通过婚前医学检查可发现影响结婚及生育的疾病，提出有利于生殖健康和子代素质的医学治疗或建议，便于服务对象在知情基础上作出适宜决定。婚前保健可避免近亲及遗传性疾病患者间不适宜的婚配或生育，减少遗传性疾病儿出生，达到母婴健康、优生优育的目的。

（三）围生期保健

围生期保健包括孕前期、孕期、分娩期、产褥期、哺乳期保健。

1. 孕前期保健

遵循普遍性指导和个体化指导相结合的原则，做好预防、保健、卫生宣教工作。通过评估和改善妊娠夫妇的健康状况，减少或消除导致出生缺陷等不良妊娠结局的风险因素，指导其有计划的妊娠，选择最佳的受孕时机，以减少高危妊娠的发生。孕前应对妊娠夫妇进行健康评估，年龄过小（＜18 岁）或过大（＞35 岁）是女

性妊娠的高危因素，易出现难产、产科并发症及胎儿染色体病等；既往有慢性疾病史、家族遗传病史，如病毒性肝炎、甲亢、糖尿病及心脏病等，应积极治疗，选择适宜时间受孕，不宜妊娠者应及时告知；长期使用药物避孕者应停药改为工具避孕，半年后再妊娠。受孕前应戒烟酒，避免接触有毒有害物质和放射线，以免影响胎儿正常发育。孕前 3 个月补充叶酸，可明显降低胎儿神经管畸形等风险。

2. 孕期保健

为预防和减少孕产期并发症，从确定妊娠之日起到临产前，为孕妇及胎儿提供的一系列保健服务。开展出生缺陷的筛查与产前诊断，做到早诊断、早检查、早保健、尽早发现妊娠合并症及并发症，及早干预，确保母儿安全。2018 年中华医学会妇产科分会发布了《孕前和孕期保健指南（2018 版）》，推荐产前检查孕周是妊娠 6 ～ 13^{+6} 周、14 ～ 19^{+6} 周、20 ～ 24 周，25 ～ 28 周、29 ～ 32 周、33 ～ 36 周、37 ～ 41 周，共 7 ～ 11 次。有高危因素者，酌情增加检查次数。

（1）孕早期保健：孕早期是胚胎、胎儿分化发育的重要阶段。药物、有毒有害物质、不良生活习惯等易导致胎儿畸形或流产。孕早期保健内容主要包括以下 5 个方面。①建立孕期保健手册。②确定基础血压、基础体重。③评估孕期高危因素，了解孕产史（特别是不良孕产史如流产、早产、死胎死产史），孕妇及配偶的家族史和遗传病史。注意有无妊娠合并症，如慢性高血压、心脏病、糖尿病、肝肾疾病、系统性红斑狼疮、血液病、神经和精神疾病等，及时请相关学科会诊，不宜继续妊娠者应告知并及时终止妊娠。④进行高危妊娠和遗传性疾病的初筛，特别是我国《人口与计划生育法》修正案实施后，对于再生育的高龄孕妇，要认真询问其既往生育史、难产史、避孕史，详细进行体格检查，开展妊娠风险评估，筛查危险因素，识别高危孕妇和新生儿。指导孕妇避免接触有毒有害物质和宠物，补充叶酸至妊娠 3 个月（0.4 ～ 0.8mg/d），也可选择服用含叶酸的复合维生素，可降低早产、胎膜早破的发生率。⑤避免高强度工作、高噪声环境和家庭暴力。改变不良生活习惯及生活方式，如戒烟酒等；避免精神刺激，保持心理健康，预防孕期及产后心理问题的发生。

（2）孕中期保健：孕中期是胎儿生长发育较快的时期，此期胎盘已形成，不易发生流产。应对孕妇开展妊娠生理知识、预防贫血和早产的健康教育，开始对胎儿进行筛查，排查早孕期各种因素对胎儿是否有损伤，必要时进一步作产前诊断。开展胎儿开放性神经管畸形和唐氏综合征的遗传筛查、妊娠期糖尿病筛查和胎儿畸形排查，预防妊娠并发症及生殖道感染。

（3）孕晚期保健：孕晚期是胎儿发育最快的时期，胎儿体重也会明显增加。此期应指导孕妇注意热量、蛋白质、维生素、微量元素、矿物质的摄入。定期监测胎儿生长发育的各项指标，重点监测胎盘功能，及早发现并及时纠正胎儿宫内缺氧。对孕妇及其家属进行分娩、产褥期及产后母乳喂养相关知识宣教，以及新生儿出生后免疫接种相关内容。妊娠≥ 41 周或有高危因素的孕妇应遵医嘱提前住院待产。

3. 分娩期保健

提倡住院自然分娩，高危孕妇应提前入院待产。分娩期保健的关键为“五防、一加强”。防滞产：及时识别头位难产。防感染：防产褥感染及新生儿破伤风。防产伤：

防止产道损伤。防出血：谨防产妇产时及产后出血。防新生儿窒息。加强对高危妊娠的产时监护和产程处理，保证母儿平安。

4. 产褥期保健

产褥期是指从胎盘娩出到产妇的子宫和卵巢恢复孕前状态的时间，是产妇全身器官恢复正常的时期，这也是产妇角色适应与心理调适的重要时期。产褥期保健应重视健康教育和产后访视，开展产妇营养、卫生、活动与休息、母乳喂养等健康教育；预防产后出血及感染。加强家庭与社会支持，指导产妇适应新的角色并与新生儿建立亲子关系，鼓励家庭成员积极与产妇交流，使产妇保持心情愉悦，防止产后抑郁症的发生。产后访视共 3 次，分别于产妇出院后 3 日内、产后 14 日和 28 日进行，若有必要，可酌情增加访视次数；产后 42 日应到医院进行产后健康检查。

5. 哺乳期保健

哺乳期是指母乳喂养婴儿的时期，一般持续 12 个月。母乳是婴儿必需的和最理想的营养食物，且母乳中含多种免疫物质，能增加婴儿的抗病能力并预防疾病。为了保护母婴健康，降低婴幼儿死亡率，国际上已将保护、促进和支持母乳喂养作为哺乳期保健期的中心任务。哺乳期保健应定期进行访视，评估母乳喂养的情况，重点了解哺乳的次数、是否按需哺乳，观察哺乳的姿势并给予正确指导；评估婴儿睡眠、体重增长、大小便次数及性状、母子情感交流等。

（四）绝经过渡期保健

绝经过渡期是指妇女 40 岁左右开始出现与卵巢功能下降有关的内分泌、生物学和临床特征至末次月经后 1 年内的时期。此期保健的主要内容包括以下 5 个方面。①合理安排生活，重视蛋白质、维生素及微量元素的摄入，保持心情愉快，适当运动保持身体健康。②保持外阴部清洁，预防萎缩的生殖道发生感染；重视绝经过渡前期月经失调及绝经后的阴道流血。③每 1 ～ 2 年进行 1 次妇科常见疾病及肿瘤的筛查。④在医生指导下采用激素补充治疗、补充钙剂等方法防治绝经综合征、心血管疾病、骨质疏松等。⑤体内支持组织及韧带松弛者应进行肛提肌锻炼，以防止生殖道脱垂及压力性尿失禁。

（五）老年期保健

年龄 65 岁及以上为老年期。由于卵巢功能衰竭，体内性激素水平处于极低状态，老年期的妇女容易患各种身心疾病，包括萎缩性阴道炎、子宫脱垂、膀胱膨出、直肠膨出、生殖器官肿瘤、脂代谢紊乱、老年性痴呆等身心疾病。此期应指导老年人定期体检，保持生活规律和合理膳食，适当活动，注意劳逸结合，及时防治老年期常见病和多发病。

二、计划生育指导

我国现行计划生育政策以优化生育支持为导向，在保障公民生育权利的同时，仍提供全面的计划生育服务。计划生育指导是一个涵盖多方面内容且具有深远意义的概念。计划生育最初是为了控制人口数量而推行的一项基本国策。它包含了一系列的政策、措施及宣传教育等内容。积极开展计划生育技术咨询，向大众普及节育知识，指导育龄妇女选择安全、有效的节育方法。以育龄妇女为中心，大力推广以避孕为主的综合节育措施，减少非意愿妊娠。严格掌握节育手术的适应证和禁忌证，减少和防止手术并发症的发生，提高节育手术质量，确保受术者的安全与健康。随着社会的发展，计划生育指导也在不断地调整和完善。在人口老龄化逐渐加剧的情况下，计划生育政策也在向鼓励生育等方向转变。2023~2025 年我国为鼓励妇女生育，从经济补贴、医疗保障、职场权益、托育服务等多维度推出一系列政策，降低生育养育成本。计划生育指导需要在人口的数量、质量和结构等方面进行科学的规划和引导，从而实现人类社会的可持续发展。

三、妇女常见疾病及恶性肿瘤的普查普治

建立健全各级妇女疾病及防癌保健网络，定期开展妇女常见疾病及恶性肿瘤的普查普治工作，对妇女进行疾病防治行动，加强对乳腺癌、宫颈癌等重大疾病的防治，并逐步扩大农村妇女两癌筛查及预防艾滋病、梅毒和乙肝母婴传播等重大公共卫生服务项目。对 35 岁以上妇女，建议每 1 ～ 2 年普查 1 次，普查内容包括妇科检查（外阴、阴道、宫颈、双合诊、三合诊）、阴道分泌物检查、宫颈细胞学检查、B 超检查。若发现异常，应进行阴道镜检查、宫颈活体组织检查、分段诊刮术、CT、MRI 等特殊检查，及早发现妇科肿瘤的癌前期病变，做到早期发现、早期诊断及早期治疗，提高生存率及生存质量。

四、妇女劳动保护

目前我国已经建立了较为完善的妇女劳动保护和保健的相关法律，通过采用法律手段，贯彻预防为主的方针，确保妇女在劳动工作中的安全与健康。

（一）月经期

不得安排女职工在经期从事高处、低温、冷水作业和国家规定的第三级体力劳动强度的劳动。患重度痛经或月经过多的女职工，经医疗机构确诊后，月经期间适当给予 1 ～ 2 日休假；部分地区相继出台有关月经期保护新规定：北京、江苏试点“痛经假”。

（二）妊娠期

不得安排女职工在怀孕期间从事国家规定第三级体力劳动强度的劳动和孕期禁忌从事的劳动。对妊娠 7 个月以上的女职工，用人单位不得安排其延长工作时间和夜班劳动。女职工在怀孕期间享有产检假和保胎假。

（三）围生期

女职工生育期间享受不少于 98 日的产假。其中产前可以休假 15 日；难产的，增加产假 15 日；生育多胞胎的，每多生育 1 个婴儿，增加产假 15 日。女职工怀孕未满 4 个月流产的，享受 15 日产假；怀孕满 4 个月流产的，享受 42 日产假。生育奖励假、配偶陪产假、育儿假，按照本地规定执行。

（四）哺乳期

不得安排女职工在哺乳未满 1 周岁的婴儿期间从事国家规定的第三级体力劳动强度的劳动和哺乳期禁忌从事的其他劳动，也不得安排其延长工作时间和夜班劳动。对哺乳未满 1 周岁婴儿的女职工，用人单位应当在每天的劳动时间内为哺乳期女职工安排不少于 1 小时哺乳时间；生育多胞胎的，每多哺乳 1 个婴儿每天增加不少于 1 小时哺乳时间。婴儿满周岁后，经医疗机构确诊为体弱儿，可适当延长授乳时间，但不得超过 6 个月。

第三节　妇女保健统计指标

妇女保健统计指标是客观评价妇幼保健工作的质量和反映妇女儿童健康状况最基本的指标，同时也为进一步制订妇幼保健工作规划、提高妇幼保健水平提供科学依据。

一、孕产期保健质量指标

（一）孕产期保健工作统计指标

（1）产前检查率 = 期内接受过 1 次及以上产前检查的产妇人数 / 同期活产 ×100%。

（2）孕产妇建卡率 = 期内由保健人员建立的孕产妇保健卡（册）人数 / 同期活产 ×100%。

（3）住院分娩率 = 期内住院分娩的活产数 / 期内活产数 ×100%。

（4）剖宫产率 = 期内剖宫产活产数 / 期内活产数 ×100%。

（5）产后访视率 = 期内产后接受过 1 次及以上产后访视的产妇人数 / 期内活产 ×100%。

（6）孕产妇系统管理率 = 期内孕产妇系统管理人数 / 活产数 ×100%。

（二）孕产期保健质量指标

（1）高危产妇比重 = 期内高危产妇人数 / 期内活产数 ×100%。

（2）妊娠期高血压疾病发生率 = 期内妊娠期高血压疾病患病人数 / 期内孕妇总数 ×100%。

（3）产后出血率 = 期内产后出血人数 / 期内产妇总人数 ×100%。

（4）产褥感染率 = 期内产后感染人数 / 期内产妇总人数 ×100%。

（三）孕产期保健效果指标

（1）孕产妇死亡率 = 期内孕产妇死亡数 / 期内孕产妇总数 ×10 万 /10 万。

（2）围生儿死亡率 =（孕满 28 周以上的死胎、死产数 + 产后 7 日内新生儿死亡数）/（孕满 28 周以上的死胎、死产数 + 产后 7 日内新生儿死亡数 + 活产数）×1 000‰。

（3）新生儿死亡率 = 期内新生儿死亡数 / 期内活产数 ×1 000‰。

（4）新生儿访视率 = 期内接受 1 次及以上访视的新生儿人数 / 期内活产数 ×100%。

二、计划生育统计指标

（1）人口出生率 = 某年内出生人数 / 该年内平均人口数 ×1 000‰。

（2）人口死亡率 = 某年内总死亡数 / 该年平均人口 ×1 000‰。

（3）人口自然增长率 = 年内人口自然增长数 / 年平均人口数 ×1 000‰。

（4）计划生育率 = 符合计划生育要求的活胎数 / 同年活产数 ×100%。

（5）节育率 = 落实节育措施的已婚育龄夫妻任一方人数 / 已婚育龄妇女数 ×100%。

三、妇女疾病普查普治统计指标

（1）妇女疾病普查率 = 期内实际进行妇女疾病普查人数 / 期内 20 ～ 64 岁妇女应查人数 ×100%。

（2）妇女疾病患病率 = 期内查出妇女疾病患病人数 / 期内实查人数 ×10 万 /10 万。

（3）妇女疾病治愈率 = 接受妇女疾病治愈人数 / 查出同种妇女疾病总人数 ×100%。

本章小结

妇女保健是通过先进的医学科学技术、有效的防范措施及科学的管理方法对处于一生各时期的女性开展保健工作。

妇女一生是一个连续的过程。一生中早期的健康程度，往往对后期的健康有密不可分的影响。对青春期、婚前期、围生期、绝经过渡期、老年期妇女进行保健指导。通过对疾病的普查、普治，对人群的健康教育，降低妇女某些疾病的患病率和伤残率，提供全面的保健服务，全面提高妇女的生活质量。

（刘文莲　费秀英　何　芳）

练习题

第十八章

不孕症妇女的护理

不孕症妇女的护理 PPT

学习目标

识记：不孕症和辅助生殖技术的定义。

理解：不孕症妇女的护理措施和采用辅助生殖技术妇女的护理诊断、并发症及护理措施；不孕症的病因、相关检查；不同辅助生殖技术的适应证、禁忌证。

运用：为不孕症妇女提供治疗不孕症的护理服务，指导采用辅助生殖技术的不孕症妇女积极地配合治疗和护理。

第一节　不孕症

预习案例

瑞典医生曾实施过多次子宫移植手术，但直到 2014 年，才通过移植子宫孕育出第一个健康的新生儿。一名 36 岁的妇女患有先天性子宫缺失症，但卵巢功能正常。医生将另一名61岁女性的子宫移植进其体内。一年之后，分娩了一个健康的新生儿。

2018年12月5日，巴西的一名女性通过接受死者子宫移植，诞下一个新生儿，开创了不孕症治疗的“里程碑”。

思考：

1. 不孕症发生的病因是什么？
2. 不孕症妇女应该采取怎样的护理措施？

女性无避孕正常性生活至少12个月而未孕，称为不孕症（infertility），在男性称为不育症。不孕症分为原发性和继发性两大类，既往从未有过妊娠史，无避孕而从未妊娠者为原发性不孕症；既往有过妊娠史，而后无避孕连续12个月以上未孕者称为继发性不孕症。不孕症发病率因国家、民族和地区不同而存在差别。我国不孕症发病率为7%～10%。

一、病因

不孕症是一组由多种病因导致的生育障碍状态，是育龄妇女的生殖健康不良事件。不孕的病因可能有女方因素、男方因素或不明原因。女性卵母细胞（又称卵子）、男性精子和男女生殖道解剖与功能，任何一个环节的异常均可以导致不孕症的发生。查找不孕原因是诊断及治疗的关键，女性不孕的常见原因有盆腔因素和排卵障碍。女性不孕症的治疗主要包括生殖道整形手术、诱导排卵和辅助生殖技术。

（一）女性不孕因素

1. 盆腔因素

约占不孕不育症病因的35%，包括以下因素。①输卵管异常、慢性输卵管炎引起的伞端闭锁，或输卵管黏膜破坏，使输卵管完全阻塞、积水导致不孕。②盆腔粘连、盆腔炎症、子宫内膜异位症、结核性盆腔炎等均可引起局部或广泛的组织疏松或致密粘连，造成盆腔和输卵管功能和结构的破坏。③子宫内膜异位症的典型症状为盆腔痛和不孕，与不孕的确切关系和机制目前尚不完全清楚，多由盆腔和子宫腔免疫机制紊乱导致排卵、输卵管功能、受精、黄体生成和子宫内膜接受性多个环节对妊娠产生影响。④子宫内膜病变，以子宫内膜炎症、粘连、息肉等多见。⑤子宫肌瘤，包括黏膜下子宫肌瘤、体积较大影响宫腔形态的肌壁间肌瘤可对妊娠产生影响。⑥生殖器肿瘤，与不孕的关系并不确定，有内分泌功能的卵巢肿瘤造成的持续无排卵可影响妊娠。⑦生殖道发育畸形，包括子宫畸形（纵隔子宫和双角子宫较为常见）、先天性输卵管发育异常等，可能引起不孕和流产。

2. 排卵障碍

占25%～35%，主要原因有：①持续性无排卵；②多囊卵巢综合征；③卵巢早衰和卵巢功能减退；④先天性性腺发育不良；⑤低促性腺激素性性腺功能不良；⑥高催乳素血症；⑦黄素化卵泡不破裂综合征等。有些排卵障碍的病因是持久存在的，有的则是动态变化的，不能作为绝对的和持久的病因进行判断。对月经周期紊乱、年龄≥ 35 岁、卵巢窦卵泡计数持续减少、长期不明原因不孕的夫妇，需要首先考虑排卵障碍的病因。

（二）男性不育因素

在不孕夫妇中，约 40% 是由男方原因造成的或与男方有关。男性不育主要包括性功能障碍、生精障碍、输精障碍等。

1. 精液异常

性功能正常，先天或后天原因所致精液异常，表现为无精、弱精、少精、精子发育停滞、畸精症等。

2. 性功能异常

外生殖器发育不良或勃起障碍、不射精、逆行射精等，使精子不能正常射入阴道内，均可造成男性不育。

3. 免疫因素

在男性生殖道免疫屏障被破坏的条件下，精子、精液在体内产生抗精子抗体（antisperm antibody，AsAb），使射出的精子产生凝集而不能穿过宫颈黏液。

（三）不明原因的不孕

属于男女双方均可能同时存在的不孕因素。占不孕病因的 10% ～ 20%，是一种生育力低下的状态，可能的病因包括免疫性因素、潜在的卵母细胞质量异常、受精障碍、隐性输卵管因素、植入失败、遗传缺陷等因素，但应用目前的检测手段无法确诊。

二、治疗

年龄是不孕症最重要的影响因素之一。选择恰当治疗方案应充分估计到女性卵巢的生理年龄、治疗方案合理性和有效性，尽量采取自然、安全、合理的方案进行治疗。首先，应改善生活方式，建议体重超重者减轻体重至少 5%；对体质瘦弱者，纠正营养不良和贫血；戒烟、戒毒、戒酒；其次，掌握性知识，了解自身的排卵规律，性交频率适中，以增加受孕机会。对不孕症的具体治疗应针对不同病因进行。

（一）治疗生殖道器质性病变

1. 输卵管因素不孕的治疗

（1）一般疗法：对男方精液指标正常，女方卵巢功能良好、不孕年限＜ 3 年的年轻夫妇，可先试行期待治疗，也可以配合中医药治疗进行调整。

（2）输卵管成形术：对输卵管不同部位阻塞或粘连，可行腹腔镜下输卵管造口术整形术、吻合术及输卵管子宫移植术等，以达到输卵管再通的目的。手术效果取决于伞端组织保留的完整程度。对较大的输卵管积水，目前主张切除或结扎，阻断炎性积水对子宫内膜环境造成的干扰，为辅助生殖技术创造条件。

2. 卵巢肿瘤

有内分泌功能的卵巢肿瘤可影响卵巢排卵，应予切除；性质不明的卵巢肿块应及时诊断治疗，必要时手术探查，根据术中情况考虑是否进行保留生育能力的手术。

3. 子宫病变

如果子宫肌瘤、子宫内膜息肉、子宫纵隔、子宫腔粘连等影响宫腔环境，干扰受精卵着床和胚胎发育，可行宫腔镜下切除、粘连分离或矫形手术。

4. 子宫内膜异位症

应进行腹腔镜诊断和治疗，对于复发性子宫内膜异位症、卵巢功能明显减退的患者，应慎重考虑手术。对中、重度病例术后可辅以孕激素或 GnRH-a 治疗 3 ～ 6 个周期。子宫内膜异位症重症和复发者可考虑辅助生殖技术。

5. 生殖系统结核

疾病活动期应行抗结核治疗，用药期间应采取避孕措施。因盆腔结核多累及输卵管和子宫内膜，多数患者需借助辅助生殖技术妊娠。

（二）诱发排卵

1. 氯米芬

利用其与垂体雌激素受体结合产生低雌激素效应，反馈性诱导内源性促性腺激素分泌，促使卵泡生长。适用于体内有一定雌激素水平者和下丘脑—垂体轴反馈机制健全的患者。于月经周期第 3 ～ 5 日起，每日口服 50mg（最大剂量达 150mg/d），连用 5 日。排卵率可达 70% ～ 80%，每周期的妊娠率为 20% ～ 30%。用药周期应行经阴道超声监测卵泡生长，卵泡成熟后用人绒毛膜促性腺激素（HCG）5 000U 肌内注射，36 ～ 40 小时后可自发排卵。排卵后可加用黄体酮 20 ～ 40mg/d 肌内注射，或微粒化黄体酮 200mg 口服，每日 2 次，或地屈孕酮片 20mg/d 口服，或人绒毛膜促性腺激素（HCG）2 000U，每隔 3 日肌内注射 1 次，共进行 12 ～ 14 日的黄体功能支持。

2. 人绒毛膜促性腺激素

结构与 LH 极相似，常在促排卵周期卵泡成熟后，一次注射 5 000U，模拟内源性 LH 峰值作用，诱导卵母细胞成熟分裂和排卵发生。

3. 尿促性素

从绝经后妇女尿中提取，又称绝经后促性腺激素，75U 制剂中理论上含 FSH 和 LH 各 75U，可促使卵泡生长发育成熟。一般于周期第 2 ～ 3 日起，每日或隔日肌内注射 50 ～ 150U，直至卵泡成熟。用药期间需经阴道超声和（或）血雌激素水平监测卵泡发育情况，卵泡发育成熟后绒促性素 5 000U 肌内注射，促进排卵及黄体形成，排卵后黄体支持同前。

（三）不明原因不孕的治疗

因为病因不确定，缺乏肯定有效的治疗方法和疗效指征，对年轻、卵巢功能良好的夫妇，可行期待治疗，一般不超过 3 年。

（四）辅助生殖技术

包括人工授精、体外受精—胚胎移植及其衍生技术等。

三、护理评估

通过男女双方全面检查找出不孕原因是诊断不孕症的关键。

（一）男方检查

1. 病史采集

病史采集包括不孕时间、性生活史、性交频率和时长，有无勃起和（或）射精障碍，近期不育相关检查及治疗经过；既往发育史，疾病史及相关治疗史，手术史，个人职业和环境暴露史，吸烟、酗酒、吸毒史，药物治疗史及家族史。

2. 体格检查

体格检查包括全身检查和局部生殖器检查。

3. 精液常规

精液常规是不孕症夫妇首选的检查项目。初诊时男方一般要进行 2 ～ 3 次精液检查，以获取基线数据。

（二）女方检查

1. 病史采集

初诊时，详细询问与不孕有关的病史，具体如下。

（1）现病史：包括不孕年限、盆腹腔痛、低热、畏寒、白带异常、盆腔炎、附件炎、盆腔包块或腹腔手术史；近期心理、情绪、进食、过度运动、泌乳、多毛、痤疮、体重改变史；近期辅助检查，治疗经过等。

（2）月经史：初潮年龄、月经周期、经期、经量变化，是否伴发痛经及其发生的时间、程度。

（3）婚育史：婚姻及性生活状况、避孕情况、孕产史及有无并发症。

（4）既往史：既往结核等特殊传染病史、性传播疾病史，以及治疗情况；盆腔或腹腔手术史、自身免疫性疾病史、既往重病和外伤史以及幼时的特殊患病史、慢性疾病服药史、药物过敏史。

（5）个人史：吸烟、酗酒、成瘾性药物、吸毒史、职业以及特殊环境、毒物接触史。

（6）家族史：家族中有无出生缺陷及流产史。

2. 体格检查

（1）体格发育及营养状况：身高、体重、体脂分布特征、乳房及甲状腺情况等；注意有无雄激素过多体征，如多毛、痤疮、黑棘皮征、男性化等。

（2）妇科检查：外阴发育、阴毛分布、阴道和宫颈异常排液和分泌物；子宫的大小、形状、位置和活动度；附件包块和压痛；子宫直肠陷凹处的包块、触痛和结节；盆腔和腹壁压痛和反跳痛；盆腔包块等。

3. 女性不孕特殊检查

（1）基础体温测定：周期性连续的基础体温测定可以大致反映排卵和黄体功能，但不能作为独立的诊断依据，推荐结合其他排卵监测的方法辅助使用。

（2）B 超监测卵泡发育：通过阴道超声直接观察卵泡的生长和破裂，但是合并有卵巢肿瘤的患者观察时较困难。B 超监测内容包括：子宫的大小和形态、肌层回声、子宫内膜的厚度等；卵巢基础状态，包括卵巢的体积、双侧卵巢内直径 2 ～ 10mm 的卵泡数、优势卵泡的直径、卵巢内异常回声的大小及回声特征；是否有输卵管积水征象及异常的盆腔积液征象。

（3）基础激素水平测定：主要包括血清催乳素（PRL）、卵泡生成素（FSH）、黄体生成素（LH）、雌二醇（E_2）、睾酮（T）和孕酮（P）等激素水平的测定。一般在排卵异常和高龄妇女（＞35 岁）人群中测定，可反映卵巢的储备功能和基础状态。

（4）输卵管通畅度检查：①子宫输卵管 X 线造影，在自然月经周期、短效避孕药使用周期或无排卵周期，阴道流血干净后 3～7 日进行，观察造影剂注入子宫和输卵管的动态变化，注意宫腔的形态、位置，输卵管的走行、形态、位置，以及盆腔内造影剂的弥散情况；②输卵管超声造影，通过向宫腔注液或造影剂，可在超声下观察子宫腔的形态和占位，同时观察输卵管的通畅情况。

（5）宫腔镜检查：观察子宫腔的形态、内膜的色泽和厚度、双侧输卵管开口，是否有宫腔粘连、畸形、息肉、黏膜下肌瘤等病变。联合腹腔镜时可分别在输卵管内口插管，注射染料（亚甲蓝），以判别输卵管的通畅度。

（6）腹腔镜检查：可与腹腔镜手术同时进行，用于盆腔情况的检查诊断，直视下观察子宫附件的大小、形态，以及有无盆腔粘连，可以同时进行腹腔镜粘连分离术、异位病灶电灼术、子宫肌瘤剔除术等。输卵管通液试验可在直视下观察输卵管的形态、通畅度及周围有无粘连。

四、常见护理诊断 / 问题

（一）生育功能障碍或有生育进程改善的趋势

与引起生育能力损害的多种原因、经过治疗已经具备生育的条件或已经孕育有关。

（二）知识缺乏

缺乏解剖知识、性生殖常识及不孕症的诊断治疗知识。

（三）自尊紊乱

与不孕症诊治过程中繁杂的检查、无效的治疗效果有关。

（四）恐惧或焦虑

与不知道检查和治疗结果，不能履行家庭和社会责任有关。

（五）社交孤立

与缺乏家人的支持、不愿与其他人沟通有关。

（六）感染和疼痛

与诊治过程中繁杂的有创检查和治疗有关。

五、护理措施

（一）一般护理

（1）指导患者避免一些对生育不利的因素。注重营养，增强体质，纠正不良生活嗜好，如吸烟、酗酒、吸毒、桑拿浴、食用生棉籽油，避免服用影响生育的药物；避免接触放射线和高温环境等；协助并教会患者进行基础体温的测量和精液的采集。

（2）向妇女解释诊断性检查可能引起的不适以及如何配合检查。子宫输卵管碘油造影可能引起腹部痉挛或疼痛感，在术后持续 1～2 小时，随后可以恢复且不留后遗症。腹腔镜手术后 1～2 小时可能感到疼痛，可遵医嘱给予药物止痛。子宫内膜活检后可能引起下腹部的不适感，如痉挛、阴道流血，但很快可好转。性交后试验检查要治疗好宫颈管炎症后进行，以免影响效果等。

（二）药物护理

护理人员要掌握不同的治疗方案和用药方法、药物剂量，并观察药物的疗效、不良反应；告知患者用药的剂量、浓度、时间、用法、作用和可能的不良反应，如氯米芬、绒促性素、尿促性素、黄体生成激素释放激素、溴隐亭、泼尼松等；并告诫患者不可随意停药。

（三）手术护理

针对不孕的病因采取一些必要的手术检查及促孕，护理人员应按照不同的手术类型进行护理，如腹腔镜检查及疏通术、输卵管复通术、人工授精和体外授精—胚胎移植术等。

（四）心理护理

（1）鼓励不孕妇女表达自己的心理感受，倾诉内心的痛苦。

（2）教会患者进行一些放松和减压疗法，如运动、爬山、瑜伽或其他表达情绪的方式和减压方法等。

（3）护理人员与不孕症妇女一起讨论诊断治疗方案。适当提示不孕症治疗的结局，使患者有心理准备。

（五）健康教育

（1）讲解生活环境因素对不孕的影响，帮助患者消除不良的生活习惯，降低环境致害因素。

（2）教会患者生殖知识及预测排卵期的方法，使其掌握提高妊娠率的技巧。

（3）需做精液化验时，教会患者正确采集精液。

（4）给患者讲解药物的作用及不良反应，教会患者在月经周期的正确时间服药。

第二节　辅助生殖技术及护理

辅助生殖技术（assisted reproductive technique，ART），又称助孕技术，指在体外对配子和胚胎采用实验室中显微镜下操作技术，帮助不孕夫妇受孕的一组方法，包括人工授精、体外受精胚胎移植术及其衍生技术等。人工授精包括使用丈夫精液人工授精和供精者精液人工授精。丈夫精液人工授精适用于男方患性功能障碍和女方先天或后天生殖道畸形及宫颈性不孕。供精者精液人工授精适用于丈夫精子质量问题、男方有不宜生育的遗传性疾病及双方血型不合或免疫性不孕。体外受精胚胎移植术适用于其他常规治疗无法妊娠者。体外受精衍生技术主要用于特殊种类的不孕（育）症或常规体外受精和胚胎移植失败者的治疗，或为解决有严重遗传性疾病夫妇的生育问题。

一、人工授精

人工授精（artificial insemination，AI）是将精子通过非性交方式注入女性生殖道内，使其受孕的一种技术，包括使用丈夫精液人工授精（artificial insemination with husband sperm，AIH）和供精者精液人工授精（artificial insemination by donor, AID）。按国家法规，目前 AID 精子来源一律由国家卫生健康委员会认定的人类精子库提供和管理。

具备正常发育的卵泡、正常范围的活动精子数目，健全的女性生殖道结构，至少一条通畅的输卵管的不孕（育）症夫妇，均可以实施人工授精治疗。目前临床上较常用的方法为宫腔内人工授精，方法：将洗涤处理后的精子悬液，在女方排卵期通过导管直接注入宫腔内授精。人工授精可在自然周期和促排卵周期进行，在促排卵周期中应控制卵泡数目，但多于2个卵母细胞排出时，可能增加多胎妊娠发生率，应予取消本周期受孕计划。

二、体外受精胚胎移植术

体外受精胚胎移植术（in vitro fertilization and embryo transfer，IVF-ET）指从妇女卵巢内取出卵子，在体外与精子发生受精并培养3～5日，再将发育到卵裂期或囊胚期阶段的胚胎移植到宫腔内，使其着床发育成胎儿的全过程，俗称“试管婴儿”。1970年英国妇产科学家Patrick Steptoe和胚胎学家Robert Edwards开始人的体外受精、胚胎移植的研究工作。于1974年建立了此项技术。1978年7月25日世界第一例“试管婴儿”在英国诞生，成为医学史上的里程碑。1988年我国大陆第一例“试管婴儿”诞生。

临床上对输卵管性不孕症、原因不明的不孕症、子宫内膜异位症、男性因素不育症、排卵异常、宫颈因素等不孕症患者，在通过其他常规治疗无法妊娠，均为IVF-ET的适应证。IVF-ET的主要步骤为：药物刺激卵巢、监测卵泡至发育成熟，经阴道超声介导下取卵，将卵母细胞和精子在模拟输卵管环境的培养液中受精，受精卵在体外培养2～5日，形成卵裂期或囊胚期胚胎继而进行子宫腔内胚胎移植，并同时使用黄体酮行黄体支持。胚胎移植2周后测血和尿HCG水平确定妊娠，移植4～5周后阴道超声检查确定宫内临床妊娠。

体外受精胚胎移植术常见的并发症多与诱导排卵有关。①卵巢过度刺激综合征（ovarian hyperstimulation syndrome，OHSS）。诱导排卵药物刺激卵巢后，导致多个卵泡发育、雌激素水平过高及颗粒细胞的黄素化，引起全身血流动力学改变的病理情况。在接受促排卵药物的患者中，约20%女性发生不同程度的卵巢过度刺激综合征，重症者占1%～4%。OHSS患者主要的病理改变为全身血管通透性增加，血液中水分进入体腔，血液成分浓缩；轻度仅表现为腹部胀满、卵巢增大；重度表现为腹部膨胀，大量腹腔积液、胸腔积液，导致血液浓缩、重要脏器血栓形成和功能损害、电解质紊乱等严重并发症，严重者可引起死亡。治疗原则以增加胶体渗透压扩容为主，防止血栓形成、改善症状为辅。近年来逐渐得到重视的卵巢温和刺激和自然周期的方案，可大幅减少该并发症的发生。②多胎妊娠。诱导排卵药物导致的多卵泡发育及多个胚胎移植，致使多胎妊娠发生率高达30%以上。多胎妊娠增加母婴并发症，导致流产和早产的发生率、围产儿患病率和死亡率增高。目前国内规范限制移植的胚胎数目在2～3个，有些国家已经采用了单胚胎移植的概念和技术，减少双胎妊娠，杜绝三胎（含三胎）以上妊娠。对多胎妊娠可在妊娠早期施行选择性胚胎减灭术。

三、体外受精胚胎移植术衍生技术

IVF-ET根据不孕症种类的治疗需要，相继衍生出一系列相关的辅助生殖技术，包括诱导排卵药物和方案的研究进展，配子和胚胎冷冻、卵母细胞捐赠和代孕、囊胚培养、卵细胞质内单精子注射（intra cytoplasmic sperm injection，ICSI）、胚胎植入前遗传学诊断/筛查（preimplantation genetic diagnosis/screening，PGD/PGS）、卵母细胞体外成熟（in vitro maturation，IVM）等技术。

（一）卵细胞质内单精子注射

1992 年 Palermo 等将精子直接注射到卵细胞质内，获得正常卵子受精和卵裂过程，诞生人类首例单精子卵细胞质内注射技术的“试管婴儿”。ICSI 主要用于治疗重度少、弱、畸形精子症的男性不育患者，IVF-ET 周期受精失败也是 ICSI 的适应证。ICSI 的主要步骤：刺激排卵和卵泡监测同 IVF 过程，经阴道超声介导下取卵，去除卵丘颗粒细胞，在高倍倒置显微镜下行卵细胞质内单精子显微注射授精，继后胚胎体外培养、胚胎移植及黄体支持治疗同 IVF 技术。

（二）胚胎植入前遗传学诊断 / 筛查

1990 年该技术应用于 X- 性连锁疾病的胚胎性别选择。该技术的技术步骤是从体外受精第 3 日的胚胎或第 5 日的囊胚取 1 ～ 2 个卵裂球或部分滋养细胞，进行细胞和分子遗传学检测，检出带致病基因和异常核型的胚胎，将正常基因和核型的胚胎移植，得到健康后代。主要解决有严重遗传性疾病风险和染色体异常夫妇的生育问题，可以使产前诊断提早到胚胎期，避免了常规妊娠期产前诊断可能导致引产对母亲的身心伤害。目前因细胞和分子生物学技术发展，微阵列高通量的芯片检测技术已经用于临床，许多类型单基因疾病和染色体异常核型均能在胚胎期得到诊断。

近几十年来，辅助生殖技术发展迅速，帮助许多不孕症夫妇获得后代，但因涉及社会伦理、道德和法律等问题，此技术应用必须严格执行国家关于辅助生殖技术的相关管理条例。

本章小结

女性无避孕正常性生活至少 12 个月而未孕，称为不孕症，在男性称为不育症。不孕症分为原发性和继发性两大类：既往从未有过妊娠史，无避孕而从未妊娠者为原发性不孕症；既往有过妊娠史，而后无避孕连续 12 个月以上未孕者称为继发性不孕症。

辅助生殖技术，又称助孕技术，指在体外对配子和胚胎采用微操作技术，帮助不孕夫妇受孕的一组方法，包括人工授精、体外受精胚胎移植术及其衍生技术等。

（孙晓宁　翟巾帼　郭红霞）

练习题

第十九章

计划生育

计划生育 PPT

学习目标

识记：避孕、绝育的主要方法，避孕失败的补救措施。

理解：各种计划生育措施的适应证、禁忌证、操作流程和副作用等；我国计划生育的主要内容。

运用：利用计划生育的相关知识为妇女提供正确的护理。

计划生育（family planning）是采用科学的方法实施生育调节，控制人口数量，提高人口素质，从而使人口增长与经济、资源、环境和社会发展计划相适应。人口问题始终是影响社会经济发展的关键因素，最大限度地发挥人口对经济社会发展的能动作用，是我国实行计划生育国策的根本。

2021 年 8 月 20 日我国新修订的《中华人民共和国人口与计划生育法》规定：国家提倡适龄婚育、优生优育，一对夫妻可以生育三个子女。

第一节　计划生育妇女的一般护理

计划生育措施主要包括避孕、绝育及避孕失败的补救措施。实施计划生育应在宣传、教育的基础上，尊重夫妻双方的意愿，协助其选择安全、适宜、有效的避孕措施。

一、护理评估

（一）健康史

询问欲采取计划生育措施妇女的现病史、既往史、婚育史、月经史等，确定其是否具有各种计划生育措施的相关适应证及禁忌证。例如，对于欲采用药物避孕的妇女，应了解其是否处于哺乳期，是否具有严重的心血管疾病、内分泌疾病、血液系统疾病及恶性肿瘤等；对于欲放置宫内节育器的妇女，应了解其是否有人工流产史、月经频发、月经过多或不规则阴道流血史等。

（二）身心状况

全面评估欲采取计划生育措施妇女的身体状况，如有无急、慢性疾病。妇科检查：外阴、阴道有无赘生物及皮肤黏膜完整性；宫颈有无炎症、裂伤；白带性状、量和气味；子宫位置、大小、活动度、有无压痛及脱垂；附件有无压痛、肿块等。

由于缺乏相关知识，有些妇女对采取计划生育措施可能存在一定的顾虑，如采用药物避孕者可能担心月经异常、色素沉着等，尚未生育的妇女会担心药物避孕影响以后的正常生育；采用宫内节育器避孕者害怕节育器移位、感染及带器妊娠等；采用避孕套者，担心影响性生活质量等。因此，护士必须全面评估拟实施计划生育妇女的身心状况，以患者为中心，及时为她们提供个性化健康教育，协助其自愿采取适宜、安全、有效的计划生育措施。

（三）相关检查

（1）血常规、尿常规和出凝血时间。

（2）阴道分泌物常规检查。

（3）心电图、肝功能、肾功能，腹部、盆腔 B 超检查等。

可根据每名欲采取计划生育措施妇女的实际情况，选择相应的检查项目。

二、常见护理诊断 / 问题

（一）知识缺乏

缺乏计划生育的相关知识。

（二）有感染的危险

与腹部手术切口及子宫腔创面有关。

三、护理目标

（1）采取计划生育措施的妇女了解相关知识，焦虑情绪减轻，能够自愿、积极地配合医护人员。

（2）采取计划生育措施的妇女未发生感染。

四、护理措施

（一）计划生育措施的选择

育龄夫妇有对避孕节育方法的知情选择权，医护人员首先要让育龄夫妇了解常用避孕方法的种类、避孕原理、适应证、禁忌证、常见不良反应及如何配合，为欲采取计划生育措施的育龄夫妇提供心理疏导，并根据每对育龄夫妇的具体情况和实际需求，协助其选择最适宜、安全且有效的避孕措施。

1. 新婚夫妇

因尚未生育，需选择简便、不影响生育的避孕方法。复方短效口服避孕药为首选。可采用男用避孕套，偶有避孕套脱落或破损时可采用紧急避孕法；也可采用避孕栓、隔膜或女性外用避孕药等，一般不选用宫内节育器。

2. 生育后夫妇

各种避孕方法均可，根据自身情况选择。无再生育计划的妇女，夫妻双方要求绝育，可采取绝育术。

3. 哺乳期妇女

选择不影响乳汁质量和婴儿健康的避孕方法。首选避孕套，也可选用单孕激素制剂长效避孕针或皮下埋植剂。不宜选用复方甾体激素避孕药。放置宫内节育器时，应先排除妊娠可能，操作时应轻柔，避免损伤子宫。

4. 绝经过渡期妇女

部分绝经过渡期妇女仍有排卵可能，应坚持避孕。首选男用避孕套。已放置宫内节育器的妇女，在无不良反应的前提下可继续使用，至绝经后半年取出。年龄超过 45 岁的妇女一般不建议口服避孕药或使用避孕针。

（二）减轻疼痛，预防感染

在进行计划生育相关护理操作时，医护人员要关注受术者的主观感受，尽量减轻受术者的疼痛，双方应积极沟通疼痛的原因，共同寻找缓解疼痛的方法。术后为受术者提供安静、舒适的休息环境。做绝育术及中期妊娠引产者需住院，住院期间应定时监测受术者的生命体征，密切观察受术者的阴道流血、腹部切口和腹痛等情况。遵医嘱给予镇静、止痛、抗生素等药物，以缓解疼痛、预防感染、促进康复。对于受术者放置宫内节育器后出现的疼痛，要认真了解宫内节育器的位置、大小及形态是否合适，指导其服用抗炎药及解痉药，并督促其保持外阴部清洁。

（三）健康教育

（1）门诊可进行宫内节育器的放置与取出术、人工流产手术等，受术者于术后稍加休息便可回家休养。医护人员应告知受术者，若出现阴道流血量多、持续时间长、腹部疼痛加重等情况应及时就诊。放置或取出宫内节育器者术后应禁止性生活 2 周，人工流产手术后应禁止性生活及盆浴 1 个月。术后 1 个月到门诊复查。

（2）告知拟行输卵管结扎术的妇女需住院，术后应休息 3 ～ 4 周，禁止性生活 2 周。经腹腔镜手术者，术后静卧数小时即可下床活动，注意观察有无腹痛、腹腔内出血或脏器损伤征象。早孕行钳刮术后的受术者应休息 3 ~ 4 周，注意保持外阴部清洁，禁止性生活及盆浴 1 个月。术后 1 个月到门诊复查。

（3）要教会妇女各种避孕工具的正确使用方法，告知其如何观察副作用、并发症及一般应对措施。

五、护理评价

（1）夫妇双方在获得计划生育知识基础上，积极与医护人员共同协商采取适宜、安全、有效的计划生育措施。

（2）受术者术前、术中、术后情绪稳定，能够积极配合手术。

（3）受术者离院时体温正常，白细胞计数及分类在正常范围内，手术切口愈合良好。

第二节 常用避孕方法及护理

避孕（contraception）是计划生育的重要组成部分，是采用科学手段（药物、器具及利用妇女的生殖生理自然规律）使妇女暂时不受孕。理想的避孕方法应符合安全、有效、简便、实用、经济的原则。避孕方法知情选择是计划生育优质服务的重要内容，指通过广泛深入宣传、教育、培训和咨询，生育期妇女根据各自特点（包括家庭、身体、婚姻状况等），选择合适的安全有效的避孕方法。

避孕机制：抑制精子和卵子的产生；阻止精子和卵子结合；使子宫环境不利于精子获能、生存，或不适宜受精卵着床和发育。目前常用的女性避孕方法有宫内节育器、药物避孕及外用避孕等。

一、宫内节育器

宫内节育器（intrauterine device，IUD）又称节育环，是放置在子宫腔内的一种避孕装置，具有安全、有效、简便、经济、可逆的优点，为我国育龄妇女常用的避孕方法。常用的宫内节育器见图 19-1。

（一）分类

1. 惰性 IUD

第一代宫内节育器，是不释放任何活性物质的 IUD。由惰性原料，如金属、硅胶、塑料或尼龙等制成。国内主要使用不锈钢圆环，但由于金属圆环 IUD 带器妊娠率和脱落率高，故已于 1993 年停止生产。

2. 活性 IUD

第二代宫内节育器，内含活性物质如铜离子（Cu^{2+}）、激素及药物等，可提高避孕效果、减少副作用。

（1）带铜 IUD：是目前我国临床应用比较广泛的 IUD。以聚乙烯为支架，含铜套管或铜丝，在宫内持续释放具有生物活性及较强抗生育能力的铜离子，具有带器妊娠率低、脱落率低、可长期放置等优点。

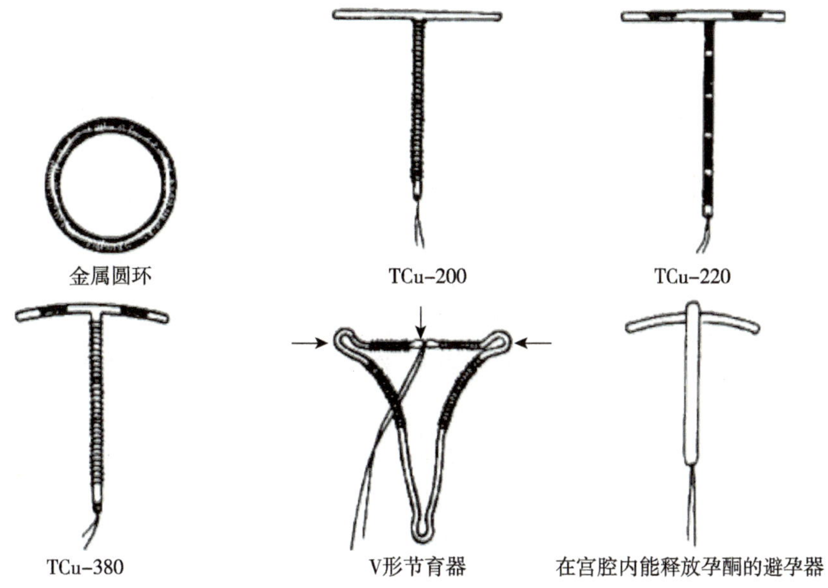

图 19-1　常用的宫内节育器

带铜 IUD 从形态上可分为多种类型，最常用的有 T 形、V 形，此外还有含铜宫形 IUD、母体乐 IUD、含铜无支架 IUD（吉妮 IUD）等。①含铜 T 形 IUD：为目前临床首选 IUD，以聚乙烯为支架，纵臂或横臂上绕有铜丝或铜套，带有尾丝，方便检查与取出。含铜 T 形 IUD 根据铜管暴露面积分为 TCu-200、TCu-220C、TCu-380A 等。带铜丝的 IUD 可放置 5 ～ 7 年，带铜套的 IUD 放置时间可达 10 ～ 15 年。②含铜 V 形 IUD：以不锈钢制成 V 形支架，在横臂及斜边上各绕以铜丝，带有尾丝，可放置 5 ～ 7 年。③母体乐 IUD：以聚乙烯为支架，呈伞状。铜表面积 375mm^2，可放置 5 ～ 8 年。④含铜宫形 IUD：形态更接近宫腔形状，不锈钢丝呈螺旋状内置钢丝，铜表面积 300mm^2，可放置 20 年。⑤含铜无支架 IUD：又称吉妮 IUD。为 6 个铜套串在一根尼龙线上，顶端有一个结固定于子宫肌层，使 IUD 不易脱落，悬挂在宫腔中。铜表面积 330mm^2，有尾丝，可放置 10 年。⑥爱母功能型 IUD：呈 V 形，镍钛合金支架，V 形末端压有铜粒，表面积 115mm^2。

（2）药物缓释 IUD：以聚乙烯为 T 形支架，将药物储存于其中，定时释放微量药物，以达到避孕的目的。目前我国临床主要应用含孕激素 IUD 和含吲哚美辛 IUD。①含孕激素 IUD：采用 T 形聚乙烯为支架，将人工合成孕激素左炔诺孕酮储存在纵杆的药管内，药管外包有含聚二甲基硅氧烷的膜以控制药物释放。含孕激素 IUD 具有以下优点：抑制子宫内膜生长，不利于受精卵着床，带器妊娠率低；使子宫平滑肌静止，脱落率降低；可使月经量减少。主要副作用为点滴出血及闭经，取出后不影响月经的恢复和妊娠。②含吲哚美辛 IUD：内置前列腺合成酶抑制剂吲哚美辛，可减少放置 IUD 后引起月经过多等副作用。

（二）避孕原理

1. 对精子和胚胎的毒性作用

（1）IUD 通过机械性压迫和摩擦损伤子宫内膜，引起宫腔内局部慢性、无菌性炎症反应，宫腔内炎症细胞增多。巨噬细胞、淋巴细胞和浆细胞分泌物，中性粒细胞溶解产物和损伤内膜细胞溶解释放物质使宫腔液有细胞毒性作用。具有细胞毒性作用的宫腔液逆流至输卵管，使精子活动度下降并杀死卵泡，同时，大量巨噬细胞可覆盖子宫内膜，干扰受精卵着床。

（2）含铜 IUD 可释放具有毒性作用的铜离子，使精子头尾分离，无法获能。

2. 干扰受精卵着床

（1）长期异物刺激导致子宫内膜损伤及慢性炎症反应，产生前列腺素，改变输卵管蠕动，使受精卵运行速度与子宫内膜发育不同步，受精卵着床受阻。

（2）子宫内膜受压缺血及吞噬细胞的作用，激活纤溶酶原，局部纤溶酶活性增强，致使囊胚溶解吸收。

（3）含铜 IUD 释放铜离子，进入细胞核和线粒体，干扰细胞正常代谢。含孕激素 IUD 使子宫内膜腺体萎缩，间质蜕膜化，间质炎症细胞浸润，不利于受精卵着床，此外，其可改变宫颈黏液性状，使宫颈黏液增厚，不利于精子穿透。

3. 含左炔诺孕酮宫内节育器的避孕作用

可使部分妇女排卵受到抑制。主要是孕激素对子宫内膜的局部作用：使腺体萎缩，间质蜕膜化，间质炎症细胞浸润，不利于受精卵着床；改变宫颈黏液性状，使宫颈黏液稠厚，不利于精子穿透。

4. 含吲哚美辛宫内节育器的避孕作用

吲哚美辛抑制前列腺素合成，减少前列腺素对子宫的收缩作用而减少放置宫内节育器后出现的出血反应。

（三）IUD 放置术

1. 适应证

育龄妇女自愿要求采用 IUD 避孕而无禁忌证者。

2. 禁忌证

①妊娠或可疑妊娠；②生殖道急性炎症；③近 3 个月有月经失调、阴道不规则流血；④人工流产术后子宫收缩不良，疑有妊娠组织物残留或感染；⑤生殖器官肿瘤，子宫畸形（如纵隔子宫、双角子宫）；⑥宫颈内口过松、重度陈旧性宫颈裂伤或子宫脱垂；⑦严重的全身性疾病，慢性病急性发作阶段；⑧宫腔＜ 5.5cm 或＞ 9.0cm；⑨有铜过敏者禁用含铜 IUD；⑩有潜在感染或出血可能者。

3. 物品准备

阴道窥器 1 个，宫颈钳 1 把，子宫探针 1 个，卵圆钳 2 把，放环器 1 个，剪刀 1 把，弯盘 1 个，洞巾 1 块，无菌手套 1 副，棉球若干，宫内节育器 1 个，0.5% 聚维酮碘液。

4. 操作方法

受术者排尿后取膀胱截石位，双合诊检查子宫大小、位置、形状及附件情况。外阴阴道部常规消毒铺巾，用阴道窥器暴露宫颈，消毒宫颈及宫颈管，以宫颈钳夹持宫颈前唇，用子宫探针按子宫屈向探测宫腔深度。宫颈管较紧者可用宫颈扩张器依顺序扩至 6 号。用放环器将节育器推送入宫腔底部，带有尾丝的 IUD 在距宫颈外口 2cm 处将尾丝剪断。

观察无出血后，即可取出宫颈钳和阴道窥器。

5. 护理要点

（1）IUD 的选择：①根据宫腔大小选择不同型号，宫腔长度≤7cm 者用小号，>7cm 者用大号；②根据产次情况选择，未产妇以选择较小型号为宜，因宫腔及宫颈管均较小而紧；③月经量较多者，以选用含孕激素宫内节育器为宜，可减少月经量；④脱器而再次放置者，改用更符合宫腔形态或较大型号节育器。

（2）放置时间：①月经干净后 3～7 日内且无性交；②顺产后 42 日子宫恢复正常，会阴伤口愈合，恶露排净；剖宫产术后满半年；③人工流产吸宫术和钳刮术后，中期妊娠引产术后 24 小时内或清宫术后（子宫收缩不良、出血过多或有感染可能者除外）；④自然流产于转经后放置，药物流产 2 次正常月经后放置；⑤哺乳期放置时应先排除早孕；⑥如需紧急避孕应在性交后 5 日内放置。

（3）术前准备：术前向受术者介绍 IUD 放置术的目的、过程及 IUD 的避孕原理，取得受术者的理解与配合。

（4）术后健康教育：①术后需在观察室观察 2 小时方可离开；②术后休息 3 日，1 周内应避免重体力劳动；③术后 2 周内禁止性生活及盆浴，保持外阴清洁；④术后 3 个月内每次行经或排便时应注意有无 IUD 脱落；⑤放置 IUD 后 1 个月、3 个月、6 个月、12 个月各复查 1 次，之后每年随访 1 次，直至停用取出；⑥术后可有少量阴道出血及下腹不适，若有阴道流血多或发热、腹痛等感染症状，应随时就诊。

（四）IUD 取出术

1. 适应证

①计划再生育者或不再需要避孕者；②放置期限已满需更换者；③拟改用其他避孕措施或绝育者；④因 IUD 副作用治疗无效或出现并发症者；⑤绝经过渡期停经 1 年内；⑥带器妊娠（包括宫内、宫外妊娠）者。

2. 禁忌证

①患生殖道急性、亚急性炎症时，先进行抗感染治疗；②严重全身性疾病或慢性病急性发作期，待病情好转后再取出。

3. 物品准备

阴道窥器 1 个，宫颈钳 1 把，子宫探针 1 个，卵圆钳 2 把，血管钳 1 把，取环钩 1 个，剪刀 1 把，弯盘 1 个，洞巾 1 块，无菌手套 1 副，棉球若干，0.5% 聚维酮碘液。

4. 操作方法

受术者排尿后取膀胱截石位，外阴阴道部常规消毒、铺巾，用阴道窥器暴露宫颈，消毒宫颈及宫颈管。有尾丝者，用血管钳夹住后轻轻牵引取出；无尾丝者，先用子宫探针查清楚 IUD 的位置，再用取环钩或长钳牵引取出。若取器困难，可在 B 超、X 线监视下进行操作，必要时借助宫腔镜取器。

5. 护理要点

（1）取器时间：月经干净 3～7 日为宜。子宫不规则出血或出血多者，随时可取。同时行诊断性刮宫，刮出组织送病理检查，排除子宫内膜病变。带器早期妊娠者行人工流产术时取出。带器异位妊娠者于术前诊断刮宫时或术后出院前取出。

（2）术后健康教育：术后休息 1 日。术后 2 周内禁止性生活和盆浴，保持外阴清洁。

（五）IUD 的不良反应及其护理

1. 阴道流血

常发生于放置 IUD 后 3 个月内。主要表现为经量增多、经期延长或少量点滴状出血，一般无须特殊处理，3 个月后可逐渐恢复。若出血过多，则应明确诊断后遵医嘱进行治疗，出血时间过长者遵医嘱补充铁剂，并使用抗生素。若经上述处理无效，应考虑取出节育器，改用其他避孕方法。

2. 腰腹部酸胀感

常见于 IUD 与宫腔大小形态不符时，子宫频繁收缩而出现腰腹部酸胀感。轻者无须处理，重者应考虑更换合适的节育器。

（六）IUD 的并发症及其护理

1. 出血

IUD 放置术后 24 小时内出血量＞ 100mL，或术后 7 ～ 14 日流血量＞ 100mL 者诊断为放置 IUD 后出血。术中出血者遵医嘱用止血药及宫缩剂，并及时补充血容量。术后出血者遵医嘱行止血和抗感染治疗。必要时取出 IUD 后选择保守或手术治疗。

2. 感染

行 IUD 放置术时未执行无菌操作，IUD 留置尾丝过长均可导致上行性感染，引起宫腔炎症。明确宫腔感染者，遵医嘱选用广谱抗生素治疗并取出 IUD。

3. IUD 异位

术前未查清子宫位置和大小、节育器型号选择不当、术中操作不当均可造成子宫穿孔，导致将 IUD 放置于子宫外。哺乳期子宫壁薄且软，极易发生子宫穿孔，术者应慎重。发生 IUD 异位时，经腹或经阴道将 IUD 取出，必要时在腹腔镜引导下进行操作。

4. IUD 嵌顿或断裂

放置 IUD 操作不当损伤子宫壁、带器时间过长等均可致部分器体嵌入子宫肌壁或发生断裂。一经确诊，须及时取出。若取出困难，应在 X 线或 B 超监视下或借助宫腔镜取出。为防止 IUD 嵌顿或断裂，放置术前应注意选择合适类型、大小的 IUD。

5. IUD 脱落 / 下移

主要是由于 IUD 型号选择不当，与宫腔大小、形态不符，行 IUD 放置术时操作不规范，宫颈内口过松或经量过多、子宫过度敏感等原因造成。IUD 脱落易发生在放置 IUD 后 1 年之内，常发生于月经期，与经血一起排出，不易被察觉。

6. 带器妊娠

多见于 IUD 下移、脱落或异位者。带器妊娠易发生流产，一旦确诊，行人工流产终止妊娠，同时取出 IUD。

二、激素避孕

激素避孕指女性使用甾体激素达到避孕效果。目前国内主要为人工合成的甾体激素避孕药，主要成分为雌激素和孕激素。

（一）甾体激素避孕原理

甾体激素避孕药通过多环节作用达到避孕目的，主要包括抑制排卵、干扰受精和受精卵着床。

1. 抑制排卵

避孕药中雌、孕激素通过负反馈调节下丘脑—垂体—卵巢轴的正常功能，抑制下丘脑释放 GnRH，使垂体分泌 FSH 和 LH 减少；同时直接影响垂体对 GnRH 的反应，不出现排卵前 LH 高峰，故不发生排卵。

2. 干扰受精和受精卵着床

①改变宫颈黏液性状：孕激素使宫颈黏液减少，高度黏稠，拉丝度降低，不利于精子穿透；②改变输卵管功能：通过雌、孕激素的持续作用，输卵管的正常分泌和蠕动频率发生改变，从而影响受精卵正常的运行速度，干扰受精卵着床；③改变子宫内膜的形态与功能：子宫内膜的正常生理变化是胚胎着床的必要条件，甾体激素避孕药可抑制子宫内膜增生，使胚胎发育与子宫内膜变化无法同步，不适于受精卵着床。

（二）适应证与禁忌证

1. 适应证

健康育龄妇女均可使用甾体激素避孕药。

2. 禁忌证

①严重心血管疾病，如高血压、冠心病、静脉栓塞等；②急、慢性肝炎或肾炎；③血液病或血栓性疾病；④内分泌疾病，如妊娠期糖尿病、甲状腺功能亢进症等；⑤哺乳期不宜用复方口服避孕药；⑥原因不明的阴道流血；⑦月经稀少或年龄＞ 45 岁者；⑧年龄＞ 35 岁的吸烟妇女，不宜长期服用避孕药，可增加心血管疾病的发病率；⑨精神病患者。

（三）药物的不良反应及处理

1. 类早孕反应

服药初 10% 妇女会有食欲减退、恶心、呕吐、头晕、乏力、白带增多等类似早孕反应，为雌激素刺激胃黏膜所致，轻者无须处理，坚持服药数日后症状可自行缓解或消失。严重者遵医嘱给予对症处理，如口服维生素 B_6、维生素 C 等，必要时停药或改用其他避孕措施。

2. 不规则阴道流血

又称突破性出血，多为不规则少量阴道流血，多因不按时服药、服药方法错误、药片质量受损所致；或是由于个人体质不同，服药后体内激素水平不稳定，无法维持子宫内膜正常生长的完整性而发生。若点滴出血，则无须处理，常随服药时间延长而逐渐较少直至停止；出血量多者可遵医嘱加服雌激素直至停药；若阴道流血量如月经量或流血时间接近月经期者，应停止用药，并将此次流血作为一次月经来潮，在流血第 5 日再开始下一周期用药或更换避孕药。

3. 月经过少或停经

绝大多数停经者，在停药后可自然恢复。若停药后月经仍不来潮，不应久等，应在停药第 7 日开始服用下一周期避孕药，以免影响避孕效果。若连续停经 3 个月，应停止服用避孕药，观察一段时间等待月经复潮，也可遵医嘱每日注射黄体酮20mg，连续5日；或口服甲羟孕酮，每日10mg，连服5日。通常在停药后1周内月经来潮。停用避孕药期间，需采取其他避孕措施。

4. 色素沉着

极少数妇女颜面部出现淡褐色色素沉着，停药后多可自行消退或减轻。

5. 体重增加

少数妇女长时间服用避孕药出现体重增加，可能与避孕药促进体内合成代谢及水钠潴留有关，这种体重增加不影响健康，只需均衡饮食，合理安排饮食、睡眠和运动，适当减少盐分摄入。新一代避孕药屈螺酮炔雌醇片有抗盐皮质激素作用，可减少雌激素引起的水钠潴留。

6. 其他

个别妇女可出现头痛、复视、皮肤瘙痒、乳房胀痛等症状，可遵医嘱对症处理，必要时需停药做进一步检查。

（四）甾体激素避孕药种类

甾体激素避孕药包括口服避孕药、长效避孕针、缓释系统避孕药和避孕贴剂等。

1. 口服避孕药（oral contraceptive，OC）

主要包括短效口服避孕药、长效口服避孕药和探亲避孕药。

（1）短效口服避孕药：以孕激素为主、辅以雌激素构成的复方避孕药。根据整个周期中雌、孕激素剂量和比例变化而分为单相片、双相片和三相片3种。①单相片：整个周期中雌、孕激素剂量固定。自月经周期第5日起，每晚1片，连服22日不间断，停药7日后开始下一周期服药。若有漏服应及早补服。一般停药2～3日出现撤药性出血，类似月经来潮，若停药7日月经尚未来潮，开始下一周期用药。②双相片：前7片孕激素剂量小，后14片明显增加，雌激素在整个周期中变大。服药方法同单相片。③三相片：第一相（第1～6片）每日1片共6片，含低剂量雌激素与孕激素；第二相（第7～11片）每日一片共5片，雌激素与孕激素剂量均增加；第三相（第12～21片）每日一片共10片，孕激素剂量再增加，雌激素减至初相水平。三相片每相药物颜色不同，每片药物旁标有日期，服药者按顺序服药即可。于月经周期第3日开始服药，每日1片，连服21日不间断。三相片配方合理，避孕效果可靠，控制月经周期作用良好，突破性出血和闭经发生率显著低于单相片，且恶心、呕吐等不良反应也少。

（2）长效口服避孕药：由长效雌激素和人工合成孕激素配伍制成。服药1次可避孕1个月，但其激素含量大，不良反应较多，市场上已经很少见。

（3）探亲避孕药：又称速效避孕药或事后避孕药。分为孕激素制剂、雌孕激素复合制剂及非孕激素制剂。该类避孕药不受月经周期时间的限制，在任何一日开始服用均能发挥避孕作用，避孕有效率可达98%以上，适用于夫妻分居短期探亲时避孕。①孕激素制剂和雌孕激素复合制剂不考虑月经周期时间，在探亲前1日或当日中午服用1片，以后每晚服1片，连续服用10～14日。②非孕激素制剂（C53号抗孕药）的服用方法是在第一次房事后即可服1片，次日晨加服1片，以后每次房事后即服1片。但是由于探亲避孕药的剂量大，现已经很少使用。

2. 长效避孕针

目前国内供应的长效避孕针有单孕激素制剂和雌、孕激素复合制剂两种，有效率达98%以上。①单孕激素制剂：醋酸甲羟孕酮避孕针，每隔3个月注射1针；庚炔诺酮注射液，每隔2个月注射1针。②雌、孕激素复合制剂：肌内注射1次，可避孕1个月。首次应于月经周期第5日和第12日各肌内注射1支，第2个月起每次月经周期第10～12日肌内注射1支，一般注射后12～16日月经来潮。

3. 缓释系统避孕药

将避孕药（主要是孕激素）与具备缓释性能的高分子化合物为载体，一次性给药在体内持续、恒定、缓慢释放以达到长效避孕效果。

（1）皮下埋置剂（subdermal implants）：最早使用的是国外研制的Norplant Ⅰ型，使用时限5～7年；Norplant Ⅱ是第二代产品，使用时限为5年。埋植后，Norplant硅胶棒缓慢、恒定地向血液循环中释放左炔诺孕酮，平均释放量为30μg/24h。我国研制的皮下埋植避孕剂为左炔诺孕酮硅胶棒Ⅰ型和Ⅱ型，与Norplant相似，使用时限为3～5年。皮下埋植剂应于月经周期第7日在上臂内侧做皮下扇形插入，放置24小时后即可发挥避孕作用。皮下埋植剂不含雌激素，不影响乳汁质量，可用于哺乳期妇女。其不良反应主要有不规则少量阴道流血或点滴出血，少数闭经，一般3～6个月后能够逐渐减轻或消失。流血时间过长或不能耐受而又不愿终止使用者，可遵医嘱服用复方短效口服避孕药或中药调理。

（2）缓释阴道避孕环（contraceptive vaginal ring，CVR）：通过载体携带甾体激素避孕药，制成环状放入阴道，阴道黏膜上皮直接吸收药物，进入血液循环，从而达到避孕效果。国产的硅胶阴道环又称甲硅环，是具有弹性而柔软的空芯硅胶环，月经干净后将甲硅环放入阴道后穹隆或套在宫颈上，每日可释放甲地孕酮100μg，一次放置，可避孕1年。缓释阴道避孕环具有取放方便的优点，其不良反应与其他单纯孕激素制剂基本相同。

（3）微球和微囊避孕针：是一种新型缓释系统避孕针，采用具有生物降解作用的高分子聚合物与甾体激素避孕药混合或包裹制成微球或微囊，将其注入皮下，缓慢、恒定地释放避孕药，而高分子聚合物能够在体内降解、吸收，无须取出。国产的复方甲地孕酮胶囊，内含甲地孕酮（15mg）和戊酸雌二醇（5mg），每月注射1次，年妊娠率为0.88%，突破性出血率为2%左右。

4. 避孕贴剂

避孕贴剂是一种外用缓释系统避孕药。将避孕药放在特殊贴片内，粘贴在皮肤上，每日释放一定剂量的避孕药，通过皮肤吸收发挥避孕作用。美国研制的Ovtho Evra贴片，于月经周期第1日使用，每周1贴，连用3周，停药1周。

三、其他避孕

（一）紧急避孕

紧急避孕（emergency contraception）是指在无保护性生活或避孕失败后的几小时或几日内，妇女为防止非意愿妊娠而采取的避孕方法。包括放置含铜宫内节育器和口服紧急避孕药。该方法只能针对一次性无防护性生活，一个月经周期只能用1次，其避孕有效率明显低于常规避孕方法，无法替代其作为常用避孕方法。护士应加强对育龄期妇女有关紧急避孕知识的宣传和指导工作。

1. 适应证

①避孕失败者，如阴茎套破裂或滑脱、IUD 脱落或移位、漏服短效口服避孕药等；②性生活未采取任何避孕措施者；③遭受性暴力者。

2. 禁忌证

已确定为妊娠的妇女。

3. 方法

①带铜 IUD：在无保护性生活后 5 日（120 小时）内放置，避孕有效率达 95% 以上。尤适合希望长期避孕且无放置 IUD 禁忌证的妇女。②紧急避孕药：激素类，常用药物如左炔诺孕酮片，于无保护性交后 3 日（72 小时）内服首剂 1 片，12 小时后再服 1 片；复方炔诺孕酮片，于无保护性交后 3 日（72 小时）内即服 4 片，12 小时后再服 4 片。非激素类，常用药物如米非司酮，为孕激素制剂，于无保护性生活后 5 日（120 小时）内服用 1 次即可，单次口服 25mg。

（二）外用避孕药具

1. 阴茎套

阴茎套又称避孕套，由乳胶或其他材料制成，顶端呈小囊状。性生活前将其套在阴茎上，形成物理屏障，射精时精液储留在小囊内，阻止其进入宫腔从而达到避孕的目的。每次性交前选择合适型号的阴茎套，排去小囊内空气方可使用，射精后在阴茎尚未软缩时即捏住套口与阴茎一起取出。事后必须检查阴茎套有无破损，如有破损或在使用过程中阴茎套脱落，需采取紧急避孕措施。如使用正确，避孕成功率可达 95% 以上。阴茎套不但可以避孕，还可以预防性传播疾病，故受到全球重视和广泛应用。

2. 女用避孕套

女用避孕套又称阴道套，是一种由聚氨酯（或乳胶）制成宽松、柔软袋状物，长 15 ～ 17cm。开口处连接一个直径为 7cm 的柔韧“外环”，套内有一直径 6.5cm 的游离“内环”。女用避孕套既能避孕，又能预防性传播疾病。除阴道过紧、生殖道畸形、子宫Ⅱ度脱垂、生殖道急性炎症及对女用避孕套过敏外，均可使用。

3. 阴道隔膜、宫颈帽和阴道避孕囊

阴道隔膜用乳胶制成，宫颈帽和避孕囊用硅胶制成。

4. 阴道杀精剂

通过抑制精子活性从而达到避孕的目的。目前临床常用的有避孕栓剂、片剂、胶冻剂及避孕薄膜等，由主药壬苯醇醚和惰性基质制成，具有快速高效杀精能力。性交前 5 ～ 10 分钟将装有药物的不同剂型置入阴道深处，待其溶解即可起效。若置入 30 分钟尚未发生性生活，必须再次放置。阴道杀精剂一般对局部黏膜无刺激或损害，少数妇女有阴道灼热感。

（三）自然避孕法

自然避孕法又称安全期避孕法，是不使用任何避孕药物或器具，根据妇女的自然生理规律，推测排卵日期，选择在月经周期中的易受孕期进行禁欲从而达到避孕的目的。

自然避孕法包括日历表法、基础体温法和宫颈黏液观察法等。

妇女的正常月经周期为 28 ～ 30 日，排卵多发生在下次月经前 14 日左右，排卵后卵子可存活 1 ～ 2 日，而受精的最佳时间是在排卵后 24 小时内，精子在女性生殖道中可以存活 3 ～ 5 日。因此，排卵前后 4 ～ 5 日内为易受孕期，其余时间视为安全期。基础体温法和宫颈黏液观察法是根据妇女基础体温测定和宫颈黏液变化特点来推测排卵时期。妇女排卵过程可受健康状况、情绪、性生活以及外界环境等多种因素影响而提前或推迟，也可发生额外排卵，因此，自然避孕法并不可靠，失败率高，不宜推广。

（四）其他避孕法

其他生物技术避孕方法，如黄体生成激素释放激素类似物避孕法、免疫避孕法的导向药物避孕和抗生育疫苗等正在研究中。

第三节　女性绝育方法及护理

绝育（sterilization）包括女性绝育和男性绝育。女性绝育是指女性通过手术达到永远不生育的目的。目前临床普遍采用的女性绝育方法是输卵管绝育术（tubal sterilization operation），是指通过手术或手术配合药物方法，于输卵管部位阻断精子与卵子相遇而达到绝育目的，是一种安全、永久性节育措施，不影响受术者机体生理功能，手术途径有经腹、经腹腔镜及经阴道 3 种。若要求复孕，可行输卵管吻合术，可逆性高。

一、经腹输卵管结扎术

（一）适应证

（1）自愿接受女性绝育手术且无禁忌证者。

（2）患有严重全身性疾病不宜生育而行治疗性绝育术者。

（二）禁忌证

（1）腹部皮肤有感染灶或急慢性盆腔炎。

（2）严重的全身性疾病无法耐受手术者。

（3）慢性疾病急性发作期。

（4）24 小时内两次间隔 4 小时测量体温≥ 37.5℃。

（5）严重的神经症。

（三）术前准备

1. 评估

收集病史，进行全面评估，包括全身检查、妇科检查、实验室检查等，排除手术相关禁忌证。

2. 手术时间选择

①非孕妇女月经干净后 3 ～ 4 日内；②人工流产或顺产后 48 小时内，剖宫产实施同时可行输卵管结扎术；③中期妊娠终止或 IUD 取出术后可立即施行；④自然流产待月经复潮后；⑤哺乳期妇女或闭经妇女排除早孕后。

3. 麻醉与体位

根据手术方式和患者实际情况选择适当的麻醉方法，如腰硬联合麻醉或局部浸润麻醉。

（四）术后并发症及防治措施

1. 出血或血肿

多因手术操作不当引起。一旦发生，要根据具体情况协助医生及时处理。

2. 感染

可发生腹壁切口、腹腔及盆腔感染，甚至全身感染。体内原有感染未控制、术中操作无菌观念不强、手术器械及敷料消毒不严均可导致术后感染。因此，术前要严格掌握手术指征，术中严格执行无菌操作规程。

3. 脏器损伤

多因术者不熟练，解剖关系辨认不清或操作粗暴而致膀胱及肠管损伤。一旦发生脏器损伤应立即修补，并注意术后观察。

4. 输卵管再通

由于绝育方法本身缺陷、手术操作技术误差引起。

（五）术后护理

（1）术后密切观察受术者生命体征，评估有无腹痛、感染或脏器损伤征象。

（2）除行硬膜外麻醉外，受术者无须禁食。

（3）保持切口敷料清洁、干燥，防止感染；注意观察伤口恢复情况。

（4）鼓励受术者及早排尿。

（5）告知受术者术后禁止性生活 2 周。若为流产或产后绝育，应按流产后或产后注意事项处理。

二、经腹腔镜输卵管绝育术

（一）适应证

同经腹输卵管结扎术。

（二）禁忌证

腹腔粘连、心肺功能不全、膈疝等，余同经腹输卵管结扎术。

（三）术前准备

同经腹输卵管结扎术。

（四）术后护理

严密观察受术者有无发热、腹痛、内出血或脏器损伤等征象。术后静卧 4 ～ 6 小时可下床活动。

本章小结

为了最大限度地发挥人口对经济社会发展的能动作用，我国将计划生育作为一项基本国策。常用的女性避孕方法有工具避孕、药物避孕及外用避孕法；男性避孕的主要方法有阴茎套避孕及输精管结扎术。做好避孕方法的知情选择是计划生育优质服务的主要内容。

（刘文莲　陈　静　郭红霞）

练习题

第二十章

妇产科常用护理技术

妇产科常用护理技术PPT

学习目标

识记：产前和产时常用护理技术、产后常用护理技术、新生儿常用护理技术及妇科常用护理技术的目的、评估、注意事项及操作要点。

理解：妇产科常用护理技术的评分标准和临床意义。

运用：能按照计划实施和配合妇产科常用护理技术，包括胎方位检查及胎心音听诊、外阴消毒技术、阴道检查技术等常用产前和产时检查技术，产后外阴抹洗／冲洗技术、会阴热射技术、会阴湿热敷技术等常用产后护理技术，新生儿断脐术、新生儿复苏技术、新生儿沐浴（盆浴）技术等新生儿常用护理技术，阴道抹洗技术、坐浴法等妇科常用护理技术。

第一节　产前、产时常用护理技术

一、胎方位检查及胎心音听诊

【目的】

（1）判定胎方位、胎先露及胎产式。

（2）估计胎儿的大小和羊水的多少。

（3）了解胎儿在子宫内的情况。

【评估】

（1）孕妇的孕产史和本次妊娠的基本情况，包括年龄、身高、体重、孕周、妊娠期合并症和相关检查如B超的结果等；本次检查的目的。

（2）孕妇对检查的理解和配合程度。

（3）环境的舒适性和隐秘性。

【计划与实施】

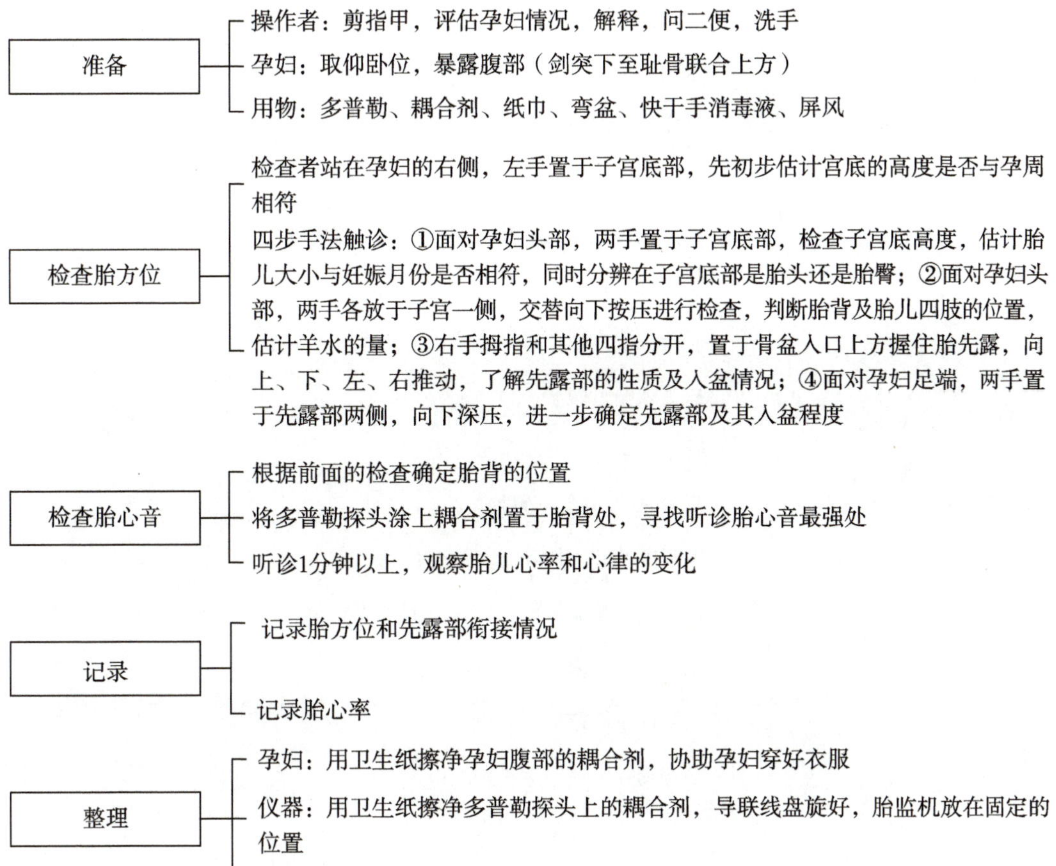

【评分标准】

步骤	项目	分值	扣分细则	扣分
操作前15分	用物	3	备物欠齐全	−2
			物品放置乱	−1
	环境	2	环境不舒适（室温低于25℃或高于28℃）	−1
			环境不隐蔽（未遮挡孕妇）	−1
	孕妇	5	未排空膀胱	−2
			腹部未充分暴露	−3
	操作者	5	仪表、语言、举止不符合规范	−2
			未评估孕妇情况，未解释	−3
操作过程55分	检查胎方位	30	解释操作目的欠清晰	−2
			未注意保暖	−2
			未站在孕妇右侧	−3
			未初步估计宫底高度与孕周是否相符	−3
			操作顺序欠正确	−5
			操作手法欠正确	−5
			无法正确判断先露部的形状、大小和软硬	−5
			孕妇诉检查有造成不适	−5
	多普勒听胎心	25	胎背位置判断欠准确，多次才找准听诊位置	−10
			探头未贴紧腹壁	−5
			听诊位置胎心音不是最强处	−3
			听诊时间不足1分钟	−2
			未观察胎儿心律和心率的变化	−5
操作后10分	记录	4	未正确记录胎方位和先露部衔接情况	−2
			未记录胎心率和波动范围	−2
	整理	6	未协助孕妇取舒适体位	−2
			多普勒探头使用后未用纸巾擦净	−1
			探头未用苯扎氯铵湿巾消毒	−1
			未整理探头连线	−1
			未注意手卫生，未及时消毒双手	−1

续表

步骤	项目	分值	扣分细则	扣分
质量20分	态度	5	床单位欠整洁	-1
			用物未分类处置	-2
			孕妇欠舒适	-2
	整体	15	护士动作欠轻柔，检查过程中未注意与孕妇沟通，未能指导孕妇放松和配合	-5
			孕妇不适	-5
			动作欠娴熟，检查结果欠准确，孕妇受凉	-5

二、外阴消毒技术

【目的】

（1）为阴道检查、外阴和阴道手术、接生建立无菌的环境。

（2）防止生殖系统、泌尿系统的逆行感染。

【评估】

（1）了解孕妇疾病诊断、病情、年龄，产妇的产次、孕周和外阴消毒目的。

（2）孕妇对外阴消毒的认知程度及心理反应。

（3）了解孕妇外阴部情况，有无水肿、血肿、伤口等情况。

（4）环境舒适、隐蔽程度和室温。

【计划与实施】

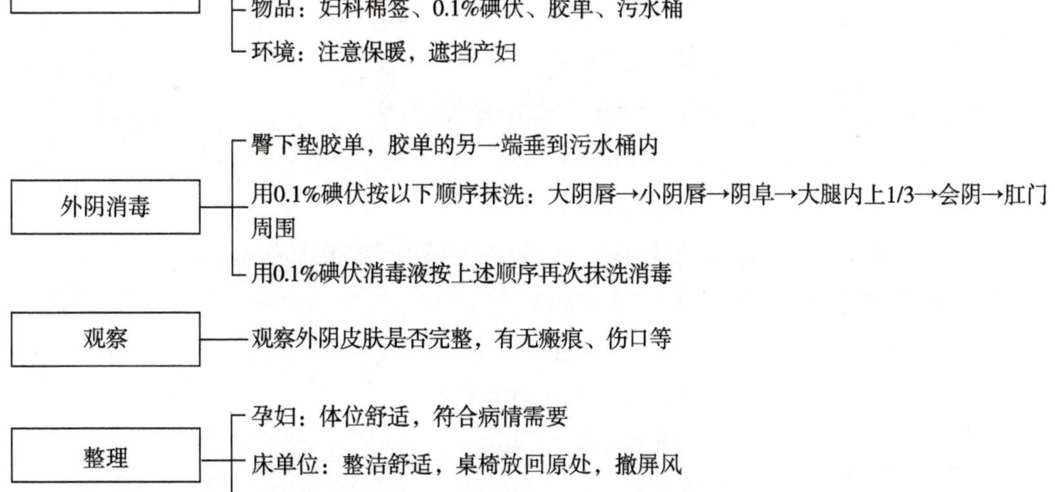

【注意事项】

（1）体位舒适，注意遮挡孕妇，注意保暖。

（2）消毒顺序正确，消毒液温度适宜。

（3）抹洗部位的每一步之间必须衔接，不留空隙，抹洗阴道口时动作需轻柔，并向孕妇交代和解释。

（4）器械进行初步冲洗，污物按规定分类处置。

【评分标准】

步骤	项目	分值	扣分细则	扣分
操作前15分	操作者	6	仪表、仪容不符合专业要求	–1
			未评估外阴情况、孕周及产程开始情况、产程进展、有无阴道流血及流液情况	–3
			未问二便，未解释	–2
	用物	5	少一件、放置乱、物品不方便操作	各 –1
	环境	2	未按需要关门窗或用屏风遮挡	–2
	孕妇	2	未协助孕妇取膀胱截石位	–2
操作过程55分	消毒前准备	22	未备齐并检查物品	–3
			未核对孕妇，告知目的，评估并指导孕妇	–4
			未协助孕妇取屈膝仰卧位，孕妇体位不适	–4
			未协助孕妇穿备用裤腿	–3
			未在孕妇臀下垫胶单	–3
			操作前未洗手、戴口罩	–5
	消毒过程	33	消毒顺序不正确（正确顺序为大阴唇、小阴唇、阴阜、大腿内上 1/3、会阴及肛门周围）	–10
			抹洗部位的每一步之间留空隙	–5
			消毒范围不够	–5
			未用 0.1% 碘伏消毒液重复消毒	–5
			消毒过程中动作过大，冲洗液流入阴道	–4
			操作过程中欠宣教	–4
操作后10分	整理	10	未帮助孕妇穿上裤子，未协助孕妇摆好舒适体位	各 –3
			病床单位欠整洁	–2
			用物未分类处理好	–2
质量20分	态度	5	不关心孕妇，态度欠亲切	–5
	整体	15	操作不熟练	–7
			擦洗不干净	–8

三、阴道检查技术

【目的】

（1）产前阴道检查，可确诊胎先露，了解坐骨棘宽度及骶尾关节活动度。

（2）临产阴道检查，可了解子宫颈的成熟度、子宫口扩张和胎先露下降的情况。

【评估】

（1）孕妇孕产史，本次妊娠的情况包括孕周、妊娠合并症和并发症、相关检查结果（如B超、心电图检查），腹痛和阴道流血等症状，胎心率和宫缩等情况。

（2）孕妇对阴道检查的认知程度和心理反应。

（3）环境舒适、隐蔽程度和室温。

【计划与实施】

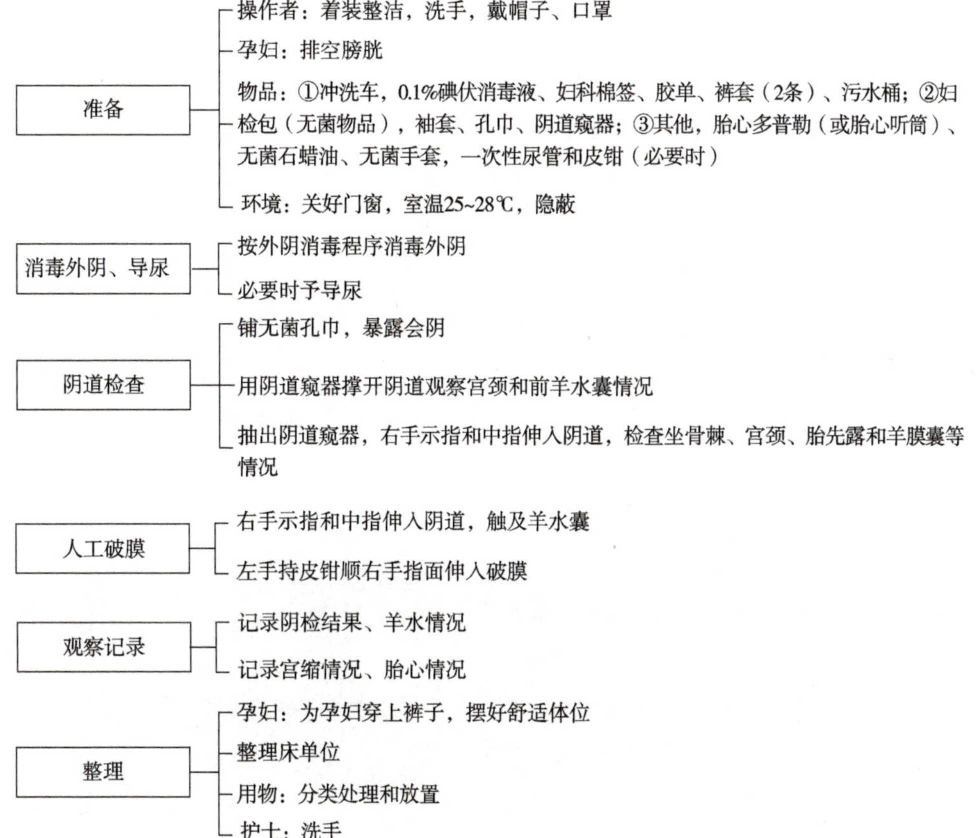

【注意事项】

（1）充分暴露会阴，孕妇体位舒适，注意保暖。

（2）检查过程中指导孕妇放松，配合检查。

（3）注意无菌操作。

（4）选择宫缩间歇期破膜。

（5）破膜后阴道内手指应堵住破口，控制羊水缓慢流出，以免宫腔骤然缩小，引起胎盘早剥和脐带脱垂。

（6）阴道检查结果包括坐骨棘、宫颈、胎先露和羊膜囊的情况。

（7）羊水情况包括破膜的时间，羊水的颜色、性状和量。

【评分标准】

步骤	项目	分值	扣分细则	扣分
操作前15分	操作者	6	仪表、仪容不符合专业要求	−1
			未评估胎方位、孕周及产程进展、有无阴道流血及流液情况	−3
			未问二便，未解释	−2
	用物	5	少一件、放置乱、物品不方便操作	各 −1
	环境	2	未按需要关门窗，或未用屏风遮挡	各 −1
	孕妇	2	未协助孕妇取舒适体位	−2
操作过程55分	阴道检查	35	未协助孕妇取截石位，会阴暴露不充分	−2
			未评估孕妇膀胱情况	−2
			未按要求洗手、戴无菌手套	−3
			未按外阴冲洗程序消毒外阴	−5
			未铺无菌孔巾	−3
			未用阴道窥器撑开阴道观察宫颈和前羊水囊情况	−3
			未用石蜡油润滑窥器、右手示指及中指	−2
			检查坐骨棘、宫颈、胎先露和羊膜囊方法不正确	−5
			检查时碰到肛门	−2
			未根据产程进展情况判断是否需要人工破膜	−3
			无菌操作欠佳	−5
	人工破膜	11	持皮钳手法不正确	−3
			未在宫缩间歇期破膜	−5
			破膜后未用手指堵住破口，防止胎盘早剥和脐带脱垂	−3
	观察记录	9	未记录阴道检查结果	−3
			未记录羊水情况	−3
			未记录宫缩情况及胎心音变化	−3
操作后10分	整理	10	未帮助孕妇穿上裤子，未协助孕妇摆好舒适体位	各 −3
			病床单位欠整洁	−2
			用物未分类处理好	−2
质量20分	态度	5	不关心孕妇，态度欠亲切	−5
	整体	15	操作不熟练	−5
			阴道检查结果欠准确	−10

四、会阴切开缝合术

【目的】

避免会阴及盆底严重损伤，减轻盆底组织对胎头的压迫，缩短第二产程。

【评估】

（1）了解产妇的产次、孕周、病情、宫高、腹围、产程进展、胎心、宫缩等情况。

（2）产妇对会阴切开缝合术的认知程度及心理反应。

（3）环境舒适、隐蔽程度和室温。

【计划与实施】

- 准备
  - 操作者：着装整洁，戴帽子、口罩，消毒灭菌洗手；向产妇解释行会阴切开的目的和方法
  - 产妇：①取舒适膀胱截石位，臀部齐床沿，两腿屈曲分开，两脚蹬脚踏，必要时两腿用脚托托起；②消毒外阴（详见外阴消毒流程）
  - 物品：①器械（无菌）：会阴切开剪、组织剪、直剪、直止血钳、有齿镊、持针器各1把，注射器、9号长针头、缝合针若干，弯盘、大圆碗、小圆碗；②敷料（无菌）：棉球8个，有带纱6块，手套2对，治疗巾2件、大孔巾、小孔巾、手术衣各1件；③药物：2%利多卡因、0.9%氯化钠注射液、0.1%碘伏、75%乙醇
  - 环境：室温25～28℃，注意保暖，遮挡产妇
- 铺巾
  - 与巡回护士点清手术台上器械及敷料数目
  - 重叠大治疗巾垫于产妇臀下
  - 穿手术衣，戴无菌手套
  - 铺大孔巾，孔的下缘位于会阴后联合水平，遮盖肛门
  - 再次消毒外阴，顺序为阴道口、小阴唇、大阴唇、腹股沟
- 会阴部神经阻滞麻醉
  - 用75%乙醇棉球消毒切开侧皮肤
  - 用示指和中指保护先露部，在坐骨结节与肛门之间皮内注射麻醉药形成皮丘
  - 以坐骨棘为指示点，以水平位将针向坐骨棘下方处刺入，回抽无血注药5～10mL以阻滞会阴部神经
  - 在切开侧的大、小阴唇做扇形皮下注射
- 会阴切开
  - 术者左手示指、中指伸入侧切位置阴道与先露部之间，撑起会阴壁
  - 将会阴切开剪放在会阴后联合中线偏左侧，切线与垂直线成45°，剪刀与皮肤垂直；如果会阴高度膨隆，切开角度应为60°～70°
  - 待子宫收缩产妇用力屏气时做切口长4～5cm的会阴全层切开，切口用纱布压迫止血
  - 若行正中切开，则沿会阴后联合中间垂直切开，切口长2.5～3.5cm（注意不要损伤肛门括约肌）
- 会阴缝合
  - 胎儿胎盘娩出后，在外阴处加盖孔巾，消毒液洗净切口及外阴的血迹，检查宫颈及阴道有无撕裂
  - 阴道内塞一带尾纱布块
  - 缝合阴道黏膜，从切口顶端上0.5～1cm处开始连续或间断缝合直到处女膜环处
  - 缝合肌层
  - 缝合会阴皮下层及皮肤
  - 缝毕取出阴道内纱布，检查伤口是否仍有渗血，常规做直肠指诊

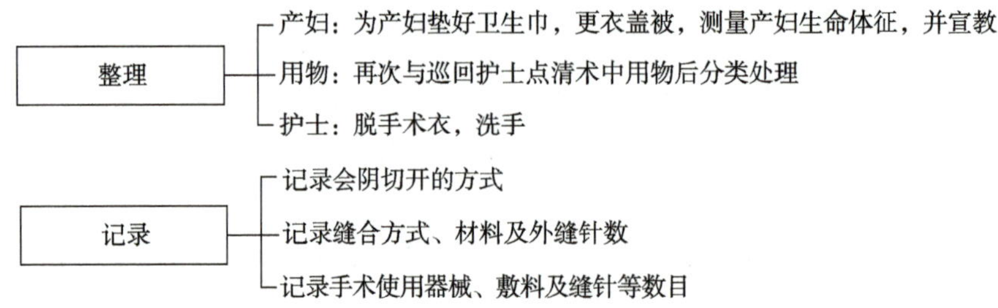

【注意事项】

（1）全程操作注意无菌。

（2）会阴切开可分为左侧、右侧、正中会阴切开。

（3）注射利多卡因浓度配为1%。

（4）在切开侧的大、小阴唇做扇形皮下注射时，注意针的方向和力度，避免刺伤手指。

（5）缝合伤口时不宜过深，防止缝针穿过直肠。

会阴侧切前麻醉技术微课

【评分标准】

步骤	项目	分值	扣分细则	扣分
操作前 14分	操作者	8	仪表、语言、举止不符合专业规范	-2
			未评估患者病情，未解释	-3
			未剪指甲，未洗手	-3
	用物	4	未检查物品有效期及完整性	-2
			放置物品位置不合理，妨碍操作	-2
	环境	2	环境不符合要求	-2
操作过程 58分	铺巾	7	污染双手	-4
			再次消毒会阴顺序错误	-3
	会阴部神经阻滞麻醉	17	未保护胎儿先露	-5
			未核对药物	-3
			进针定位不准确	-3
			推药前未回抽注射器	-3
			未做侧切处扇形局部麻醉	-3
	会阴切开	15	未保护胎儿先露	-5
			会阴切开角度及长度选择不熟练	-5
			未用纱布压切口止血	-5

续表

步骤	项目	分值	扣分细则	扣分
操作过程58分	会阴缝合	19	未用孔巾保护伤口	-4
			会阴部麻醉欠佳	-4
			缝合伤口操作不熟练	-6
			未检查肛门	-5
操作后13分	整理	10	未点清物品	-3
			物品分类处理混乱	-3
			未帮产妇整理床单位	-1
			未测量产妇生命体征	-3
	记录	3	记录不完善	-3
质量15分	态度	7	不关心产妇	-2
			态度生硬	-2
			宣教欠全面	-3
	整体	8	操作不熟练	-3
			无菌观念不强	-3
			处理突发情况不熟练	-2
说明	严重违反无菌操作规则者为不合格			

五、枕前位接生技术

【目的】

（1）保护会阴，防止会阴Ⅲ度裂伤。

（2）协助胎儿娩出。

（3）协助胎盘娩出。

【评估】

（1）了解产妇的产次、孕周、病情、宫高、腹围、产程进展、胎心、宫缩等情况。

（2）产妇对配合接生的认知程度及心理反应。

（3）环境舒适、隐蔽程度及室温。

【计划与实施】

准备
- 操作者：着装整洁，戴帽子、口罩，消毒灭菌洗手
- 产妇：取舒适体位。仰卧位分娩者取膀胱截石位，两腿屈曲分开，两脚蹬脚踏，两手握紧把手
- 物品：①产包（无菌）：敷料，包括中单、手术衣、大孔巾、夹纱、有带小纱、小孔巾；器械，包括弯盘、小杯（装棉球或纱球）、持针钳、有齿直钳、中直钳、小弯钳、会阴侧剪、短有齿镊、大碗（装胎盘）、治疗碗、聚血盘等；②其他（无菌）：10mL注射器、9号长针头、手套、针和缝线；③药物：75%乙醇、0.1%碘伏、1%利多卡因、0.9%氯化钠注射液10mL、缩宫素20U、消毒液；④接新生儿物品（无菌）：弯盘、小弯（直）钳、弯剪、棉签、脐圈或脐夹、纱球、三角纱、中方纱、脐布、吸球、治疗巾；⑤新生儿复苏用品：装上合适叶片的喉镜、导管、导管芯、100mL简易呼吸囊、合适的面罩、调节负压吸引装置的压力＜100mmHg、吸引连接管、吸痰管、氧气
- 环境：室温25~28℃，注意保暖，遮挡产妇，预热开放抢救台

操作前
- 常规外阴消毒后铺无菌巾
- 穿手术衣
- 再次消毒外阴
- 铺大孔巾
- 开放抢救台铺上无菌巾

会阴切开
- 有会阴切开指征者予行会阴切开，详见会阴切开缝合术

协助胎儿娩出
- 接生者右手拇指与其余四指分开，手握消毒纱垫紧贴会阴部，用大鱼际肌保护会阴部
- 当宫缩胎头拨露时向上向内用力，左手拇指以外的其余四指并拢向下轻压协助胎头俯屈
- 胎头枕部到达耻骨弓下时协助胎头仰伸，及时挤出新生儿口鼻内的黏液和羊水
- 协助胎头复位及外旋转，使胎儿双肩径与骨盆出口前后径相一致
- 左手将胎儿颈部向下轻压，右手保护会阴，协助前肩娩出
- 左手托胎儿颈部向上，右手保护会阴，协助后肩娩
- 在距脐根部15~20cm处用2把血管钳钳夹，在两钳之间剪断脐带

协助胎盘娩出
- 确认胎盘剥离
- 左手置于宫底并按压，右手轻拉脐带，协助胎盘娩出
- 检查胎盘胎膜是否完整，测量胎盘、脐带长度

观察记录
- 填写分娩记录单
- 观察子宫收缩及阴道流血情况
- 测量生命体征

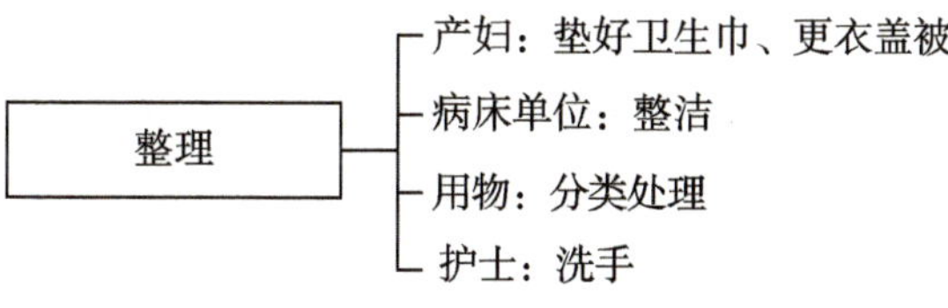

【注意事项】

（1）重叠大治疗巾垫于产妇臀下时，注意不要污染双手。

（2）铺大孔巾时，注意遮盖肛门。

（3）宫缩间隙时，保护会阴的手稍放松，以免压迫过久引起会阴水肿。

（4）胎盘未剥离前，切忌用手按压宫底或牵拉脐带。

（5）正确估计产时出血量。

【评分标准】

步骤	项目	分值	扣分细则	扣分
操作前15分	操作者	5	仪表仪容不合规范	-1
			未评估孕妇	-2
			未消毒灭菌洗手或欠规范	-2
	物品	3	放置乱	-1
			物品不齐全	-2
	环境	5	室温不适宜或未开启层流	-2
			辐射台未预热	-2
			未保暖或未保护隐私	-1
	产妇	2	体位不合适	-2
操作过程55分	操作前准备	10	外阴消毒顺序有误	-2
			往产妇臀下垫治疗巾时污染双手	-3
			大孔巾未遮盖肛门	-2
			辐射台未铺治疗巾	-3
	协助胎儿娩出	25	保护会阴手法不正确	-5
			保护会阴手部用力过大	-3
			未及时挤出新生儿口鼻内的黏液和羊水	-5
			分娩前、后肩手法有误	-7
			断脐前未清理新生儿呼吸道或口鼻腔羊水	-5

续表

步骤	项目	分值	扣分细则	扣分
操作过程55分	协助胎盘娩出	20	胎盘剥离前，用手按压宫底或牵拉脐带	-3
			分娩胎盘手法有误	-5
			未检查胎盘胎膜完整性	-5
			未两人确认胎盘胎膜完整性	-5
			未测量胎盘及脐带长度	-2
操作后10分	观察记录	5	产时出血量估计不准确	-2
			分娩记录不完整	-2
			未测量生命体征	-1
	整理	5	未整理床单位	-2
			产妇体位不合适或身上有血污	-1
			用物未妥善处理	-2
质量20分	态度	5	态度生硬，不关心产妇，不注意保护产妇隐私	-5
	整体	15	未执行三查七对	-5
			无菌观念不强	-5
			操作不熟练，动作欠稳重、准确	-5

六、胎头吸引术的护理配合

【目的】

缩短第二产程。

【评估】

（1）产妇孕产史，本次妊娠的情况包括年龄、身高、体重、孕周、妊娠合并症、胎儿（胎儿大小、胎心率、胎方位）和宫缩、宫口扩张和破膜等情况。

（2）产妇对胎头吸引术的认知程度和心理反应。

（3）产妇采用胎头吸引术的适应证。

（4）环境舒适、隐蔽程度及室温。

【计划与实施】

准备
- 操作者：着装整洁，戴帽子、口罩，洗手
- 产妇：取舒适膀胱截石位，两腿屈曲分开，两脚蹬脚踏，两手握紧把手，保持良好的状态
- 用物：①顺产接生物品1套；②胎头吸引器，电动吸引装置，大胶管，无菌石蜡油
- 环境：室温25~28℃，注意保暖和遮挡产妇；预热辐射台

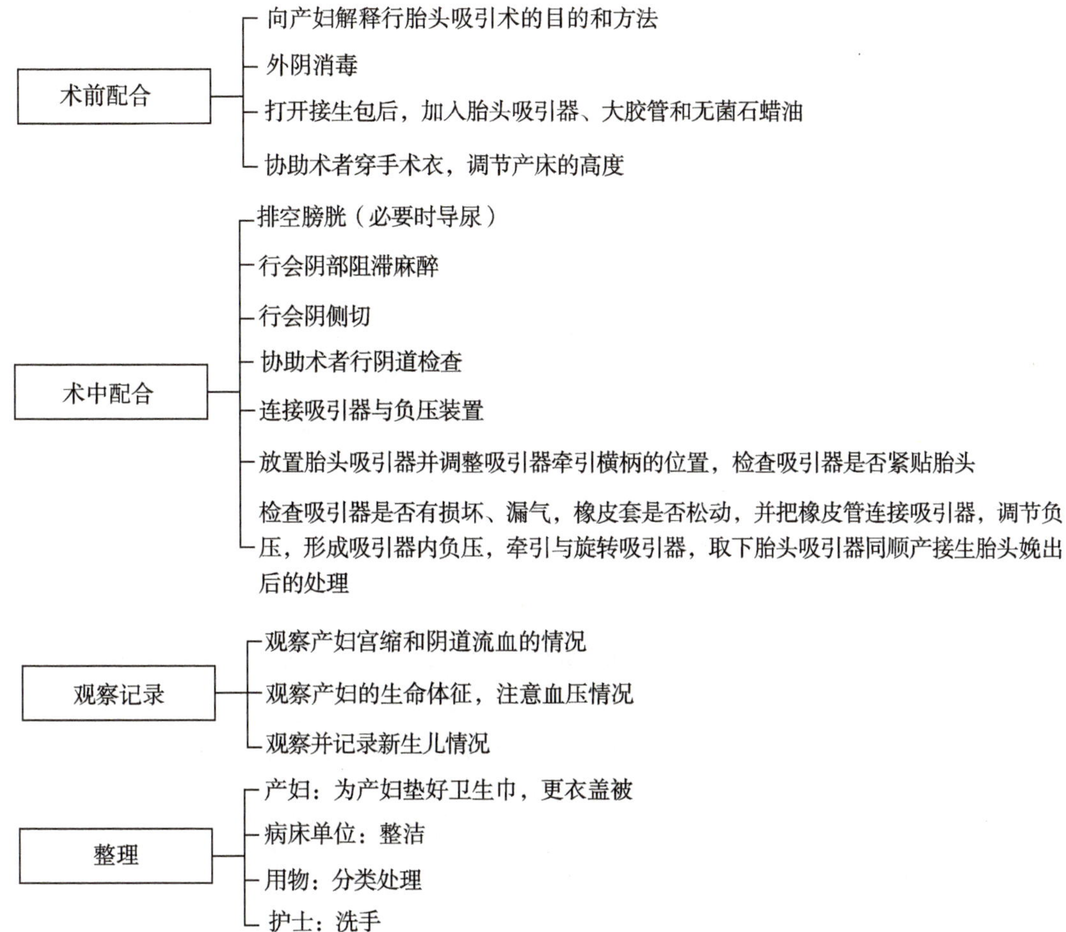

【注意事项】

（1）胎头吸引术的禁忌证：①异常胎产式和胎方位，明显头盆不称者；②先露部高于坐骨棘水平者；③宫口未开全者。

（2）注意无菌操作。

（3）调节负压 200 ～ 300mmHg。

（4）吸引器滑脱可重新放置，但不应超过 2 次；吸引时间一般不超过 10 分钟，最长不超过 20 分钟，且在 5 次宫缩以内为佳；牵引时助手注意保护会阴。

（5）及时正确应用缩宫素等加强子宫收缩的药物。

（6）注意新生儿有无胎头血肿和颅内出血的表现。

【评分标准】

步骤	项目	分值	扣分原则	扣分
操作前 16分	操作者	5	仪容仪表、举止不符合专业规范	–1
			未洗手	–2
			未评估产妇孕产史，本次妊娠情况	–2
	孕妇	4	未排空膀胱	–2
			体位不舒适	–2
	用物	1	备物欠齐全	–1
	环境	6	未调节适宜的温度	–2
			未注意保暖及遮挡孕妇	–2
			未预热辐射台	–2
操作过程 50分	术前配合	7	未向产妇解释操作目的及方法	–2
			外阴消毒方法欠正确	–3
			未调节产床高度	–2
	术中配合	30	未连接吸引器与负压装置	–3
			未检查吸引器是否有损坏、漏气	–3
			橡皮套有松动	–4
			调节负压欠合适	–5
			吸引器未紧贴胎头	–5
			牵引次数超过2次	–5
			牵引时间超过20分钟	–5
	观察记录	13	未及时正确应用缩宫素等加强子宫收缩的药物	–4
			未观察产妇宫缩和阴道流血的情况	–3
			未测量生命体征	–3
			未观察并记录新生儿情况	–3
操作后 12分	整理	12	床单位欠整洁	–2
			用物未分类放置	–3
			产妇欠舒适	–5
			未洗手	–2
质量 22分	态度	8	欠关心产妇	–5
			态度生硬	–3
	整体	14	未掌握胎头吸引术的适应证及禁忌证	–2
			违背无菌操作原则	–10
			操作过程欠规范	–2

七、钳产术的护理配合

【目的】

缩短第二产程。

【评估】

（1）产妇的产次、孕周、病情、宫高、腹围、产程进展、胎心、宫缩等情况。

（2）产妇对钳产术的认知程度及心理反应。

（3）产妇采用钳产术的适应证。

（4）环境舒适、隐蔽程度及室温。

【计划与实施】

- 准备
  - 操作者：着装整洁，戴帽子、口罩，洗手
  - 产妇：取舒适膀胱截石位，两腿屈曲分开，两脚蹬脚踏，两手握紧把手，保持良好的状态
  - 用物：①顺产接生物品1套；②灭菌产钳1副，宫颈钳2把，阴道拉钩1对，导尿管，消毒石蜡油
  - 环境：室温25～28℃，注意保暖，遮挡产妇，预热开放抢救台
- 钳产
  - 解释：向产妇解释钳产术的目的和方法
  - 消毒：按顺产接生要求冲洗消毒外阴
  - 准备：打开接生包并加入产钳、导尿管、消毒石蜡油等用物。协助术者穿手术衣，调节产床的高度
  - 导尿：必要时协助术者行导尿术
  - 阴道检查：协助术者行阴道检查术，以了解先露下降（以骨质进展为准）及胎方位、骨盆情况，排除禁忌证
  - 麻醉：配合行阴部阻滞麻醉
  - 会阴切开：配合术者行会阴侧切术
  - 放置产钳：先放置左叶，后放置右叶，协助扶持产钳。合拢钳柄，确保产钳扣合佳。检查钳叶位置，伸手入阴道内检查钳叶与胎头之间有无夹持宫颈组织
  - 拉产钳：宫缩时向外向下牵拉产钳，用力需适当、均匀，助手注意保护会阴
  - 取出产钳：胎头额部牵出后可松解并取出产钳，先取右产钳，后取左产钳
  - 助手仍需保护好会阴
  - 娩出及处理：同正常分娩助产
- 观察
  - 产妇：观察产妇生命体征、宫缩、阴道流血及切口的情况，及时处理并记录
  - 新生儿：观察记录新生儿情况，注意新生儿颜面部有无破损、胎头血肿和颅内出血的表现
- 整理
  - 产妇：为产妇垫好卫生巾，更衣盖被，注意保暖
  - 床单位：整洁舒适
  - 用物：按医疗废物处理办法及消毒隔离要求处理用物及器械
  - 操作者：洗手

【注意事项】

（1）产妇能说出有关分娩知识，主动配合操作。

（2）关心体贴产妇，耐心解释。

（3）严格按消毒隔离规范进行操作。

（4）操作严谨有条理。

（5）钳产的禁忌证：①严重头盆比例不称、产道阻塞等使胎儿不能从阴道分娩者；②宫口未开全者；③除枕先露以外的其他各种异常胎位；④胎头双顶径在坐骨棘水平或以上者；⑤死胎、畸胎者。

【评分标准】

步骤	项目	分值	扣分细则	扣分
操作前15分	操作者	5	未了解产妇的产次、孕周、病情、宫高、腹围、产程进展、胎心、宫缩等情况	–2
			未评估产妇是否符合采用胎头吸引术的适应证	–1
			未评估产妇对钳产术的认知程度及心理反应	–1
			未向产妇解释钳产术的目的和方法	–1
	用物	4	备物欠齐全	–1
			未调节产床至合适高度	–1
			开包及添加物品时违反无菌操作原则	–2
	环境	4	未开启层流、关闭感应门、调节室温等	–2
			未预热开放抢救台	–2
	产妇	2	未取舒适膀胱截石位	–1
			未注意保暖、遮挡产妇	–1
操作过程55分	准备	14	未行导尿术	–3
			未行阴道检查以了解胎方位、骨盆等情况	–5
			未正确采取双侧会阴阻滞麻醉	–3
			未正确行会阴侧切术或会阴切口不够大	–3
	上钳	12	放置叶片顺序错误	–3
			产钳扣合不佳	–6
			未检查钳叶位置	–3

续表

步骤	项目	分值	扣分细则	扣分
操作过程55分	娩出胎儿	17	拉产钳时用力不当	-4
			未在宫缩时向外拉产钳	-3
			未保护会阴或保护会阴手法不当	-4
			取产钳时叶片顺序错误	-3
			取产钳时机不当	-3
	检查	12	未正确观察产妇生命体征、宫缩、阴道流血及切口情况并及时处理	-8
			未观察并记录新生儿情况	-4
操作后10分	整理	10	床单位欠整洁	-3
			用物分类及器械处置不当	-4
			产妇欠舒适	-3
质量20分	态度	4	欠关心患者，未做好解释	-2
			态度生硬，沟通不足	-2
	整体	16	钳产操作欠条理性	-4
			未严格按照消毒隔离规范进行操作	-6
			未注意产妇安全、舒适	-3
			未注意减少新生儿产伤	-3

八、剖宫产术的护理配合

【目的】

解决异常分娩和挽救胎儿。

【评估】

（1）产妇的产次、孕周、病情、宫高、腹围、产程进展、胎心、宫缩等情况。

（2）产妇对剖宫产术的认知程度及心理反应。

（3）产妇采用剖宫产术的适应证。

（4）环境舒适、隐蔽程度及室温。

【计划与实施】

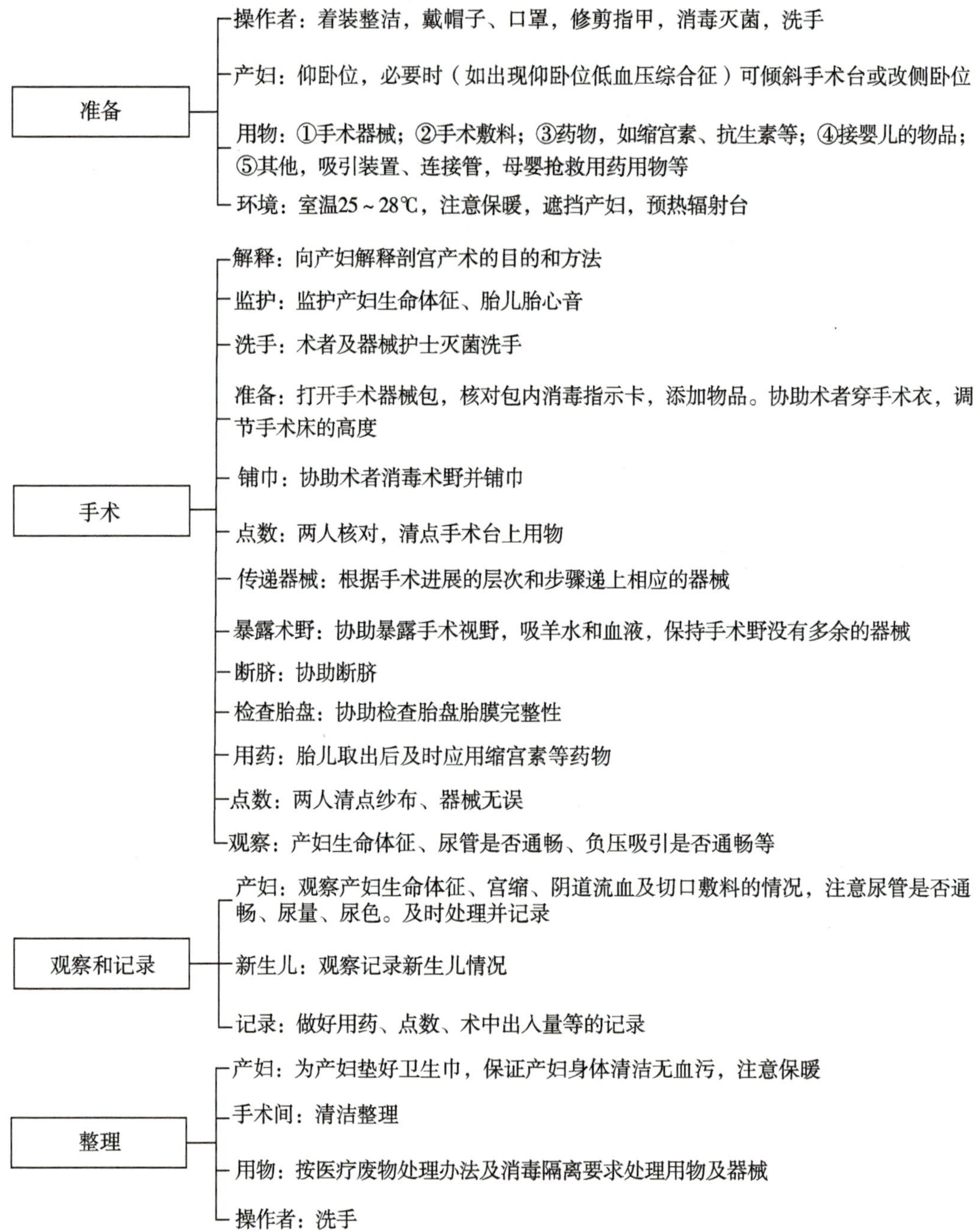

【注意事项】

（1）产妇能说出有关手术知识，主动配合操作。

（2）关心体贴产妇，耐心解释。

（3）严格按消毒隔离规范进行操作。

（4）操作严谨有条理。

【评分标准】

步骤	项目	分值	扣分细则	扣分
操作前16分	操作者	6	未了解产妇的产次、孕周、病情、宫高、腹围、产程进展、胎心、宫缩等情况	−2
			未评估产妇或胎儿是否符合采用剖宫产术的适应证	−2
			未评估产妇对剖宫产术的认知程度及心理反应	−1
			未向产妇解释剖宫产术的目的和方法	−1
	用物	4	备物欠齐全	−1
			未调节手术床至合适高度	−1
			开包及添加物品时违反无菌操作原则	−2
操作过程54分	环境	4	未开启层流、关闭感应门、调节室温等	−2
			未预热开放抢救台	−2
	产妇	2	仰卧位等待时未倾斜手术台或改侧卧位	−1
			未注意保暖、遮挡产妇	−1
	准备	22	未监测产妇生命体征	−3
			未听胎心音	−3
			未核对包内消毒指示卡	−3
			外科洗手操作有误	−5
			铺巾次序有误	−3
			台面器械摆放混乱，点数不清	−5
	术中配合	25	递器械手法不正确	−3
			器械台弄湿或污染	−5
			腹腔内使用干纱布或纱布过湿	−3
			未及时取回术野多余器械	−3
			点数不清	−5
			未注意观察尿管是否通畅、尿量及尿色等情况	−3
			未及时正确应用缩宫素及其他药物	−3
	观察记录	7	未正确观察产妇的生命体征、宫缩、宫底高度、阴道流血及切口敷料情况并及时处理	−5
			未观察并记录新生儿情况	−2
操作后10分	整理	10	产妇欠舒适，衣服不洁未及时更换，身体有血污	−3
			用物分类及器械处置不当	−4
			手术间未整理或欠整洁	−3

续表

步骤	项目	分值	扣分细则	扣分
质量20分	态度	4	欠关心产妇，未做好解释	–2
			态度生硬，沟通不足	–2
	整体	16	剖宫产配合不熟练，器械摆放混乱，点数不清	–6
			未严格按照消毒隔离规范进行操作	–6
			未注意产妇安全、舒适	–4

第二节　产后常用护理技术

一、产后外阴抹洗 / 冲洗技术

【目的】

（1）保持会阴部清洁，预防生殖系统、泌尿系统感染。

（2）观察产妇会阴伤口 / 切口愈合情况。

（3）清除外阴分泌物，使产妇舒适。

【评估】

（1）了解产妇疾病诊断、分娩方式及经过。

（2）外阴部有无伤口、感染，阴道流血情况。

（3）产妇对外阴抹洗 / 冲洗的认知程度及心理反应。

（4）环境舒适、隐蔽程度及室温。

【计划与实施】

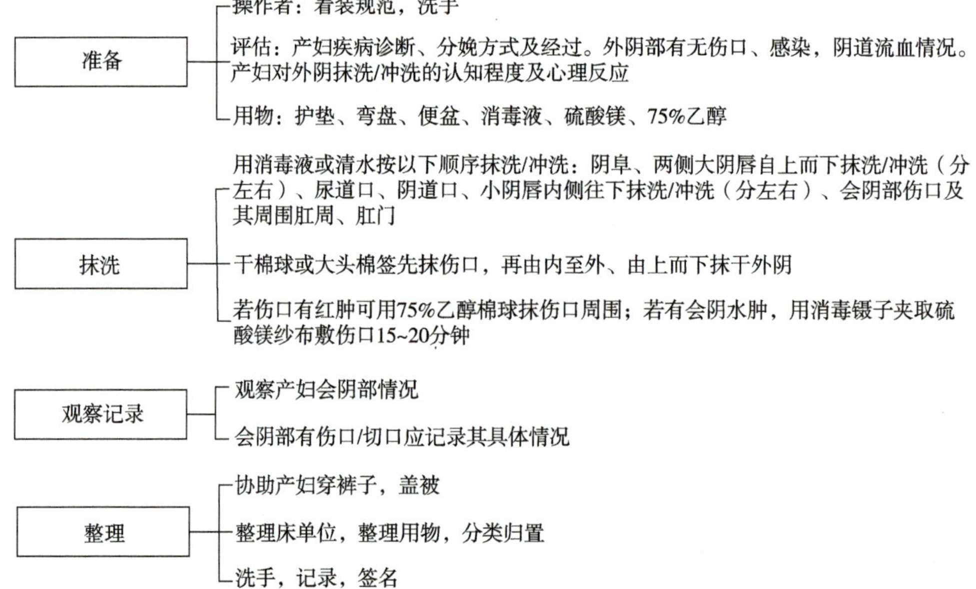

【注意事项】

（1）环境注意保暖，遮挡产妇。

（2）产妇取舒适屈膝仰卧位，大腿屈曲并尽量张开。

（3）消毒液温度适宜，用大棉球抹洗时不能混淆两把镊子的作用，交换棉球时镊子之间不能触及。

【评分标准】

步骤	项目	分值	扣分细则	扣分
操作前16分	操作者	8	举止、仪表不符合规范	–2
			未洗手	–2
			未评估患者分娩情况	–2
			未评估外阴部的情况	–2
	用物	8	少一件	–3
			放置乱妨碍操作	–3
			未查对	–2
操作过程54分	抹洗	54	未协助产妇摆体位或体位不当	–4
			暴露会阴不正确	–5
			未保护产妇隐私	–5
			未注意保暖	–5
			未双人核对	–10
			消毒液抹洗顺序不正确	–5
			干棉球抹洗顺序不正确	–5
			伤口红肿处理不正确	–5
			伤口水肿处理不正确	–5
			未抹洗干净	–5
操作后10分	整理	10	未整理产妇、病床单位	–5
			未物归原处及正确处理	–5
质量20分	态度	5	态度生硬，不关心产妇	–5
	整体	15	未执行三查七对	–5
			操作欠熟练	–5
			动作欠轻巧、稳重、准确	–5

二、会阴热射技术

【目的】

（1）促进血液循环，减轻局部水肿和解痉。

（2）促进炎症吸收，减轻疼痛。

（3）有利于组织的生长和修复，促进会阴伤口愈合。

（4）保持会阴伤口干燥，增加产妇舒适感。

【评估】

（1）产妇分娩时间、病情、热射的目的。

（2）产妇对会阴热射的认知程度及心理反应。

（3）阴道出血量及外阴部伤口情况，有无水肿、血肿、伤口硬结或感染。

（4）环境舒适、隐蔽程度。

（5）热射仪器的选择及性能检查。

【计划与实施】

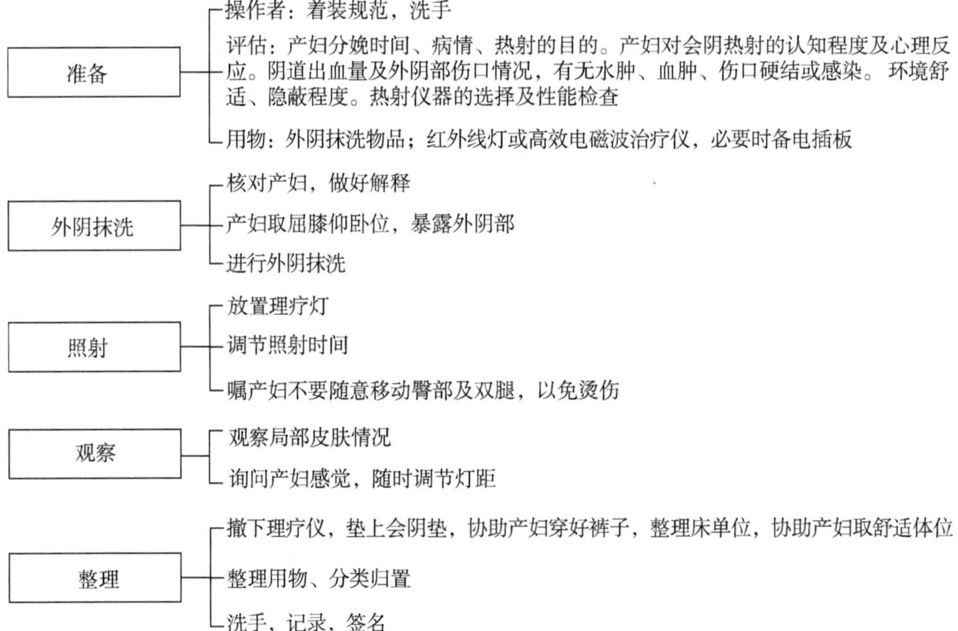

【注意事项】

（1）电磁波治疗仪距离照射外阴部 15 ～ 30cm。

（2）按医嘱执行，一般 15 ～ 20 分钟。

（3）使用高效电磁波治疗仪照射时不能用布类物品遮挡治疗仪，以免发生燃烧。

（4）照射期间，每 10 分钟观察皮肤情况及了解患者 / 产妇有无烧灼感，防止烫伤。

【评分标准】

步骤	项目	分值	扣分细则	扣分
操作前16分	操作者	8	举止、仪表不符合规范	-2
			未洗手	-2
			未评估产妇分娩及外阴情况	-2
			未评估红外线治疗仪的性能	-2
	用物	8	少一件	-3
			放置乱妨碍操作	-3
			未查对	-2
操作过程54分	外阴抹洗	24	无协助产妇摆体位或体位不当	-3
			暴露会阴不正确	-3
			未保护产妇隐私	-3
			未注意保暖	-3
			未双人核对	-3
			消毒液抹洗顺序不正确	-3
			干棉球抹洗顺序不正确	-3
			未抹洗干净	-3
	照射	30	理疗灯放置不正确	-15
			时间调节不正确	-15
操作后10分	观察宣教	6	未定时观察照射部位的皮肤情况	-3
			未指导产妇热射的注意事项	-3
	整理	4	未整理产妇、床单位	-2
			未物归原处及正确处理	-2
质量20分	态度	5	态度生硬，不关心产妇	-5
	整体	15	未执行三查七对	-5
			操作欠熟练	-5
			动作欠轻巧、稳重、准确	-5

三、会阴湿热敷技术

【目的】

会阴湿热敷可使局部血管扩张，改善局部血液循环，增强局部白细胞的吞噬作用和组织活力，有助于局限脓肿、消肿和减轻疼痛，刺激局部组织的生长和修复。

【评估】

（1）了解产妇疾病诊断、病情、会阴湿热敷的目的。

（2）产妇对会阴湿热敷的认知程度及心理反应。

（3）外阴部伤口情况及出血量，有无水肿、血肿、伤口硬结或感染。

（4）环境舒适、隐蔽程度。

【计划与实施】

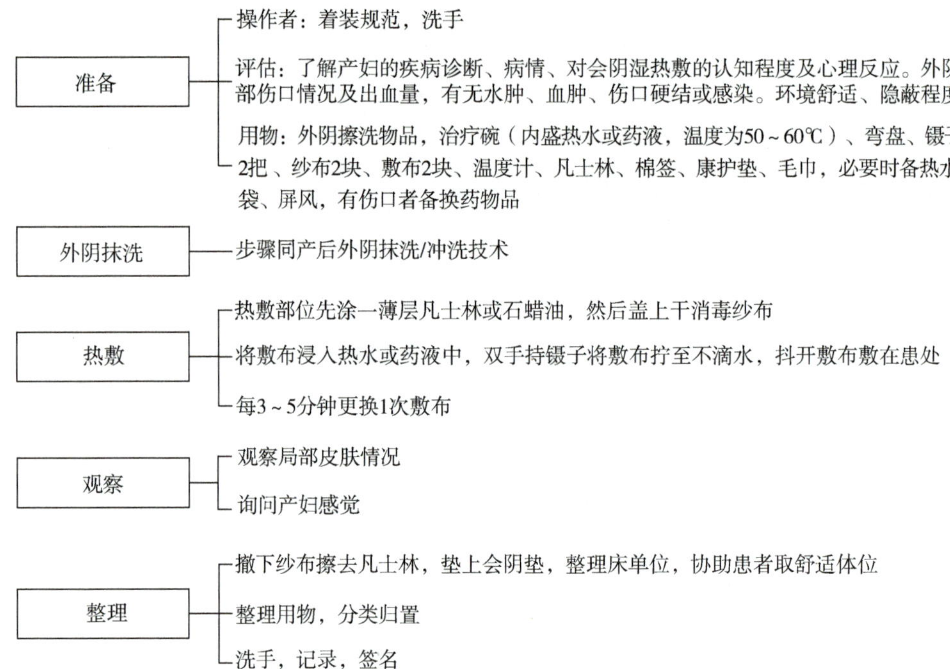

【注意事项】

（1）观察热敷部位皮肤状况，尤其对老幼和危重患者使用时须严防烫伤。

（2）面部热敷者，敷后半小时方能外出，以防受凉。

（3）对有伤口的部位热敷时，应按无菌操作进行，热敷前擦净伤口，敷后按换药法处理伤口。

【评分标准】

步骤	项目	分值	扣分细则	扣分
操作前16分	操作者	8	举止、仪表不符合规范	−2
			未洗手	−2
			未评估患者分娩及外阴情况	−2
			未评估红外线治疗仪的性能	−2
	用物	8	少一件	−3
			放置乱妨碍操作	−3
			未查对	−2

续表

步骤	项目	分值	扣分细则	扣分
操作过程54分	外阴抹洗	24	未协助产妇摆体位或体位不当	–3
			暴露会阴不正确	–3
			未保护产妇隐私	–3
			未注意保暖	–3
			未双人核对	–3
			消毒液抹洗顺序不正确	–3
			干棉球抹洗顺序不正确	–3
			未抹洗干净	–3
	湿热敷	30	热敷部位涂凡士林、盖纱布方法不正确	–15
			敷布热敷方法不正确	–15
操作后10分	观察	6	未定时观察局部皮肤情况	–3
			未询问产妇感觉	–3
	整理	4	未整理产妇、床单位	–2
			未物归原处及正确处理	–2
质量20分	态度	5	态度生硬，不关心产妇	–5
	整体	15	未执行三查七对	–5
			操作欠熟练	–5
			动作欠轻巧、稳重、准确	–5

第三节　新生儿常用护理技术

一、新生儿断脐术

【目的】

（1）剪断脐带，终止脐血循环。

（2）结扎脐血管，防止出血。

（3）预防脐部感染。

【评估】

（1）产妇的孕周、有无合并症、胎儿在宫内的情况。

（2）环境：辐射台、氧气、负压、新生儿复苏物品和断脐用物等是否处于应急可使用状态。

（3）评估胎儿娩出时的高风险值，是否需要通知儿科医生到场参与复苏。

【计划与实施】

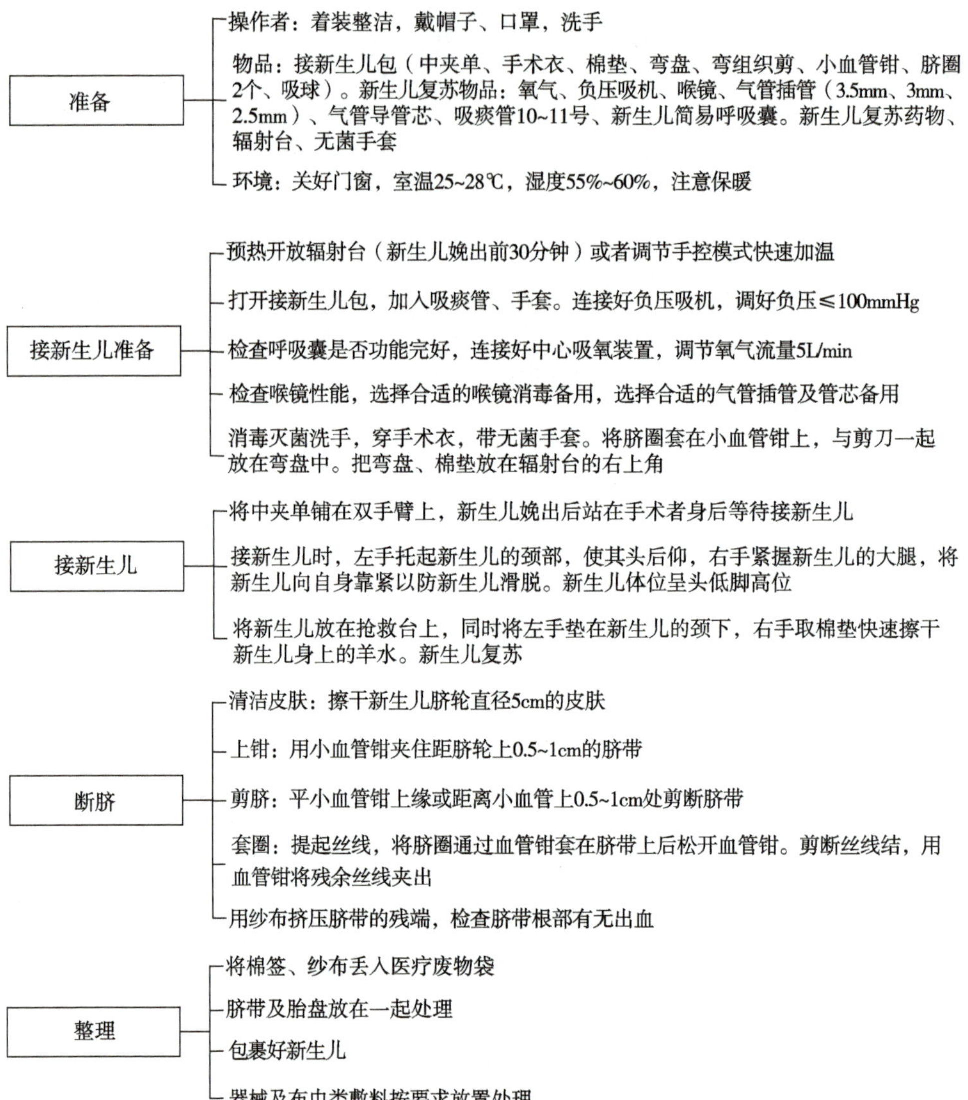

【注意事项】

（1）调好辐射台的温度：28 ～ 34℃，体位舒适，注意保暖，新生儿皮肤无烧伤。

（2）按顺序进行操作，严格遵守无菌技术。

（3）注意不要钳夹、卷褶脐轮皮肤。

（4）注意新生儿安全。

（5）用后物品处理符合消毒隔离要求。

【评分标准】

项目	项目分类	分值	扣分细则	扣分
准备 7分	用物	4	备物不齐	-2
			性能未检查	-2
	着装	1	衣帽不整洁	-1
	环境	2	未调节室温、湿度	-1
			环境不符合无菌要求（未关门 / 无层流）	-1
接新生儿准备 13分	预热辐射台	2	未提前预热辐射台 / 调节手控模式快速加温	-2
	开接新生儿包	1	未注意无菌操作	-1
	连接吸痰管	1	未注意无菌操作 / 未调节正确负压	-1
	连接新生儿呼吸囊	1	面罩不合适 / 未开氧气至合适流量	-1
	准备气管插管用物	1	未消毒喉镜 / 气管插管型号不合适	-1
	消毒灭菌洗手	2	洗手不正确	-2
	穿手术衣	2	手术衣污染	-2
	戴手套	2	违反无菌原则 / 顺序错误 / 未戴手套	-2
	整理断脐用物	1	物品放置杂乱	-1
接新生儿 10分	铺中夹单	2	铺单手法不对 / 污染	-2
	接新生儿	2	新生儿体位不对，不安全	-2
	放新生儿	2	放新生儿手法不对	-2
	新生儿复苏	4	未抹液	-4
断脐 40分	清洁脐周	2	未清洁	-2
	上钳，剪脐，套圈	30	污染钳 / 剪，未发现，未消毒	-10
			上钳位置不对 / 钳夹到皮肤 / 钳破脐带	-10
			钳 / 剪刀尖未向上	-2
			剪脐过长或过短	-5
			上脐圈方法不对，圈到皮肤	-3
	剪线	3	未剪丝线	-3
	检查	5	未抹脐带残端血，未检查有无渗血	-5
整理 10分	整理用物	4	用后物品未分类，不符合消毒隔离要求	-2
			脐带未和胎盘一起处理	-1
			器械未清洗	-1
	脱手术衣、手套	2	顺序不对 / 脱手套后未洗手	-2
	包裹新生儿	4	未注意保暖 / 未注意新生儿安全	-4

续表

项目	项目分类	分值	扣分细则	扣分
质量 20 分	态度	5	不认真，不稳重	-5
	整体	10	不熟练，程序错乱、遗漏	-10
	完成时间 10 分钟	5	超时 1 分钟	-5

二、新生儿复苏技术

新生儿复苏术
相关链接

【目的】

抢救新生儿的生命。

【适应证】

（1）估计胎儿娩出后可能发生新生儿窒息者，分娩前应做好复苏准备。

（2）所有新生儿出生时均需要进行新生儿复苏术。

【操作流程】

1. 评估

（1）了解产妇的孕周、有无合并症、胎儿在宫内的情况。

（2）评估胎儿娩出后发生新生儿窒息的可能性，是否需要通知儿科医生。

（3）环境：辐射台、氧气、负压、新生儿复苏物品是否处于应急可使用状态。

2. 准备

（1）护士：着装整洁，戴口罩、帽子，消毒洗手。

（2）物品。

1）吸痰器械：吸球、吸引器、吸痰管（5～11 号）、鼻饲管（8 号）及注射器（1mL、5mL、10mL、30mL）。

2）给氧器械：新生儿复苏气囊（配有减压阀或压力表）、面罩（足月儿与早产儿型号，最好边缘有软垫）、空氧混合仪、喉镜（早产儿用 0 号、足月儿用 1 号）、气管套管（2.5mm、3.0mm、3.5mm、4.0mm）、气管插管导芯。

3）药物：1 ∶ 10 000 肾上腺素、0.9% 氯化钠注射液等。

4）其他：血氧饱和仪、胎粪吸引管、听诊器、时钟。

（3）环境：调节室温为 25～28℃，辐射台设置温度为 32～34℃。

（4）新生儿：体位舒适正确，注意保暖。

3. 操作程序

项目	步骤	要点及注意事项
操作前准备	1. 调节室温，预热抢救台	• 室温 25 ~ 28℃，足月儿辐射台温度 32 ~ 34℃，早产儿根据其中性温度设置
	2. 全套复苏器械放置合理	• 全套复苏器械用时得心应手
	3. 打开接新生儿包，加入吸痰管、连接氧管	
	4. 连接负压吸引装置，调节负压、氧气，安装喉镜	• 负压≤ 100mmHg
评估	1. 新生儿仰卧，头略后仰，用毛巾快速擦干身上的羊水	• 新生儿放在辐射台上，头向术者，肩部抬高 2 ~ 2.5cm
	2. 评估：①是否足月；②是否羊水清；③肌张力是否正常；④有无呼吸或哭声	• 如果所有问题的答案是“是”，新生儿只需常规护理 • 只要其中 1 个答案是“否”，则需要一些复苏手段，而且应在 30 秒内完成
建立通畅的气道（A）	1. 吸出口、鼻腔的液体	• 顺序为口腔、咽部、鼻腔，电动吸痰动作轻柔，每次吸引时间不超过 10 秒
	2. 羊水胎粪污染，需评估新生儿有无活力。新生儿有活力，继续初步复苏；新生儿无活力，应在 20 秒内完成气管插管及用胎粪吸引管吸引胎粪（详见新生儿气管插管技术）	• 应在 20 秒内完成气管插管及用胎粪吸引管吸引胎粪
	3. 擦干和刺激头部、躯干、四肢，拿掉湿毛巾，无自主呼吸，给予拍打、弹足底或快速而有力的摩擦背部 2 次	• 拍打或弹足底或快速而有力的摩擦背部 2 次
	4. 再次评估	• 评估心率、呼吸、血氧饱和度
正压通气（B）	1. 复苏囊正压通气（有呼吸暂停、喘息样呼吸或心率＜ 100 次 / 分）	• 通气压力 25 ~ 30cmH_2O，频率 40 ~ 60 次 / 分，足月儿开始用空气进行复苏，早产儿开始给 21% ~ 40% 浓度的氧，用空氧混合仪根据目标氧饱和度调整给氧浓度
	2. 血氧饱和度监测	• 氧饱和度的传感器放在新生儿导管前位置（右上肢）
	3. 必要时矫正通气	• 达不到有效通气，需要矫正通气步骤
	4. 再次评估	• 评估心率、呼吸、血氧饱和度

续表

项目	步骤	要点及注意事项
胸外按压（C）	1. 气管插管，胸外心脏按压 2. 胸部每按压 3 次，进行正压呼吸 1 次	• 正压通气 30 秒，心率仍 < 60 次 / 分，在正压通气同时给予心脏按压 • 人工呼吸与心脏按压比例为 1 ∶ 3，按压 90 次 / 分加正压通气 30 次 / 分 • 胸外按压位置为胸骨下 1/3（乳头连线中点下方），按压深度为胸廓前后径的 1/3
用药（D）	在 45 ～ 60 秒正压通气和胸外按压后心率仍 < 60 次 / 分可给予肾上腺素药物治疗	• 给药途径有脐静脉、气管内滴注、末梢静脉注射 • 按医嘱准确及时用药
评价观察（E）	1. 复苏每个步骤的前后均需进行评价 2. 复苏成功后严密监护体温、心率、呼吸、血压、肤色等情况 3. 补充热量 4. 记录复苏情况	• 注意复苏后的监护、保暖和护理 • 观察体温、皮肤颜色、心搏、呼吸、尿量、大小便、瞳孔及反射情况 • 预防低血糖，预防感染
整理	1. 新生儿：包裹好，取合适体位，及时转运 2. 用物：按要求分类处理 3. 护士：洗手	• 维持气道通畅的体位 • 按规定处理污物

【评分标准】

步骤	项目	分值	扣分细则	扣分
操作前准备 15 分	操作者	2	仪表举止不符合专业规范	–2
	物品准备	8	物品准备欠齐全（每少一样扣 1 分，缺 5 样以上不得分）	–5
			物品放置不合理	–3
	环境	5	辐射台温度设置不合理	–2
			负压吸引器压力设置不合理	–3
评估 6 分	体位	2	体位错误	–2
	快速评估	4	评估内容每缺一项扣 1 分	–4
初步复苏 8 分	清理呼吸道	2	顺序错误	–2
	诱发自主呼吸	3	未彻底擦干新生儿，未去除湿毛巾	–1
			刺激手法错误	–2
	再次评估	3	缺一项扣 1 分	–3

续表

步骤	项目	分值	扣分细则	扣分
正压通气30分	正压通气	17	通气指征错误	-2
			通气压力过高或过低	-5
			通气频率过快或过慢	-5
			通气效果不理想	-5
	血氧饱和度监测	5	传感器位置错误	-2
			未根据氧饱和度调节供氧浓度	-3
	矫正通气	5	未进行矫正通气	-5
	再次评估	3	缺一项扣1分	-3
胸外按压30分	气管插管	10	气管插管型号过大或过小	-2
			插管时间过长	-2
			判断插管成功方法不准确	-2
			固定不牢固	-2
			配合不熟练	-2
	胸外按压	17	胸外按压指征不准确	-2
			按压位置错误	-3
			按压手法欠妥	-3
			按压深度不准确	-3
			按压频率过快或过慢	-3
			按压与通气配合欠协调	-3
	再次评估	3	缺一项扣1分	-3
药物5分	使用指征	2	使用指征不准确	-2
	药物使用	3	药物使用途径不准确	-1
			药物浓度过高或过低	-2
整理6分	新生儿	3	新生儿保暖不足	-1
			未及时转运新生儿	-2
	用物	1	未处置用物	-1
	记录	2	未完善抢救记录	-2

【评价】

（1）关心爱护新生儿，动作熟练轻巧、迅速。

（2）按顺序进行操作。

（3）能及时评估抢救效果。

三、新生儿气管插管技术

新生儿气管插管
型号选择

【目的】

（1）清理呼吸道。

（2）辅助呼吸，建立有效的人工呼吸通道。

（3）气管内给药。

【适应证】

（1）羊水胎粪污染，新生儿无活力（即无呼吸或喘息样呼吸，肌张力低，心率＜100次/分，3项具备1项即可）需吸引胎粪者。

（2）应用复苏气囊和面罩正压通气无效或要延长时。

（3）胸外按压时。

（4）需气管内给药。

（5）极低出生体重儿。

（6）先天性膈疝。

【操作流程】

1. 评估

（1）产妇：既往史、遗传疾病史、孕产史，本次妊娠的产次、孕周、有无并发症和合并症（妊娠高血压综合征、糖尿病、心脏病、感染性疾病）、分娩期并发症（胎膜早破、脐带位置异常、胎儿窘迫等）及产前用药等，并了解相关的检查结果。

（2）产妇对新生儿气管插管的认知和心理反应。

（3）新生儿：娩出的情况，Apgar评分。新生儿行气管插管的指征。

（4）环境：室温和新生儿辐射台的温度是否适宜。

2. 准备

（1）护士：着装整洁，洗手，戴帽子和口罩，戴无菌手套。面向新生儿头端。

（2）物品。

1）消毒气管插管物品1套（喉镜、气管导管和导芯），将叶片连接到喉镜把柄上，检查灯泡的亮度。金属导芯插入气管导管，不超过导管端。

2）吸引装置：负压吸引器、吸球、8F或10F吸痰管、8F鼻饲管，吸引器调节负压为＜100mmHg。

3）吸氧设备：空氧混合仪、面罩和复苏气囊，复苏气囊连接氧气，氧流量调到每分钟5～10L。

4）其他：听诊器、口垫、胶布和剪刀。

（3）环境：室温25～28℃，辐射台预热。环境整洁，物品有序摆放在随手可及的位置。

（4）新生儿：用吸球或吸管先口咽、后鼻清理分泌物。

3. 操作程序

项目	步骤	要点及注意事项
经口腔插管法	1. 摆放体位	•仰卧位，头在中线位置略后仰，在肩胛后垫一小毛巾有利于保持颈部适度仰伸
	2. 判断插管的深度	•按体重估算管端至口唇的长度
	3. 插管 （1）右手拇指、示指和中指提起下颌使口张开 （2）左手持咽喉镜伸入新生儿口腔，显露悬雍垂 （3）将喉镜沿舌背深入至咽部，上抬挑起会厌，暴露声门 （4）右手将已放入导管芯的气管导管由口腔右侧伸入 （5）导管芯进入声门 1cm 时退出管芯，继续将导管推至估算的长度 （6）置入口塞，退出咽喉镜，固定插管	•插管的整个过程常压给氧，一次操作 20 ~ 30 秒完成，操作不成功应先退出，予气囊面罩给氧后再插 •上抬时将整个叶片平行移动，不可上撬叶片顶端，防止过大压力作用在患儿牙床上损伤牙龈或影响日后牙齿的发育 •导管斜面开口对准声门 •确定导管插入气管：心率迅速增加；在导管上连接呼吸囊，挤压呼吸囊时胸廓隆起；听诊双肺呼吸音 •用胶布将牙垫和气管导管一起蝶形固定于唇颊部
经鼻腔插管法	1. 检查鼻腔	•注意有无鼻中隔偏曲或鼻息肉
	2. 体位	•仰卧位，颈部轻度仰伸
	3. 插管 （1）气管导管外涂润滑油 （2）插入鼻孔	•盲插法，不用喉镜 •气管导管不带导管芯 •选通气良好的鼻孔，一边将导管轻轻推进，一边在导管口感觉气流强度，以此调整头颈和导管的位置
	4. 将导管用胶布及系带固定于颊部和枕部	•确定方法同经口插管法
观察记录	1. 记录插管的过程和插管的深度	•注意新生儿口唇处插管的刻度，防止脱出或过深
	2. 观察新生儿插管后的呼吸情况	
整理	1. 新生儿：包裹好新生儿，合适体位摆放	•注意保暖和维持气管插管通畅的体位
	2. 用物：按要求分类处理	•按规定处理污物
	3. 护士：洗手	

【评分标准】

步骤	项目	分值	扣分细则	扣分
操作前准备20分	操作者	4	仪表、举止不符合专业规范	-4
	物品准备	8	物品准备欠齐全（每缺一样扣1分，缺5样以上不得分）	-5
			物品放置不合理	-3
	环境	4	辐射台温度设置不合理	-2
			负压吸引器压力设置不合理	-2
	体位	4	体位错误	-4
评估10分	选择导管	5	导管型号过大或过小	-5
	插管深度	5	评估插管过深或过浅	-5
插管60分	插管操作	60	插管过程中未给氧	-10
			判断插管成功方法不准确	-20
			插管时间过长	-10
			导管固定不牢固	-10
			动作整体不熟练	-5
			动作粗暴	-5
整理10分	新生儿	6	新生儿体位错误	-3
			未及时转运新生儿	-3
	用物	2	未处置用物	-2
	记录	2	抢救记录不完善	-2

【评价】

（1）护士动作迅速、准确，动作轻柔。

（2）物品准备齐全，导管、面罩型号选择合适。

（3）新生儿双肺呼吸音清，气道通畅。

四、新生儿沐浴（盆浴）技术

【目的】

（1）清洁全身皮肤。

（2）促进血液循环。

（3）预防感染。

（4）使新生儿舒适、安静。

【适应证】

正常新生儿出生后即可进行沐浴。

【计划与实施】

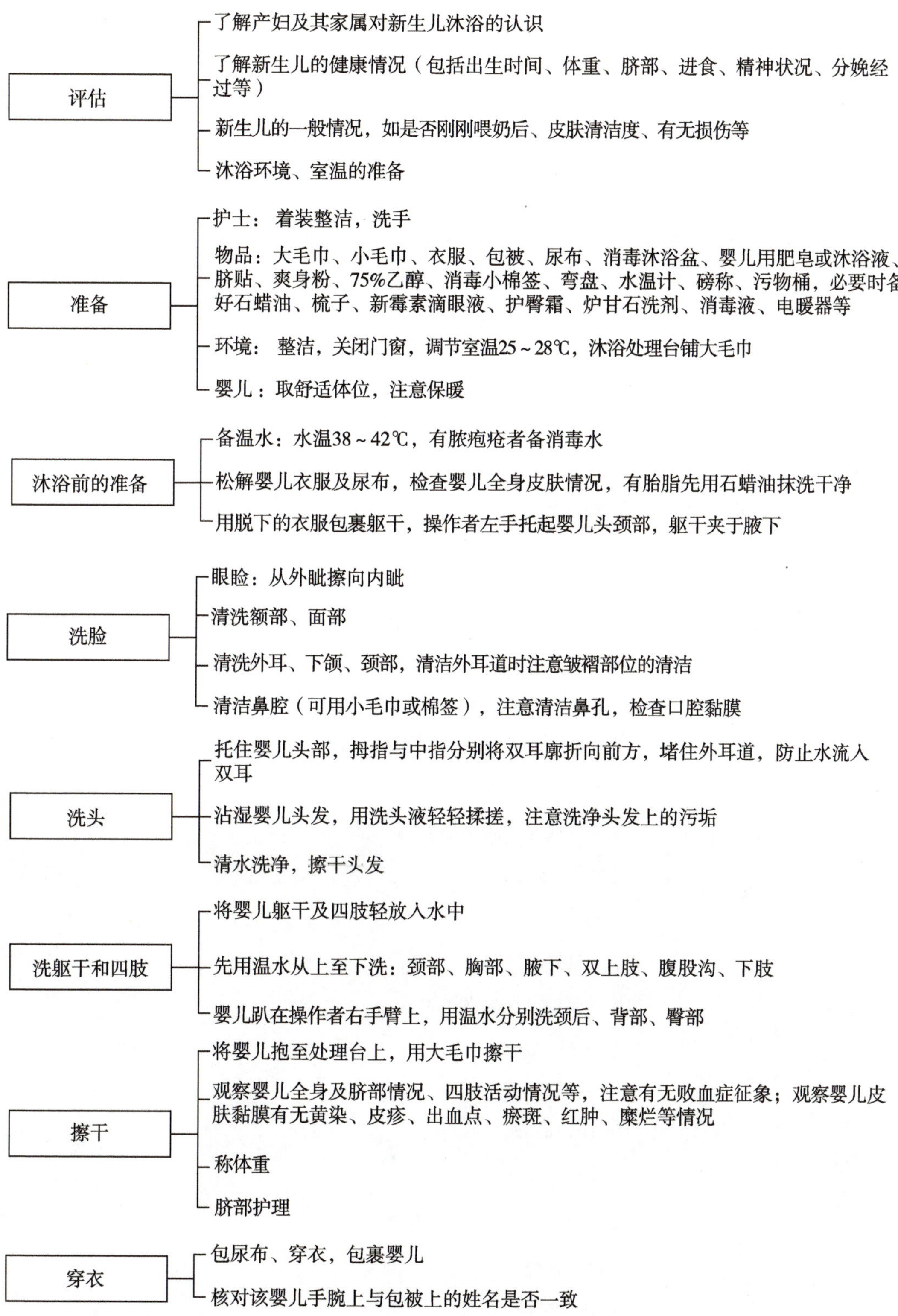
评估
了解产妇及其家属对新生儿沐浴的认识
了解新生儿的健康情况（包括出生时间、体重、脐部、进食、精神状况、分娩经过等）
新生儿的一般情况，如是否刚刚喂奶后、皮肤清洁度、有无损伤等
沐浴环境、室温的准备
准备
护士：着装整洁，洗手
物品：大毛巾、小毛巾、衣服、包被、尿布、消毒沐浴盆、婴儿用肥皂或沐浴液、脐贴、爽身粉、75%乙醇、消毒小棉签、弯盘、水温计、磅称、污物桶，必要时备好石蜡油、梳子、新霉素滴眼液、护臀霜、炉甘石洗剂、消毒液、电暖器等
环境：整洁，关闭门窗，调节室温25～28℃，沐浴处理台铺大毛巾
婴儿：取舒适体位，注意保暖
沐浴前的准备
备温水：水温38～42℃，有脓疱疮者备消毒水
松解婴儿衣服及尿布，检查婴儿全身皮肤情况，有胎脂先用石蜡油抹洗干净
用脱下的衣服包裹躯干，操作者左手托起婴儿头颈部，躯干夹于腋下
洗脸
眼睑：从外眦擦向内眦
清洗额部、面部
清洗外耳、下颌、颈部，清洁外耳道时注意皱褶部位的清洁
清洁鼻腔（可用小毛巾或棉签），注意清洁鼻孔，检查口腔黏膜
洗头
托住婴儿头部，拇指与中指分别将双耳廓折向前方，堵住外耳道，防止水流入双耳
沾湿婴儿头发，用洗头液轻轻揉搓，注意洗净头发上的污垢
清水洗净，擦干头发
洗躯干和四肢
将婴儿躯干及四肢轻放入水中
先用温水从上至下洗：颈部、胸部、腋下、双上肢、腹股沟、下肢
婴儿趴在操作者右手臂上，用温水分别洗颈后、背部、臀部
擦干
将婴儿抱至处理台上，用大毛巾擦干
观察婴儿全身及脐部情况、四肢活动情况等，注意有无败血症征象；观察婴儿皮肤黏膜有无黄染、皮疹、出血点、瘀斑、红肿、糜烂等情况
称体重
脐部护理
穿衣
包尿布、穿衣，包裹婴儿
核对该婴儿手腕上与包被上的姓名是否一致

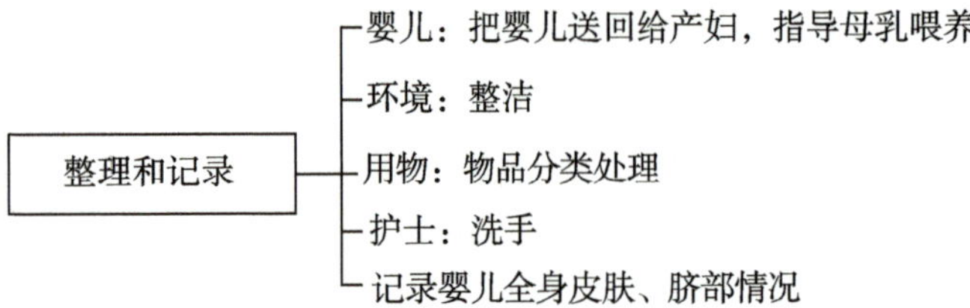

【注意事项】

（1）沐浴过程中注意保暖和安全。

（2）注意清洗皮肤皱褶部位。男婴注意轻柔地清洗阴囊及包皮处；女婴注意轻柔地分开阴唇，清除阴道分泌物和大、小阴唇的胎脂。

（3）婴儿用品一物一用，传染病者使用后需先用消毒液浸泡 30 分钟。

【评价】

（1）关心爱护婴儿，动作熟练轻巧，注意保暖，避免受凉。

（2）按顺序进行操作，水没有进双耳，婴儿安全。

（3）婴儿皮肤清洁、舒适，无不良反应。

（4）正确做好脐部及皮肤的护理。

【评分标准】

步骤	项目	分值	扣分细则	扣分
操作前 12 分	评估	5	对新生儿的健康情况，如出生时间、体重、脐部、精神状况、分娩经过等了解不全面	–3
			对新生儿的一般情况，如吃奶情况、皮肤情况、是否有损伤等了解不全面	–2
	准备	7	举止、仪表不符合规范	–2
			未洗手	–2
			用物不齐	–2
			放置乱妨碍操作	–1
操作过程 65 分	沐浴前准备	8	未关闭门窗、调节室温	–2
			水温不合适	–2
			未检查婴儿皮肤情况	–2
			未先清洁胎脂	–2
	洗脸	8	未按顺序清洗	–2
			未注意清洁外耳道及皱褶部位	–2
			未清洁鼻腔	–2
			未清洗干净	–2

续表

步骤	项目	分值	扣分细则	扣分
操作过程65分	洗头	7	未将双耳廓反折堵住外耳道	-2
			清洗不干净	-3
			未擦干头发	-2
	洗躯干及四肢	22	未按顺序清洗	-5
			未注意清洗腋下及腹股沟等皱褶部位	-3
			男婴未注意清洗阴囊处，女婴未分开阴唇清洗阴道分泌物	-3
			未注意婴儿安全	-3
			手法不正确	-5
			未注意观察病情变化	-3
	擦干	6	未充分擦干身体	-2
			未检查皮肤情况，未根据皮肤情况做相应处理	-2
			未称体重	-2
	脐部护理	7	未用棉签将脐窝的水分充分去除	-3
			未检查脐部情况	-2
			未根据脐部情况做相应处理	-2
	穿衣	4	穿衣动作欠轻柔	-2
			未核对手腕上与包被上的姓名是否一致	-2
	观察及记录	3	观察及记录不全面	-3
操作后8分	整理	8	抱婴儿给产妇时未核对	-4
			未进行相关宣教	-2
			用物未进行分类处理	-2
质量15	整体	15	动作不轻柔，婴儿欠舒适	-5
			清洗不到位	-5
			未注意保暖	-5

五、新生儿卡介苗接种技术

新生儿卡介苗接种相关链接

【目的】

预防结核病。

【适应证】

正常新生儿、体重≥ 2 500g、出生 24 小时后至 3 个月内的婴儿。

【计划与实施】

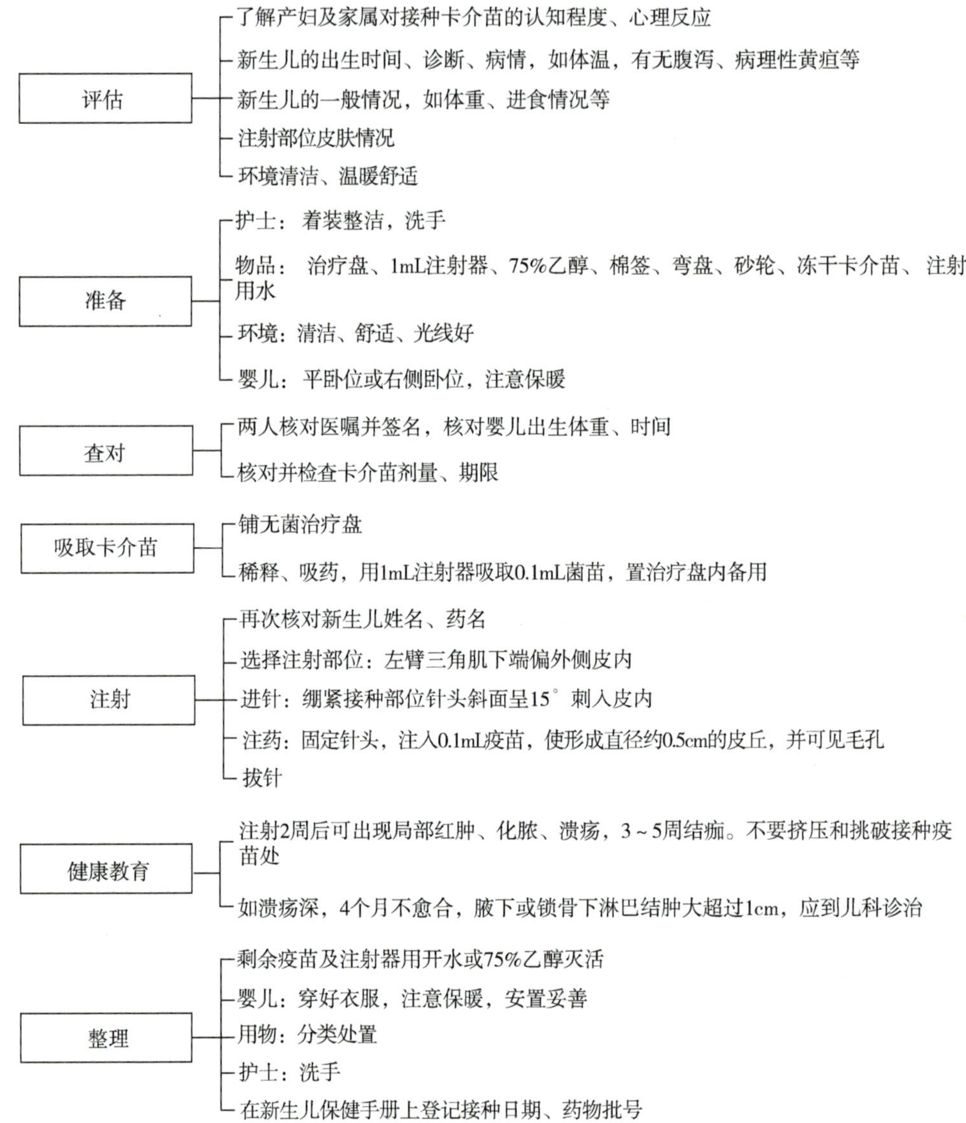

【注意事项】

（1）熟悉卡介苗接种的适应证和禁忌证，认真检查疫苗使用期限。

（2）吸取药液剂量要准确，疫苗稀释 30 分钟内用完。

（3）忌用碘酒消毒，消毒范围直径大于 5cm。

（4）穿刺不能过深，以免引起深部脓肿。

（5）注射剂量要准确，若注射剂量不足，只能从原针孔处补注射足量，皮丘禁止揉擦。

（6）出生 3 个月后接种者，必须先做结核菌素试验，阴性者才能接种。

（7）疫苗储存于4℃冰箱，使用时制品应注意避光，活菌苗不得日光曝晒。

【评价】

（1）护士能掌握卡介苗接种的适应证和禁忌证，掌握剩余疫苗及注射器的处置方法。

（2）严格按无菌操作流程进行，注射部位有皮丘形成。

（3）产妇或家属能说出卡介苗接种的有关知识。

【评分标准】

步骤	项目	分值	扣分细则	扣分
操作前14分	评估	8	未评估产妇是否签署知情同意书	–3
			未评估新生儿出生时间、诊断、病情，如体温，有无腹泻、病理性黄疸等	–2
			未评估体重、进食、接种部位皮肤情况	–3
	准备用物	6	未戴口罩及洗手	–2
			用物不齐	–2
			未铺无菌盘	–2
操作过程52分	吸取药液	16	未检查药物质量、有效期、批号	–3
			未双人核对	–5
			未充分摇匀药液	–3
			吸取药液剂量不准确	–5
	选部位	7	体位不当，未注意保暖	–2
			部位选错	–5
	消毒皮肤进针	18	未双人核对	–5
			消毒液选择错误	–2
			消毒范围＜5cm	–3
			进针角度、手法不对	–5
			消毒液未干即进针	–3
	推药拔针	11	未再次双人核对	–3
			药液有漏出或剂量不准确、注射部位无皮丘形成	–5
			拔针方法不正确	–3

续表

步骤	项目	分值	扣分细则	扣分
操作后19分	宣教	6	未告知产妇接种后的正常反应及异常反应	−3
			未告知接种后的注意事项	−3
	疫苗及用物处理	10	剩余药液处理不正确	−5
			使用后的注射器处理不正确	−3
			未洗手	−2
	记录	3	未登记接种本或登记不正确	−3
质量15分	整体	15	未注意无菌操作	−5
			未执行三查七对	−5
			操作欠熟练	−5

六、新生儿疾病筛查技术

【目的】

（1）早期发现、早期确诊、早期治疗新生儿先天性甲状腺功能低下症、苯丙酮尿症和红细胞葡萄糖-6-磷酸脱氢酶缺乏症。

（2）避免或减少伤残儿，控制出生缺陷。

（3）提高出生人口健康素质。

新生儿疾病筛查相关链接

【适应证】

（1）新生儿出生48小时后（最佳采血时间为出生72小时）。

（2）充分哺乳6次以上。

（3）最迟不超过生后20日。

【计划与实施】

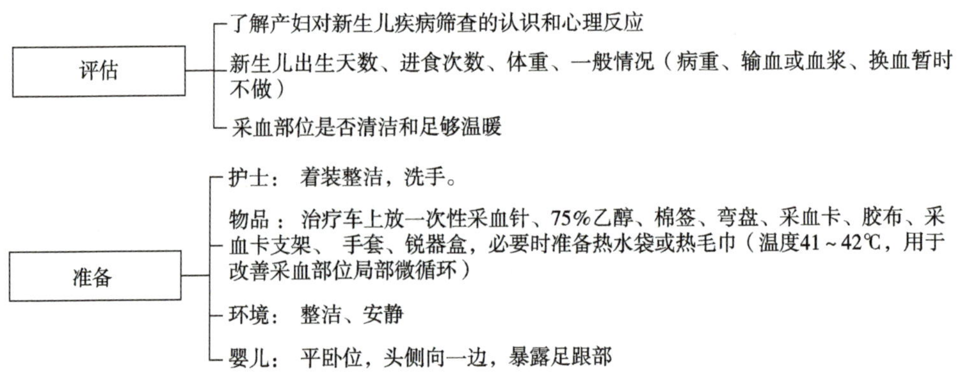

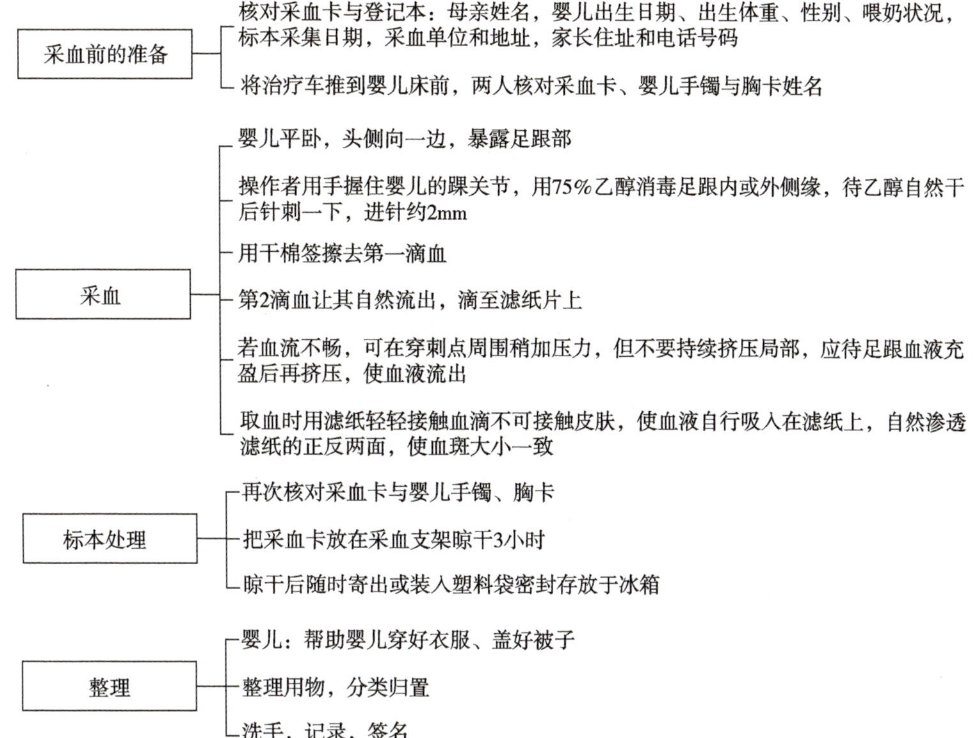

【注意事项】

（1）消毒直径在 5cm 以上，乙醇未干不要进针，进针深度不要超过 2mm，避免损伤骨质。

（2）不能由正反两面渗透成同一血斑，且血斑直径应＞ 8mm，每张标本取 2 个血斑，血斑之间不能重叠。

（3）血标本卡片要在室温下自然晾干，避免重叠、日晒、加热或污染，晾干后置于 2 ～ 10℃的冰箱内保存。

【评价】

（1）采血部位正确。

（2）护士动作轻巧，采血部位无淤血。

（3）血标本符合要求，采血卡上的血滴直径在 8 ～ 10mm，并能渗透至滤纸背面。

【评分标准】

步骤	项目	分值	扣分细则	扣分
操作前13分	评估	5	未评估新生儿出生天数、进食次数、体重、一般情况	–3
			未评估产妇的认知反应和是否签署同意书	–2
	准备	8	未戴口罩及洗手	–2
			用物不齐	–2
			未检查采血部位的皮肤情况	–2
			未核对采血卡片与登记本新生儿的信息	–2
操作过程51分	核对	8	未核对采血卡、婴儿手镯与胸卡姓名	–3
			未双人核对新生儿身份	–5
	选部位	7	体位不当，未注意保暖	–2
			采血部位选择不正确	–5
	消毒皮肤进针	8	消毒范围＜ 5cm	–3
			进针过深、手法不对	–2
			消毒液未干即进针	–3
	采血	28	挤血手法不正确	–3
			未擦去第一滴血	–5
			未让血自然流出滴至滤纸上	–5
			每个血斑＜ 8cm，未正反面渗透	–5
			滤纸接触皮肤	–3
			挤血用力过度，导致采血部位皮肤淤黑	–5
			采血后未妥当按压针口	–2
操作后16分	标本处理	6	未再次核对采血卡与新生儿手镯、胸卡	–3
			采血卡晾干方法不正确	–3
	记录	4	未记录采血日期	–2
			未签名	–2
	整理	6	污物未分类处理	–2
			未穿好衣服，未注意保暖	–2
			未洗手	–2
质量20分	整体	20	未注意无菌操作	–5
			未执行三查七对	–5
			操作欠熟练	–5
			一次采血成功	–5

七、新生儿抚触技术

【目的】

（1）促进新生儿神经系统的发育，减轻机体对刺激的应激反应，增加免疫力。

（2）促进胃肠道的激素分泌，帮助食物吸收，有利于新生儿的生长发育。

（3）促进新生儿与亲人间的亲情交流，使新生儿身心得到抚慰，满足新生儿对爱和安全的需要，减轻新生儿的焦虑。

新生儿抚触相关链接

【适应证】

（1）足月分娩儿出生 8 小时后。

（2）妊娠 34 ～ 36 周分娩的早产儿、低体重儿（体重儿 2 000 ～ 2 500g）住院期间无须特殊处置者。

（3）妊娠合并症胎儿宫内发育迟缓者。

（4）新生儿疾病康复后期者。

【计划与实施】

- 评估
  - 了解产妇对新生儿抚触的认识
  - 了解新生儿的健康情况（包括出生时间、体重、脐部、进食、精神状况、分娩经过等）
  - 婴儿出生8小时后，进食1小时后
- 准备
  - 护士：着装整洁，剪指甲、洗手
  - 物品：大毛巾、衣服、包被、尿布、婴儿润肤油、消毒小棉签、弯盘、污物桶，必要备护臀霜、炉甘石洗剂、电暖器等
  - 环境：整洁，关闭门窗，调节室温28℃左右，抚触台铺上大毛巾、播放柔和的音乐
  - 新生儿：取舒适体位，脱开新生儿衣服及尿布，检查新生儿全身皮肤情况
  - 核对新生儿胸卡与手镯姓名及性别
- 抚触头部
  - 取适量新生儿油或婴儿润肤乳液
  - 两手拇指从前额中央向两侧推，依次按压眉头、眼窝、人中
  - 下巴用双手拇指向外推压，划出一个微笑状，止于耳前
  - 双手掌面从前额发际到后发际至乳突部，止于耳后乳突处并轻轻按压
- 抚触胸部
  - 双手放在两侧肋缘
  - 右手向上滑向新生儿右肩，复原，抚触时避开乳头
  - 左手以同样方法进行
- 抚触上肢
  - 用一只手捏住其胳膊，从上臂到手腕部轻轻挤捏，然后用手指由近端到远端按摩手腕
  - 双手夹住小手臂，上下搓滚
  - 用拇指从手掌心按摩至手指，并提捏各手指关节
  - 抚触另一只胳膊，方法同前

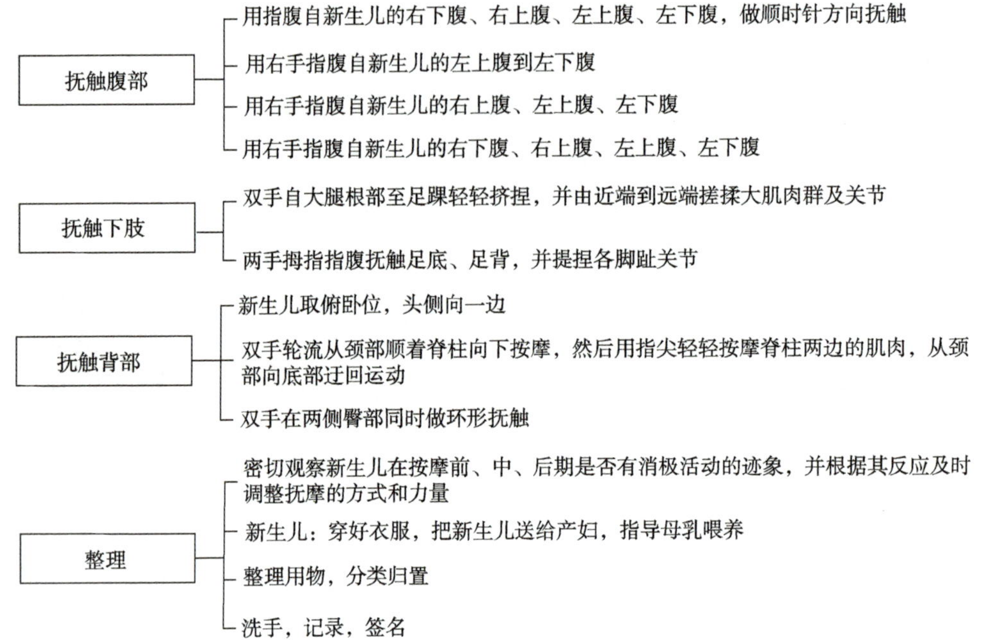

【注意事项】

（1）抚触是抚摸和按触，不是按摩，新生儿皮肤娇嫩，用力适当。

（2）抚触时避开乳腺和脐部。

（3）抚触过程中注意与新生儿进行交流，注意新生儿的个体差异、健康状况、行为反应，一般刚开始抚触做 5 分钟，逐渐延长至 15 分钟。一日 2 ～ 3 次。

（4）按抚触顺序逐渐脱去新生儿衣服，不可全裸，以免使新生儿突然暴露空气中产生焦虑不安。

（5）出现哭闹、肌张力增高、皮肤颜色发生变化应暂停抚触。

【评价】

（1）护士动作轻巧，关心爱护新生儿。

（2）按顺序进行操作，新生儿安全。

（3）抚触后新生儿食量增加，睡眠时间长，睡眠时安稳。

【评分标准】

步骤	项目	分值	扣分细则	扣分
操作前 13 分	评估	7	未评估新生儿健康情况，包括出生天数、进食时间、体重、分娩经过、精神状况	–3
			未评估产妇对抚触的认知程度，未做好解释	–2
			未评估新生儿皮肤情况	–2

续表

步骤	项目	分值	扣分细则	扣分
操作前13分	准备	6	未洗手、剪指甲	−2
			用物不齐	−2
			环境欠整洁	−2
操作过程61分	抚触前准备	6	未关闭门窗、调节室温	−3
			未核对新生儿手镯与胸卡姓名	−3
	抚触头部	6	顺序欠正确	−3
			力度欠妥当	−3
	抚触胸部	8	未避开乳头	−3
			未注意保暖	−2
			手法欠到位	−3
	抚触上肢	9	抚触顺序未从近端到远端	−3
			手法欠到位，未注意掌指关节和掌心	−3
			用法欠妥当，未注意保护关节	−3
	抚触腹部	9	未避开脐痂和膀胱部位	−3
			顺序不正确	−3
			未充分暴露腹部	−3
	抚触下肢	9	抚触顺序未从近端到远端	−3
			手法欠到位，未注意足背、足底、趾关节	−3
			用法欠妥当，未注意保护关节	−3
	抚触背部	9	翻身方法不正确	−3
			手法欠到位	−3
			未注意保持新生儿呼吸道顺畅，头未侧一边	−3
	观察	5	未注意观察新生儿的反应	−5
操作后6分	整理	6	未穿好衣服，未注意保暖	−2
			未洗手	−2
			未核对产妇姓名，与新生儿手镯、胸卡	−2
质量20分	整体	20	未注意保暖	−5
			手法欠轻巧	−5
			动作欠到位	−5
			未与新生儿进行目光、语言交流	−5

第四节　妇科常用护理技术

一、阴道抹洗技术

【目的】

（1）促进阴道血液循环，减少阴道分泌物，缓解局部充血，达到控制和治疗炎症的目的。

（2）妇科术前的常规阴道准备。

阴道抹洗相关链接

【评估】

（1）了解患者的疾病诊断、年龄、婚姻状况。

（2）患者对阴道抹洗的认识程度及心理反应。

（3）阴道流血、流液情况，膀胱排空情况。

（4）环境舒适、隐蔽程度。

【计划与实施】

- 准备
  - 操作者：着装规范，洗手，戴口罩
  - 评估：了解患者的疾病诊断、年龄、婚姻状况；患者对阴道抹洗的认识程度及心理反应；阴道流血、流液情况，膀胱排空情况；环境舒适、隐蔽程度
  - 用物：消毒大棉球或大头棉签若干、无菌圆形治疗碗、弯盘、阴道窥器、一次性手套、一次性妇科检查护垫、消毒液等
- 操作前
  - 向患者解释操作的方法、目的及可能的感受
  - 嘱患者排空膀胱后，取膀胱截石位，臀部垫妇科检查垫、弯盘
  - 根据患者的病情配制抹洗液，温度适宜，将配有抹洗液的棉球置于操作台上
- 抹洗外阴
  - 操作者戴上一次性手套
  - 抹洗顺序：阴阜、两侧大阴唇（分左右，自上而下抹洗）、小阴唇内侧、尿道口、阴道口
- 抹洗阴道
  - 右手分开小阴唇，左手持阴道窥器缓缓的插入阴道，暴露宫颈
  - 边抹洗边将阴道窥器左右转动，使整个阴道穹隆及阴道侧壁抹洗干净
  - 抹干阴道，将阴道窥器缓缓取出
  - 抹干外阴，撤下弯盘，协助患者穿好裤子
- 观察及记录
  - 观察阴道分泌物的量、颜色
  - 记录，抹洗液的名称、抹洗时间
- 整理
  - 协助患者穿好裤子，下检查床
  - 床单位：整洁
  - 用物：器械与污物分类处理
  - 护士：洗手

【注意事项】

（1）根据病情选择合适的消毒液。

（2）根据患者的需要，调节消毒液的温度。

（3）操作时，注意保护患者隐私，防止受凉。

【评分标准】

步骤	项目	分值	扣分细则	扣分
操作前16分	操作者	7	举止、仪表不符合规范	–2
			未洗手	–1
			未评估病情，未解释	–4
	用物	9	备物不齐	–2
			放置乱妨碍操作	–2
			消毒液选择不符合要求	–5
操作过程55分	抹洗	44	体位不正确	–3
			未铺垫巾	–2
			未注意保护患者隐私	–5
			未戴手套	–3
			未完全进入阴道，引起患者不适	–6
			抹洗方法不正确，顺序颠倒	–10
			抹洗不彻底	–8
			弄湿患者单位	–5
			未洗手	–2
	观察	11	未注意观察及处理	–6
			未做记录（必要时）	–5
操作后9分	整理	9	患者单位欠整洁	–2
			物品未分类处置	–5
			患者欠舒适	–2
质量20分	态度	5	态度生硬，不关心患者	–5
	整体	15	患者体位不舒适	–5
			操作欠熟练	–5
			动作欠轻巧、稳重、准确	–5

二、阴道填塞技术

【目的】

（1）广泛性全子宫切除术前阴道填塞纱条有利于分离膀胱、宫颈及阴道间隙，有利于打开输尿管隧道。

（2）阴道出血时压迫止血。

【适应证】

（1）妇科广泛性全子宫切除手术的术前准备。

（2）阴道大出血，如宫颈癌、滋养细胞肿瘤导致的阴道大出血。

【评估】

（1）患者的疾病诊断、目前病情。

（2）患者对阴道填塞的心理反应及接受程度。

（3）环境舒适、隐蔽程度。

【计划与实施】

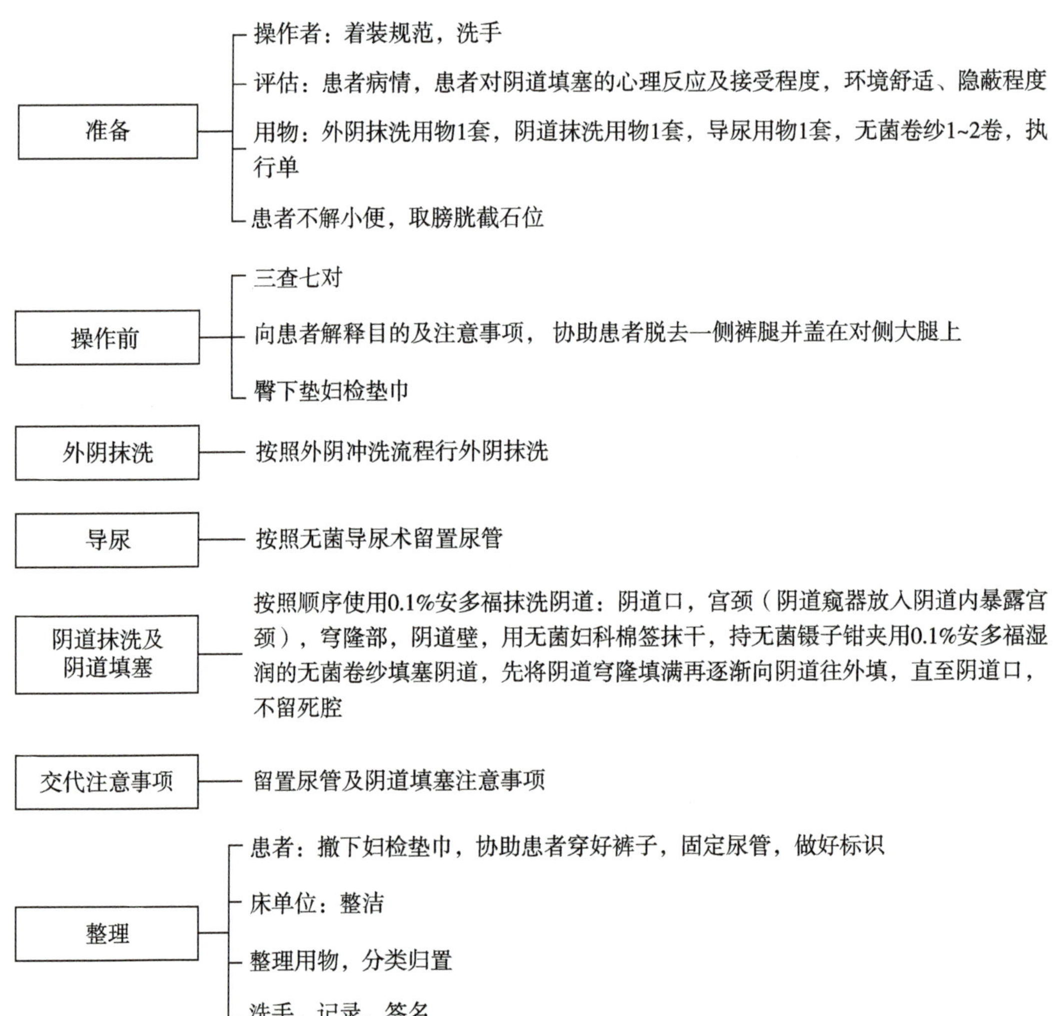

【注意事项】

（1）填塞纱条要松紧适宜：过松，增加手术时间；过紧，会导致患者不适。

（2）填塞纱条要有条不紊，先将阴道穹隆填满再逐渐外填，直至阴道口，不留死腔。

（3）填塞纱条前先导尿，嘱患者不解小便，导尿时容易观察。

（4）注意无菌操作。

【评分标准】

<table>
<tr><th>步骤</th><th>项目</th><th>分值</th><th>扣分细则</th><th>扣分</th></tr>
<tr><td rowspan="12">操作前
22分</td><td rowspan="4">操作者</td><td rowspan="4">16</td><td>举止、仪表不符合规范</td><td>−2</td></tr>
<tr><td>未洗手</td><td>−2</td></tr>
<tr><td>不熟悉患者病情</td><td>−2</td></tr>
<tr><td>未评估患者有无性生活，大小便，是否处于月经期、妊娠期，阴道情况等</td><td>−10</td></tr>
<tr><td rowspan="3">用物</td><td rowspan="3">6</td><td>少一件</td><td>−1</td></tr>
<tr><td>放置乱妨碍操作</td><td>−1</td></tr>
<tr><td>未查对</td><td>−2</td></tr>
<tr><td rowspan="4">准备</td><td rowspan="4">7</td><td>未关门窗、遮挡患者</td><td>−2</td></tr>
<tr><td>未双人核对</td><td>−3</td></tr>
<tr><td>患者未取屈膝仰卧位，暴露外阴部及尿道口不充分</td><td>−2</td></tr>
<tr><td>臀下未铺妇检垫巾</td><td>−2</td></tr>
<tr><td rowspan="3">外阴冲洗及导尿</td><td rowspan="3">11</td><td>外阴冲洗顺序不正确或未冲洗干净</td><td>−3</td></tr>
<tr><td rowspan="13">操作过程
48分</td><td>违反无菌原则</td><td>−5</td></tr>
<tr><td>导尿操作不熟练</td><td>−3</td></tr>
<tr><td rowspan="6">阴道抹洗</td><td rowspan="6">15</td><td>阴道窥器使用方法不正确</td><td>−2</td></tr>
<tr><td>污染阴道窥器</td><td>−3</td></tr>
<tr><td>消毒液选择错误</td><td>−2</td></tr>
<tr><td>消毒顺序不正确</td><td>−2</td></tr>
<tr><td>未充分暴露宫颈口</td><td>−3</td></tr>
<tr><td>未擦净分泌物</td><td>−3</td></tr>
<tr><td rowspan="4">阴道填塞</td><td rowspan="4">15</td><td>未戴手套</td><td>−2</td></tr>
<tr><td>未润滑阴道窥器</td><td>−3</td></tr>
<tr><td>未持镊子钳夹无菌卷纱塞入阴道，填塞时镊子钳尖端暴露</td><td>−8</td></tr>
<tr><td>操作后未洗手</td><td>−2</td></tr>
<tr><td rowspan="4">操作后
10分</td><td rowspan="2">宣教及记录</td><td rowspan="2">6</td><td>未指导患者操作后的注意事项</td><td>−3</td></tr>
<tr><td>未记录操作项目</td><td>−3</td></tr>
<tr><td rowspan="2">整理</td><td rowspan="2">4</td><td>未整理患者、病床单位</td><td>−2</td></tr>
<tr><td>未物归原处及正确处理</td><td>−2</td></tr>
</table>

续表

步骤	项目	分值	扣分细则	扣分
质量 20 分	态度	5	态度生硬，不关心患者	–5
	整体	15	未执行三查七对	–5
			操作欠熟练	–5
			动作欠轻巧、稳重、准确	–5

三、坐浴法

【目的】

（1）借助水温和药液的作用，促进局部组织的血液循环，减轻外阴局部的炎症及疼痛，使创面清洁，有利于组织的恢复，是阴道炎症、外阴伤口愈合不良的辅助治疗方法。

（2）妇科外阴阴道手术前的常规准备。

【评估】

（1）了解患者的疾病诊断、年龄、病情、坐浴的目的。

（2）患者对坐浴的认识程度及心理反应。

（3）阴道流血、月经期、孕妇、产后 10 日内均禁止坐浴。

（4）环境舒适、隐蔽程度。

【计划与实施】

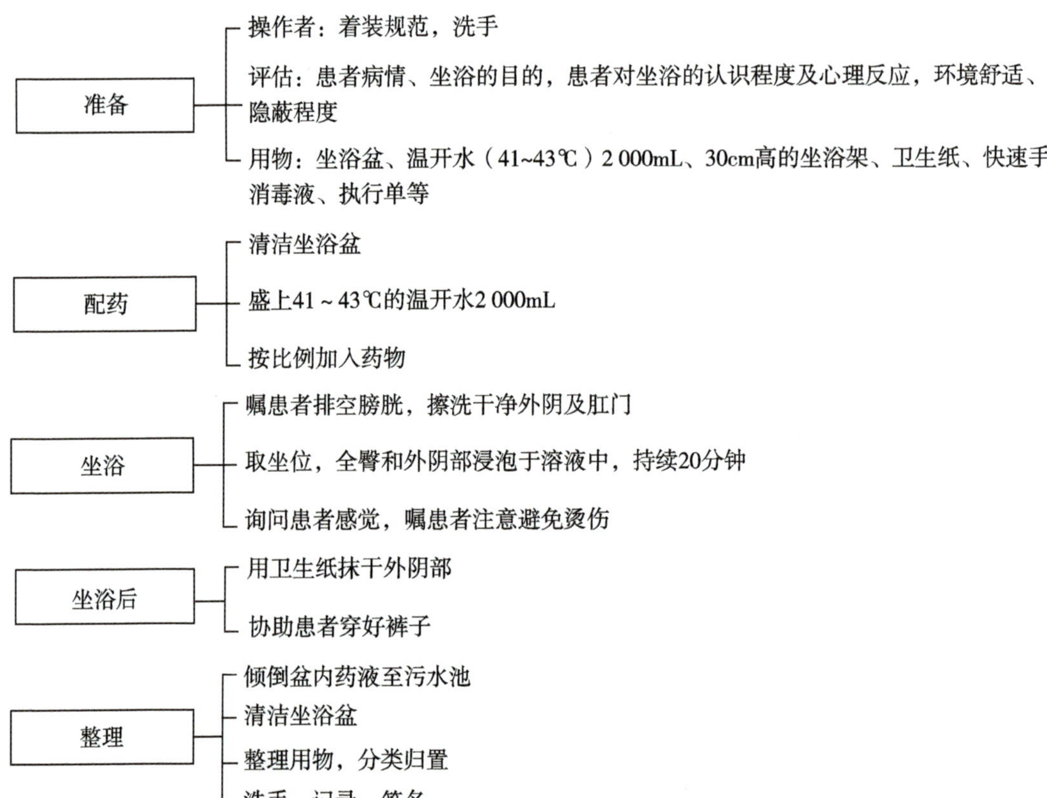

【注意事项】

（1）药液现配现用，注意室内温度、保暖和遮挡患者。

（2）水温可按个人喜好调整，但不能过高，以免烫伤。

（3）坐浴药液的配制：①滴虫性阴道炎：1 ∶ 5 000 高锰酸钾、0.5% 醋酸、1%乳酸溶液；②念珠菌阴道炎：2% ～ 4% 碳酸氢钠溶液；③老年性阴道炎：0.5% ～ 1% 乳酸溶液；④假丝酵母菌性阴道炎：2% ～ 4%碳酸氢钠溶液；⑤外阴炎、非特异性阴道炎、外阴阴道手术前的准备：1 ∶ 5 000 高锰酸钾溶液、1 ∶ 2 000 苯扎溴铵（新洁尔灭）溶液、0.025%碘伏溶液；中成药液如洁尔阴、肤阴洁等溶液。

【评分标准】

步骤	项目	分值	扣分细则	扣分
操作前 25 分	操作者	7	举止、仪表不符合规范	-3
			未洗手	-2
			未查对	-2
	评估	10	未评估环境	-2
			未评估患者病情	-2
			用物少一件	-2
			放置乱妨碍操作	-2
			未解释	-2
	患者准备	8	未排空膀胱	-4
			未擦洗干净外阴及肛门	-4
操作 过程 50 分	用药配液	15	温度不符	-4
			溶液量不符合	-4
			溶液浓度不符合	-4
			未检查药液颜色	-3
	坐浴	20	未将全臀和外阴部浸泡于溶液中	-10
			未嘱患者注意避免烫伤	-5
			未指导患者水温太烫太冷的处理	-5
	观察	10	未观察患者的脸色、臀部皮肤	-5
			未询问患者感觉	-5
	坐浴后	5	未用卫生纸抹干外阴部	-3
			未协助患者裤子穿好	-2
操作后 5 分	整理	5	未整理好坐浴盆	-2
			用物未放置好	-3

续表

步骤	项目	分值	扣分细则	扣分
质量 20分	态度	5	不关心、体贴患者	-5
	整体	15	不注意安全	-5
			操作欠熟练	-5
			动作欠轻柔	-5

四、阴道或宫颈局部上药技术

【目的】

各种阴道炎、慢性子宫颈炎、术后阴道残端的治疗。

【评估】

（1）患者的年龄、婚姻状况、性生活史、意识状态、病情及既往专科手术史，是否处于月经期、妊娠期等。

（2）患者自理能力及配合程度。

（3）既往用药史、过敏史，此次用药的目的、用药剂量等。

（4）患者的心理状态、沟通能力、对药物的认知程度等。

（5）患者的阴道炎或子宫颈炎症的程度。

（6）环境舒适、隐蔽程度。

【计划与实施】

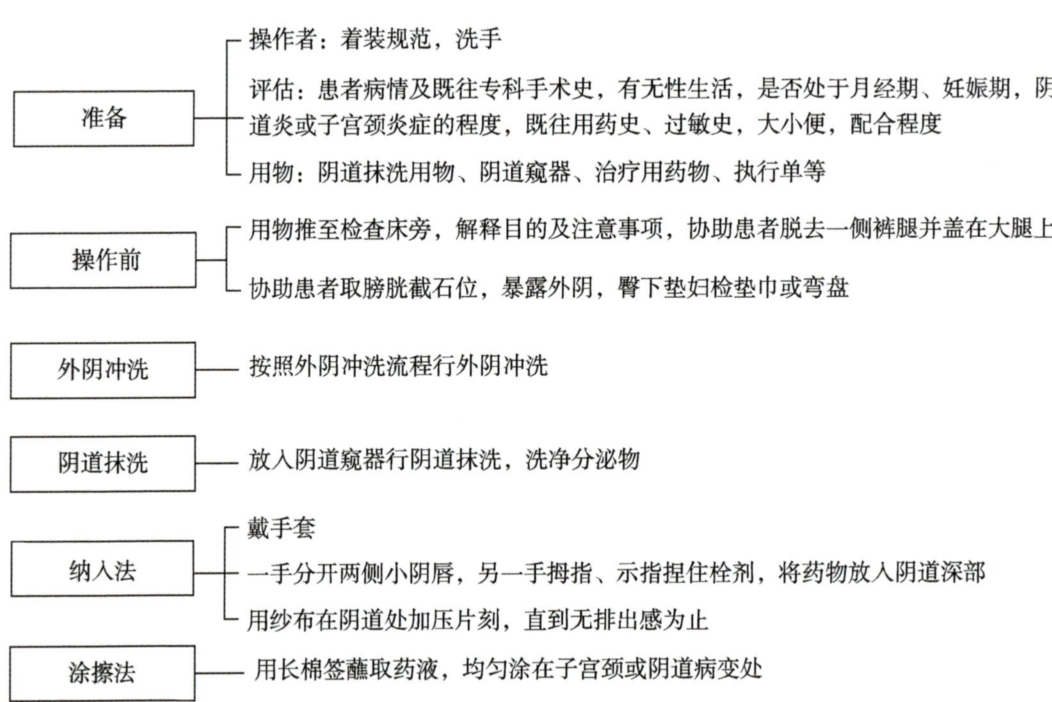

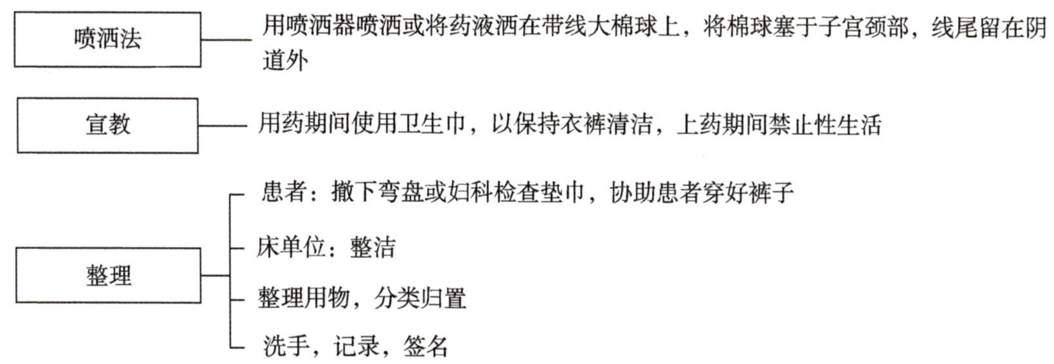

【注意事项】

（1）月经期、阴道流血时，禁止上药。

（2）无性生活史患者不能用阴道窥器。

（3）用示指将栓剂塞入阴道后穹隆部，嘱患者仰卧15分钟以确保药物吸收及防渗漏避免药片脱落，保证药物的局部作用时间。

（4）一般在临睡前进行。

（5）对于腐蚀性药物，只涂于宫颈病灶局部。上药前先将棉球垫于阴道后壁及后穹隆，以免药液下流，烧伤正常组织。药液涂好后用棉球吸干，并如数取出所垫的棉球。

（6）使用喷撒法时，嘱患者在放药12～24小时后将棉球取出。

（7）用药期间使用卫生巾或护垫，以保持衣裤清洁，上药期间禁止性生活。

【评分标准】

步骤	项目	分值	扣分细则	扣分
操作前22分	操作者	16	举止、仪表不符合规范	-2
			未洗手	-2
			未问患者既往用药史、过敏史	-2
			未评估患者有无性生活，既往专科手术史，大小便，是否处于月经期、妊娠期，阴道炎或子宫颈炎症的程度等	-10
	用物	6	用物少一件	-1
			放置乱妨碍操作	-1
			未查对	-2
			未关门窗、遮挡患者	-2

续表

步骤	项目	分值	扣分细则	扣分
操作过程48分	阴道上药前	9	未检查药物质量	-2
			未双人核对	-3
			患者未取屈膝仰卧位，暴露外阴部不充分	-2
			臀下未铺妇科检查垫巾或弯盘	-2
	外阴冲洗	3	外阴冲洗顺序不正确	-1
			外阴未冲洗干净	-2
	阴道抹洗	15	阴道窥器使用方法不正确	-2
			污染阴道窥器	-3
			消毒液选择错误	-2
			消毒顺序不正确	-2
			未充分暴露宫颈口	-3
			未擦净分泌物	-3
	涂药	21	未戴手套	-3
			用药方法不正确（纳入法未将药物塞至阴道后穹隆部，涂擦法均匀涂在子宫颈或阴道病变处，喷洒法喷洒器喷洒或将药液洒在带线大棉球上，将棉球顶塞于子宫颈部，线尾留在阴道外等）	-8
			药物掉出	-8
			操作后未洗手	-2
操作后10分	宣教及记录	6分	未指导患者操作后的注意事项	-3
			未记录药物名称、用药时间	-3
	整理	4分	未整理患者、病床单位	-2
			未物归原处及正确处理	-2
质量20分	态度	5分	态度生硬，不关心患者	-5
	整体	15分	未执行三查七对	-5
			操作欠熟练	-5
			动作欠轻巧、稳重、准确	-5

本章小结

妇产科常用护理技术包括：产前和产时常用护理技术，如胎方位检查及胎心音听诊、外阴消毒技术、阴道检查技术、会阴切开缝合术、枕前位接生技术、胎头吸引术的护理配合、产钳术的护理配合及剖宫产术的护理配合等；产后常用护理技术，如产后外阴抹洗/冲洗技术、会阴热射技术及会阴湿热敷技术等；新生儿常用护理技术，如新生儿断脐术、新生儿复苏技术、新生儿气管插管技术、新生儿沐浴（盆浴）技术、新生儿卡介苗接种技术、新生儿疾病筛查技术及新生儿抚触技术等；妇科常用护理技术，如阴道抹洗技术、阴道填塞技术、坐浴法、阴道或宫颈局部上药技术等。

（刘悦新　王天慈　郭红霞　翟巾帼）

练习题

参考文献

[1] 安力彬 , 陆虹 . 妇产科护理学 [M]. 7 版 . 北京 : 人民卫生出版社 , 2022.

[2] 谢幸 , 孔北华 , 段涛 . 妇产科学 [M]. 9 版 . 北京 : 人民卫生出版社 , 2018.

[3] 翟巾帼 . 中医助产技术概要 [M] . 北京：人民卫生出版社，2025.

[4] 余艳红 , 陈叙 . 助产学 [M]. 2 版 . 北京 : 人民卫生出版社 , 2023.

[5] 翟巾帼 . 助产临床实践核心技能模拟实训 [M] . 北京：人民卫生出版社，2024.

[6] 翟巾帼 . 循证助产学 [M]. 北京：中国科学技术出版社，2024.

[7] 翟巾帼 . 群组化母婴保健：助产士实用手册 [M]. 北京：北京大学医学出版社，2021.

[8] 国家卫生和计划生育委员会办公厅 . 孕产妇妊娠风险评估与管理工作规范 . 2017, 9.

[9] 曹泽毅 . 中华妇产科学 [M]. 3 版 . 北京 : 人民卫生出版社 , 2014.

[10] 童笑梅 , 封志纯 . 早产儿母乳喂养 [M]. 北京 : 人民卫生出版社 , 2017.

[11] SIMKIN P, HANSON L, ANCHETA R. 助产手册—早期预防和处理难产 [M]. 广州 : 广东科技出版社 , 2018.

[12] 刘悦新 , 祈丹帼 . 妇产科护理指南 [M]. 北京 : 人民军医出版社 , 2011.

[13] 李小寒 , 尚少梅 . 基础护理学 [M]. 6 版 . 北京 : 人民卫生出版社 , 2019.

[14] 姜安丽 . 新编护理学基础 [M]. 北京：人民卫生出版社 , 2006.

[15] 成守珍 , 张振路 . 临床专科护理技术操作规程 [M]. 广州 : 广东科技出版社 , 2008.

[16] 中华医学会妇产科学分会产科学组 . 羊水栓塞临床诊断与处理专家共识（2018）[J]. 中华妇产科杂志 , 2018, 53(12): 831–835.

[17] 丁辉，陈林，邸晓兰 . 产后抑郁障碍防治指南的专家共识 (基于产科和社区医生) [J]. 中国妇产科临床杂志 , 2014, 15(6): 572–576.

[18] 中华医学会妇产科学分会妇科内分泌学组 . 排卵障碍性异常子宫出血诊治指南 [J]. 中华妇产科杂志 , 2018, 53(12)：801–807.

[19] 沈铿，马丁 . 妇产科学 [M]. 3 版 . 北京 : 人民卫生出版社 , 2015.

[20] 中华医学会妇产科学分会妇科内分泌学组 . 闭经诊断与治疗指南 [J]. 中华妇产科杂志 , 2011,

46(9): 712–716.

[21] 谢莉玲，张秀平. 妇产科护理学 [M]. 3 版. 北京：人民卫生出版社，2020.

[22] 中华医学会妇产科学分会产科学组. 孕前和孕期保健指南 (2018) [J]. 中华妇产科杂志，2018, 53(1)：7–13.

[23] O' CONNOR E, ROSSOM RC, HENNINGER M, et al. Primary care screening for and treatment of depression in pregnant and postpartum women[J]. JAMA, 2016, 315(4):388.

[24] ACOG Committee Opinion. Physical activity and exercise during pregnancy and the postpartum period[J]. Obstetrics & Gynecology, 2015, 12(6): 650.

[25] ZAIDI SF, MOSHIRI M, OSMAN S, et al. Comprehensive imaging review of abnormalities of the Placenta[J]. Ultrasound Quarterly, 2016, 32(1):25–42.

[26] 葛均波，徐永健. 内科学 [M]. 9 版. 北京：人民卫生出版社，2018.

[27] 段涛，李婷，主译. 威廉姆斯产科手册 [M]. 北京：科学出版社，2018.

[28] PEARSON GD，VEILLE JC，RAHIMTOOLA S，et al. Peripartum cardiomyopathy. National Heart，Lung，and Blood Institute and Office of Rare Diseases (National Institutes of Health) Workshop Recommendations and Review[J]. JAMA, 2000, 283: 1183.

[29] 王丽娟，林海雪，林仲秋.《2021 NCCN 妊娠滋养细胞肿瘤临床实践指南（第 2 版）》解读 [J]. 中国实用妇科与产科杂志，2021, 37(5): 564–569.

[30] 上海市抗癌协会癌症康复与姑息专业委员会. 化疗所致恶心呕吐全程管理上海专家共识 (2018 年版) [J]. 中国癌症杂志，2018, 28(12): 946–960.